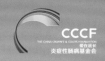

CCCF
THE CHINA CROHN'S & COLITIS FOUNDATION
爱在延长
炎症性肠病基金会

炎症性肠病诊断与治疗系列

炎症性肠病
介入治疗学

Interventional Inflammatory
Bowel Disease
Endoscopic Management and
Treatment of Complications

原著作者·**Bo Shen**

主 译·陈焰 吴东 李玥 顾于蓓

ELSEVIER

ZHEJIANG UNIVERSITY PRESS
浙江大学出版社

ELSEVIER

This edition of *Interventional Inflammatory Bowel Disease: Endoscopic Management and Treatment of Complications* by Bo Shen is published by arrangement with ELSEVIER INC. of Suite 800, 230 Park Avenue, NEW YORK, NY 10169, USA.

Interventional Inflammatory Bowel Disease: Endoscopic Management and Treatment of Complications, 1st edition
Copyright © 2018 by Bo Shen of Elsevier. (exact original copyright line)
ISBN-13: 9780128113882

《炎症性肠病介入治疗学》（第一版）（陈焰　吴东　李玥　顾于蓓　主译）@ Elsevier INC and Zhejiang University Press.
ISBN: 978-7-308-19021-3

Notice

谨以此书

献给我的患者——感谢你们的信任；

献给我的同事——感谢你们的支持；

献给我的导师——感谢你们的指导；

献给我的父亲万高、母亲秀芝、爱人兰萍和儿子亮亮、女儿晶晶，

——感谢你们一直以来给予的耐心、理解、鼓励和爱！

Bo Shen

主译介绍

陈焰，医学博士，浙江大学医学院附属第二医院消化科主任医师，浙江大学医学院附属第二医院炎症性肠病诊治中心主任，美国梅奥医院消化科炎症性肠病组访问医师。目前担任中华医学会消化病分会炎症性肠病学组委员；浙江省医学会炎症性肠病学组副组长；中国医师协会肛肠医师分会炎症性肠病专业委员会委员；中国中西医结合学会大肠肛门病专业委员会炎症性肠病学组委员；中华医学会肠外肠内营养学分会青年委员。任《中华炎性肠病杂志》编委，《溃疡性结肠炎和克罗恩病·你问我答》主编，爱在延长炎症性肠病基金会共同发起人、理事长。发表IBD相关论文20余篇，其中SCI论文10余篇。

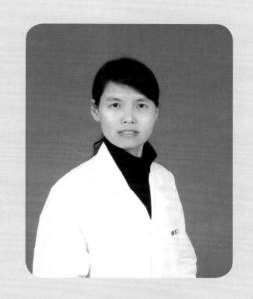

吴东，北京协和医院消化科副教授，硕士生导师，医学博士。连年被评为北京协和医院优秀住院医师、优秀总住院医师、优秀主治医师、优秀临床带教。2010年获"全国卫生系统青年岗位能手"称号。2014年被评为北京协和医院首届杰出青年。2016—2017年在新西兰奥克兰大学任访问学者，从事急性重症胰腺炎的基础和临床研究。在内科临床思维和疑难病例诊治方面有一定的造诣。主要研究方向包括炎症性肠病、胰腺病学、消化内镜、临床流行病学。

迄今发表学术论文及文章120余篇，主编专著3部（曾获2013年全国卫生行业优秀畅销书荣誉），参编10余部，第一发明人国家专利3项。学术任职包括中华医学会内科学分会青年委员、循证医学组委员；中华医学会消化病学分会青年委员、胰腺病学组委员、疑难重症与临床思维协作组委员、营养支持协作组委员；中国医师协会胰腺病学专委会青年委员，内镜专委会委员；北京医学会内科学分会委员和消化病学分会委员。任《中华消化杂志》《中华消化内镜杂志》《中国实用内科杂志》通讯编委；《中华全科医师杂志》和《英国医学杂志》（中文版）编委。2018年8月任国家卫健委青年创新中心主任。中华全国青年联合会第12届委员。

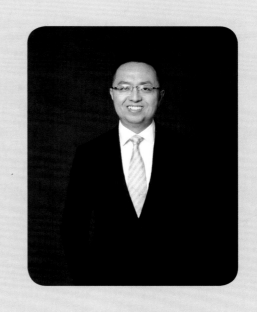

李玥，北京协和医院消化科副教授，副主任医师，硕士研究生导师。美国克利夫兰医学中心炎症性肠病诊治中心访问学者。目前担任中华医学会消化分会炎症性肠病学组成员，中华医学会消化分会内外科对话协作组委员，北京消化学会青年学组秘书，北京消化学会肠病学组秘书，亚洲炎症性肠病组织教育委员会委员。《中华消化杂志》通讯编委、《中华炎性肠病杂志》编委，*Inflammatory Bowel Disease*、*BMC Gastroenterology* 杂志的审稿专家。发表学术论文30余篇，SCI论文10余篇。

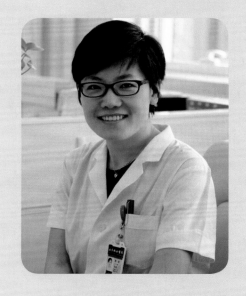

顾于蓓，上海交通大学医学院附属瑞金医院主治医师，医学博士。2014年美国俄亥俄州克利夫兰医学中心胃肠和肝脏病科访问学者。目前担任中华医学会消化分会炎症性肠病学组青年学者俱乐部成员，中华医学会肠外肠内营养学分会胃肠病与营养协作组委员，中国医师协会肛肠分会炎症性肠病组委员，中国医学装备协会消化病学分会委员，中国中西医结合消化系统疾病专业委员会炎症性肠病专家委员会委员。长期从事重症难治性炎症性肠病研究，于国内外杂志发表相关论文20篇，主持相关人才项目2项，参编专著4部。

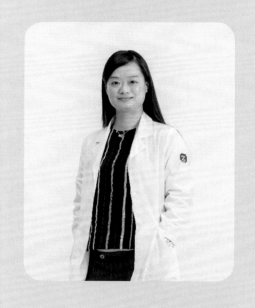

"炎症性肠病诊断与治疗丛书"
丛书编委会

主　　编：陈　焰　沈　博

编　　委（按姓氏笔画排序）：

丁　召	于　欣	于成功	于晓峰	王　芬	王　威	王　超
王　燕	王小英	王玉芳	王巧民	王宏刚	王英德	王金海
王晓艳	王晓蕾	王新颖	王群英	牛小平	毛　仁	文　科
邓德昌	厉书岩	石春俊	石雪迎	田　力	田　丰	田素芳
冉志华	冯　瑞	冯百岁	冯晓莹	成翠娥	曲　波	吕　文
朱兰香	朱辛君	朱良如	朱振华	朱维铭	朱雅碧	向开敏
刘　刚	刘　欣	刘小伟	刘文佳	刘秀丽	刘凯军	刘望中
江学良	汤　浩	孙　菁	孙平良	孙晓梅	杜　鹏	李　军
李　君	李　玥	李　雅	李　毅	李　攀	李俊霞	李清海
杨　叶	杨小云	杨开颜	杨长青	杨文君	杨柏霖	肖书渊
吴　昊	吴小平	吴坚炯	吴现瑞	邱　云	何　瑶	余　琴
谷云飞	辛　伟	沈　洪	沈　博	沈卫东	沈海燕	宋永茂
张　虎	张　洁	张　敏	张　琳	张　燕	张红杰	张苏闽
张启芳	张晓岚	张晓琦	张盛洪	陆春霞	陈　栋	陈　洪
陈　烨	陈　敏	陈　焰	陈白莉	陈向荣	陈红锦	陈旻湖
陈春晓	武　军	范　嵘	范一宏	林连捷	林晓清	欧阳春晖
郅　敏	罗　玲	竺　平	金　丹	周　刚	周　伟	周　媛
周　颖	周旭春	周炜洵	周桃梅	周智洋	郑长青	郑丽华
郑晶晶	居海红	孟立娜	练　磊	赵　洁	赵　晔	赵坚敏
赵菊辉	胡　静	胡乃中	胡益群	钟　捷	段建华	俞　晶
施华秀	施嫣红	贾　燕	夏　璐	顾于蓓	徐　栋	徐民民
徐金中	徐定婷	徐雪梅	徐晶虹	郭　红	郭　振	郭　勤
唐　文	黄　艳	黄玉红	黄梅芳	曹　磊	曹晓沧	曹海龙
龚剑峰	崔德军	梁　洁	葛文松	蒋　琦	程　妍	曾志荣
摇豪谧	解　丽	蔡　静	廖忠莉	谭　华	谭　蓓	谭妍妍
缪应雷	薛　玲	魏　娟				

秘　　书：郑晶晶

《炎症性肠病介入治疗学》
编 委 会

原著作者：Bo Shen

主　　译：陈　焰　吴　东　李　玥　顾于蓓

翻译编委：（按姓氏笔画排序）

周　柏　中南大学湘雅三医院消化内科

周晓琳　上海交通大学医学院附属瑞金医院消化内科

胡　雯　浙江大学医学院附属第二医院消化内科

夏　璐　上海嘉会国际医院消化科

顾于蓓　上海交通大学医学院附属瑞金医院消化内科

郭　红　陆军军医大学附属二院消化科

郭　勤　中南大学湘雅三医院消化内科

唐　文　苏州大学附属第二医院消化科

梁　洁　空军军医大学西京医院消化内科

葛文松　上海交通大学医学院附属新华医院消化内科

廖忠莉　重庆大学附属肿瘤医院消化科

原著贡献者

Jay P. Abraham, University of California Los Angeles, Los Angeles, CA, United States

Jean-Paul Achkar, The Cleveland Clinic Foundation, Cleveland, OH, United States

Saeed Ali, University of Central Florida College of Medicine, Florida Hospital, Orlando, FL, United States

Jean H. Ashburn, The Cleveland Clinic Foundation, Cleveland, OH, United States

David H. Bruining, Mayo Clinic College of Medicine, Rochester, MN, United States

Michael D. Chang, University of Florida, Gainesville, FL, United States

Shannon Chang, New York University Langone Medical Center, New York, NY, United States

Min Chen, Zhongnan Hospital of Wuhan University, Wuhan, China

Parakkal Deepak, Mayo Clinic College of Medicine, Rochester, MN, United States

Ann Honor, Vanderbilt University Medical Center, Nashville, TN, United States

Tonya Kaltenbach, University California San Francisco, San Francisco, CA, United States

Ammar O. Kheir, University California San Francisco, San Francisco, CA, United States

Jeffrey Z. Ko, University of California Los Angeles, Los Angeles, CA, United States

Udo Kronberg, Clinica Las Condes, Santiago, Chile

Yi Li, Medical School of Nanjing University, Nanjing, China

Amy L. Lightner, Mayo Clinic College of Medicine, Rochester, MN, United States

Xiuli Liu, University of Florida, Gainesville, FL, United States

Leyla Maric, Cleveland Clinic Florida, Weston, FL, United States

Udayakumar Navaneethan, University of Central Florida College of Medicine, Florida Hospital, Orlando, FL, United States

Abigail Oberc, The Cleveland Clinic Foundation, Cleveland, OH, United States

Malav P. Parikh, The Cleveland Clinic Foundation, Cleveland, OH, United States

Madhusudhan R. Sanaka, The Cleveland Clinic Foundation, Cleveland, OH, United States

Alison Schneider, Cleveland Clinic Florida, Weston, FL, United States

David A. Schwartz, Vanderbilt University Medical Center, Nashville, TN, United States

Shannon P. Sheedy, Mayo Clinic College of Medicine, Rochester, MN, United States

Bo Shen, The Cleveland Clinic Foundation, Cleveland, OH, United States

David Q. Shih, University of California Los Angeles, Los Angeles, CA, United States

Roy Soetikno, Advanced Gastrointestinal Endoscopy, Mountain View, CA, United States

Claudio Wainstein, Clinica Las Condes, Santiago, Chile

Xian-rui Wu, The Sixth Affiliated Hospital of Sun Yat-sen University, Guangzhou, China

Weiming Zhu, Medical School of Nanjing University, Nanjing, China

序 一

　　十余年来，我国炎症性肠病(IBD)领域发展迅速，从最初"开起来，走出来"的IBD 1.0时代进入了"规范化，体系化"的IBD 2.0时代，多学科协作的IBD诊治中心在全国遍地开花，呈现欣欣向荣之势。一方面，我们倡导各IBD中心按照质量控制指标体系加强内涵建设，以期给患者提供正确诊断与合理治疗，达到提高诊疗质量的目的；另一方面，我们也鼓励各IBD中心结合医院或学科优势，打造各自的诊疗特色，敢于创新与突破。可以说，我们在上述两方面取得的进步都离不开对国际先进经验的学习，在这背后是一批国际知名IBD学者，特别是华人IBD学者，美国克利夫兰医学中心的沈博教授就是其中的杰出代表。

　　沈博教授是国际IBD界的"黄药师"，他不仅有独创的学术理论体系，更有唯我独尊的独门绝技。翻开《炎症性肠病介入治疗学》，处处是这样的缩影，其中既有对IBD分类等理论问题的独到见解，也有诸多IBD介入治疗的绝活展示。作为IBD介入治疗学的开创者，沈博教授在本书中结合大量案例，图文并茂地对IBD案例进行生动展示。本书从理论到实践，再升华到理论，其中对不少病例的处理方式让人拍案叫绝，真是一本难得的佳作。

　　感谢沈博教授倾情分享这本凝集其临床经验与学术结晶的专著，您的无私奉献，是我们进步的动力；感谢翻译《炎症性肠病介入治疗学》这本佳作的国内IBD领域的青年学者们，你们的激情与情怀，是我国IBD领域的活力所在，你们更是未来的希望。

陈旻湖

中山大学附属第一医院消化科教授、首席专家

中华医学会消化病学分会主任委员

2018年秋于广州

序 二

　　因为炎症性肠病的病因不清，其治疗仍以抑制免疫或炎症反应的药物治疗为主，这从根本上来说是对症治疗，故效果有限。因此，有相当一部分的炎症性肠病患者一生中会出现消化道梗阻、穿孔、出血、脓肿、瘘管、癌变等并发症，有的患者甚至反复或合并出现这些并发症。而遇到出现这些复杂和严重情况时，仅靠内科药物治疗显然是不够的，需要包括外科手术在内的更多干预治疗。随着消化内镜技术和设备的迅速发展，内镜下的介入治疗越来越多地被应用于炎症性肠病患者。

　　沈博教授是全球开展炎症性肠病内镜介入治疗最多、造诣最深的专家之一。我有幸一睹他主编的《炎症性肠病介入治疗学》一书的中文版，浏览后印象极其深刻。本书围绕炎症性肠病并发症的产生机制和分类、内镜和影像诊断、内镜介入治疗原则及方法等问题，系统概述了炎症性肠病主要并发症的诊治，从原理到步骤，有分析、有操作，图文并茂，深入浅出，是作者多年临床经验积累和科学研究的结晶。阅读本书后我收获颇多，对炎症性肠病并发症的处理有了系统的全新的认识，深感炎症性肠病介入治疗学是个新兴的领域，大有发展潜力。本书含有的大量珍贵的内镜图片极具教学价值，是一本不可多得的参考书和工作手册，特此推荐给从事炎症性肠病临床工作的同道们。

吴开春

空军军医大学西京消化病医院教授

中华消化病学会炎症性肠病学组组长

2018 年冬于西安

序　三

感受"技可近乎道"

为沈博教授的 *Interventional Inflammatory Bowel Disease: Endoscopic Management and Traetment of Complications*，即《炎症性肠病介入治疗学》中文版作序，我既感高兴和荣幸，亦有惶恐之感。于我以及国内众多炎症性肠病（IBD）领域的医生而言，IBD 的介入治疗学是新的概念、新的领域，为本书作序，是接受新知识、新理念的契机，又有先睹为快之幸。

全书共 29 章，以 IBD 概述、分类以及重新分类开篇，展示了炎症性肠病的广义范畴。重点内容集中在 IBD 并发症，如狭窄、瘘管等的发生机制、诊断方法、治疗原则和内镜治疗技术。内镜介入治疗 IBD 并发症的内容大部分来源于沈博教授团队多年来的经验总结和临床研究结果，理论依据充分，操作技术细节丰富。IBD 癌变的内镜下治疗、肛周病变的干细胞治疗方法、粪菌移植等新技术手段在本书中也有详尽的阐述。

与沈博教授相识十年有余，他为人正直热情，业精于勤，数十载耕耘在炎症性肠病的临床和内镜治疗领域，硕果累累。更加难能可贵的是十余年来，沈博教授帮助国内众多消化科医生赴美国进修学习，同时不遗余力地回国传播 IBD 新理念，扶植年轻医生的成长，带动国内 IBD 诊治水平的发展。医学是科学与技术、哲学与人文的综合体现，"技"是技术、技能，"道"是理论、升华。只有"技"者，乃工匠；技进乎道者方成大家。以上是读此书有感，本书无疑将引领国内 IBD 内镜介入治疗的启蒙和发展。

钱家鸣

中华消化病学会炎症性肠病学组前任组长

2018 亚洲炎症性肠病组织（AOCC）主席

译者序

八年前我在梅奥医院进修炎症性肠病的时候，好几次在梅奥专家介绍储袋疾病的幻灯片中看到作者"Bo Shen"，当时就在琢磨这个作者名字看上去像是中国名字，但并不确定。没想到五年后因为计划成立炎症性肠病公益基金会的萌芽想法而认识了沈博老师，更没有想到在接下来的这些年中不断得到沈老师的指导和帮助。这些不但使得爱在延长炎症性肠病基金会迅速发展，也使得本人在炎症性肠病的道路上越走越坚定。

沈老师是一位视探索炎症性肠病为自己终身使命的超级有情怀的专家，他在成为储袋研究领域的最资深专家后进一步在 IBD 的内镜治疗领域深入探索，并在这探索过程中继续秉承"创新、严谨、内外结合"的理念，因此才有了本书的诞生。数次深切感受到沈老师在完成一些极难处理的 IBD 内镜治疗后的自豪感，因为他解决了其他所有人都无法解决的难题；更多次看到沈老师在国际会议上展示他精湛的内镜治疗技术，让同为中国人的我们深感自豪！

在组织本书的翻译过程中，得到许多同道们的热情支持，尤其是北京协和医院的吴东、李玥和上海瑞金医院的顾于蓓，三位专家不但翻译了各自负责的章节，还负责了其他很多章节的校对工作，为本书的翻译付出了很多心血，还有其他三十多位炎症性肠病内外科专家都在忙碌的工作中抽出宝贵的时间协助翻译，我在此表示最衷心的感谢。感谢胡雯医师协助我一起完成翻译本书过程中的一些细致烦琐的事情，同时也感谢浙江大学出版社的金蕾编辑、张鸽编辑的细心编辑和一直以来对爱在延长炎症性肠病基金会公益事业的支持。

我本人在翻译的过程中学习到很多，尤其很多外科知识和理念。炎症性肠病在中国越来越多见，需要相应内镜治疗的患者也必然越来越多。相信本书一定可以指导炎症性肠病内外科医师对患者进行合适的内镜治疗，会给更多的中国炎症性肠病患者带来福音！

最后，由于我们学识有限，所以在翻译过程中难免存在一些不当之处，敬请各位专家读者不吝指正！

陈　焰

浙江大学医学院附属第二医院

2018 年 10 月

中文版前言

　　承蒙浙江大学出版社、爱在延长炎症性肠病基金会的大力支持,特别是浙江大学医学院附属第二医院陈焰主任率领国内数十位专家、骨干,不辞劳苦地精心翻译,使得本书中文版在英文版出版一周年之际和国内读者见面,在此表达深深的谢意和祝福。

　　另外,在和各位译者交流的过程中,我也常常为中华文化的博大精深感到无比自豪! 本书原著中许多生僻的专业名词是到21世纪才出现的英文词汇,但是翻译过程中都可找到数千年前就与之对应恰当的中文词语,这些都见证了我们璀璨的中华文明,让作为中华儿女的我们尤感骄傲。

　　作为医者,需要融贯中西、不断创新才能更好地服务于患者。需要说明的是,本书中的很多内容基于作者对炎症性肠病的理解、理念以及内镜诊治的探索和追求,书中的一些观点和技术尚有待更新和提高,在这里与译者、读者共勉。

　　感谢Elsevier出版社和浙江大学出版社的支持。

　　最后,由衷感谢陈旻湖、吴开春和钱家鸣三位教授惠于作序,为本书增辉添色。

沈　博

美国克里夫兰医学中心

原著前言

在过去数十年里，炎症性肠病的许多领域有了长足进步，人们对炎症性肠病的流行病学、发病机制、新的诊断方法和药物及外科治疗都有了更深的认识。但无论是克罗恩病患者还是溃疡性结肠炎患者，无论是最初药物治疗有效的患者还是最终需要外科治疗的患者，其免疫功能失调的广泛存在提示着疾病慢性、复发性和迁延性的特征。长期的病程造成肉眼和显微镜下组织及结构的损伤，进一步引发各种并发症的发生，如狭窄、瘘管、脓肿及结肠炎相关的肿瘤等。

多年来，医生们一直致力于寻找比外科手术创伤更小，但比药物治疗更有效的方法来治疗这类结构性的损伤，于是内镜的功能水到渠成地从诊断走向治疗。内镜从为明确诊断和鉴别诊断而提供病理组织学检查的诊断内镜发展为治疗内镜，也称为炎症性肠病内镜介入治疗，从而成为复杂的炎症性肠病多学科综合治疗方式的一个重要环节。

例如，内镜下球囊扩张可成为炎症性肠病原发性及继发性狭窄的治疗选择，内镜下狭窄切开术、瘘管切除术、窦道切开术，以及内镜黏膜下剥离术对结肠炎相关肿瘤的治疗都已在有条件的三级医院开展。内镜治疗的目的在于以更安全、更符合成本效益的方式缓解患者的症状、提高患者的生活质量、减少入院率及手术率，并且有助于控制外科并发症和术后复发。

本书包括了 29 章，包含了有关炎症性肠病从研究到临床，从诊断到处理，从防止治疗内镜损伤的原则和技术到治疗内镜的控制等各项内容。尽管内镜介入治疗对技术要求高，但更重要的是掌握原则，遵循治疗前对"原则、技术、设备和器材"了然于胸的准则。为使治疗内镜的效果最佳，必须由训练有素的炎症性肠病内镜治疗医师来把握正确的患者、正确的疾病、正确的病灶、正确的时机和正确的治疗设备等指征。

挑战总是与机遇并存，我希望这本书为临床医生提供关于复杂炎症性肠病最佳处理的有价值的信息和指导，也能激发我们的学生、培训医生和年轻医生选择将炎症性肠病内镜介入治疗作为终身职业的兴趣。

作为编者，我衷心感谢国内外专家对本书的贡献，也要感谢 Story 先生及夫人、Klise 先生、Horing 先生和 Spero 先生等慈善人士对克利夫兰诊所回肠储袋性疾病中心和炎症性肠病介入治疗中心的支持，感谢 Beth Halasz 女士和 Joe Pangrace 先

1

生的艺术工作。特别需要感谢已故的我的恩师孟宪铺教授和 Victor Fazio 教授对我多年的教诲和鞭策。感谢来自于美国国立卫生研究院、美国胃肠病学会、美国胃肠内镜学会、美国胃肠病学院、美国结直肠外科学会、美国克罗恩病和结肠炎基金会、Broad 基金会以及克利夫兰诊所等机构的支持。

　　最后,要向爱思唯尔采编主任 Stacy Masucci 女士、Sam Young 先生和 Joseph Poulouse 先生提供的帮助和支持表达深深的谢意。

　　希望我们的读者喜欢这本书并为我们将来的再版提供建设性的反馈。

Bo Shen, MD

Cleveland,Ohio

目　　录

第 1 章　炎症性肠病诊断和药物治疗概述

一、简　介 / 001

二、流行病学 / 001

三、病因和发病机制 / 002

四、诊　断 / 003

五、鉴别诊断 / 005

六、溃疡性结肠炎分类 / 007

七、克罗恩病分类 / 009

八、溃疡性结肠炎的药物治疗 / 012

九、克罗恩病的药物治疗 / 014

十、总　结 / 017

参考文献 / 017

第 2 章　炎症性肠病的分类和重新分类：临床角度

一、简　介 / 022

二、IBD 发病机制的传统理论 / 023

三、经典 IBD 的特征 / 023

四、IBD 的传统分类 / 024

五、IBD 的遗传学研究进展 / 024

六、IBD 的肠外表现 / 025

七、IBD 和自身免疫性疾病的重叠 / 028

八、IBD 和自身炎症性疾病的重叠 / 028

九、肠道的免疫介导疾病谱 / 028

十、新发炎症性肠病的诱因：继发性炎症性肠病概念 / 032

十一、"二次打击"学说 / 036

十二、IBD 及 IBD 样病症再分类 / 037

十三、总　结 / 038

参考文献 / 038

第 3 章　炎症性肠病合并狭窄的发病机制

一、简　介 / 047

二、危险因素 / 047

三、发病机制 / 049

四、药物治疗 / 052

五、总　结 / 054

参考文献 / 054

第 4 章　克罗恩病合并肠瘘和脓肿病理机制

一、简　介 / 058

二、定　义 / 058

三、克罗恩病肠瘘的形态学特征 / 058

四、克罗恩病瘘管的形成机制 / 060

五、腹腔脓肿 / 062

六、总　结 / 062

参考文献 / 063

第 5 章　溃疡性结肠炎和克罗恩病的组织病理学概述

一、肠道正常组织学 / 066

二、炎症性肠病的组织病理学概述 / 069

三、炎症性肠病中的肿瘤 / 081

四、总　结 / 085

参考文献 / 086

第 6 章　炎症性肠病合并狭窄、瘘管及脓肿的临床和内镜诊断

一、简　介 / 091

二、狭　窄 / 092

三、瘘 / 094

四、脓　肿 / 099

五、总　结 / 100

参考文献 / 100

第 7 章　炎症性肠病合并狭窄、瘘和术后并发症的影像学诊断

一、简　介 / 106

二、狭窄病变 / 109

三、腹腔内穿透性病变 / 110

四、肛周病变 / 113

五、术后并发症 / 115

六、回肠储袋肛管吻合术 / 116

七、总　结 / 120

参考文献 / 120

第 8 章　克罗恩病、溃疡性结肠炎及其手术相关狭窄的分类

一、简　介 / 125

二、狭窄的定义及病因 / 125

三、潜在疾病 / 127

四、狭窄的特征 / 130

五、总　结 / 137

参考文献 / 137

第 9 章　克罗恩病、溃疡性结肠炎及其手术相关瘘管的分类

一、简　介 / 139

二、克罗恩病肛周瘘管的分类（Park 分类的扩展）/ 140

三、肠皮瘘的分类 / 141

四、肠肠瘘的分类 / 142

五、肠道与邻近非消化道器官瘘管的分类 / 144

六、吻合口漏或漏的分类 / 146

七、总　结 / 146

参考文献 / 147

第 10 章　内镜治疗原则

一、简　介 / 150

二、患　者 / 151

三、疾　病 / 155

四、靶病变 / 158

五、内镜治疗目标 / 162

六、内镜介入的时机 / 162

七、内镜团队 / 162

八、预防手术并发症 / 163

九、总　结 / 165

参考文献 / 166

第 11 章　内镜治疗准备

一、简　介 / 170

二、筛选合适的患者 / 170

三、术前及术后的影像学检查 / 171

四、房间布局 / 171

五、肠道准备 / 172

六、预防性使用抗生素 / 172

七、抗凝药的管理 / 172

八、镇静监测 / 173

九、知情同意 / 173

十、术后监测 / 173

十一、设备和用品 / 174

十二、总　结 / 174

参考文献 / 175

第 12 章　术后的内镜评估

一、简　介 / 176

二、准备工作 / 177

三、通过吻合口的内镜 / 179

四、经造口的内镜 / 179

五、回肠储袋的内镜 / 186

六、转流后肠道的内镜 / 187

七、狭窄成形术后的内镜 / 190

八、CD 旁路手术后的内镜 / 190

九、内镜治疗的独特性 / 190

十、总　结 / 194

参考文献 / 195

第 13 章　狭窄的内镜下球囊扩张

一、简　介 / 198

二、适应证 / 199

三、技　术 / 199

四、EBD 疗效的相关因素 / 203

五、总　结 / 206

参考文献 / 207

第 14 章　内镜下狭窄切开术

一、简　介 / 210

二、内镜下狭窄切开术的原理 / 210
三、技　术 / 215
四、操作相关并发症及其预防 / 219
五、总　结 / 219
参考文献 / 220

第 15 章　克罗恩病的内镜下支架治疗

一、简　介 / 221
二、支架的类型 / 222
三、吻合口漏和克罗恩病相关瘘管的支架治疗 / 225
四、总　结 / 226
参考文献 / 226

第 16 章　炎症性肠病瘘管、窦道和脓肿的内镜治疗

一、简　介 / 229
二、瘘管型炎症性肠病的内镜治疗原则 / 230
三、内镜下瘘管切开术 / 231
四、内镜下窦道切开术 / 233
五、内镜下瘘管内注射填充剂 / 234
六、脓肿的内镜下引流 / 236
七、瘘管和吻合口漏的内镜封堵 / 237
八、超声内镜引导下治疗肛瘘 / 241
九、与内镜操作相关的常见并发症及其预防 / 242
十、总　结 / 243
参考文献 / 243

第 17 章　肛周克罗恩病内镜评估与处理

一、简　介 / 247
二、内镜检查 / 249
三、内镜在肛瘘中的新应用 / 251
四、总　结 / 253
参考文献 / 253

第 18 章　肛周克罗恩病的干细胞疗法

一、简　介 / 256
二、干细胞疗法概要 / 259
三、干细胞疗法治疗克罗恩病肛瘘 / 262
四、联合疗法 / 263

五、干细胞治疗在非 CD 瘘管中的应用 / 264

六、总　结 / 264

参考文献 / 264

第 19 章　炎症性肠病相关性异型增生的内镜检出和切除

一、简　介 / 267

二、监测手段 / 268

三、炎症性肠病异型增生监测与管理国际专家共识 / 268

四、图像增强内镜 / 269

五、内镜下切除炎症性肠病相关性异型增生的原则 / 271

六、内镜下黏膜切除术 / 275

七、内镜黏膜下剥离术 / 275

八、内镜下切除术的并发症 / 277

九、总　结 / 277

参考文献 / 278

第 20 章　炎症性肠病肝胆并发症的内镜治疗

一、简　介 / 281

二、原发性硬化性胆管炎的诊断 / 282

三、PSC 的内镜治疗 / 283

四、胆管癌和不确定性胆管狭窄的诊断 / 284

五、总　结 / 287

参考文献 / 288

第 21 章　克罗恩病外科手术治疗综述

一、简　介 / 293

二、克罗恩病的药物治疗 / 293

三、手术指征 / 294

四、术前考虑 / 294

五、首次手术 / 295

六、肛周病变的手术治疗 / 300

七、造口指征和术式 / 300

八、总　结 / 301

参考文献 / 302

第 22 章　狭窄性克罗恩病的治疗

一、简　介 / 306

二、药物治疗 / 307

三、内镜治疗 / 308

四、手术治疗 / 310

五、总　结 / 313

参考文献 / 316

第 23 章　溃疡性结肠炎外科治疗概述

一、简　介 / 322

二、全结直肠切除术与永久性回肠造口术 / 322

三、全结直肠切除术 - 回肠储袋肛管吻合术 / 324

四、次全结肠切除术 - 末端回肠造口术 / Hartmann 储袋 / 326

五、结肠切除术与回肠 - 直肠吻合术 / 329

六、可控性回肠造口术（Kock 储袋）/ 330

七、总　结 / 331

参考文献 / 331

第 24 章　炎症性肠病常见的手术并发症

一、简　介 / 334

二、手术部位感染 / 切口感染 / 334

三、脓肿和脓毒症 / 335

四、吻合口出血 / 338

五、吻合口漏、瘘管和窦道 / 339

六、吻合口狭窄 / 343

七、总　结 / 345

参考文献 / 346

第 25 章　克罗恩病患者术后复发和内镜检查的作用

一、简　介 / 353

二、内镜在克罗恩病术后管理中的作用 / 354

三、克罗恩病术后药物治疗 / 356

四、吻合口狭窄的内镜治疗 / 357

五、总　结 / 359

参考文献 / 360

第 26 章　炎症性肠病相关性出血的诊断与治疗

一、简　介 / 363

二、发生率 / 364

三、病因和危险因素 / 365

四、诊　断 / 366

五、药物治疗 / 370

六、内镜治疗 / 371

七、介入放射治疗 / 376

八、外科手术治疗 / 376

九、总　结 / 376

参考文献 / 377

第 27 章　炎症性肠病患者胃肠道结石和异物的内镜治疗

一、简　介 / 380

二、胃肠道结石的危险因素 / 381

三、临床表现 / 382

四、诊　断 / 382

五、治　疗 / 382

六、内科治疗 / 383

七、总　结 / 387

参考文献 / 387

第 28 章　炎症性肠病的粪菌移植疗法

一、简　介 / 391

二、人类微生物群与炎症性肠病 / 392

三、背　景 / 393

四、粪菌移植疗法用于治疗炎症性肠病 / 396

五、总　结 / 398

参考文献 / 399

第 29 章　损伤控制：操作相关性并发症的处理

一、简　介 / 405

二、医源性穿孔 / 406

三、出　血 / 418

四、内镜治疗后腹胀与肠梗阻 / 426

五、内镜治疗导致的狭窄 / 427

六、总　结 / 428

参考文献 / 428

缩略词表

第1章 炎症性肠病诊断和药物治疗概述

Min Chen, Bo Shen

一、简 介

炎症性肠病（Inflammmatory bowel disease，IBD）是一种病因不明的慢性肠道炎症性疾病，主要包括溃疡性结肠炎（Ulcerative colitis，UC）和克罗恩病（Crohn's disease，CD）两种类型。UC 的特点是炎症局限于结肠黏膜层和黏膜下层，而 CD 是可能累及整个消化道（GI）的节段性、透壁性炎症。CD 在组织学上的重要特征之一是非干酪性肉芽肿。

二、流行病学

世界各地 IBD 的发病率的差异很大。文献报告 UC 和 CD 发病率最高的地区分别是欧洲（24.3/10 万）[1]和澳大利亚（29.3/10 万）[2]。UC 和 CD 发病率最低的地区都在亚洲，中国台湾 UC 的发病率最低，为 0.36/10 万，马来西亚 CD 的发病率最低，为 0.24/10 万[3]。IBD 患病率最高的地区在欧洲（UC：505/10 万；CD：322/10 万）和北美洲（UC：249/10 万；CD：319/10 万）[1]。

IBD 的发病率和患病率存在明显的地域变异。IBD 发病率在斯堪的纳维亚半岛地区、法国、意大利、西班牙和葡萄牙等欧洲国家内部都存在北高南低的趋势[4]。IBD 发病率在美国也同样存在北高南低的趋势[5]。而另一项研究表明 IBD 发病率在加拿大存在东西差异[6]。

IBD 有两个发病高峰，第一高峰在 20～30 岁，第二高峰在 60 岁。CD 发病的高峰年龄略小于 UC 发病的高峰年龄[7]。UC 的发病患者无性别差异[3,6,7]，而 CD 的发病患者存在性别差异。西方的一些研究表明 CD 好发于女性，而在低发病率地区 CD 的男性发病率略高于女性[3,6,7]。

三、病因和发病机制

IBD 的发病机制尚不完全明确,这也是一些研究者使用"特发性炎症性肠病"这一术语的原因。IBD 的发病与肠道菌群作用于遗传易感机体导致的免疫失调有关。

(一) 遗传易感性

大量研究证实 IBD 的发病与遗传因素有关。有研究发现 IBD 患者一级亲属患病的概率是普通人群的 3～20 倍[8, 9]。犹太人患 IBD 的风险是非犹太人的 3～4 倍[10]。同卵双生子同患 CD 的概率高达 50%,进一步证实了 IBD 发病的遗传易感性[11]。

全基因组关联分析(GWAS)已经发现了 160 多个 IBD 易感基因,并且其中大多数是 UC 和 CD 共同的易感基因[12]。核苷酸结合寡聚域样受体 2(Nucleotide-binding oligomerization domain 2, NOD2)是发现的第一个 CD 的易感基因[13],在细菌肽聚糖的刺激下,野生型 NOD2 可与其胞壁酸二肽片段结合激活 NF-κB 的活化,而存在 NOD2 基因突变的 CD 患者体内不能刺激 NF-κB 的活化。其他 IBD 的易感基因包括自噬天然免疫相关易感基因(例如 ATG16L1、IRGM 和 LRRK 等),Th17/IL-23 通路相关易感基因(如 IL23R、IL12B、STAT3、JAK2、TNFSF15 和 TYK2 等)和上皮功能调控相关易感基因(OCTN2、ECM1、CDH1、HNF4A 和 GNA12),这些 IBD 易感基因的发现提示上皮屏障功能障碍在 IBD 炎症反应中的关键作用。然而,我们[①]并不推荐在常规的临床实践对 IBD 患者进行易感基因的检测,虽然 IBD 是一种多基因遗传疾病,但只有 13.1% IBD 患者的发病可以用基因突变来解释[14]。不过,另一方面需要强调的是,某些 IBD 或 IBD 样疾病,尤其是在婴儿和儿童时期发病 IBD 可能是单基因突变(如 IL-10 和 IL-10 R 突变)导致的疾病。

(二) 微生态群

大量证据表明肠道细菌或者微生物群在 IBD 的发病机制中起着至关重要的作用。IBD 动物模型发现肠道只有在存在正常菌群的情况下才会出现炎症,在无菌状态下肠道不会出现结肠炎[15]。在回盲部切除并行末端回肠造口术后或存在粪转流的情况下,CD 不会复发。

肠道菌群在出生时出现,接着在很长一段时间里会保持相对稳定。然而,在环境因素、生长发育因素以及疾病的影响下,机体微生物群的质量、数量和成分可能会发生一定的变化[16]。我们在 IBD 患者中观察到了微生物种类和含量的变化,即菌群失调现象[17]。虽然没有发现导致 IBD 的特定致病菌,但研究发现一些细菌可能与 IBD 的肠道炎症相关。有研究发现 CD 患者肠道内大肠杆菌数量增加和厚壁菌门类细菌数量减少[18, 19]。而 UC 患者肠道菌群的生物多样性减少,厚壁菌门类细菌比例减少,变形菌门类细菌和大肠杆菌比例增加[19]。

(三) 免疫失调

以往实验大多注重研究 IBD 的获得性免疫异常。早期研究表明 UC 是 Th2 细胞主导的免疫异常

---

① 本章中"我们"指原著作者 Min Chen 和 Bo Shen。

疾病,而 CD 是 Th1 细胞主导的免疫异常疾病[20,21]。目前研究表明,除 Th1 和 Th2 细胞以外,还有多种亚型的 CD4 阳性辅助性 T 细胞,如调节性 T 细胞、Th17 细胞、Tfh 细胞和 Th9 细胞等[22]。所有这些 CD4 阳性辅助性 T 细胞都在免疫介导的 IBD 肠道炎症反应中发挥着重要作用。IBD 患者体内免疫球蛋白亚类的变化证明体液免疫在 IBD 的发病过程中也起着重要作用。

天然免疫在 IBD 肠道炎症反应中也发挥着重要作用。在健康状态下,肠黏膜上皮、黏液层和 IgA 协同作用,组成肠黏膜屏障从而将肠道菌群与肠道免疫系统隔离[23]。肠黏膜屏障的破坏使肠腔细菌与免疫系统接触,触发持久失控的肠道炎症反应[24]。固有免疫反应由多种细胞介导,包括肠上皮细胞、嗜中性粒细胞、树突状细胞、单核细胞、巨噬细胞、潘氏细胞和自然杀伤细胞[23]。在 IBD 中发现的天然免疫失调包括肠黏膜屏障通透性增加,粘蛋白产生异常,抗微生物肽类缺乏,上皮细胞、潘式细胞、树突状细胞、中性粒细胞、单核细胞 / 巨噬细胞功能障碍,免疫细胞过度招募和激活,以及炎性细胞因子和其他促炎症介质产生增加[21,22]。

(四)环境因素

虽然 IBD 的发病机制尚未完全清楚,但流行病学研究已经证实了多种与 IBD 发病相关的环境危险因素,包括吸烟、阑尾切除术、饮食、抗生素、口服避孕药或非甾体抗炎药(NSAID)[10]。吸烟和阑尾切除术对 UC 和 CD 有不同的影响。吸烟是 UC 的保护因素[25],但会增加 CD 的患病风险[26]。阑尾切除术后,患者患 CD 的风险明显增加,这可能与部分早期 CD 被误诊为阑尾炎有关[27]。而阑尾切除术是 UC 的保护因素[28]。其他危险因素包括饮食(加工食品、油炸食品、含糖食品和高脂肪食品)等[10]。

四、诊 断

IBD 没有诊断的金标准,需要结合临床表现、实验室检查、内镜表现、组织病理学和影像学来综合诊断。若没有仔细的内镜和组织学评估,就不能确诊 IBD。

(一)内镜评估

内镜评估对 UC 和 CD 的诊断都具有非常重要的意义。为正确诊断和鉴别诊断 IBD 结肠镜必须进入回肠末端,对末端回肠和大肠的每个节段都需要拍摄留存照片和进行病理活检。我们要强调初次内镜检查时拍照留存的照片和病理活检对 UC 和 CD 的诊断和鉴别诊断的重要性。

UC 病变通常累及直肠,并以弥漫性、连续性方式向近端结肠发展。轻度 UC 的内镜表现为黏膜粗糙,呈细颗粒样,黏膜红斑和血管网消失。中度 UC 的内镜表现可能为糜烂或浅表溃疡。重度 UC 的内镜表现可能为浅表、深溃疡并有明显的自发性出血。UC 反复发作和缓解可能导致假息肉形成、黏膜桥和黏膜瘢痕形成,直肠型和左半结肠型 UC 患者的右半结肠(包括回盲部),通常是正常的。但是,直肠型和左半结肠型 UC 患者偶尔可能在阑尾开口周围出现片状炎症(即盲肠红斑)。大多数 UC

患者的回肠正常,但一小部分全结肠型 UC 患者的末端回肠可能出现炎症,这种情况为倒灌性回肠炎。合并原发性硬化性胆管炎的 IBD 患者容易出现弥漫性结肠炎和倒灌性回肠炎。若未经过治疗的 UC 患者初次进行内镜检查,则通常会发现病变累及直肠并且呈连续性分布。药物治疗,不论是局部或全身用药,都可能导致 UC 患者在肠镜下的病变表现为直肠正常或节段性分布,而这可能导致 UC 与 CD 相混淆。

结肠镜加黏膜活检是诊断 CD 的重要手段。CD 可累及从口腔到肛门的全胃肠道的任何部位,最好发的部位是回肠末端和回盲部。CD 病变通常呈节段性和不对称性分布。早期 CD 患者的肠镜表现可能为小溃疡或阿弗他溃疡。CD 典型的内镜下表现包括纵行溃疡(主要沿肠系膜侧)和鹅卵石样病变。我们推荐对所有怀疑患有 CD 的儿童或有上消化道症状的且怀疑患有 CD 的成人行胃镜检查。推进式小肠镜或球囊辅助小肠镜可用于评估疑似 CD 患者的小肠病变并行活检。胶囊内镜也可用于 CD 的诊断和鉴别诊断。虽然胶囊内镜是评估 CD 小肠炎症和溃疡的敏感方法,但其存在特异性低、无法获得组织活检标本,还有胶囊滞留风险等诸多缺点。

(二)组织病理学评估

组织病理学评估对诊断 IBD 至关重要,因为其可以帮助确定结肠有无慢性炎症及排除其他结肠炎。病理不是万能的,但没有病理就不能诊断 IBD。UC 和 CD 具备一些共同的慢性结构改变的组织学特征,如隐窝结构变形、隐窝脓肿、黏液减少、固有层单核细胞浸润、基底淋巴浆细胞增多、幽门腺化生或潘氏细胞化生。虽然这些特征中没有一个是 IBD 的特异性表现,但是如果存在两个或两个以上的这些特性,则高度提示 IBD[29]。

组织病理学的发现有助于区分 CD 和 UC。病理上,典型 UC 炎症呈浅表、弥漫性和连续分布,可累及黏膜层、固有层和黏膜肌层,甚至可累及黏膜下层的浅层,而 CD 炎症为多灶性、跳跃性和透壁性。非干酪性肉芽肿和透壁性炎症是 CD 的典型病理学特征。然而,黏膜活检中出现非干酪性肉芽肿的可能性只有 30%～40%[30]。

(三)腹部影像学

腹部影像学检查发现早期 UC 病变的敏感性低,不推荐将其作为诊断 UC 的首要方法。早期 UC 病变,如水肿、充血和分泌黏液等均超出了 CT 的检出范围。随着疾病的进展,UC 患者的肠壁分层及肠壁增厚等表现可在 CT 片上观察到[31],但这些 CT 征象不具有特异性,也可见于其他结肠炎。UC 患者的 MRI 表现与 CT 结果相似。

横断面腹部成像,如 CT 或 MRI 检查对于评估 CD 非常重要,可以用于诊断 CD,监测肠道炎症,评估肛周疾病和并发症(如狭窄、瘘管和脓肿)。CD 的影像学表现包括肠道溃疡、肠黏膜强化、肠壁分层、肠壁增厚(通常 ≥ 3mm)、肠系膜脂肪密度增加(纤维脂肪增生)、肠壁水肿和肠系膜血管充血("木梳征")[31]。由于 MRI 价格高、技术难度大、未在所有医院普遍开展以及阅片者之间判断的差异性较大,MRI 在 CD 评估中的应用不如 CT 普遍。但是,运用特殊程序做的 MRI 检查在诊断 CD 瘘管和脓肿方面相比 CT 更为准确[32]。

（四）实验室检查

对 IBD 患者应常规进行血常规、肝肾功能、电解质、血清铁、铁蛋白等和 C 反应蛋白（CRP）的检查。重度 IBD 患者由于腹泻、脱水或营养不良可能会有贫血、低白蛋白和电解质紊乱等表现。

粪便或血清学标志物测定有助于疾病活动度的评估和监测。监测疾病活动性最常用的血清学指标是血沉和 CRP。粪便标志物如钙卫蛋白、乳铁蛋白和 S100A12，有助于确定肠道是否有活动性炎症，从而将其与功能性胃肠病，如肠易激综合征（IBS）鉴别开[33,34,35]。IBD 患者体内可检测到一些自身抗体，如抗酿酒酵母抗体（ASCA）和抗中性粒细胞胞浆抗体（pANCA），这些抗体可能对区分 UC 和 CD 有帮助。研究报道 ASCA 与 CD 相关，其特异性为 96％～100％，而 pANCA 阳性更多见于 UC 患者[29,36]。其他可用于诊断、鉴别诊断及判断预后的血清学指标包括大肠杆菌外膜蛋白 C 抗体（anti–OmpC）、鞭毛蛋白抗体（anti–I2）、抗荧光假单胞菌和抗糖链抗体（例如抗层粘生物苷类碳水化合物、抗壳聚糖碳水化合物抗体、抗曼氏糖类抗体）等。

对于严重或难治性或疾病突然加重的 IBD 患者，建议行粪便病原体检查，例如巨细胞病毒（CMV）、艰难梭菌杆菌、弯曲杆菌和大肠杆菌 0157:H7。

五、鉴别诊断

IBD 是一种终生疾病，一旦确诊，医生需要帮助患者与 IBD 做长期斗争。有很多疾病与 IBD 具有相似的临床表现，包括 IBS、显微镜下结肠炎、乳糜泻、急性感染性结肠炎、慢性感染性结肠炎、放射性结肠炎、缺血性结肠炎、转流性结肠炎、憩室炎、药物性结肠炎、孤立性直肠溃疡综合征及白塞氏病等。

（一）肠易激综合征

IBS 是一种功能性肠道疾病。IBS 和 IBD 的症状可能有重叠，包括慢性腹痛、腹泻和腹胀。事实上，一些 IBD 患者在确诊为 IBD 之前可能出现 IBS 样症状。然而，IBS 患者通常不会出现体重减轻、贫血、大便失禁、夜间腹泻和里急后重等"报警"症状。结肠镜检查结合活检通常可以将 IBS 和 IBD 区分开。

（二）显微镜下结肠炎

显微镜下结肠炎包括淋巴细胞性结肠炎和胶原性结肠炎两种。这两种形式的显微镜下结肠炎的主要组织学特征是上皮内淋巴细胞增多。另外，黏膜下层胶原带增厚是胶原性结肠炎的另一特征。显微镜下结肠炎患者的主要症状是腹泻和腹痛。一些显微镜下结肠炎患者行结肠镜检查也可能出现红斑，甚至阿弗他溃疡。有趣的是，少数显微镜下结肠炎患者可能"进展"为 IBD，而 IBD 患者可能出现上皮内淋巴细胞增多，甚至黏膜下胶原带增厚。因此，显微镜下结肠炎可被认为是 IBD 或 IBD 样疾病谱的一部分（见第 2 章）。

（三）乳糜泻

腹泻、腹痛、体重减轻和贫血是乳糜泻和 CD 的共同表现。血清学检查、小肠组织活检和对无麸质饮食的反应是鉴别乳糜泻与 CD 的关键。

（四）急性感染性结肠炎

在诊断 IBD 之前应当排除急性感染性结肠炎，应该仔细询问患者是否有近期旅游史、抗生素使用史和胃肠道感染史。对于腹泻超过 4 周的患者，应当怀疑是否有 IBD 或 IBS。粪便肠道特异性病原体检测阳性有助于确定感染性肠炎的病因。然而，粪便检查阴性并不表示能诊断 IBD。在这种情况下，需要行组织病理学活检。病理学活检发现固有层单核细胞浸润、隐窝结构变形、基底淋巴浆细胞增生、幽门腺或潘氏细胞化生等慢性组织学表现，这有助于诊断 IBD。而组织病理学上发现假膜和"火山喷发样"纤维蛋白渗出物是艰难梭菌感染的特征。

IBD 和急性感染性结肠炎的鉴别一般并不困难。密切的随访和观察病情变化是最好的方法。值得注意的是，IBD 患者可能并发感染性结肠炎，因此，病原学检测阳性也不能作为排除 IBD 的依据。此外，IBD 可由肠道感染诱发。因此，初诊 IBD 以及 IBD 复发时都应该进行病原体的检测。

（五）慢性感染性结肠炎

IBD 与肠结核（ITB）、沙门氏菌和耶尔森氏菌感染等导致的慢性感染性结肠炎的鉴别十分困难。

对于印度和中国等发展中国家的患者来说，ITB 是需要与 IBD 相鉴别的最重要的疾病，因为 IBD 和 ITB 的治疗完全不同。末端回肠和回盲部 ITB 与 CD 类似。发现大的干酪性肉芽肿以及抗酸染色阳性是肠结核的特征性表现；环形溃疡（相对于 CD 的纵行溃疡）、结节样病变和回盲瓣变形破坏等表现均支持 ITB 的诊断。耶尔森氏菌或沙门氏菌感染性肠炎的患者的回肠末端可能有口疮样溃疡，这和 CD 表现相似。耶尔森氏菌的检测必须在低温环境下进行。

（六）放射性结肠炎

放射性结肠炎的肠镜表现可能与 UC 相似。放射性结肠炎可能在腹部或盆腔放疗后数周到数年后发病。嗜酸性粒细胞浸润、黏膜下纤维化和毛细血管扩张等病理学表现虽然没有特异性，但是都提示放射性结肠炎的诊断。有 IBD 基础疾病的患者出现 IBD 相关性或非 IBD 相关性肿瘤时都可能需要接受放射治疗，在这种情况下放射性肠炎与 IBD 的鉴别诊断及其治疗都是难题。

（七）缺血性结肠炎

缺血引起的结肠炎症可能与 UC 或 CD 相似。缺血性结肠炎和老年患者的 CD 的鉴别诊断比较困难，因为这两者的内镜表现相似。有动脉粥样硬化、充血性心力衰竭或近期出现低血压的患者有患缺血性结肠炎的风险。缺血性结肠炎患者的常见表现是腹痛和便血，好发部位是结肠脾曲、直肠乙状结肠交界处和近端升结肠。急性缺血性结肠炎的病理学表现有黏膜内出血，慢性缺血性结肠炎可见黏膜纤维化和隐窝凋亡，这些特征在 IBD 患者中并不常见。基底淋巴细胞增多是 UC 和 CD 的一种常见的组织学特征,但在缺血性结肠炎中少见。

（八）转流性结肠炎

转流性结肠炎的患者有明确的肠切除病史,病理上有淋巴组织增生。虽然是否有肠道转流的临床病史可以帮助我们鉴别转流性结肠炎和 IBD,但在肠道转流造口术的 IBD 患者中鉴别这两者是非常困难的,而转流性结肠炎和 IBD 的治疗并不完全相同。

（九）憩室炎

憩室炎患者有明确的肠道憩室病史,表现为急性或复发性左下腹疼痛或无痛性血便。结肠镜或 CT 影像有助于憩室炎的诊断。

憩室性结肠炎是一种与黏膜脱垂和（或）缺血有关的疾病模型,由于其节段性分布特点,容易与憩室炎或者合并憩室炎的克罗恩病混淆。需要注意的是,憩室口周围黏膜不属于憩室本身,与憩室炎有所不同。憩室周围炎性黏膜组织活检通常表现为脱垂或缺血性改变。

（十）药物性结肠炎

非甾体类抗炎药也会引起胃肠道慢性腹泻、溃疡和炎症。然而,非甾体类抗炎药物性结肠炎患者通常有明确的用药史,并且组织学上可能没有基底淋巴细胞增多的表现。

（十一）孤立性直肠溃疡综合征

孤立性直肠溃疡综合征和 UC 可能有相同的临床表现和内镜特征。结构扭曲、纤维化和肌细胞增生的组织学表现有助于鉴别孤立性直肠溃疡综合征与 UC。内镜特征和组织学上,孤立性直肠溃疡综合征的病变都主要位于直肠前壁,而 UC 的病变呈弥漫性分布。此外,直肠钡剂排粪造影和肛门直肠测压可发现孤立性直肠溃疡综合征患者常存在直肠前突、肛门脱垂和排便失协调等异常。

（十二）白塞氏病

白塞氏病与 CD 有许多相似的特征,但其本质主要是一种血管炎,主要表现为口、眼、生殖器的溃疡(见第 2 章)。

六、溃疡性结肠炎分类

UC 的准确诊断应包括对其病变范围和严重程度的评估,有多种评分方法可以用来评估 UC 的病变范围和严重程度,最常用的方法包括蒙特利尔分型、Truelove 和 Witts 疾病严重程度指数评分和 Mayo 评分。

（一）蒙特利尔分型

蒙特利尔共识意见专家组成员根据病变范围、腹泻的次数和严重程度、是否有全身症状及实验室检查结果，提出了一种按照病变范围和严重程度对 UC 进行分类的方法（表 1.1）。对 UC 的病变范围进行准确分类很重要，因为医生需要根据病变范围来选择药物的剂型和疾病的监测策略。例如，病变在远端结肠的 UC 患者用栓剂（E1 型）或灌肠剂（E2 型）治疗的效果较好；而广泛性结肠炎或以前称为全结肠型 UC 的患者应该首选口服药物治疗。蒙特利尔分型将 UC 的严重程度分为轻度、中度和重度。定期评估 UC 的病情严重程度，可帮助临床医生制定治疗方案，提高近期和远期治疗效果。

表 1.1 蒙特利尔溃疡性结肠炎分类

项目		蒙特利尔分类	定义
病变范围	直肠	E1	仅累及直肠
	左半结肠	E2	累及左半结肠（脾曲远端）
	广泛结肠	E3	超过脾区，累及近端结肠
疾病严重程度	临床缓解期	S0	无临床症状
	轻度	S1	每天 4 次大便（不论是否有血），无全身疾病，炎症标志物正常（血沉）
	中度	S2	每天＞4 次大便，但全身毒性反应小
	重度	S3	每天≥6 次血便，脉搏≥90 次／分，温度＞37.5℃，血红蛋白＜10.5g/dL，血沉≥30mm/h

（二）Truelove 和 Witts 疾病严重程度指数评分

1955 年，Truelove 和 Witts 在口服可的松临床药物试验中描述了一种评估 UC 疾病活动度的方法[37]。Truelove 和 Witts 疾病严重程度指数评分包括了 8 个变量：排便次数、血便、脉搏、体温、血红蛋白含量、体征、血沉含量和 X 线，随后，简化版 Truelove 和 Witts 疾病严重程度指数评分排除了 X 线和体征[38]（表 1.2）。虽然 Truelove 和 Witts 疾病严重程度指数评分有助于对 UC 患者进行疾病严重程度分类而且在临床试验中被广泛应用，但由于其复杂性，其难以应用于日常的临床实践。

表 1.2 改良 Truelove 和 Witts UC 疾病严重程度指数评分

项目	轻度	中度	重度
每日血便次数	＜4	≥4	6
脉搏	＜90 次／分	≤90 次／分	＞90 次／分
体温	＜37.5℃	≤37.8℃	＞37.8℃
血红蛋白含量	＜11.5g/dL	≥10.5g/dL	＜10.5g/dL
血沉含量	＜20mm/h	≤30mm/h	＞30mm/h
C 反应蛋白含量	正常	≤30mg/L	＞30mg/L

（三）Mayo 评分

Mayo 评分,也被称为 Mayo 临床评分或疾病活动指数(DAI),由四项组成:每日大便次数、血便、内镜表现和 Mayo 指数。Mayo 评分对疾病活动性的评分从 0 到 12 分不等[38](表 1.3)。Mayo 评分已被用于临床试验和临床日常实践。

表 1.3 溃疡性结肠炎严重程度 Mayo 评分

项目	正常	轻度	中度	重度
Mayo 指数	0	1	2	3
每日大便次数	正常	1 ～ 2	3 ～ 4	5
血便	无	轻微	明显	大量
内镜表现	正常	柔软	中度脆性	自发性出血

七、克罗恩病分类

在确诊 CD 后,应对疾病的活动性、严重程度、范围和行为进行评估并分型。

（一）蒙特利尔分型

蒙特利尔分型根据确诊年龄、疾病部位和疾病表现对 CD 进行分类,已经被广泛用于 CD 的分类(表 1.4)。根据确诊年龄可将 CD 分为儿童型(16 岁以下)、成人型(17 ～ 40 岁)和老年型(40 岁以上)。根据疾病部位可将 CD 分为回肠型(L1)、结肠型(L2)、回结肠型(L3)和上消化道型(L4)。L4 是一个可叠加变量,可与 L1 ～ L3 病变共存。疾病部位不同的 CD 患者发生并发症的风险也不同。例如,结肠型(特别是直肠型)CD 患者患肛瘘或肛周脓肿的风险增加。CD 患者可分为非狭窄非穿透性(B1)、狭窄性(B2)和穿透性(B3)。肛周型(P)也是一种可叠加变量,可与 B1 ～ B3 型共存。CD 患者确诊后疾病部位可能保持相对稳定,但疾病的类型会发生变化,随着时间的推移,越来越多的 CD 患者会从炎症性发展成狭窄性或穿透性[39]。不同的疾病分型出现并发症和致残性病变的风险不同。

表 1.4 克罗恩病的蒙特利尔分类

项目		类别
诊断年龄	＜ 16 岁	A1
	17 ～ 40 岁	A2
	＞ 40 岁	A3

续表

项目		类别
疾病部位	回肠	L1
	结肠	L2
	回结肠	L3
	上消化道	L4
疾病行为	非狭窄/非穿透性	B1
	狭窄性	B2
	穿透性	B3
	肛周病变	P

(二)克罗恩病活动指数(CDAI)

最常用的评估 CD 疾病严重程度的工具是克罗恩病活动指数(CDAI)(表 1.5)。CDAI 评分工具最后的评分范围从 0 到 1100 分,包括排便情况、腹痛程度、总体健康状况、并发症、腹部肿块、贫血和体重变化。根据 CDAI 可将 CD 患者分为无症状缓解(< 150 分),轻至中度 CD(150～220 分),中度至重度 CD(220～450 分)和重度暴发型(> 450 分)。

表 1.5　克罗恩病活动指数

项目		得分
患者报告的排便情况	腹泻次数(近一周平均)	14(每次排便)
	使用地芬诺酯或洛哌丁胺治疗腹泻	30
7 天内平均腹痛程度	无腹痛	0
	轻度	35
	中度	70
	重度	105
总体健康状况(近一周平均)	健康	0
	稍差	49
	差	98
	很差	147
	极差	196

续表

项目		得分
并发症	关节炎或关节痛	20
	虹膜炎或葡萄膜炎	20
	结节性红斑、坏疽性脓皮病、口腔溃疡	20
	肛裂、肛瘘或肛周脓肿	20
	其他瘘管	20
	近一周体温超过 37.8℃	20
腹部肿块	无	20
	可疑	20
	明确	50
贫血与体重变化	男性红细胞压积的绝对偏差大于47%或女性大于 42%	6（每1%偏差）
	标准体重百分率偏差	1（每1%偏差）
标准总分		

（三）克罗恩病内镜严重程度指数（CDEIS）

克罗恩病内镜严重程度指数（CDEIS）评分被用于评估内镜下 CD 病变的严重程度（表 1.6）。CDEIS 是一个经过验证的评分系统，需要运用 6 个变量（深溃疡、浅表溃疡、非溃疡性狭窄、溃疡性狭窄、溃疡面积所占百分比、病变面积所占百分比），分别评估每 10 厘米肠段上结肠溃疡面积的百分比和病变面积的百分比[40]。CDEIS 评分在 0～44 分，评分越高，表明病情越重。

表 1.6　克罗恩病内镜严重程度指数（CDEIS）

项目	直肠	乙状结肠和左半结肠	横结肠	右半结肠	回肠	总分
深溃疡（如果存在 12 分）						总分 1
浅溃疡（如果存在 12 分）						总分 2
病变面积（cm）						总分 3
溃疡面积（cm）						总分 4
			总分 1＋总分 2＋总分 3＋总分 4＝			总分 A
			全部或部分受累的肠段			n

续表

项目	直肠	乙状结肠和左半结肠	横结肠	右半结肠	回肠	总分
					总分 A/n =	总分 B
					如果存在伴有溃疡的狭窄加 3 分 =	C
					如果存在不伴有溃疡的狭窄加 3 分 =	D
					总分 B + C + D =	CDEIS

（四）克罗恩病简化内镜评分（SES–CD）

为了简化 CDEIS，2004 年提出了 CD 的简化内镜评分（SES–CD）。[41] SES–CD 也基于四个内镜变量（溃疡的存在和大小、溃疡覆盖表面百分比、病变面积百分比以及有无狭窄和严重程度）对五个肠段进行评估（表 1.7）。[41] 然而 SES–CD 只纳入了对症状有影响且重复性好的变量。每个 SES–CD 的评分为 0～3 分，5 个肠段 SES–CD 的总分为 0～15 分，而狭窄的评分为 0～11 分，因此 SES–CD 的总分为 0～56 分。

表 1.7　简化的克罗恩病内镜评分（SES–CD）

项目	SES–CD 评分			
变量	0	1	2	3
是否有溃疡	无	口疮性溃疡（直径 0.1～0.5 cm）	大溃疡（直径 0.5～2 cm）	巨大溃疡（直径 ＞2 cm）
溃疡表面积	无	＜10%	10%～30%	＞30%
病变表面积	无	＜50%	50%～75%	＞75%
是否有狭窄	无	单一，内镜可通过	多处，内镜可通过	内镜不能通过
累及肠段数	所有变量 = 0	至少一个变量 ≥1		

八、溃疡性结肠炎的药物治疗

常见的用于治疗 UC 的药物有美沙拉嗪、糖皮质激素、免疫调节剂和生物制剂。治疗分为诱导期和维持期两个阶段。药物的选择取决于疾病的严重程度和范围，以及治疗的目标（表 1.8）。除药物治疗外，内镜和外科治疗在 UC 的治疗中起着重要作用，这将在其他章节中单独进行讨论。

表 1.8　溃疡性结肠炎治疗药物的选择

项目	诱导缓解	维持治疗	黏膜愈合	用于住院患者
氨基水杨酸/美沙拉嗪	是	是	是	否
抗生素	可能用于爆发型 UC	否	否	可能
免疫抑制剂	否	是	是	否
环孢素/他克莫司	是	否	是	是
糖皮质激素	是	否	否	是
抗肿瘤坏死因子（Anti-TNF）	是	是	是	是
抗整合素（维多珠单抗）	是	是	是	否

（一）5-氨基水杨酸（美沙拉嗪）

美沙拉嗪口服是轻中度 UC 的一线方案。应该从（2.0～2.4）g/d 的较小剂量开始给药，并逐渐增加到能耐受的最大剂量（4.8g）[42]。美沙拉嗪一般在 2～4 周内起效[42]。口服与局部美沙拉嗪联合治疗比其中任何一种单一治疗缓解率更高。局部用美沙拉嗪制剂有栓剂、泡沫制剂和灌肠剂，要根据病变范围选择剂型：灌肠可达距肛门 40cm 处；泡沫制剂可达乙状结肠中段，而栓剂仅对距离直肠 10～15cm 的远端结肠有效。

所有左半结肠型和全结肠型 UC 患者均需进行维持治疗。美沙拉嗪可用于轻中度 UC 患者的维持治疗。使用美沙拉嗪诱导缓解的患者应继续用同一药物维持缓解[42]。

（二）皮质类固醇类药物

对于中重度 UC 患者或对美沙拉嗪治疗无效的轻中度活动性 UC 患者，推荐使用全身糖皮质激素治疗。通常，糖皮质激素的起始剂量为泼尼松口服每日 0.75mg/kg（40～60mg/d）。糖皮质激素通常在两周内起效，后期应逐渐减量。重症 UC 患者推荐静脉使用糖皮质激素，如甲强龙 60mg/d 或氢化可的松 300～400mg/d。由于糖皮质激素缺乏长期疗效并具有不可逆的不良反应，因此应避免使用糖皮质激素进行维持治疗。

当口服或静脉糖皮质激素治疗无效时，应该考虑补救治疗方案，例如给予住院患者环孢素、他克莫司或英夫利西单抗（IFX），给予门诊患者抗肿瘤坏死因子或抗整合素。一种具有局部活性的布地奈德制剂（MMX）（9mg/d），已被美国食品和药品监督管理局（FDA）批准用于轻中度左半结肠型 UC 的诱导治疗。布地奈德 MMX 在 UC 维持治疗中的作用尚不明确。

局部用皮质类固醇，如氢化可的松灌肠剂和布地奈德泡沫制剂，可以单独或与其他口服药物联合用于直肠型或左半结肠型 UC 的诱导缓解治疗。在诱导缓解治疗时，局部美沙拉嗪制剂的疗效似乎优于局部皮质类固醇[42]。而联合这两类药物进行直肠给药时，获得临床和内镜下缓解的可能性更大[43]。

（三）免疫抑制剂

常用于 UC 维持治疗的免疫抑制剂包括硫唑嘌呤（AZA）、6- 巯基嘌呤（6MP）和甲氨蝶呤（MTX）。在开始使用 AZA 和 6MP 治疗之前，应该检测患者的硫嘌呤 S- 甲基转移酶（TPMT）的基因多态性和酶活性。虽然 AZA 在诱导缓解 UC 方面可能比美沙拉嗪更有效[44]，但它仅用于维持治疗。免疫调节剂可以单独使用或与其他药物联合使用。它们通常被用于激素依赖型中重度 UC 患者的辅助治疗（和类固醇联用）或激素抵抗型中重度 UC 患者的抗肿瘤坏死因子生物制剂的辅助治疗[45]。

（四）环孢素

环孢素对激素抵抗型中重度 UC 疗效显著，与 IFX 疗效相当[46]。因其起效快，主要用于 UC 患者静脉激素治疗失败后的补救治疗。环孢素可作为过渡到使用长效免疫调节剂，如 AZA、6MP 或抗肿瘤坏死因子制剂之前的"桥梁"药物而短期使用，由于环孢素的副作用，不推荐将其用于 UC 的维持治疗。

（五）生物制剂

抗肿瘤坏死因子制剂，包括英夫利西单抗[47]、阿达木单抗[48,49]和戈利木单抗[50]等已被批准用于中重度 UC 的诱导治疗和维持治疗。维多珠单抗是一种抗 $\alpha_4\beta_7$ 整合素的单克隆抗体，已经被美国食品和药品监督管理局（FDA）批准用于中重度 UC 的诱导和维持治疗[51]。它是 UC 和 CD 诱导缓解和维持缓解的药物。它的起效时间可能长达 10 周，因此不推荐用于急性住院患者。

（六）其他药物

针对 UC 和 CD 的治疗，科学家研发出了一系列新的靶向治疗药物，包括小分子酪氨酸激酶口服抑制剂托法替尼[52]和磷酸鞘氨醇受体 1 与 5 的口服激动剂奥扎莫德[53]。粪菌移植已被用于治疗 UC 患者，但其安全性和远期疗效尚不明确。

九、克罗恩病的药物治疗

UC 和 CD 的药物治疗大体上相同。和 UC 一样，CD 通常有两种治疗策略：升阶梯治疗和降阶梯治疗。升阶梯治疗通常从药效较弱但副作用较小的药物开始，然后根据其对基线治疗药物的反应逐渐升级为更有效但副作用更大的药物。这种升阶梯治疗策略可能会改变疾病的自然进程。采用升阶梯治疗出现药物相关性不良副作用的可能性更小。与此相反，降阶梯治疗提倡在确诊 CD 时即给予强有效的治疗药物，目的是改变高风险 CD 的自然病程，并降低手术风险和住院率。降阶梯治疗出现药物副作用的风险增高。因此，选择治疗方案时要仔细权衡"升阶梯治疗"和"降阶梯治疗"这两者的风险和获益。因此，CD 患者的风险分层对于其治疗具有非常重要的意义。常见 CD 预后不良的高危因素包括①儿童期发病 CD；②女性吸烟者；③上消化道和（或）肛周病变；④穿透性 CD；⑤明确诊断与第一次手术之间间隔时间短,最初阑尾切除术除外;⑥多次手术史;⑦回肠造口或空肠造口的 CD 患者出现小肠病变;⑧短肠综合征 CD 患者出现肠道病变。推荐对有高危因素的 CD 患者采用降阶梯治疗,甚至抗肿瘤坏死因子和免疫调节剂的联合治疗。

　　治疗 CD 的常用药物包括美沙拉嗪、皮质类固醇、抗生素、免疫调节剂和各种生物制剂。根据不同的指征和具体情况,正确地选择这些药物很重要(表 1.9)。

表 1.9　治疗克罗恩病的药物选择

种类	诱导缓解	维持治疗	黏膜愈合	瘘管治疗	用于住院患者[1]
氨基水杨酸／美沙拉嗪	可能	可能	可能	否	否
抗生素	可能	可能	—	是	是
免疫抑制剂	否	是	是	是	否
糖皮质激素	是	否	否	否	是
抗肿瘤坏死因子（Anti-TNF）	是	是	是	是	是
抗整合素（维多珠单抗）	是	是	是	可能	否
Anti-IL-12/IL-23（乌司奴单抗）	是	是	是	可能	否

（一）5- 氨基水杨酸（美沙拉嗪）

　　虽然美沙拉嗪制剂已被广泛应用于治疗炎症性 CD,尤其是在发展中国家,但多项研究表明美沙拉嗪对 CD 无效。[54-56]一项 meta 分析显示,柳氮磺胺嘧啶而非美沙拉嗪可能对 CD 的诱导治疗有效。部分研究者倾向于认为柳氮磺胺嘧啶对 CD 的维持治疗有效。尽管早期研究显示柳氮磺胺嘧啶在预防 CD 术后复发方面有效,但这一结论并没有被最近的 meta 分析所证实。[57]在临床上可将柳氮磺胺嘧啶这类药物用于有黏膜活动性炎症或者预防术后复发的 CD 患者。

（二）皮质类固醇类药物

　　泼尼松是轻中度活动性 CD 诱导缓解治疗的主要药物。泼尼松的治疗剂量为 40～60mg/d,在药物治疗有效后应按照每周减少 5mg 的速度逐渐减量。对大多数患者来说,泼尼松可在 1～2 周内起效。布地奈德是一种局部作用的糖皮质激素药物,其全身不良反应少于泼尼松,更适合于局限在末段回肠和回盲部 CD 患者的诱导缓解治疗。布地奈德治疗剂量为每天 9mg,疗程 8～16 周。口服布地奈德能否用于 CD 的维持治疗尚未得到共识。皮质类固醇可用于炎症性 CD 患者的治疗,而对于狭窄性和穿透性 CD 无效。

―――――――――
　　①该列主要针对美国住院患者。——译者注

（三）抗生素

虽然不推荐将抗生素用于 UC 的治疗，但抗生素对于 CD 特别是某些类型的 CD 患者有明确的疗效，例如瘘管型 CD、伴有肛周病变术后复发 CD、并发小肠细菌过度生长或脓毒血症的 CD。治疗 CD 常用的抗生素包括甲硝唑[10～20mg/(kg·d)]、环丙沙星（500mg，2 次 / 天）和替硝唑（1000mg/d）。给予患者甲硝唑或替硝唑治疗时应密切关注患者有无周围神经病变。

（四）免疫调节剂

AZA[1.5～2.5mg/（kg·d）]或 6MP[0.75～1.5mg/（kg·d）]可单独或联合抗肿瘤坏死因子，用于活动性 CD 的诱导缓解和维持治疗[58]。据报道，使用嘌呤类药物治疗能减少 CD 患者的手术风险[57]。但给予年轻人或老年患者嘌呤类药物治疗需谨慎，因为患恶性肿瘤尤其是淋巴瘤的风险会增加。

MTX 也可单独或与生物制剂联合用于 CD 的维持治疗。MTX 是二线药物，可用于对 AZA、6MP 无效或不能耐受或担心恶性肿瘤风险的 CD 患者。患者采用 MTX 治疗的同时应口服叶酸。

（五）生物制剂

三种抗肿瘤坏死因子（抗 TNF）药物，包括英夫利西单抗、阿达木单抗和赛妥珠单抗，已被广泛用于 CD 的治疗。所有这些生物制剂的疗效似乎没有明显区别。虽然没有一对一的随机对照试验来研究比较这些药物的疗效或安全性[59,60]，但是对于穿透性或伴有肛周病变的 CD，IFX 是首选。要根据医院现有的生物制剂种类、给药途径、药品价格、保险是否覆盖和患者的个人意向等情况来选择药物。

两种抗黏附分子（那他珠单抗和维多珠单抗）对中重度 CD 患者的诱导缓解和维持治疗均有效。那他珠单抗是人源性抗 α_4 整合素的单克隆抗体。尽管那他珠单抗对于 CD 的治疗有效，但有发生进行性多灶性脑白质病（PML）不良反应的风险[61]。因此，那他珠单抗目前仅限用于伴有严重多发性硬化的 CD 患者。维多珠单抗是特异性抗肠道 $\alpha_4\beta_7$ 整合素的单克隆抗体，对中重度 CD 的诱导缓解和维持治疗有效[51]，因为它是一种选择性更强的特异性抗肠道整合素的单克隆抗体，没有导致进行性多灶性脑白质病的风险。

乌司奴单抗是一种既可抗 IL-12，也可抗 IL-23 的亚单位 p40 的单克隆抗体[62]。随机对照试验表明乌司奴单抗对中重度 CD 患者的诱导缓解和维持治疗有效[63]。目前，该制剂用于抗肿瘤坏死因子治疗无效的 CD 患者。

（六）其他药物

目前处于临床试验阶段的可能对 CD 治疗有效的药物还有很多，而使用沙利度胺治疗 CD 也再次获得关注。沙利度胺可减少肿瘤坏死因子 α 和 IL-12 的产生。有实验正在研究将一些口服小分子靶向药物用于 CD 的临床治疗，其中包括口服的 SMAD7 反义寡核苷酸 Mongersen[64]。

十、总　结

　　IBD 在世界范围内的发病率正在逐年上升。IBD 的发病与环境、微生物学与免疫因素共同作用于遗传易感机体导致的异常免疫反应有关。IBD 特点是复发和缓解交替的慢性肠道炎症。慢性腹泻伴血便超过 4 周的患者应怀疑有 IBD。结肠镜检查结合正确的黏膜活检是 IBD 诊断和鉴别诊断的关键。实验室检查和影像学评估对 IBD 的诊断没有决定性意义，但有助于评估疾病的活动性和并发症，以及帮助鉴别诊断。IBD 的准确诊断应包括对疾病范围和严重程度的评估，这有助于指导治疗和预测预后。治疗 IBD 最常用的药物是美沙拉嗪、皮质类固醇、免疫调节剂和生物制剂。IBD 的治疗包括诱导缓解和维持治疗。UC 和 CD 的风险分层对于合理使用药物、内镜或外科治疗非常重要。治疗方案的选择，如是降阶梯还是升阶梯，是单一还是联合治疗，取决于疾病的严重程度、累及范围和治疗目标。值得注意的是，药物治疗可能仅对 UC 和穿透性 CD 有效，而并不适用于纤维狭窄性 CD 患者的治疗。

（陈　敏　译）

参考文献

［1］ Molodecky NA，Soon IS，Rabi DM，et al. Increasing incidence and prevalence of the inflammatory bowel diseases with time，based on systematic review. Gastroenterology，2012，142（1）：46-54.

［2］ Wilson J，Hair C，Knight R，et al. High incidence of inflammatory bowel disease in Australia: a prospective population-based Australian incidence study. Inflamm Bowel Dis，2010，16（9）：1550-1556.

［3］ Ng SC，Tang W，Ching JY，et al. Incidence and phenotype of inflammatory bowel disease based on results from the Asia-pacific' Crohn's and colitis epidemiology study. Gastroenterology，2013，145（1）：158-165.

［4］ Shivananda S，Lennard-Jones J，Logan R，et al. Incidence of inflammatory bowel disease across Europe: is there a difference between north and south? Results of the European Collaborative Study on Inflammatory Bowel Disease（EC-IBD）. Gut，1996，39（5）：690-697.

［5］ Sonnenberg A，McCarty DJ，Jacobsen SJ. Geographic variation of inflammatory bowel disease within the United States. Gastroenterology，1991，100（1）：143-149.

［6］ Bernstein CN，Wajda A，Svenson LW，et al. The epidemiology of inflammatory bowel disease in Canada: a population-based study. Am J Gastroenterol，2006，101（7）：1559-1568.

［7］ Cosnes J GC，Seksik PCA. Epidemiology and natural history of inflammatory bowel diseases. Gastroenterology，2011，140：1785-1794.

［8］ Laharie D，Debeugny S，Peeters M，et al. Inflammatory bowel disease in spouses and their offspring. Gastroenterology，2001，120（4）：816-819.

［9］ Satsangi J, Grootscholten C, Holt H, et al. Clinical patterns of familial inflammatory bowel disease. Gut, 1996, 38(5): 738-741.

［10］ Ananthakrishnan AN. Epidemiology and risk factors for IBD. Nat Rev Gastroenterol Hepatol, 2015, 12(4): 205-217.

［11］ Halfvarson J, Bodin L, Tysk C, et al. Inflammatory bowel disease in a Swedish twin cohort: a long-term follow-up of concordance and clinical characteristics. Gastroenterology, 2003, 124(7): 1767-1773.

［12］ Jostins L, Ripke S, Weersma RK, et al. Host-microbe interactions have shaped the genetic architecture of inflammatory bowel disease. Nature, 2012, 491: 119-124.

［13］ Ogura Y, Bonen DK, Inohara N, et al. A frameshift mutation in NOD2 associated with susceptibility to Crohn's disease. Nature, 2001, 411(6837): 603-606.

［14］ Huang C, Haritunians T, Okou DT, et al. Characterization of genetic loci that affect susceptibility to inflammatory bowel diseases in African Americans. Gastroenterology, 2015, 149(6): 1575-1586.

［15］ Mow WS, Vasiliauskas EA, Lin YC, et al. Association of antibody responses to microbial antigens and complications of small bowel Crohn's disease. Gastroenterology, 2004, 126(2): 414-424.

［16］ Lozupone CA, Stombaugh JI, Gordon JI, et al. Diversity, stability and resilience of the human gut microbiota. Nature, 2012, 489(7415): 220-230.

［17］ Joossens M, Huys G, Cnockaert M, et al. Dysbiosis of the faecal microbiota in patients with Crohn's disease and their unaffected relatives. Gut, 2011, 60(5): 631-637.

［18］ Martinez-Medina M, Aldeguer X, Gonzalez-Huix F, et al. Abnormal microbiota composition in the ileocolonic mucosa of Crohn's disease patients as revealed by polymerase chain reaction-denaturing gradient gel electrophoresis. Inflamm Bowel Dis, 2006, 12(12): 1136-1145.

［19］ Frank DN, St AAL, Feldman RA, et al. Molecular-phylogenetic characterization of microbial community imbalances in human inflammatory bowel diseases. Proc Natl Acad Sci U S A, 2007, 104(34): 13780-13785.

［20］ Targan SR KLC. Defects in mucosal immunity leading to ulcerative colitis. Immunol Rev, 2005, 206: 296-305.

［21］ Cobrin GM AMT. Defects in mucosal immunity leading to Crohn's disease. Immunol Rev, 2005, 206: 277-295.

［22］ Soon IS, Molodecky NA, Rabi DM, et al. The relationship between urban environment and the inflammatory bowel diseases: a systematic review and meta-analysis. BMC Gastroenterol, 2012, 12: 51.

［23］ Medzhitov R, Janeway C. Innate immunity. N Engl J Med, 2000, 343(5): 338-344.

［24］ Salim SY, Söderholm JD. Importance of disrupted intestinal barrier in inflammatory bowel diseases. Inflamm Bowel Dis, 2011, 17(1): 362-381.

［25］ Boyko EJ, Koepsell TD, Perera DR, et al. Risk of ulcerative colitis among former and current cigarette smokers. N Engl J Med, 1987, 316(12): 707-710.

［26］ Silverstein MD, Lashner BA, Hanauer SB, et al. Cigarette smoking in Crohn's disease. Am J Gastroenterol, 1989, 84(1): 31-33.

［27］ Kaplan GG, Jackson T, Sands BE, et al. The risk of developing Crohn's disease after an appendectomy: a meta-analysis. Am J Gastroenterol, 2008, 103(11): 2925-2931.

［28］ Andersson RE, Olaison G, Tysk C, et al. Appendectomy and protection against ulcerative colitis. N Engl J Med, 2001, 344(11): 808-814.

［29］ Ruemmele FM，Targan SR，Levy G，et al. Diagnostic accuracy of serological assays in pediatric inflammatory bowel disease. Gastroenterology，1998，115（4）：822-829.

［30］ Pierik M，De Hertogh G，Vermeire S，et al. Epithelioid granulomas，pattern recognition receptors，and phenotypes of Crohn's disease. Gut，2005，54（2）：223-227.

［31］ Panes J，Bouhnik Y，Reinisch W，et al. Imaging techniques for assessment of inflammatory bowel disease：joint ECCO and ESGAR evidence-based consensus guidelines. J Crohns Colitis，2013，7（7）：556-585.

［32］ Schwartz DA，Wiersema MJ，Dudiak KM，et al. A comparison of endoscopic ultrasound，magnetic resonance imaging，and exam under anesthesia for evaluation of Crohn's perianal fistulas. Gastroenterology，2001，121（5）：1064-1072.

［33］ Gisbert JP，McNicholl AG，Gomollon F. Questions and answers on the role of fecal lactoferrin as a biological marker in inflammatory bowel disease. Inflamm Bowel Dis，2009，15（11）：1746-1754.

［34］ Kaiser T，Langhorst J，Wittkowski H，et al. Faecal S100A12 as a non-invasive marker distinguishing inflammatory bowel disease from irritable bowel syndrome. Gut，2007，56（12）：1706-1713.

［35］ von RAC，Karamountzos L，Purkayastha S，et al. Diagnostic precision of fecal calprotectin for inflammatory bowel disease and colorectal malignancy. Am J Gastroenterol，2007，102（4）：803-813.

［36］ Poullis AP，Zar S，Sundaram KK，et al. A new，highly sensitive assay for C-reactive protein can aid the differentiation of inflammatory bowel disorders from constipation- and diarrhoea-predominant functional bowel disorders. Eur J Gastroenterol Hepatol，2002，14（4）：409-412.

［37］ Truelove SC，Witts LJ. Cortisone in ulcerative colitis；final report on a therapeutic trial. Br Med J，1955，2（4947）：1041-1048.

［38］ Stange EF，Travis SP，Vermeire S，et al. European evidence-based Consensus on the diagnosis and management of ulcerative colitis：definitions and diagnosis. J Crohns Colitis，2008，2（1）：1-23.

［39］ Cosnes J，Cattan S，Blain A，et al. Long-term evolution of disease behavior of Crohn's disease. Inflamm Bowel Dis，2002，8（4）：244-250.

［40］ Mary JY，Modigliani R. Development and validation of an endoscopic index of the severity for Crohn's disease：a prospective multicentre study. Groupe d'Etudes Thérapeutiques des Affections Inflammatoires du Tube Digestif（GETAID）. Gut，1989，30（7）：983-989.

［41］ Daperno M，D'Haens G，Van Assche G，et al. Development and validation of a new，simplified endoscopic activity score for Crohn's disease：the SES-CD. Gastrointest Endosc，2004，60（4）：505-512.

［42］ Bressler B，Marshall JK，Bernstein CN，et al. Clinical practice guidelines for the medical management of nonhospitalized ulcerative colitis：the Toronto consensus. Gastroenterology，2015，148（5）：1035-1058.e3.

［43］ Mulder CJ，Fockens P，Meijer JW，et al. Beclomethasone dipropionate（3mg）versus 5-aminosalicylic acid（2g）versus the combination of both（3mg/2g）as retention enemas in active ulcerative proctitis. Eur J Gastroenterol Hepatol，1996，8（6）：549-553.

［44］ Ardizzone S，Maconi G，Russo A，et al. Randomised controlled trial of azathioprine and 5-aminosalicylic acid for treatment of steroid dependent ulcerative colitis. Gut，2006，55（1）：47-53.

［45］ Panaccione R，Ghosh S，Middleton S，et al. Combination therapy with infliximab and azathioprine is superior to monotherapy with either agent in ulcerative colitis. Gastroenterology，2014，146（2）：392-400.e3.

［46］ Laharie D，Bourreille A，Branche J，et al. Ciclosporin versus infliximab in patients with severe ulcerative colitis refractory to intravenous steroids: a parallel, open-label randomised controlled trial. Lancet, 2012, 380 (9857): 1909-1915.

[47] Gustavsson A, Järnerot G, Hertervig E, et al. Clinical trial: colectomy after rescue therapy in ulcerative colitis-3-year follow-up of the Swedish-Danish controlled infliximab study. Aliment Pharmacol Ther, 2010, 32(8): 984-989.

[48] Afif W, Leighton JA, Hanauer SB, et al. Open-label study of adalimumab in patients with ulcerative colitis including those with prior loss of response or intolerance to infliximab. Inflamm Bowel Dis, 2009, 15(9): 1302-1307.

[49] Oussalah A, Laclotte C, Chevaux JB, et al. Long-term outcome of adalimumab therapy for ulcerative colitis with intolerance or lost response to infliximab: a single-centre experience. Aliment Pharmacol Ther, 2008, 28 (8): 966-972.

[50] Sandborn WJ, Feagan BG, Marano C, et al. Subcutaneous golimumab induces clinical response and remission in patients with moderate-to-severe ulcerative colitis. Gastroenterology, 2014, 146(1): 85-95; quiz e14-5.

[51] Feagan BG, Rutgeerts P, Sands BE, et al. Vedolizumab as induction and maintenance therapy for ulcerative colitis. N Engl J Med, 2013, 369(8): 699-710.

[52] Sandborn WJ, Su C, Sands BE, et al. Tofacitinib as Induction and Maintenance Therapy for Ulcerative Colitis. N Engl J Med, 2017, 376(18): 1723-1736.

[53] Sandborn WJ, Feagan BG, Wolf DC, et al. Ozanimod Induction and Maintenance Treatment for Ulcerative Colitis. N Engl J Med, 2016, 374(18): 1754-1762.

[54] Hanauer SB, Strömberg U. Oral Pentasa in the treatment of active Crohn's disease: a meta-analysis of double-blind, placebo-controlled trials. Clin Gastroenterol Hepatol, 2004, 2(5): 379-388.

[55] Moja L, Danese S, Fiorino G, et al. Systematic review with network meta-analysis: comparative efficacy and safety of budesonide and mesalazine (mesalamine) for Crohn's disease. Aliment Pharmacol Ther, 2015, 41 (11): 1055-1065.

[56] Feagan BG. 5-ASA therapy for active Crohn's disease: old friends, old data, and a new conclusion. Clin Gastroenterol Hepatol, 2004, 2(5): 376-378.

[57] Ford AC, Khan KJ, Talley NJ, et al. 5-aminosalicylates prevent relapse of Crohn's disease after surgically induced remission: systematic review and meta-analysis. Am J Gastroenterol, 2011, 106(3): 413-420.

[58] Colombel JF, Sandborn WJ, Reinisch W, et al. Infliximab, azathioprine, or combination therapy for Crohn's disease. N Engl J Med, 2010, 362(15): 1383-1395.

[59] Kestens C, van Oijen MG, Mulder CL, et al. Adalimumab and infliximab are equally effective for Crohn's disease in patients not previously treated with anti-tumor necrosis factor-α agents. Clin Gastroenterol Hepatol, 2013, 11(7): 826-831.

[60] Stidham RW, Lee TC, Higgins PD, et al. Systematic review with network meta-analysis: the efficacy of anti-TNF agents for the treatment of Crohn's disease. Aliment Pharmacol Ther, 2014, 39(12): 1349-1362.

[61] Van Assche G, Van Ranst M, Sciot R, et al. Progressive multifocal leukoencephalopathy after natalizumab therapy for Crohn's disease. N Engl J Med, 2005, 353(4): 362-368.

[62] Sandborn WJ, Gasink C, Gao LL, et al. Ustekinumab induction and maintenance therapy in refractory Crohn's disease. N Engl J Med, 2012, 367(16): 1519-1528.

［63］ Sandborn WJ，Feagan BG，Fedorak RN，et al. A randomized trial of Ustekinumab，a human interleukin-12/23 monoclonal antibody，in patients with moderate-to-severe Crohn's disease. Gastroenterology，2008，135（4）：1130-1141.

［64］ Monteleone G，Neurath MF，Ardizzone S，et al. Mongersen，an oral SMAD7 antisense oligonucleotide，and Crohn's disease. N Engl J Med，2015，372（12）：1104-1113.

第2章 炎症性肠病的分类和重新分类：临床角度

Shannon Chang, Bo Shen

狭义上，经典的炎症性肠病（IBD）由克罗恩病（CD）和溃疡性结肠炎（UC）组成，是一种在临床过程中会反复发作和缓解的慢性疾病。IBD 的表型多种多样。有许多免疫介导的疾病与 IBD 合并存在，但这些疾病尚未被认为是 IBD 的一部分。我们提出可将典型 IBD 的传统概念拓宽到更广义范围的免疫介导的肠道疾病和重叠综合征。IBD 可进一步二元化为经典的 IBD 或 IBD 变体以及原发性或继发性 IBD。继发性 IBD 可能因机体免疫系统的"恒温器"被药物、器官移植和手术等因素触发而发病。各种因素如基因组、环境暴露组、微生物组和免疫组等共同相互作用形成了疾病谱中的不同疾病表现①。

一、简 介

经典的炎症性肠病（IBD）由克罗恩病（CD）和溃疡性结肠炎（UC）组成，是一种在临床过程中会经历复发和缓解的慢性疾病。IBD 的诊断是通过炎症和结构改变的组织学证据，结合临床学、内镜学和放射学特征来确定的。IBD 的确切"诱因"并不完全清楚，但普遍认为该病是由遗传易感性、免疫异常和环境暴露相结合的因素导致的[1]。一般来说，经典的 IBD 被认为是特发性的。

正如临床实践中所见，IBD 的表型千差万别。一名患者可能患有严重的 CD 合并严重的关节病，而另一名患者可能患有坏疽性脓皮病合并轻度 UC。有 10%～15% 的患者因诊断不能明确而被考虑为 IBD 类型待定（IBD-U）[2,3]。更让人捉摸不透的还有感染性疾病的症状往往和 IBD 症状相似，如肠结核（ITB）与 CD 往往很难区分[4]。

IBD 往往合并有传统定义的肠外表现（EIM），如原发性硬化性胆管炎（PSC）和坏疽性脓皮病（PG）。而很多自身免疫性疾病和自身炎症性疾病也伴随 IBD 发生，但不被认为是典型的 IBD 相关的肠外表现（EIM）。例如，IBD 患者可能伴发银屑病、自身免疫性肝炎或乳糜泻。这些免疫介导的疾病通常被视为与 IBD 不同的独立疾病。然而，这些免疫介导的疾病，包括经典的特发性 IBD，可能有共同的发病机制。

除了 CD 和 UC 的蒙特利尔分型以外，学者们还曾提出过多种不同的分类。Vermeire 等[5]主张

---

① 此段为译者加入。

根据分子类型重新分类，并指出基于遗传的亚组与临床表型之间经常存在较差的相关性。Shen 等[6]提出肠道和肝脏的重叠综合征。Cleynen 等[7]报道了基于 IBD 定位进行分类的基因证据，例如，回肠炎、结肠炎、回结肠炎和直肠炎。Levine 等[8]详细阐述了蒙特利尔分型法，主张将 10 岁前后的儿童 IBD 也进行细分诊断[9]。我们提出可以将 IBD 从一个独立领域的传统概念调整至将其视为一大类免疫介导的肠道疾病和重叠综合征中的一部分。IBD 可以进一步分为原发性（经典）和继发性 IBD。基因、环境暴露、微生物和免疫状态等对疾病表现、疾病过程和临床结局中均有一定的影响。

二、IBD 发病机制的传统理论

传统的发病机制假说认为，UC 和 CD 发病系遗传易感性宿主出现菌群失调后继发了一系列固有免疫及适应性免疫紊乱[10]。在 IBD 患者中，细菌菌群的变化是显而易见的，选择性细菌分类群过多，而细菌群落总体多样性降低[11]。这种菌群失调会导致炎症反应。另外，遗传变异，如 NOD2 的突变，可导致宿主固有免疫的改变，乃至细菌识别缺陷，以及抗微生物多肽产生减少[12]。固有免疫缺陷也会导致适应性免疫系统 T 细胞失调、慢性炎症和肠细胞凋亡[13]。UC 和 CD 的发病机制在第 1 章中也有阐述。遗传因素，如 IL-10 / IL-10R 突变可能在婴儿或儿童 IBD 的发病中发挥更重要的作用。

三、经典 IBD 的特征

传统上 IBD 的定义仅包括 CD 和 UC。在某些情况下，尽管有内镜、影像学、临床学和病理学评估，但诊断仍不清楚，通常在这些情况下做出未定型结肠炎（IBD-U）的诊断[14]。蒙特利尔分类通常将 CD 在年龄、疾病行为（炎症性、狭窄性、穿透性）和受累部位（回肠、结肠、回结肠、上消化道和肛周）方面进行分类。在 UC 中，根据疾病的病变范围（直肠炎、左半结肠炎、广泛性结肠炎）和疾病严重程度对患者进行分类[15]。

数十年来，一些传统的疾病特征被用于区分 UC 与 CD。CD 可能涉及胃肠道的任何部分，而 UC 局限于结肠、直肠以及某些情况下远端肠（倒灌性回肠炎）。CD 中的炎症（伴或不伴肉芽肿）可以透壁发展，导致多种并发症，包括狭窄、瘘和脓肿，而 UC 中的炎症一般局限于黏膜、黏膜肌层和黏膜下层浅层（图 2.1）。此外，具有跳跃性病灶和直肠豁免是 CD 的特征，而直肠累及往往见于 UC。有趣的是，在回结肠切除术后[16]，CD 的疾病部位和范围仍然相对稳定[7]，而 UC 的病变范围往往由远端向近端蔓延。这些现象提示 CD 和 UC 的发病机制并不完全重叠。

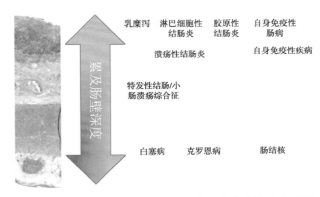

图 2.1　各种类型免疫相关慢性炎性肠道疾病的炎症累及深度

IBD 的治疗包括使用抗炎类药物,例如美沙拉嗪,皮质类固醇,免疫调节剂(如硫唑嘌呤和甲氨蝶呤),抗肿瘤坏死因子 α(如英夫利西单抗、阿达木单抗、戈利木单抗和塞妥珠单抗 pegol),抗整合素(如维多珠单抗、那他珠单抗),抗白细胞介素(IL)(如 ustekinumab)和通路靶向的小分子(如 ozanimod)。以靶向治疗 IBD 为目的的各种致病通路的药物正在被不断地研制和开发。

四、IBD 的传统分类

IBD 在传统上可分为 UC 和 CD。消化病理学家已经使用了未定型肠炎来描述严重结肠炎症中的透壁性炎症,因这种情况无法作出 UC 或 CD 的诊断。具有不完全符合 UC 或 CD 诊断的临床、内镜和组织学特征的患者可能被诊断为 IBD 类型待定。

然后根据发病年龄、疾病位置 / 范围、疾病表型和严重程度对 UC 和 CD 进行进一步分类。最常用的是蒙特利尔分类法(见第 1 章)。

然而,目前的分类系统不能涵盖所有免疫介导的 IBD 和 IBD 样病症,这类疾病具有广泛的发病机理、疾病过程、表型、组织病理学特征。

五、IBD 的遗传学研究进展

UC 和 CD 之间的界限常常比较模糊。高达 9% 的被诊断为 UC 或 CD 的患者可能在诊断后的头两年内诊断发生改变[17]。大约 23%～35% 的 CD 患者的疾病局限于大肠,即克罗恩结肠炎[18]。准确区分克罗恩结肠炎与 UC 是比较困难的,特别是当结肠具有严重的炎症,具有 IC 的组织病理学诊断表现时(图 2.2)。据报道,一些 UC 患者可能有十二指肠受累[19],特别是同时伴有 PSC 的患者。这些不明确的"灰色地带"对临床医生诊断和治疗 IBD 形成了巨大挑战。

我们尝试从遗传学进一步定义这些"灰色地带"。众所周知,在 163 个确诊的 IBD 易感基因位点

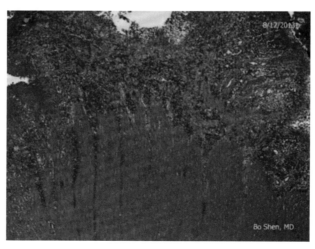

图 2.2　重度溃疡性结肠炎伴有透壁淋巴细胞浸润至后期诊断转变为未定型结肠炎

中，有许多与 UC 和 CD 都有关联，这说明大多数 IBD 都是多基因遗传的[20]。此外，最近的遗传 - 表型分析研究将 IBD 重新定义为 3 组，即回肠型 CD、结肠型 CD 以及 UC，指出疾病位置与遗传有很强的关联性。相比之下，传统的诊断（UC 和 CD）或疾病行为（穿透、狭窄、炎症）与遗传风险的预测模型并不匹配[7]。

单基因突变，而不是基因图谱，可以决定儿童 IBD 的表型。IL-10RA 和 IL-10RB 的单基因突变决定了一种非常早发的 IBD 表型[21, 22, 9, 23-25]。在早发型 IBD 中，婴儿在出生后的第 1 年里即出现肛周瘘管、腹泻、口腔溃疡、毛囊炎。IL-10 信号的缺陷在这种具有孟德尔遗传模式的 IBD 患者中可以显性遗传[9]。由于独特的遗传缺陷疾病，早期的 IBD 患者通常不会对传统的 IBD 治疗有反应，而需要其他的治疗，如异体干细胞移植[25]。因此，许多 IBD 类型存在基因驱动的（单基因和多基因）疾病表型。

六、IBD 的肠外表现

IBD 经常出现肠外表现（EIM），累及皮肤、眼睛、关节、肝脏、肺或胰腺[26]。典型的 EIM 包括结节性红斑、坏疽性脓皮病、葡萄膜炎、巩膜外层炎、虹膜炎、强直性脊柱炎、骶髂关节炎和 PSC。IBD 的肠道疾病活动性可能与 EIM 的存在及其严重程度有关，也可能不相关。治疗潜伏期的 IBD 是控制很多 EIM 的关键。然而，也有一些 EIM 的严重程度并非由潜在的肠道炎症所驱动。例如，坏疽性脓皮病、强直性脊柱炎和 PSC 的病程与肠道炎症相对独立[27]。这在结肠切除术后 UC 患者的 PSC 疾病过程中尤其明显。

目前尚不清楚为什么某些疾病被认为是 IBD 的 EIM，而其他常见的 IBD 相关疾病被称为单独的疾病实体。例如，强直性脊柱炎被认为是 IBD 的 EIM，而类风湿性关节炎被认为是并发的自身免疫性疾病（表 2.1）。事实上，IBD 患者合并患强直性脊柱炎（比值比为 5.1）较合并患类风湿性关节炎（比值比为 3.5）有相对较高的比值比[28]。又例如，尽管已发现银屑病和 IBD 之间存在关联，却不被认为银屑病是 IBD 的皮肤 EIM，这不同于结节性红斑或坏疽性脓皮病[29, 30]。事实上，"ustekinumab"（一种治疗银屑病药物名）最近在美国已被批准用于治疗 CD[31, 32]。其他免疫介导的疾病，例如与 IBD 同时发生的自身免疫性甲状腺炎和自身免疫性肝炎，被认为是同时伴发的自身免疫性疾病，而不是 IBD 的典型 EIM。到目前为止，我们已经基本接受这种传统的分类系统，但这给临床实践造成了混乱。这也促使我们提出关于重新进行 IBD 分类及其相关疾病的建议（表 2.2）。

表 2.1　IBD 肠外表现及伴发自身免疫性疾病分类举例

部位	IBD 典型肠外表现	IBD 伴发自身免疫性疾病
皮肤	坏疽性脓皮病，结节性红斑	银屑病，桥本氏甲状腺炎，乳糜泻
肝脏	原发性硬化性胆管炎	原发性胆汁性胆管炎，自身免疫性肝炎

续表

部位	IBD 典型肠外表现	IBD 伴发自身免疫性疾病
关节	强直性脊柱炎	类风湿性关节炎
血管	血栓栓塞	自身免疫性血管炎

表 2.2　炎症性肠病的建议分类

分类依据	分类		举例
疾病位置，范围及深度，+/– 肉芽肿	溃疡性结肠炎		经典溃疡性结肠炎
	克罗恩病		经典克罗恩病
	未定型结肠炎		
发病年龄	极早期发病型	0 岁	IL–10/IL–R 基因突变
	早期发病型 10 ～ 17 岁	0 ～ 10 岁	
		10 ～ 17 岁	
	常规发病型	17 ～ 40 岁	
	迟发型	> 50 岁	
表型	炎症		炎症性克罗恩病；经典溃疡性结肠炎
	狭窄		狭窄性克罗恩病；溃疡性结肠炎并狭窄
	穿透		瘘管型克罗恩病
位置	口腔		
	上消化道		
	空肠		
	回肠		
	结肠		
	直肠		
	肛周		
	肠外		克罗恩病累及皮肤、肺

续表

分类依据	分类			举例
共存疾病或免疫相关疾病	炎症性肠病			仅肠道受累：溃疡性结肠炎或克罗恩病
	炎症性肠病–变异型（IBD–V）	IBD⁺	炎症性肠病＋经典的肠外表现	溃疡性结肠炎伴原发性硬化性胆管炎
		IBD⁺⁺	炎症性肠病＋自身免疫性和／或自身炎症性疾病 ± 经典肠外表现	炎症性肠病伴显微镜下结肠炎、乳糜泻、化脓性汗腺炎
		IBD⁺⁻	与经典炎症性肠病有相同的临床特点及可能致病机制的疾病 ± 经典肠外表现，自身免疫性或自身炎症性疾病	淋巴细胞性结肠炎、胶原性结肠炎；白塞氏病、隐源性多灶性溃疡狭窄性小肠炎、溃疡性空肠炎
炎症性肠病病因	原发性或特发性		单基因性	IL–10、IL–10Ra、IL–10Rb 基因突变极早期发病的炎症性肠病
			多基因性	经典的克罗恩病及溃疡性结肠炎
	继发性		某种病原体	副结核分枝杆菌
			药物相关	霉酚酸酯相关性结肠炎；伊匹单抗相关性结肠
			器官移植相关	实体器官移植后 IBD 样病变、脐带结肠炎综合征
			手术相关	储袋炎、储袋克罗恩样病变、结肠切除术后小肠炎、减肥手术相关炎症性肠病
基因病因	单基因性			IL–10/IL–R 基因突变、家族性地中海热
	多基因性			经典的克罗恩病及溃疡性结肠炎
疾病发展过程	内源性（"由内向外"）		从淋巴系统或肠系膜开始进展至肠黏膜	克罗恩病患者中肥胖亚组；硬化性肠系膜炎或淋巴管炎亚组
	外源性（"由外向内"）		外源性触发因子（如细菌）导致黏膜炎症	暴发性溃疡性结肠炎：从黏膜疾病进展为全层炎症

七、IBD 和自身免疫性疾病的重叠

IBD 和其他自身免疫性疾病（AimD）可并存于一部分患者中。与 IBD 重叠的 AimD 疾病种类广泛，包括乳糜泻、显微镜下结肠炎、桥本甲状腺炎、银屑病、类风湿性关节炎和自身免疫性肝炎。例如，两种常见的免疫介导的肠道疾病，如乳糜泻和 IBD，可以同时发生[33-35]。乳糜泻患者的 CD 和 UC 的患病率分别为 4.0% 和 3.2%[33]，高于普通人群 2.0% 的患病率[36]。有趣的是，乳糜泻和 UC 并存的患者更可能存在广泛的结肠炎[37,33]。这种更广泛的临床表型表明乳糜泻和 UC 的重叠可能代表 IBD 的不同表型。另外，IBD 患者也可能存在淋巴细胞性结肠炎和胶原性结肠炎[38,39]。在大多数报道的病例中，患有显微镜下结肠炎的老年患者，通常患有胶原性结肠炎，后来可能会发展为 UC[38]。IBD 和 AimD 之间重叠的一种解释是遗传关联。在全基因组关联研究（GWAS）[40]中，AimD 如银屑病、系统性红斑狼疮、1 型糖尿病、多发性硬化和白癜风，在临床上和遗传上均与 IBD 关联。GWAS 强调了遗传在 IBD 与 AimD 重叠中发挥了重要作用。遗传学研究是进行免疫介导疾病谱分子分类的第一步。

八、IBD 和自身炎症性疾病的重叠

自身炎症性疾病（AinD）是一种没有已知的高滴度抗体或抗原特异性 T 细胞就无故出现的炎症性疾病[41]。CD 和其他 AinD 之间的重叠部分是通过基因测序研究来阐明的。2001 年发现 CD 和 NOD2 基因之间的关联，当时正寻找其他与 NOD2 变异体相关的 AimD，如 NOD2 相关的自身炎症性疾病（NAID）、Blau 综合征和家族性地中海热（FMF）[42-45]。例如，一名 CD 患者曾报道合并 FMF 和慢性特发性荨麻疹伴血管性水肿，而未发现 NOD2 突变[46]。

NAID 是一类最近描述的伴有一系列炎症症状，包括周期性发热、皮炎、关节炎、腹痛、非血性腹泻、下肢肿胀和干燥症症状的自身炎症性疾病[47]。Yao 等[47]描述了由 54 位成年患者组成的队列，这些患者明确存在 NOD2 变体和低滴度的 ANA，而无合并的 AimD、AinD 和经典 IBD。虽然 NAID 和 IBD 可能代表不同的疾病实体，但其有共同的临床表现，如关节炎和结肠炎。NAID 中的结肠炎通常并不严重，并且没有经典 IBD 的组织学改变[47]。与 UC 和 CD 一样，遗传关联可能在一定程度上决定了 IBD 和 AinD 之间的重叠。

九、肠道的免疫介导疾病谱

不同于 CD 和 UC 的蒙特利尔分类[15]，IBD 的临床表型可根据新的研究数据重新进行分类（表2.2）。免疫介导的疾病谱可根据临床病理特征进行分类。

（一）疾病范围类型：小肠和大肠

肠道疾病是涉及结肠到小肠的一系列疾病（图 2.3）。典型的疾病表型包括从溃疡性结肠炎的直

肠炎到回肠克罗恩病。Cleynen 等[7]最近发表了 35000 例 IBD 患者相应表型遗传风险评分的数据[7]。与蒙特利尔分类比较，该作者使用免疫芯片阵列（Illumina，San Diego，CA）对患者样品进行基因分型以评估与 IBD 相关的 195806 个多态性。作者指出，基于遗传的亚组和临床亚表型之间存在不一致。发现 CD 与 UC 之间的关系与疾病分类没有相关性，而疾病的受累部位具有最强的遗传相关性。IBD 的基因亚结构可分为 UC、结肠 IBD–U、结肠 CD、回结肠 CD 和回肠 CD。狭窄性 CD 这种疾病行为分类，也没有很强的遗传关联。将 CD 明确地分为结肠和回肠亚类时，相应的基因表达和调控的研究也有类似的发现[48]。这些发现指出，在疾病的基本生物学特征中，相比疾病行为，发病部位更可能是一种疾病进展的标志物[7]。

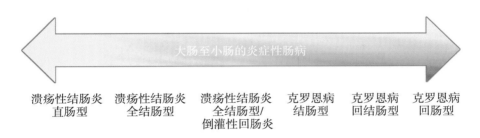

图 2.3　"经典" IBD 范围，从直肠到回肠末端的病变范围

典型的疾病范围分型也存在变异情况。UC 的十二指肠炎就是一个例子。

（二）疾病扩展模式：外源性 vs 内源性

免疫介导的肠道疾病具有一系列广泛的组织病理学特征。典型的黏膜疾病，如淋巴细胞性结肠炎、胶原性结肠炎和乳糜泻，仅累及上皮、腺体和固有层。UC 可以累及黏膜、黏膜肌层和浅层黏膜下层。然而，重症或暴发性 UC 可表现为深部裂隙样溃疡伴淋巴聚集的透壁炎症（图 2.2）。这些疾病是外源性或"由外向内"理论支持的免疫介导肠道疾病的典型例子，即从黏膜到肠壁的更深层（图 2.4）。微生态失调作为 IBD 触发因素的理论符合疾病进程的临床和组织病理学图像。从逻辑上讲，肠道微生物组的变化可能是疾病从外部向内部传播的主要事件。支持这一理论的依据有，患有 CD 或 UC 的患者可能在早期患过病毒性或细菌性胃肠炎，并且一些 CD 患者可能对肠道内的抗菌药有反应。

相反，IBD 的"由内向外"理论或内源性致病通路认为疾病起源于肠系膜、浆膜或肠壁深处，随后发展到黏膜。在这些疾病中，炎症并不总是遵循从管腔到浆膜的路径；黏膜溃疡可能是终末事件，而不是首发事件[49]。CD 和白塞氏病是肠道的透壁、节段性炎症性疾病的典型例子[50,51]。NOD2、ATG16L1 和 IRGM 等 CD 相关基因突变导致患者对细胞内细菌有免疫应答缺陷，细菌不会从肠腔侵入[15]。在我们的临床实践中，我们注意到黏膜活性药物如美沙拉嗪，不能有效治疗透壁性 CD 患者。此外，肠系膜被认为是慢性肠道炎症的来源，可能在内源性 IBD 的发展中起关键作用。

从十二指肠到直肠，肠系膜由一整套淋巴管、神经、脉管系统、结缔组织和脂肪组织组成[52,53]。由于其解剖复杂性和调节局部及全身稳态的作用，Coffey 等[53]推测肠系膜是一个独特的器官，在各种疾病的发病机制中发挥重要作用。肠系膜淋巴和脂肪组织已经被证实参与了 CD 的早期发病机制，在任何明显的黏膜病理学变化出现之前，细菌侵入淋巴结后导致淋巴管炎、淋巴管扩张和肠系膜淋

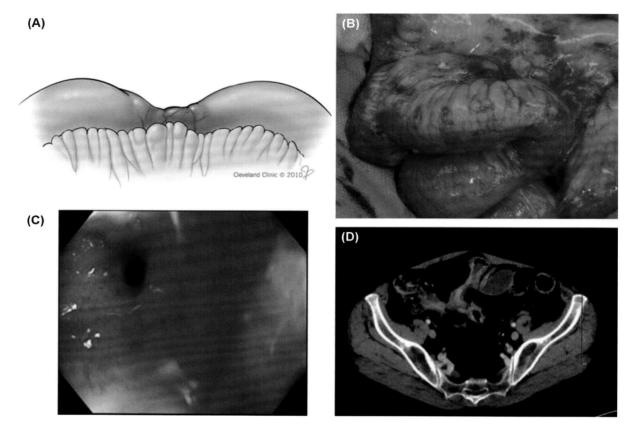

图 2.4　克罗恩病内源性理论依据。（Ａ）与（Ｂ）为脂肪包裹;（Ｃ）为瘘管开口最小临近范围黏膜炎;（Ｄ）为广泛瘘与增厚的肠系膜脂肪组织

巴腺炎发展[54,55,49]。CD 的线形深溃疡特征见于肠系膜一侧,支持黏膜炎症中的肠系膜淋巴腺炎和淋巴管炎模型理论。事实上,肠系膜(包括淋巴管、血管和神经系统)可能有助于解释 CD 炎症片状、"跳跃－病变"分布的特点[56]。

　　另外,现有的证据表明,肠系膜脂肪组织在 CD 和 IBD 中起重要作用。肠系膜脂肪组织产生促炎细胞因子,包括 TNF[57]。肥胖和 CD 人群中可见肠系膜肥厚[58]。以炎症肠段的"脂肪包裹"为特征的肠脂肪组织增生是 CD 的标志。在术后 CD 患者中,内脏脂肪面积增加与 CD 的内镜复发有关[56]。如果确实如此,则术后 CD 复发与否可能取决于肠系膜的手术处理(图 2.4)。

　　在临床实践中,我们注意到越来越多的肥胖 CD 患者与更典型的体重不足的营养不良的 CD 患者有明显不同。肥胖的肠系膜脂肪增多的 CD 患者,特别是非洲裔美国人[59]或西班牙裔美国人[60,61],往往伴有严重的肛周疾病[62]。肥胖型 CD 患者术后并发症[63]和术后疾病复发[56]的风险更高。营养不良的 CD 患者常有严重的黏膜炎症,合并狭窄或瘘,而肥胖的 CD 患者可有严重的肠瘘或肛周病变,而黏膜病变较轻(图 2.4)。由于内脏脂肪的增加也与胰岛素抵抗和代谢综合征相关,另一种解释为由于肥胖疾病的流行,存在一种独特的肥胖型 CD 表型,这种更严重的炎性病变是由肠系膜向黏膜发展的外向型介导,而不是由黏膜向深层肠壁发展的内向型介导。CD 甚至可以被视为代谢综合征的一部分。

　　因此,存在两种 CD 发展模型:外源性或"由外向内"和内源性或"由内向外"。目前公认的"由外向内"模型并不能解释所有 CD 患者的临床表现。"由内向外"的理论提示，来自于肠系膜脂肪组织、淋巴系统和可能的血管与神经系统的信号因子可能参与了 CD 的启动或 CD 的恶化[55]。

（三）免疫介导疾病的重叠综合征

重叠综合征的定义为多种疾病状态以各自的临床表型和疾病行为共同存在于体内，这超出经典的 IBD 和 经典的 EIM 范畴。类似于 GI 系统的局部重叠综合征在肝胰胆系统疾病中也存在。PSC 既能以独立疾病的形式存在，也能以原发性胆汁性胆管炎和 / 或自身免疫性肝炎形式与 CD 同时发生[64-66]。事实上，PSC 本身代表了一系列疾病，从典型的 PSC 到 IgG4 相关性硬化性胆管炎，到临床表现、自然病程和疾病过程，均为不同的自身免疫性硬化性胆管炎[6]。

有时候，多种疾病的临床、组织学和免疫学特征重叠导致诊断不能明确。明确诊断至关重要，这样才能有的放矢地治疗多种疾病或共同的"分母"。由于重叠综合征的发展机制尚未明确，因此重叠综合征的最佳治疗方法也不明确。进一步了解与 IBD 相关的系统性重叠综合征有助于找到针对这些独特表型的更有效的治疗选择。

（四）肠道的重叠综合征

与肝脏疾病类似，IBD 患者的一个亚群可能存在免疫介导疾病的重叠综合征。一个典型的例子是与 UC 或 CD 合并存在的显微镜下结肠炎、乳糜泻或自身免疫性肠炎（图 2.5）。

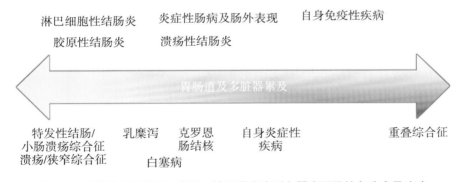

图 2.5　重叠综合征范围：从孤立性肠道疾病到多器官累及的免疫介导疾病

（五）系统性重叠综合征

IBD 的炎症和自身免疫性特征使其易与肠外疾病重叠。累及肠道的疾病并不总是局限于肠道（图 2.5）。肠道 – 机体重叠综合征的典型例子是 UC 和 PSC。约 5% 的 UC 患者同时患有 PSC，而 60%～80% 的 PSC 患者同时患有 UC 或克罗恩结肠炎[67]。这两种疾病之间存在明确的重叠，但也可以独立存在。有趣的是，并发 PSC 可能对 UC 的疾病部位和病程（如结肠炎相关瘤变）产生不利影响，但 UC 的疾病严重程度对 PSC 疾病进程的影响较小[例如胆管癌发生风险或需要原位肝移植（OLT）风险][68]。PSC 和 UC 重叠的患者的结肠肿瘤发生风险与单独 UC 患者相比增加 5 倍[69]；合并 PSC 患者若进行了 IPAA 治疗，其发生抗生素难治性储袋炎（CARP）的风险增加[70,71]。因此，PSC–UC 患者可被认为是系统性重叠综合征谱中的一种独特表型。

将储袋炎作为另一种模型，我们发现储袋炎可以与 AimD 重叠[71]。具有更复杂、更严重表型（例如 CARP）的储袋病患者更易出现与 AimD（例如 PSC、银屑病、特发性血小板减少性紫癜或 1 型糖尿病）等重叠的情况。另外，CARP 患者更易具有阳性自身抗体，包括抗核抗体、抗微粒体抗体和乳糜泻血清学标记物、IBD 的经典 EIM，以及表达 IgG4 的浆细胞的组织浸润。目前我们正在研究 IBD 中的这个模型。

（六）慢性肠道感染性疾病与炎症的重叠

宿主免疫系统深受它们所接触的微生物的影响。慢性炎症性疾病与肠道慢性感染之间存在密切关联。肠道菌群对慢性肠道疾病可能存在以下几方面的作用：①微生态失调，即共生细菌或真菌的数量和质量改变；②致病性细菌、病毒或真菌感染。比如，早期的急性感染性胃肠炎增加了 2～3 倍患 IBD 的风险，特别是在患胃肠炎后的第 1 年内[72]。暴露于弯曲杆菌属和沙门氏菌属可能会增加发生 CD 或 UC 的风险[73]。

分枝杆菌感染、麻风和结核病与 IBD 之间存在相当大的重叠。我们发现通过在临床、组织学以及放射影像学方面进行鉴别回肠结核与克罗恩回肠炎通常很困难[74,75]，而这种鉴别对于治疗至关重要。临床实践中常见到已接受抗 TB 治疗的 CD 患者的结核皮肤试验或血清试验仍持续呈阳性。针对这一类不能完全排除潜伏性结核病的情况，临床医生对是否采用抗 TNF 治疗犹豫不决。长期潜伏性结核可能是 CD 的致病原因，这个观点得到了基因研究证据的支持。已经显示 CD 和分枝杆菌感染共有遗传易感性位点。在靠近 16 号染色体的 NOD2 基因中，有一组 IBD 基因与结核分枝杆菌反应相关[20]。同样，与麻风分枝杆菌相关的四个基因位点也与 IBD 相关。尽管有关鸟型副结核分枝杆菌（MAP）感染的治疗可诱导 CD 缓解的结果报道不一，但是 MAP 感染已被认为可能导致 CD[76]。目前仍需遗传学和微生物组研究来进一步阐明 IBD 与可能的感染机制之间的关系。

十、新发炎症性肠病的诱因：继发性炎症性肠病概念

除了经典的微生态失调理论，其他诱因也可能改变机体免疫系统内稳态。可以比喻为：在诱因刺激下，机体将免疫系统的"恒温器"重启或打开。某种介入条件，比如粪菌移植（FMT）可能使某个患者从这种免疫系统"恒温调节"中获益，也可相反地诱发其他患者炎症性肠病的急性发作，其中原因未明。其他治疗或干预手段，包括药物、器官移植以及腹部手术均改变了免疫系统的"恒温器"，这种改变可能是改善，也可能是恶化。

（一）粪菌移植

临床及实验数据均为溃疡性结肠炎及克罗恩病患者存在微生态失衡的理论提供依据[77,78]。粪菌移植（FMT）可逆转微生态失衡，从而缓解或治疗感染性肠病如难辨梭菌感染[79,80]或溃疡性结肠炎

[81]这类疾病。粪菌移植对炎症性肠病的治疗作用目前仍有较大争议。Moayyedi 等[82]报道溃疡性结肠炎活动期患者使用粪菌移植治疗 6 周后的缓解率较安慰剂组高。Rossen 的一项小规模试验结果显示，通过十二指肠予以粪菌移植的溃疡性结肠炎患者有更高的临床及内镜缓解率[83]。一项包括 18 项临床研究的 Meta 分析（共纳入 122 名炎症性肠病患者）发现 45％的患者得到临床缓解[84]。在这些研究中，粪菌移植可能重新平衡了微生态，从而减弱异常免疫应答。然而，在其他患者中，粪菌移植可诱使炎症性肠病的发生或急性发作[88]。微生态的改变可能是把双刃剑。由于目前粪菌移植治疗炎症性肠病的病例数不多，需要更多关于粪菌移植如何改变肠道微生态及宿主免疫系统机制的研究。

（二）免疫抑制剂

众所周知，治疗自身免疫性疾病的药物反而会诱发自身免疫性炎症或者是自身免疫状态。肿瘤坏死因子 α 拮抗剂（TNFα inhibitors）就是很好的例子。该药是治疗炎症性肠病及其肠外表现（如关节炎、坏疽性脓皮病及结节性红斑）的主流药物[89]。但是，抗肿瘤坏死因子如英夫利西单抗，可通过形成相应的自身抗体而导致自身免疫性肝炎或药物性狼疮[90-92]。由于肿瘤坏死因子在脑组织中过表达与脱髓鞘综合征相关，因此肿瘤坏死因子拮抗剂可增加多发性硬化的发生风险[93]。此外，肿瘤坏死因子拮抗剂多数可改善炎症性肠病患者的关节痛。然而，这些药物也可能导致令人痛苦的关节病[94]。而且，肿瘤坏死因子拮抗剂常规用于治疗银屑病，但是 20％～25％使用抗肿瘤坏死因子治疗的患者可出现皮肤损害的不良反应，其中多数为银屑病样皮疹[95]。出现这种皮疹的患者对抗肿瘤坏死因子多为治疗应答；约有 70％炎症性肠病患者在发生皮疹时，并没有肠道活动性炎症[95-97]。目前，这种矛盾性银屑病样皮疹的发生原因不明，但已知炎症性肠病与银屑病有共同的基因位点，即 IL-23R 及 IL-12B[95]。有高风险基因位点的患者更容易产生抗体，如抗核抗体（ANA）及抗双链 DNA 抗体（dsDNA）[98]。对于使用肿瘤坏死因子拮抗剂前无银屑病病史但具有遗传倾向的患者，这类药物可能作为环境诱因而触发免疫改变。

最典型的药物诱导炎症性肠病的例子为吗替麦考酚酯相关性肠炎。基于多项小样本临床试验结果，吗替麦考酚酯无论是否联合糖皮质激素，对克罗恩病，包括其肛周病变，都有较好的短期临床疗效[99,100]。另一方面，特别在器官移植后患者中使用吗替麦考酚酯，可引起与炎症性肠病或移植物抗宿主病组织学相似的肠炎[101]。无独有偶，钙调神经磷酸酶抑制剂，如环孢素及他克莫司，临床用于治疗溃疡性结肠炎[102]，而他克莫司在肾移植患者中可能会导致新发炎症性肠病样肠炎[103]的产生。

新一代抗白介素制剂正在进行治疗炎症性肠病的临床试验。美国食品监督管理局（FDA）批准优特克单抗（一种抗 IL12/23 抗体）用于治疗克罗恩病及银屑病。治疗银屑病的苏金单抗（一种抗 IL-17A 抗体）相反会加重克罗恩病[104]。

（三）免疫增强剂

虽然免疫抑制剂是治疗炎症性肠病及其他免疫相关疾病的主流药物，但有学派主张关注增强固有免疫及适应性免疫系统。有研究者认为克罗恩病的发生是由免疫缺陷而非免疫系统过度激活或失调[49]导致。比如，曾有学者报道，粒细胞集落刺激因子治疗使一例顽固性肠瘘、肛瘘的成人克罗恩病患者瘘管愈合；该患者曾尝试过硫嘌呤、甲硝唑、泼尼松，甚至粪便转流，这些疗法对其均无效[105]。沙格司亭为一种粒细胞集落刺激因子，相比安慰剂可显著增加克罗恩病患者临床治疗的应答率[106]。粒细胞集落刺激因子被认为与增强克罗恩病患者中性粒细胞功能相关[107]。

多种自身免疫疾病在抗炎和免疫调节治疗无应答或获益后，可考虑静脉注射免疫球蛋白治疗（IVIG）[108]。部分小样本队列研究发现，静注免疫球蛋白可临床改善炎症性肠病[108]、多发性硬化[109]、系统性硬化[110]及慢性炎性脱髓鞘性多发性神经病[111]。静脉注射免疫球蛋白可能通过"重启"免疫系统的"恒温器"来治疗免疫性疾病，特别是曾经积极进行免疫抑制治疗的顽固性炎症性肠病患者。

（四）干细胞及实体器官移植

器官移植或许可使免疫系统的"恒温器"重置，因而可临床用于治疗炎症性肠病。干细胞和器官移植是难治性炎症性肠病的"终线"治疗。对于难治性克罗恩病而言，移植后的理想结果是重置或重塑克罗恩病患者丧失的外周 T 细胞免疫耐受性。临床实践中，自体造血干细胞移植（ASCT）用作难治性重症克罗恩病的挽救治疗[112]。除了自体造血干细胞移植，脂源性干细胞用于治疗克罗恩病患者的肛瘘及直肠阴道瘘也显示出良好的临床疗效[113-115]。最后，小肠移植可作为克罗恩病小肠功能衰竭的挽救生命的治疗。在最大宗临床队列研究中，65 名克罗恩病患者接受小肠移植治疗，移植后的复发率非常低，仅为 7.7%[116]。虽然治疗过程中会存在许多移植相关问题，但该结果提示小肠移植可能能够重置机体免疫系统的"恒温器"以根治疾病。

另外，器官移植也可导致"炎症性肠病样"病变，如干细胞移植后新发的肠炎综合征。脐带结肠炎综合征，即为脐带血移植后出现的不同于移植物抗宿主病（GVHD）的迟发型、培养阴性的腹泻疾病[117]。脐带结肠炎综合征在组织学上可以出现肉芽肿样或淋巴细胞浸润性炎、潘氏细胞化生、隐窝结构扭曲等改变，与克罗恩病的典型病理改变相似[118]。脐带结肠炎综合征将会出现一种有别于移植物抗宿主病、吗替麦考酚酯相关性肠炎或是经典的原发性炎症性肠病的新型继发性炎症性肠病[119, 120, 101]。与经典炎症性肠病和移植物抗宿主病不同，对短程抗生素脐带结肠炎综合征有反应[118]。

偶见新发炎症性肠病在实体器官移植后发生[121]。原位肝移植（OLT）后的炎症性肠病 10 年累积风险高达 30%[122]。虽然如同理论预期一样，多数原位肝移植后新发炎症性肠病的患者合并有原发性硬化性胆管炎，但也有案例报道移植后发生自身免疫性肝炎、酒精性肝病、原发性胆汁性胆管炎以及其他与炎症性肠病不相关的疾病[121]。有意思的是，尽管移植术后使用了免疫抑制剂，仍然可发生炎症性肠病。在某些病例中，移植改变了免疫平衡从而导致继发性炎症性肠病的发生。

（五）肠改道手术

腹部手术可以在某种程度"治愈"部分溃疡性结肠炎或克罗恩病患者，但同时相同的手术可激发或加重炎症性肠病。比如，通过回肠造口术达到近端粪转流也许可以在不需要进一步药物治疗情况下，"治愈"部分累及远端小肠、大肠或肛周病变的克罗恩病患者以及多数溃疡性结肠炎患者[123]。此外，在一项纳入 11 名术前确诊为克罗恩病结肠炎（活检病理提示肉芽肿或存在肛瘘）患者的队列研究中，给予这些患者回肠储袋肛门吻合术（IPAA）和全结直肠切除术（restorative proctocolectomy），其中

4 位患者在中位随访期 7 年内未见克罗恩病复发[124]。手术可以"治愈"克罗恩病，但肠改道手术可以激发炎症性肠病样改变或是新发炎症性肠病（见下文）。

　　不同层面的证据提示手术可能触发炎症性肠病样疾病的发生。例如，结肠切除术后肠炎综合征是指溃疡性结肠炎患者进行结肠切除术后数月内发生的慢性弥漫性、活动性小肠炎，特点与克罗恩病的节段性病变不同[125,126]（图 2.6）。此外，也有案例报道发现减肥手术后（Roux–en–Y 胃旁路术）发生初发克罗恩病或是克罗恩病样病症。而且，另一种免疫相关疾病——乳糜泻出现在胰十二指肠切除术[129]、毕Ⅱ术[130]、幽门成形术[130]，甚至回肠储袋肛管吻合术（IPAA）[131]术后。最后，初发型溃疡性结肠炎进行全结直肠切除术联合回肠储袋肛管吻合术后可能出现新发克罗恩病，这种情况可发生在溃疡性结肠炎或未定型结肠炎的回肠储袋肛管吻合后数周至数年内，发病率约为 2.7%～13%[132]。

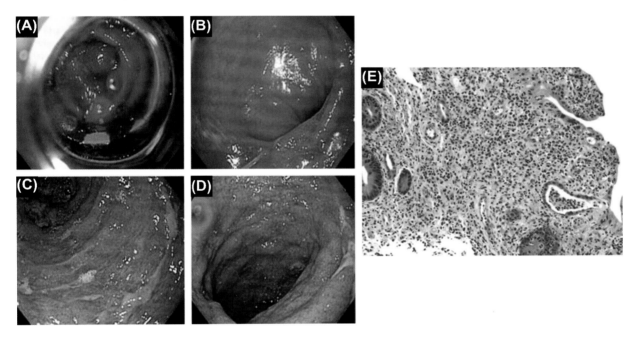

图 2.6　结肠切除术后（溃疡性结肠炎）的肠炎综合征。内镜下弥漫性肠炎（通过造口）（A-D）和组织学（E）

　　术后还可以发生其他类型的炎症性肠病样病症。储袋炎，特别是慢性抗生素难治性储袋炎（CARP）可以理解成一种溃疡性结肠炎全结直肠切除术后特殊形式的炎症性肠病。CARP 患者对炎症性肠病标准的免疫抑制治疗（如抗肿瘤坏死因子及抗整合素）应答良好[133,134]。同时，在溃疡性结肠炎行全结直肠切除术后，回肠造瘘术的粪转流常导致被转流的肠道发生炎症，称为"转流性储袋炎（diversion pouchitis）"。此类疾病对短链脂肪酸治疗应答有效，该现象提示转流性储袋炎、结肠炎及直肠炎可能是经典炎症性肠病的变异类型[135]。

　　术后肠道解剖的改变或许会改变药物疗效。在一项回顾性队列研究中，在 85 位克罗恩病患者进行抗肿瘤坏死因子治疗后，进一步进行回结肠切除术，术后患者继续使用相同的抗肿瘤坏死因子或换用不同的抗肿瘤坏死因子制剂。其中在一致用药组和换药组中，随后需要进行回结肠切除术的患者数量相当[136]。因此，我们认为，肠道手术或许可改变机体免疫系统的"恒温器"的影响因素，导致对既往无效药物重新发生应答。

由手术引起的免疫系统的"恒温器"变化的机制尚不清楚,而结肠切除术后微生态组成发生改变是已知的[137]。微生态的变化可能会在手术切除肠后诱发炎症。例如,在接受回肠储袋肛管吻合术治疗的患者中,某些细菌如瘤胃球菌、普通拟杆菌及产气荚膜梭菌的术前高含量使术后储袋炎发生风险增加[138]。虽然目前未解析回肠储袋肛管吻合术后为什么会发生克罗恩病,但有学者推测:手术形成了一种有利于克罗恩病的环境,即与手术相关的缺血、小肠中的粪便淤滞以及随后的共生细菌组成发生变化[132]。回肠储袋肛管吻合术后发生克罗恩病的其他潜在因素还包括环境因素(吸烟)和遗传易感性(CD的家族史或与CD相关的单核苷酸多态性)[139]因素。当然,有争论认为这些环境和遗传诱因在手术前即存在,并非储袋出现CD的关键性决定因素。这些示例中,手术可能是导致随后激活慢性炎症的触发因素。

十一、"二次打击"学说

人体内存在一种微妙的稳态平衡,受遗传信息、环境因素、感染状态和免疫条件的影响。多种因素都可以重启或重置免疫系统的"恒温器"。

我们应当如何理解感染、炎症和自身免疫性疾病与炎症性肠病之间的那么多的重叠部分呢?炎症性肠病应当被视为由多种疾病交叠组成的一部分,而不是将其看作是一种孤立的疾病状态。为了解释其发病机制,我们提出了"二次打击"学说。诸如基因组、暴露(环境暴露总和)、微生态和免疫系统(免疫调节及应答)等变量使机体出现与炎症性肠病相关的各种疾病谱及状态。第一次"打击"来自个人遗传信息。第二次"打击"来自一个或多个暴露组分(如吸烟、药物、毒素和食物)、微生物和免疫系统。

直观来说,遗传基因是第一次"打击"。全基因组学扫描发现与IBD相关的163个位点,当中不少是克罗恩病和溃疡性结肠炎共有的基因位点[20]。炎症性肠病与其他免疫相关疾病之间也存在一些基因相关性。炎症性肠病和银屑病均与白介素12(IL-12)以及白介素23(IL-23)基因密切相关[140]。白塞病与炎症性肠病共有IL-23及IL-10位点[40]。克罗恩病和分枝杆菌感染共享遗传易感性基因位点。列举的基因交叠条目阐明第一次"打击"在致病机制中的重要性。

对疾病的遗传易感性并不等同于个体一定会发生疾病。在炎症性肠病的同胞研究中,尽管患病的相对风险升高,但并非完全外显[141]。作为必要条件的第二次"打击"可促进疾病的发生。微生物组可能通过肠道菌群的变化而改变肠腔内环境稳态,从而导致免疫功能变化,在遗传感个体中表现为异常过度的免疫反应[142]。而手术、抗生素及益生菌均可能改变肠道菌群。服用益生菌诱导的微生物组的变化可导致炎症性细胞因子水平的调整。有时,炎症的免疫调节会取决于基因组分。例如,结肠炎小鼠模型中,益生菌唾液乳杆菌仅在NOD2阳性小鼠中具有对抗结肠炎的保护作用[143]。这种唾液乳杆菌的抗炎作用与抗炎细胞因子IL-10的局部浓度相关。该实验证明了基因组(第一次"打击")是如何与微生物组(第二次"打击")共同作用从而导致免疫系统变化。

进行综合评估时,需要考虑一系列免疫介导肠道疾病与IBD存在诸多的共同途径。临床表现、内镜检查、影像学和组织病理学之间的巨大差异可归因于在微生物组、免疫系统和环境暴露因素的各种加权作用下与遗传因素之前复杂的相互作用。例如，基因组可能在有较多家族遗传的德系犹太人群体中扮演更重要的角色[144]。相反，由于亚洲人群常暴露于分枝杆菌的环境中，微生物组在致病机理中发挥更强的作用，而遗传因子可能发挥的作用较小[145]。最后，随着世界肥胖症的蔓延，肥胖这一暴露因子可能在某些种族群体（西班牙裔或非裔美国人）中更具影响力[60]；肠系膜脂肪组织的增加可能会导致严重克罗恩病的发生[61]。因此，传统地将 IBD 作为一种具有统一发病机理的特定疾病的理论，应该转向新型观念——IBD 是一系列在多种发病机制、多个基因共同作用途径下免疫介导的肠道疾病谱。

十二、IBD 及 IBD 样病症再分类

疾病谱理想的分类，是根据已知的病因学分类（如肠结核、缺血性结肠炎、乳糜泻及 NSAID 肠病）；亦可根据病理特征分类（如淋巴细胞性结肠炎和胶原性结肠炎）。然而，由于疾病过程的复杂性以及基因、环境、微生物、免疫和血管因素在不同年龄和不同疾病阶段的相互作用，与免疫相关的疾病很难进行分类。基于我们的临床观察和现有文献，我们希望对 IBD 和 IBD 样病症的病谱进行重新分类。当然，对大范围的疾病谱进行分类并非易事。

传统分类主要基于发病年龄、疾病部位、范围和疾病行为。我们根据疾病的部位和在致病通路、致病因子和疾病过程方面对 IBD 进行分类。我们认为遗传、环境、免疫和血管因素在婴儿或极早发 IBD、早发 IBD、老年 IBD 三组人群间的发病机制中发挥不同的作用（图 2.7）。基于肠外器官受累程度和致病机制，我们对经典 IBD（溃疡性结肠炎和克罗恩病）与 IBD 变异型（IBD-V）进行分类。在 IBD-V 类别中，有 IBD+（并发典型的肠外表现，如 IBD 并发原发性硬化性胆管炎和坏疽性脓皮病）；IBD++（同时合并有自身免疫性疾病或自身炎症性疾病，伴或不伴典型的肠外表现，例如经典炎症性肠病合并强直性脊柱炎及乳糜泻）；IBD+/-（具有 IBD、IBD+ 或 IBD++ 的一些临床表现、组织病理学特征和致病机制，如结肠炎和白塞病）（表 2.2，图 2.8）。

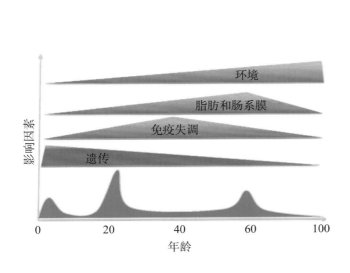

图 2.7　IBD 的三峰发病率和致病因素的作用

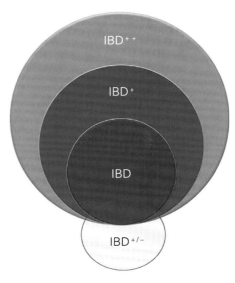

图 2.8　IBD 和 IBD 样病症的范畴和重叠部分

不同类型的 IBD 具有相似的临床表现、组织病理学特征和治疗策略。以黏膜病变为主的疾病，如显微镜下结肠炎、乳糜泻和溃疡性结肠炎，多出现腹泻的症状。以透壁性病变为主的疾病，如克罗恩病和白塞病，常出现腹痛、恶心、呕吐、腹腔瘘或脓肿等症状。IBD 和 IBD-V 的诊断，应满足以下至少 2 个组织病理学标准：①固有层或上皮层浸润单核细胞（包括淋巴细胞、浆细胞、单核细胞、巨噬细胞）；②基底淋巴浆细胞病变；③隐窝扭曲；④潘氏细胞和（或）幽门腺化生；⑤黏蛋白减少或隐窝细胞凋亡增加。其他特征性改变，如非干酪样肉芽肿、神经元增生及淋巴细胞全层浸润等，可进一步支持 IBD 和 IBD-V 的诊断。IBD 和 IBD-V 可能存在一定程度的组织内嗜酸性粒细胞增多、淋巴管炎和血管病变。它们的药物主要是抗炎药物及免疫抑制剂。

在我们的分类中，我们也提出了继发性炎症性肠病的概念，其不同于原发性或特发性炎症性肠病。在原发性炎症性肠病中，可能没有明确的诱因或确认的致病因子。而对于继发性炎症性肠病，我们可以明确指出其触发因素，如药物、手术及移植。最后，IBD 分为内源性 IBD 及外源性 IBD，对应理论分别为"由内向外（内源性）"机制及"由外向内（外源性）"机制。以上提出的新型分类系统主要根据临床、基因及组织学依据。由于 IBD 分子研究，包括基因和血清学研究在不断进展更新，我们必须设法阐明不同分类（IBD 与 IBD-V 之间、原发性与继发性 IBD 之间、内源性与外源性 IBD 之间）的常见临床和病理特点，从而为临床医生和研究人员在对这些疾病的临床调查、诊断及治疗处理时提供指导。

十三、总　结

总而言之，IBD 的临床分型多种多样。经典 IBD 或特发性炎症性肠病已发展为一组含有多种肠道的临床、内镜、影像、组织学表现及各类肠外表现的疾病谱。继发性炎症性肠病是一组可以提出明确触发因子的炎症性肠病亚型。对 IBD 或 IBD 样病症的准确诊断及分类无疑可指导制定合适的治疗处理方案（药物、内镜或是手术，甚至多者联合）以改善预后。当然，对疾病过程的理解与技术的发展是紧密相关的。因此，一组广泛疾病谱的分类并非一成不变，我们期待不远的将来有更新的分类方法出现。

（胡　雯　朱一苗　译）

参考文献

［1］ Khor B，Gardet A，Xavier RJ. Genetics and pathogenesis of inflammatory bowel disease. Nature，2011，474：307-317.

［2］ Tremaine WJ. Diagnosis and treatment of indeterminate colitis. Gastroenterol Hepatol，2011，7：826-828.

[3] Burakoff R. Indeterminate colitis: clinical spectrum of disease. J Clin Gastroenterol, 2004, 38: S41-S43.

[4] Dilauro S, Crum-Cianflone NF. Ileitis: when it is not Crohn's disease. Curr Gastroenterol Rep, 2010, 12: 249-258.

[5] Vermeire S. Towards a novel molecular classification of IBD. Dig Dis, 2012, 30: 425-427.

[6] Shen B. IBD: a timely diagnosis of primary sclerosing cholangitis in IBD. Nat Rev Gastroenterol Hepatol, 2016, 13: 565-566.

[7] Cleynen I, Boucher G, Jostins L, et al. Inherited determinants of Crohn's disease and ulcerative colitis phenotypes: a genetic association study. Lancet, 2016, 387: 156-167.

[8] Levine A, Griffiths A, Markowitz J, et al. Pediatric modification of the Montreal classification for inflammatory bowel disease: the Paris classification. Inflamm Bowel Dis, 2011, 17: 1314-1321.

[9] Uhlig HH, Schwerd T, Koletzko S, et al. The diagnostic approach to monogenic very early onset inflammatory bowel disease. Gastroenterology, 2014, 147: 990-1007.

[10] Sleisenger MH, Feldman M, Friedman LS, et al. Sleisenger and Fordtran's gastrointestinal and liver disease: pathophysiology, diagnosis, management. Crohn's disease. Philadelphia: Saunders: Elsevier, 2010.

[11] Knights D, Lassen KG, Xavier RJ. Advances in inflammatory bowel disease pathogenesis: linking host genetics and the microbiome. Gut, 2013, 62: 1505-1510.

[12] Gersemann M, Wehkamp J, Stange EF. Innate immune dysfunction in inflammatory bowel disease. J Intern Med, 2012, 271: 421-428.

[13] Geremia A, Biancheri P, Allan P, et al. Innate and adaptive immunity in inflammatory bowel disease. Autoimmun Rev, 2014, 13: 3-10.

[14] Carter MJ, Lobo AJ, Travis SP. Ibd Section BSoG. Guidelines for the management of inflammatory bowel disease in adults. Gut, 2004, 53: V1-V16.

[15] Satsangi J, Silverberg MS, Vermeire S, et al. The Montreal classification of inflammatory bowel disease: controversies, consensus, and implications. Gut, 2006, 55: 749-753.

[16] D'Haens GR, Gasparaitis AE, Hanauer SB. Duration of recurrent ileitis after ileocolonic resection correlates with presurgical extent of Crohn's disease. Gut, 1995, 36: 715-717.

[17] Henriksen M, Jahnsen J, Lygren I, et al. Change of diagnosis during the first five years after onset of inflammatory bowel disease: results of a prospective follow-up study (the IBSEN Study). Scand J Gastroenterol, 2006, 41: 1037-1043.

[18] Golovics PA, Mandel MD, Lovasz BD, et al. Inflammatory bowel disease course in Crohn's disease: is the natural history changing? World J Gastroenterol, 2014, 20: 3198-3207.

[19] Valdez R, Appelman HD, Bronner MP, et al. Diffuse duodenitis associated with ulcerative colitis. Am J Surg Pathol, 2000, 24: 1407-1413.

[20] Jostins L, Ripke S, Weersma RK, et al. Host-microbe interactions have shaped the genetic architecture of inflammatory bowel disease. Nature, 2012, 491 : 119-124.

[21] Shim JO, Seo JK. Very early-onset inflammatory bowel disease (IBD) in infancy is a different disease entity from adult-onset IBD; one form of interleukin-10 receptor mutations. J Hum Genet, 2014, 59: 337-341.

[22] Huang Z, Peng K, Li X, et al. Mutations in Interleukin-10 receptor and clinical phenotypes in patients with very early onset inflammatory bowel disease: a Chinese VEO-IBD collaboration group survey. Inflamm Bowel

Dis, 2017, 23: 578-590.

[23] Pigneur B, Escher J, Elawad M, et al. Phenotypic characterization of very early-onset IBD due to mutations in the IL-10, IL-10 receptor alpha or beta gene: a survey of the Genius Working Group. Inflamm Bowel Dis, 2013, 19: 2820-2828.

[24] Glocker EO, Kotlarz D, Boztug K, et al. Inflammatory bowel disease and mutations affecting the interleukin-10 receptor. N Engl J Med, 2009, 361: 2033-2045.

[25] Kotlarz D, Beier R, Murugan D, et al. Loss of interleukin-10 signaling and infantile inflammatory bowel disease: implications for diagnosis and therapy. Gastroenterology 2012, 143: 347-355.

[26] Vavricka SR, Schoepfer A, Scharl M, et al. Extraintestinal manifestations of inflammatory bowel disease. Inflamm Bowel Dis, 2015, 21: 1982-1092.

[27] Harbord M, Annese V, Vavricka SR, et al. The first European evidence-based consensus on extra-intestinal manifestations in inflammatory bowel disease. J Crohns Colitis, 2016, 10: 239-254.

[28] Bae JM, Choo JY, Kim KJ, et al. Association of inflammatory bowel disease with ankylosing spondylitis and rheumatoid arthritis: a nationwide population-based study. Mod Rheumatol, 2016: 1-6.

[29] Cohen AD, Dreiher J, Birkenfeld S. Psoriasis associated with ulcerative colitis and Crohn's disease. J Eur Acad Dermatol Venereol, 2009, 23: 561-565.

[30] Bernstein CN, Wajda A, Blanchard JF. The clustering of other chronic inflammatory diseases in inflammatory bowel disease: a population-based study. Gastroenterology, 2005, 129: 827-836.

[31] Khanna R, Feagan BG. Ustekinumab for the treatment of Crohn's disease. Immunotherapy, 2013, 5: 803-815.

[32] Sandborn WJ, Gasink C, Gao LL, et al. Ustekinumab induction and maintenance therapy in refractory Crohn's disease. N Engl J Med, 2012, 367: 1519-1528.

[33] Oxford EC, Nguyen DD, Sauk J, et al. Impact of coexistent celiac disease on phenotype and natural history of inflammatory bowel diseases. Am J Gastroenterol, 2013, 108: 1123-1129.

[34] Tursi A, Giorgetti GM, Brandimarte G, et al. High prevalence of celiac disease among patients affected by Crohn's disease. Inflamm Bowel Dis, 2005, 11: 662-666.

[35] Gillberg R, Dotevall G, Ahren C. Chronic inflammatory bowel disease in patients with coeliac disease. Scand J Gastroenterol, 1982, 17: 491-496.

[36] Choung RS, Larson SA, Khaleghi S, et al. Prevalence and morbidity of undiagnosed celiac disease from a community-based study. Gastroenterology, 2017, 152: 830-839.

[37] Yang A, Chen Y, Scherl E, et al. Inflammatory bowel disease in patients with celiac disease. Inflamm Bowel Dis, 2005, 11: 528-532.

[38] Geboes K. Lymphocytic, collagenous and other microscopic colitides: pathology and the relationship with idiopathic inflammatory bowel diseases. Gastroenterol Clin Biol, 2008, 32: 689-694.

[39] Ronnblom A, Holmstrom T, Tanghoj H, et al. Celiac disease, collagenous sprue and microscopic colitis in IBD. Observations from a population-based cohort of IBD (ICURE). Scand J Gastroenterol, 2015, 50: 1234-1240.

[40] Lees CW, Barrett JC, Parkes M, et al. New IBD genetics: common pathways with other diseases. Gut, 2011, 60: 1739-1753.

[41] McDermott MF, Aksentijevich I, Galon J, et al. Germline mutations in the extracellular domains of the 55 kDa

TNF receptor，TNFR1，define a family of dominantly inherited autoinflammatory syndromes. Cell，1999，97: 133-144.

[42] Ogura Y，Bonen DK，Inohara N，et al. A frameshift mutation in NOD2 associated with susceptibility to Crohn's disease. Nature，2001，411: 603-606.

[43] McGovern DP，van Heel DA，Ahmad T，et al. NOD2 (CARD15)，the first susceptibility gene for Crohn's disease. Gut，2001，49: 752-754.

[44] Miceli-Richard C，Lesage S，Rybojad M，et al. CARD15 mutations in Blau syndrome. Nat Genet，2001，29: 19-20.

[45] Yao Q，Lacbawan F，Li J. Adult autoinflammatory disease frequency and our diagnostic experience in an adult autoinflammatory clinic. Semin Arthritis Rheum，2016，45: 633-637.

[46] Witten J，Siles R，Shen B，et al. Triple disease combination: familial Mediterranean fever，Crohn's disease，and chronic idiopathic urticaria with angioedema. Inflamm Bowel Dis，2016，22: E12-E13.

[47] Yao Q，Shen M，McDonald C，et al. NOD2-associated autoinflammatory disease: a large cohort study. Rheumatology，2015，54: 1904-1912.

[48] Weiser M，Simon JM，Kochar B，et al. Molecular classification of Crohn's disease reveals two clinically relevant subtypes. Gut，2018，67: 36-42.

[49] Behr MA. The path to Crohn's disease: is mucosal pathology a secondary event? Inflamm Bowel Dis，2010，16: 896-902.

[50] Kim DH，Cheon JH. Intestinal Behcet's disease: a true inflammatory bowel disease or merely an intestinal complication of systemic vasculitis? Yonsei Med J，2016，57: 22-32.

[51] Grigg EL，Kane S，Katz S. Mimicry and deception in inflammatory bowel disease and intestinal behcet disease. Gastroenterol Hepatol，2012，8: 103-112.

[52] Coffey JC，O'Leary DP，Kiernan MG，et al. The mesentery in Crohn's disease: friend or foe? Curr Opin Gastroenterol，2016，32: 267-273.

[53] Coffey J，O'Leary P. The mesentery: structure，function，and role in disease. Lancet Gastroenterol Hepatol，2016，1: 238-247.

[54] Batra A，Stroh T，Siegmund B. Extraluminal factors contributing to inflammatory bowel disease. World J Gastroenterol，2011，17: 572-577.

[55] Li Y，Zhu W，Zuo L，et al. The role of the mesentery in Crohn's disease: the contributions of nerves，vessels，lymphatics，and fat to the pathogenesis and disease course. Inflamm Bowel Dis，2016，22: 1483-1495.

[56] Li Y，Zhu W，Gong J，et al. Visceral fat area is associated with a high risk for early postoperative recurrence in Crohn's disease. Colorectal Dis，2015，17: 225-234.

[57] Karagiannides I，Pothoulakis C. Neuropeptides，mesenteric fat，and intestinal inflammation. Ann NY Acad Sci，2008，1144: 127-135.

[58] Bertin B，Desreumaux P，Dubuquoy L. Obesity，visceral fat and Crohn's disease. Curr Opin Clin Nutr Metab Care，2010，13: 574-580.

[59] Long MD，Crandall WV，Leibowitz IH，et al. Prevalence and epidemiology of overweight and obesity in children with inflammatory bowel disease. Inflamm Bowel Dis，2011，17: 2162-2168.

[60] Prevalence of self-reported obesity among U.S. adults by race/ ethnicity，state，and territory，BRFSS. Centers

for Disease Control and Prevention, 2013–2015. https://www.cdc.gov/ obesity/dataprevalence-maps.html.

［61］ Singh S, Dulai PS, Zarrinpar A, et al. Obesity in IBD: epidemiology, pathogenesis, disease course and treatment outcomes. Nat Rev Gastroenterol Hepatol, 2017, 14: 110-121.

［62］ Alli-Akintade L, Pruthvi P, Hadi N, et al. Race and fistulizing perianal Crohn's disease. J Clin Gastroenterol, 2015, 49: 21-23.

［63］ Ding Z, Wu XR, Remer EM, et al. Association between high visceral fat area and postoperative complications in patients with Crohn's disease following primary surgery. Colorectal Dis, 2016, 18: 163-172.

［64］ Trivedi PJ, Chapman RW. PSC, AIH and overlap syndrome in inflammatory bowel disease. Clin Res Hepatol Gastroenterol, 2012, 36: 420-436.

［65］ Poupon R. Autoimmune overlapping syndromes. Clin Liver Dis, 2003, 7: 865-878.

［66］ Trivedi PJ, Hirschfield GM. Review article: overlap syndromes and autoimmune liver disease. Aliment Pharmacol Ther, 2012, 36: 517-533.

［67］ Sabino J, Vieira-Silva S, Machiels K, et al. Primary sclerosing cholangitis is characterised by intestinal dysbiosis independent from IBD. Gut, 2016, 65: 1681-1689.

［68］ Navaneethan U, Venkatesh PG, Lashner BA, et al. The impact of ulcerative colitis on the long-term outcome of patients with primary sclerosing cholangitis. Aliment Pharmacol Ther, 2012, 35: 1045-1053.

［69］ Soetikno RM, Lin OS, Heidenreich PA, et al. Increased risk of colorectal neoplasia in patients with primary sclerosing cholangitis and ulcerative colitis: a meta-analysis. Gastrointest Endosc, 2002, 56: 48-54.

［70］ Abdelrazeq AS, Kandiyil N, Botterill ID, et al. Predictors for acute and chronic pouchitis following restorative proctocolectomy for ulcerative colitis. Colorectal Dis, 2008, 10: 805-813.

［71］ Seril DN, Yao QP, Lashner BA, et al. Autoimmune features are associated with chronic antibiotic-refractory pouchitis. Inflamm Bowel Dis, 2015, 21: 110-120.

［72］ Garcia Rodriguez LA, Ruigomez A, Panes J. Acute gastroenteritis is followed by an increased risk of inflammatory bowel disease. Gastroenterology, 2006, 130: 1588-1594.

［73］ Porter CK, Kowalcyk B, Riddle MS. Chronic health consequences of acute enteric infections in the developed world. Am J Gastroenterol Suppl, 2016, 3: 12-23.

［74］ Sood A, Midha V, Singh A. Differential diagnosis of Crohn's disease versus ileal tuberculosis. Curr Gastroenterol Rep, 2014, 16: 418.

［75］ Ng SC, Hirai HW, Tsoi KK, et al. Systematic review with meta-analysis: accuracy of interferon-gamma releasing assay and anti-Saccharomyces cerevisiae anti-body in differentiating intestinal tuberculosis from Crohn's disease in Asians. J Gastroenterol Hepatol, 2014, 29: 1664-1670.

［76］ McNees AL, Markesich D, Zayyani NR, et al. Mycobacterium paratuberculosis as a cause of Crohn's disease. Expert Rev Gastroenterol Hepatol, 2015, 9: 1523-1534.

［77］ Forbes JD, Van Domselaar G, Bernstein CN. Microbiome survey of the inflamed and noninflamed gut at different compartments within the gastrointestinal tract of inflammatory bowel disease patients. Inflamm Bowel Dis, 2016, 22: 817-825.

［78］ Shah R, Cope JL, Nagy-Szakal D, et al. Composition and function of the pediatric colonic mucosal microbiome in untreated patients with ulcerative colitis. Gut Microbes, 2016, 7: 384-396.

［79］ Brandt LJ, Aroniadis OC, Mellow M, et al. Long-term follow-up of colonoscopic fecal microbiota transplant for recurrent Clostridium difficile infection. Am J Gastroenterol, 2012, 107: 1079-1087.

［80］van Nood E, Vrieze A, Nieuwdorp M, et al. Duodenal infusion of donor feces for recurrent Clostridium difficile. N Engl J Med, 2013, 368: 407-415.

［81］Sartor B, Wu G. Roles for intestinal bacteria, viruses, and fungi in pathogenesis of inflammatory bowel diseases and therapeutic approaches. Gastroenterology, 2017, 152: 327-339.

［82］Moayyedi P, Surette MG, Kim PT, et al. Fecal microbiota transplantation induces remission in patients with active ulcerative colitis in a randomized controlled trial. Gastroenterology 2015, 149: 102-109. a) Rossen NG, Fuentes S, van der Spek MJ, et al. Findings from a randomized controlled trial of fecal transplantation for patients with ulcerative colitis. Gastro- enterology 2015, 149: 110e8.

［83］Colman RJ, Rubin DT. Fecal microbiota transplantation as therapy for inflammatory bowel disease: a systematic review and meta- analysis. J Crohn's Colitis, 2014, 8: 1569-1581.

［84］De Leon LM, Watson JB, Kelly CR. Transient flare of ulcerative colitis after fecal microbiota transplantation for recurrent Clostridium difficile infection. Clin Gastroenterol Hepatol, 2013, 11: 1036-1038.

［85］Kelly CR, Ihunnah C, Fischer M, et al. Fecal microbiota transplant for treatment of Clostridium difficile infection in immunocompromised patients. Am J Gastroenterol, 2014, 109: 1065-1071.

［86］Hohmann EL, Ananthakrishnan AN, Deshpande V. Case records of the Massachusetts general hospital. Case 25-2014. A 37-year-old man with ulcerative colitis and bloody diarrhea. N Engl J Med, 2014, 371: 668-675.

［87］Kelly CR, Ziud H, Kahn S. New diagnosis of Crohn's colitis 6 weeks after fecal microbiota transplantation? Inflamm Bowel Dis, 2014, 20: S21.

［88］Peyrin-Biroulet L, Van Assche G, Gomez-Ulloa D, et al. Systematic review of tumor necrosis factor antagonists in extraintestinal manifestations in inflammatory bowel disease. Clin Gastroenterol Hepatol, 2017, 15: 25-36.

［89］Yilmaz B, Roach EC, Koklu S. Infliximab leading to autoimmune hepatitis: an increasingly recognized side effect. Dig Dis Sci, 2014, 59: 2602-2603.

［90］Marques M, Magro F, Cardoso H, et al. Infliximab-induced lupus-like syndrome associated with autoimmune hepatitis. Inflamm Bowel Dis, 2008, 14: 723-725.

［91］Costa MF, Said NR, Zimmermann B. Drug-induced lupus due to anti-tumor necrosis factor alpha agents. Semin Arthritis Rheum, 2008, 37: 381-387.

［92］Robinson WH, Genovese MC, Moreland LW. Demyelinating and neurologic events reported in association with tumor necrosis factor alpha antagonism: by what mechanisms could tumor necrosis factor alpha antagonists improve rheumatoid arthritis but exacerbate multiple sclerosis? Arthritis Rheum, 2001, 44: 1977-1983.

［93］Thiebault H, Boyard-Lasselin P, Guignant C, et al. Paradoxical articular manifestations in patients with inflammatory bowel diseases treated with infliximab. Eur J Gastroenterol Hepatol, 2016, 28: 876-881.

［94］Cleynen I, Vermeire S. Paradoxical inflammation induced by anti-TNF agents in patients with IBD. Nat Rev Gastroenterol Hepatol, 2012, 9: 496-503.

［95］Wollina U, Hansel G, Koch A, et al. Tumor necrosis factor-alpha inhibitor-induced psoriasis or psoriasiform exanthemata: first 120 cases from the literature including a series of six new patients. Am J Clin Dermatol, 2008, 9: 1-14.

［96］Cullen G, Kroshinsky D, Cheifetz AS, et al. Psoriasis associated with anti-tumour necrosis factor therapy in inflammatory bowel disease: a new series and a review of 120 cases from the literature. Aliment Pharmacol Ther, 2011, 34: 1318-1327.

[97] Cleynen I, Van Moerkercke W, Billiet T, et al. Characteristics of skin lesions associated with anti-tumor necrosis factor therapy in patients with inflammatory bowel disease: a cohort study. Ann Intern Med, 2016, 164: 10-22.

[98] Neurath MF, Wanitschke R, Peters M, et al. Randomised trial of mycophenolate mofetil versus azathioprine for treatment of chronic active Crohn's disease. Gut, 1999, 44: 625-628.

[99] Radford-Smith GL, Taylor P, Florin TH. Mycophenolate mofetil in IBD patients. Lancet, 1999, 354: 1386-1387.

[100] Star KV, Ho VT, Wang HH, et al. Histologic features in colon biopsies can discriminate mycophenolate from GVHD-induced colitis. Am J Surg Pathol, 2013, 37: 1319-1328.

[101] Ardizzone S, Cassinotti A, de Franchis R. Immunosuppressive and biologic therapy for ulcerative colitis. Expert Opin Emerg Drugs, 2012, 17: 449-467.

[102] Kurnatowska I, Banasiak M, Daniel P, et al. Two cases of severe de novo colitis in kidney transplant recipients after conversion to prolonged-release tacrolimus. Transpl Int, 2010, 23: 553-558.

[103] Hueber W, Sands BE, Lewitzky S, et al. Secukinumab, a human anti-IL-17A monoclonal antibody, for moderate to severe Crohn's disease: unexpected results of a randomised, double-blind placebo-controlled trial. Gut, 2012, 61: 1693-1700.

[104] Vaughan D, Drumm B. Treatment of fistulas with granulocyte colony-stimulating factor in a patient with Crohn's disease. N Engl J Med, 1999, 340: 239-240.

[105] Korzenik JR, Dieckgraefe BK, Valentine JF, et al. Sargramostim in Crohn's disease study G. Sargramostim for active Crohn's disease. N Engl J Med, 2005, 352: 2193-2201.

[106] Dieckgraefe BK, Korzenik JR. Treatment of active Crohn's disease with recombinant human granulocyte-macrophage colony-stimulating factor. Lancet, 2002, 360: 1478-1480.

[107] Merkley SA, Beaulieu DB, Horst S, et al. Use of intravenous immunoglobulin for patients with inflammatory bowel disease with contraindications or who are unresponsive to conventional treatments. Inflamm Bowel Dis, 2015, 21: 1854-1859.

[108] Pohlau D, Przuntek H, Sailer M, et al. Intravenous immunoglobulin in primary and secondary chronic progressive multiple sclerosis: a randomized placebo controlled multicentre study. Mult Scler, 2007, 13: 1107-1117.

[109] Poelman CL, Hummers LK, Wigley FM, et al. Intravenous immunoglobulin may be an effective therapy for refractory, active diffuse cutaneous systemic sclerosis. J Rheumatol, 2015, 42: 236-242.

[110] Melzer N, Meuth SG. Disease-modifying therapy in multiple sclerosis and chronic inflammatory demyelinating polyradiculoneuropathy: common and divergent current and future strategies. Clin Exp Immunol, 2014, 175: 359-372.

[111] Jauregui-Amezaga A, Rovira M, Marin P, et al. Improving safety of autologous haematopoietic stem cell transplantation in patients with Crohn's disease. Gut, 2016, 65: 1456-1462.

[112] Park KJ, Ryoo SB, Kim JS, et al. Allogeneic adipose-derived stem cells for the treatment of perianal fistula in Crohn's disease: a pilot clinical trial. Colorectal Dis, 2016, 18: 468-476.

［113］ Garcia-Arranz M，Dolores Herreros M，Gonzalez-Gomez C，et al. Treatment of Crohn's-related rectovaginal fistula with allogeneic expanded-adipose derived stem cells: a phase I-IIa clinical trial. Stem Cells Transl Med，2016，11: 1441-1446.

［114］ Panes J，Garcia-Olmo D，Van Assche G，et al. Expanded allogeneic adipose-derived mesenchymal stem cells (Cx601) for complex perianal fistulas in Crohn's disease: a phase 3 randomised，double-blind controlled trial. Lancet，2016，388: 1281-1290.

［115］ Nyabanga C，Kochhar G，Costa G，et al. Management of Crohn's disease in the new era of gut rehabilitation and intestinal transplantation. Inflamm Bowel Dis，2016，22: 1763-1776.

［116］ Herrera AF，Soriano G，Bellizzi AM，et al. Cord colitis syndrome in cord-blood stem-cell transplantation. N Engl J Med，2011，365: 815-824.

［117］ Gupta NK，Masia R. Cord colitis syndrome: a cause of granulomatous inflammation in the upper and lower gastrointestinal tract. Am J Surg Pathol，2013，37: 1109-1113.

［118］ Matuchansky C. Cord colitis syndrome in cord-blood stem-cell transplantation. N Engl J Med，2011，365: 2336-2337. author reply 7-8.

［119］ Milano F，Shulman HM，Guthrie KA，et al. Late-onset colitis after cord blood transplantation is consistent with graft-versus-host disease: results of a blinded histo- pathological review. Biol Blood Marrow Transpl，2014，20: 1008-1013.

［120］ Nepal S，Navaneethan U，Bennett AE，et al. De novo inflammatory bowel disease and its mimics after organ transplantation. Inflamm Bowel Dis，2013，19: 1518-1527.

［121］ Hampton DD，Poleski MH，Onken JE. Inflammatory bowel disease following solid organ transplantation. Clin Immunol，2008，128: 287-293.

［122］ Du P，Sun C，Ashburn J，et al. Risk factors for Crohn's disease of the neo-small intestine in ulcerative colitis patients with total proctocolectomy and primary or secondary ileostomies. J Crohns Colitis，2015，9: 170-176.

［123］ Shen B，Patel S，Lian L. Natural history of Crohn's disease in patients who underwent intentional restorative proctocolectomy with ileal pouch-anal anastomosis. Aliment Pharmacol Ther，2010，31: 745-753.

［124］ Rush B，Berger L，Rosenfeld G，et al. Tacrolimus therapy for ulcerative colitis-associated post-colectomy enteritis. ACG Case Rep J，2014，2: 33-35.

［125］ Rubenstein J，Sherif A，Appelman H，et al. Ulcerative colitis associated enteritis: is ulcerative colitis always confined to the colon? J Clin Gastroenterol，2004，38: 46-51.

［126］ Ahn LB，Huang CS，Forse RA，et al. Crohn's disease after gastric bypass surgery for morbid obesity: is there an association? Inflamm Bowel Dis，2005，11: 622-624.

［127］ Dodell GB，Albu JB，Attia L，et al. The bariatric surgery patient: lost to follow-up; from morbid obesity to severe malnutrition. Endocr Pract，2012，18: e21-e25.

［128］ Maple JT，Pearson RK，Murray JA，et al. Silent celiac disease activated by pancreaticoduodenectomy. Dig Dis Sci，2007，52: 2140-2144.

［129］ Bai J，Moran C，Martinez C，et al. Celiac sprue after surgery of the upper gastrointestinal tract. Report of 10 patients with special attention to diagnosis，clinical behavior，and follow-up. J Clin Gastroenterol，1991，13: 521-524.

［130］ Shen L，Lian L，Goldblum JR，et al. Development of de novo celiac disease after restorative proctocolectomy and ileal pouch-anal anastomosis. Inflamm Bowel Dis, 2009, 15: 1131-1132.

［131］ Shen B. Crohn's disease of the ileal pouch: reality, diagnosis, and management. Inflamm Bowel Dis, 2009, 15: 284-294.

［132］ Herfarth HH, Long MD, Isaacs KL. Use of biologics in pouchitis: a systematic review. J Clin Gastroenterol, 2015, 49: 647-654.

［133］ Philpott J, Ashburn J, Shen B. Efficacy of vedolizumab in patients with antibiotic and anti-tumor necrosis alpha refractory pouchitis. Inflamm Bowel Dis, 2017, 23: E5-E6.

［134］ Wu XR, Liu XL, Katz S, et al. Pathogenesis, diagnosis, and management of ulcerative proctitis, chronic radiation proctopathy, and diversion proctitis. Inflamm Bowel Dis, 2015, 21: 703-715.

［135］ Li Y, Stocchi L, Rui Y, et al. Comparable outcomes of the consistent use versus switched use of anti-tumor necrosis factor agents in postoperative recurrent Crohn's disease following ileocolonic resection. Int J Colorectal Dis, 2016, 31: 1751-1758.

［136］ Feng X, Su Y, Jiang J, et al. Changes in fecal and colonic mucosal microbiota of patients with refractory constipation after a subtotal colectomy. Am Surg, 2015, 81: 198-206.

［137］ Machiels K, Sabino J, Vandermosten L, et al. Specific members of the predominant gut microbiota predict pouchitis following colectomy and IPAA in UC. Gut, 2017, 66: 79-88.

［138］ Lightner AL, Pemberton JH, Loftus Jr EJ. Crohn's disease of the ileoanal pouch. Inflamm Bowel Dis, 2016, 22: 1502-1508.

［139］ Cho JH, Gregersen PK. Genomics and the multifactorial nature of human autoimmune disease. N Engl J Med, 2011, 365: 1612-1623.

［140］ Bengtson MB, Aamodt G, Vatn MH, et al. Concordance for IBD among twins compared to ordinary siblingsea Norwegian population-based study. J Crohn's Colitis, 2010, 4: 312-318.

［141］ Shanahan F. Physiological basis for novel drug therapies used to treat the inflammatory bowel diseases I. Pathophysiological basis and prospects for probiotic therapy in inflammatory bowel disease. Am J Physiol Gastrointest Liver Physiol, 2005, 288: G417-G421.

［142］ Fernandez EM, Valenti V, Rockel C. Anti-inflammatory capacity of selected lactobacilli in experimental colitis is driven by NOD2- mediated recognition of a specific peptidoglycan-derived muropep- tide. Gut, 2011, 60: 1050-1059.

［143］ Levine AP, Pontikos N, Schiff ER, et al. Genetic complexity of Crohn's disease in two large Ashkenazi Jewish families. Gastroenterology, 2016, 151 : 698-709.

［144］ Park YS, Jun DW, Kim SH, et al. Colonoscopy evaluation after short-term anti-tuberculosis treatment in nonspecific ulcers on the ileocecal area. World J Gastroenterol, 2008, 14: 5051-5058.

［145］ Hong SN, Kim HJ, Kim KH, et al. Risk of incident Mycobacterium tuberculosis infection in patients with inflammatory bowel disease: a nationwide population-based study in South Korea. Aliment Pharmacol Ther, 2017, 45: 253-263.

第3章 炎症性肠病合并狭窄的发病机制

Jeffrey Z. Ko, Jay P. Abraham, David Q.Shih

炎症性肠病狭窄的形成,是一个包含临床、基因以及血清学等多种危险因素的复杂过程。最初,大家认为炎症性肠病狭窄的发生是慢性炎症的结果,然而新的证据显示非炎症因素对狭窄形成也有作用,提示狭窄的形成过程可能涉及细胞、分子以及微生物因素之间错综复杂的相互作用。虽然目前尚未有针对纤维狭窄的特殊治疗手段,但是理解这些新发现的狭窄形成机制,无疑对未来的治疗进展具有指导意义。[①]

一、简 介

狭窄形成是炎症性肠病的一个重要并发症,通常需要内镜检查或手术干预。高达30%的克罗恩病患者和5%的溃疡性结肠炎患者会并发狭窄[1]。狭窄是通过炎症及纤维化过程的组合而形成的。虽然狭窄可以出现在胃肠道的任何节段,但最常见的部位是末端回肠和回盲瓣,原因是大多数狭窄发生于克罗恩病患者[2]。溃疡性结肠炎的结肠狭窄不常见,一般是无症状的、良性的,而且与炎症程度和纤维化有关,鉴于疾病的受累部位可能与癌症相关,必须评估癌变风险。与癌变风险增加的相关因素包括病程长短(大于20年)、位于脾曲近端以及有肠梗阻症状。[3]由于炎症性肠病狭窄形成的丰富信息主要来源于克罗恩病模型及研究,故本章将主要聚焦于克罗恩病的病理生理学背景,探讨其狭窄的形成机制。

二、危险因素

克罗恩病的自然病程通常始于诊断时以炎症为主的病变,随着时间推移逐渐发展为纤维增生和/或穿透性病变。大约20%~30%的克罗恩病患者有纤维狭窄表型[4]。与纤维狭窄性克罗恩病相关的危险因素包含临床、基因、表观遗传和血清学等多种因素(表3.1)。

---

① 此段为译者加入。

表 3.1　炎症性肠病纤维狭窄的危险因素

因素	内容
临床危险因素	诊断时年龄小于 40 岁
	肛周病变
	初治时就需要激素治疗
	黏膜深溃疡
	小肠炎症
	存在瘘管
	吸烟
遗传危险因素	NOD2/CARD15
	MMP–3
	IL12–B
	Smad3
	Smad7
	Jak–Tyk2–STAT3
	SOCS3
炎症性肠病表观遗传改变的基因	IL–19
	IL–27
	TNF–α
	SMT1
	NOD2/CARD15
	VMP–1（miRNA–21）
	miRNA–29
	miR17 ～ 92
血清学危险因素	ASCA（抗酿酒酵母抗体）
	ACCA（抗壳多糖糖类抗体）
	Anti–Cbir1（抗菌鞭毛蛋白 CBir1 抗体）
	Anti–OmpC（抗大肠埃希菌外膜蛋白 C 抗体）
	Anti–I2（抗假单胞菌相关序列 I2 抗体）
	Anti–L（抗海带多糖抗体）

　　总体来说,这些危险因素与复杂的疾病病程有关,而不是单纯与狭窄形成相关;然而,关于这些危险因素的讨论是很有必要的,这可以帮助确定纤维狭窄性患者,或有潜在可能发展成纤维狭窄性疾病的患者。

　　与纤维狭窄发展相关的临床危险因素主要包括疾病病程及其严重程度。初诊时年龄小于 40 岁、合并肛周疾病、初次发病治疗即需使用类固醇激素是三个最为重要的预测疾病严重程度的临床危险因素。如果满足这三个标准中的两个,那未来发生致残性疾病的阳性预测值则超过 90%[5]。黏膜深溃疡预示患者的手术风险会更高[6]。由于小肠管径小,因此也预测小肠的炎症需要接受手术治疗的显著狭窄性疾病的发生风险增高[7]。众所周知,吸烟是导致克罗恩病病情恶化的危险因素,并加速从初诊到发展至第一次诊断为狭窄的过程[7]。最后,瘘管的存在对于预测狭窄具有较高的阳性预测值[8]。

一些遗传危险因素也可预测狭窄。这些遗传因素功能的多样性揭示了狭窄发病机制的多面性。细胞内细菌传感器基因 NOD2/CARD15 是目前炎症性肠病研究最为广泛的基因,它的某些遗传变异已被证实与回肠受累和需要手术的狭窄性疾病有关[9]。一些调节纤维化的基因多态性已被证实是狭窄性疾病的独立相关因素,其中最为主要的是基质金属蛋白酶 3(MMP-3)的 5T5T 多态性和 IL-12B 附近的 rs1363670 G 等位基因的纯合子[10,11]。促纤维化的转化生长因子 -β 途径(TGF-β)的基因多态性获得了越来越多的关注,但这些多态性的确切作用尚不清楚[12]。本章将进一步探讨 TGF-β 信号转导的分子通路。

调节基因表达的表观遗传危险因素也被证实对理解纤维狭窄的发生至关重要。DNA 甲基化是通过干扰转录因子与它们的 DNA 结合位点相结合,或吸引组蛋白和染色质修饰酶的甲基 CpG 结合蛋白来抑制基因表达的过程。在涉及 IL-27、IL-19、肿瘤坏死因子(TNF)、可溶性潜伏膜 1(SMT1)和 NOD2 的位点上,均发现了显著的 DNA 甲基化,所有这些位点都可预测疾病活动[12]。在液泡膜蛋白 -1(VMP-1)位点中也发现 DNA 甲基化,该位点也含有微小 RNA-21(miRNA-21)[13]。miRNA-21 的差异转录,有利于持续的 TGF-β 信号转导,导致胶原产生、细胞外基质(ECM)沉积和最终的纤维化[13]。调节纤维化因子基因转录的其他 miRNA 也被提及:其中包括抗纤维化 miRNA-29 和 miR17～92 簇[14]。

肠道微生物群在狭窄的形成中也起着至关重要的作用,因为肠道微生物失调是 IBD 发病的关键。针对某些微生物的抗体已被越来越多地用作提示严重疾病病程的指标。最早被发现且最知名的抗体是抗酿酒酵母抗体(ASCAs),它已被用于鉴别克罗恩病和溃疡性结肠炎,并与复杂的病程(纤维狭窄和穿透)、回肠和回结肠受累、发病年龄轻、肛周疾病和需要手术有关[15]。其他一些抗体也可以预测疾病的复杂病程,但是由于它们还不能可靠地预测纤维狭窄,限制了其目前在临床中的应用(表 3.1)。

三、发病机制

如前所述,炎症性肠病狭窄的形成是一个复杂的过程,涉及多种细胞及分子因素。目前广泛认为,炎症性肠病的发病是由于针对肠道菌群的免疫调节异常,激活了大量的白细胞,白细胞释放炎症细胞因子[4],炎症引起了组织修复机制的失衡。它们共同导致了间质细胞的增殖、激活,细胞外基质沉积,降解细胞外基质的基质金属蛋白酶(MMPs)分泌减少,组织基质金属蛋白酶抑制剂(TIMPs)分泌增加,最终导致了病理性纤维化(图 3.1)[4,14]。

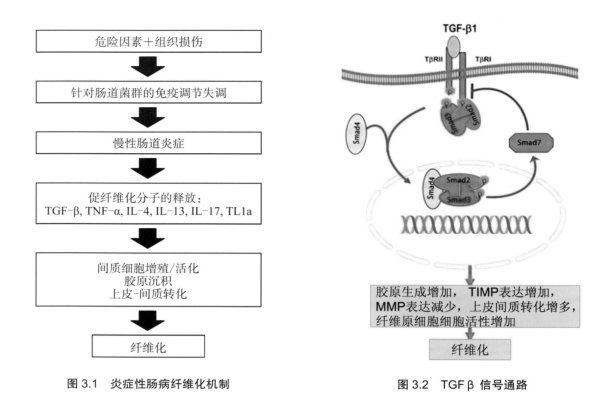

图 3.1　炎症性肠病纤维化机制　　　　　　图 3.2　TGFβ 信号通路

TGF-β 可能是最为熟知的与损伤修复及纤维化相关的生长因子。TGF-β 水平的升高与多个系统器官的纤维化疾病有关，包括心脏、肺、肝、肾脏以及消化道器官[14]。TGF-β 在纤维化过程中的主要作用是激活成纤维细胞，并使其向肌成纤维细胞分化，上调细胞外基质蛋白如胶原蛋白、弹性蛋白的产生以及黏附受体和可收缩纤维的表达，抑制基质金属蛋白酶（MMPs），活化组织基质金属蛋白酶抑制剂（TIMPs）。此外，TGF-β 还被发现可以促进上皮间质转化[16]。

在分子水平，TGF-β 有三种异构体可以与 TGF-β 受体（TGF-β R1）或 TGF-β 受体 2（TGF-β R2）结合[16]。这些受体形成异源或同源二聚体跨膜丝氨酸 / 苏氨酸激酶复合物，该复合物可磷酸化 Smad2 及 Smad3[16]。磷酸化的 Smad2 和 Smad3 可与 Smad4 形成复合物，这个更大的复合物进入细胞核激活基因转录，最终发挥促纤维化作用（图 3.2）[14,16]。

Smad2 和 Smad3 的调节作用通过 Smad7 进行，Smad7 可阻止 Smad2 / 3 复合物与其受体结合形成复合物[16]。TGF-β 的信号分子机制已被证实在 IBD 潜在特异抗纤维化治疗中至关重要，更多的细节将在本章中有进一步详述。

在结束 TGF-β 讨论之前，需要提醒大家注意的是这种生长因子除了促纤维形成和伤口愈合之外还具有其他的特别功能。TGF-β 的免疫调节功能已经被很好地诠释，特别是在免疫耐受、先天免疫和获得免疫方面[17]。鉴于 TGF-β 广泛作用的事实，所以靶向该分子进行特异性抗纤维化治疗具有重要意义。

TNF-α 可能是 IBD 炎症中研究最为透彻的细胞因子，但其在纤维狭窄中的作用尚不清楚。TNF-α 具有促纤维化作用，如诱导 TIMP-1 表达、降低 MMP-2 活性、缓解胶原降解[18]。矛盾的是，

TNF-α 也具有抗纤维化作用,例如通过 NF-KB 途径诱导 Smad7 产生,从而减少胶原沉积和 TGF-β 生成[19,20]。这些不同的效应可能取决于特定的细胞类型和 TNF 受体的参与,因为 TNFR1 缺陷的小鼠表现出创面的快速愈合、胶原沉积增加和创面的血管生成,而 TNFR2 缺陷的小鼠的肠肌成纤维细胞的胶原合成和细胞增殖能力减小。拥有多重细胞功效的 TNF-α 对抗 TNF 生物制剂在纤维狭窄中的使用具有重要影响。

与 TNF-α 相关的肿瘤坏死因子样配体 1A(TL1A),是一种由 TNFRSF15 基因编码的蛋白质。TL1A 的免疫功能已被很好阐述,特别是其可与死亡受体 3(DR3)结合,从而在免疫应答中促进 Th17 细胞的扩增和细胞因子的产生[22]。最近,TL1A-DR3 途径的促纤维化作用逐渐为大家所知。DR3 在人和小鼠肠道成纤维细胞上均有表达[23]。DR3 缺陷小鼠表现出结肠成纤维细胞数量减少,成纤维细胞活化减少,TL1A 诱导的胶原沉积减少[23]。相反,TL1A 在小鼠中的过表达可导致伴有胶原沉积增加的自发性回肠炎的发生[24]。最引人注目的是,在人体中发现,TNFRSF15 单倍型中 TL1A 的表达量升高,并且该人群患克罗恩病、肠纤维狭窄和需接受手术治疗的风险增加[25]。TL1A 阻断是一种治疗纤维狭窄性 IBD 的潜在方式,目前关于这种治疗方式的研究将在本章后面描述。

某些 T 细胞亚群释放的细胞因子也与纤维性狭窄的发生密切相关。Th2 细胞因子,特别是 IL-4 和 IL-13,在纤维狭窄性疾病中含量均升高,并促进成纤维细胞活化、成纤维细胞增殖和胶原合成[26]。由 Th17 细胞分泌的 IL-17,是一种众所周知的促炎症细胞因子,不仅激活粒细胞,还可以刺激人结肠肌成纤维细胞活化[27]。此外,来自纤维性狭窄的克罗恩病患者的肠样本体外表达更高水平的 IL-17A,并且从纤维狭窄处分离的肌成纤维细胞,经 IL-17 刺激可产生更多的胶原和 TIMP-1[28]。

相反,同样存在一部分 T 细胞亚群可抗纤维化。例如,Th1 细胞分泌干扰素-γ(IFN-γ),它通过抑制 TGFβ 的产生从而抑制成纤维细胞的迁移和增殖[29]。此外,调节性 T 淋巴细胞(Tregs)可分泌 IL-10,该细胞因子可抑制肝、肺和肾脏的病理性纤维化[14]。IL-10 基因敲除小鼠在结肠炎小鼠模型中常被使用,某些 IL-10 基因多态性与 IBD 相关。这些结果确实暗示了 IL-10 在炎症性肠病发病中的作用,但 IL-10 阻断剂的疗效在临床试验中并没有得到证实[14,30]。

如前所述,上述各种细胞因子的最终共同途径包括间充质细胞的募集和激活,主要包括成纤维细胞、肌成纤维细胞和平滑肌细胞。在正常的稳态下,成纤维细胞持续分泌细胞外基质(ECM)以维持组织的基线结构完整。此外,降解 ECM 的基质金属蛋白酶(MMPs)及其抑制剂金属蛋白酶组织抑制剂(TIMPs)之间存在一种平衡。然而,在针对炎症产生应答时,间充质细胞迅速增殖,受趋化因子趋化归巢并聚集于损伤部位,分泌更多的 ECM 蛋白,促进组织修复。此外,MMPs 和 TIMPs 之间平衡的转换有利于 TIMPs 形成,最终导致 ECM 沉积增加。肌纤维母细胞和平滑肌细胞也具有收缩创面的能力,以限制组织损伤创面面积。虽然描述的间充质细胞的活性是基于急性的小损伤,但是在慢性炎症的过程中,它们也可能会变得严重紊乱。[4,14,31]

更进一步的研究发现,上皮间质转化(EMT)的过程也与 IBD 相关的狭窄和瘘管形成密切相关。EMT 通常是一种生理过程,特别是在胚胎发生和器官形成过程中。[14,32]然而,在炎症和损伤反应中,上皮细胞会丢失它的关键特性,比如顶面-底侧极性、细胞间接触。此外,上皮细胞还会变得具备肌成纤维细胞的能力,如分泌 ECM、TIMPs 和收缩损伤创面[14,32]。在分子水平,细胞因子和生长因子,如 TNF、TGF-β 和 IL-13 已被发现是 EMT 的驱动因子,最终导致 β-catenin 的入核及相关转录因子 SNAIL1、SLUG 的转录[33]。上述过程包括上皮特异性标记物如 E-cadherin 的下调,间充质标记物如波形蛋白的上调[33,34]。通过免疫组化染色,从克罗恩病患者的纤维化结肠标本中发现 EMT 参与 IBD 相关狭窄的证据,如一些上皮和间充质标记共定位的细胞群体,TGF-β 的表达量增加,β-catenin 和 SNAIL 转录因子入核。所以,EMT 在纤维化和肿瘤形成中的作用,这使得它成为未来治疗中最受关注的靶点。

间充质细胞活性和 EMT 的最终结果是细胞外基质的沉积和受损创面的收缩,最后达到组织修复的目的(图 3.1)[31]。如前所述,在更急性和轻微的损伤中,这是一个适当的生理反应,可促进适当的伤口愈合。然而,随着损伤程度的加重和慢性化,如炎症性肠病过程中的慢性炎症,这些组织修复机制可以一直存在,最终导致临床上显著的纤维化和胃肠道狭窄形成。

四、药物治疗

目前,治疗炎症性肠病狭窄的药物主要是抗炎药,而特异性抗纤维化药物仍处于临床研究阶段。针对纤维狭窄研究最多的抗炎药物,是抗肿瘤坏死因子生物制剂,特别是英夫利西单抗。针对结肠的炎症性狭窄,全身或局灶英夫利西单抗的使用已见到阳性结果[35,36]。然而,关于英夫利西单抗的大量数据源于基于人群的研究是在手术背景下评估,其显著结果是英夫利西单抗不仅降低了手术率,而且也被推荐用于预防术后复发[37]。后续研究将进一步阐明抗 TNF 治疗在单纯纤维狭窄患者中的作用。

如前所述,目前市场上没有针对炎症性肠病相关狭窄的特异性抗纤维化治疗。然而,有无数的试验研究针对本章前面描述的许多细胞因子和生长因子开展了新疗法。TGF-β 再次成为研究的最为透彻的针对纤维化疾病的治疗靶点之一。鉴于其在纤维化和免疫调节方面的广泛作用,全面阻断 TGF-β 可能存在困难;在系统性硬化症中使用中和抗体(Fracimimoub,MelimuMb)的研究显示其疗效并不确切,而且存在明显的副作用风险。因此,到目前为止,在 IBD 中没有使用 TGF-β 阻断抗体的研究。[14,38]更多针对 TGFβ 纤维化通路的特定复合物靶点研究已经显示出一定的潜力:比如通过 SD-208 阻断 TGFβ R1,通过吡非尼酮阻断 TGFβ 的合成,通过 IN-1130 抑制 TGFβ R1 激酶(ALK5)[14]。

此外,市场销售的某些用于非炎症性肠病治疗的药物,在纤维化疾病中显示出益处。HMG-CoA 还原酶抑制剂(他汀类药物)有益于治疗心脏、肺和肝纤维化[14]。在 TNBS 诱导的结肠炎小鼠模型中,他汀类药物不仅可以通过抑制 Smad3 磷酸化来降低 TGF-β1 的表达,而且可以促进成肌细胞和成纤维细胞的凋亡,显示出特异的抗纤维化作用[39]。血管紧张素酶抑制剂(ACEI)卡托普利,已被证实诱导 TGF-β 的表达,促进胶原蛋白的产生,可使克罗恩病患者的黏膜表达水平升高[40]。血管紧张素转换酶抑制剂(CAE)卡托普利和血管紧张素受体拮抗剂(ARB)氯沙坦均可通过降低 TGF-β1 的表达而减轻结肠炎症和纤维化[41,42]。维多珠单抗为一种整合素抑制剂,用于炎症性肠病的治疗,也可能有益于纤维狭窄的治疗。因为 AVB6 整合素可通过结合潜伏相关肽(LAP)来激活 TGF-β[16]。

类似的还有西仑吉肽，其为一种被用于高级别胶质瘤治疗的实验性 aVB3 整合素抑制剂，可通过降低 TGF-β1 活化、减少胶原生成和平滑肌增殖来减轻 TNBS 诱导的小鼠结肠炎纤维化[43]。在将来的研究中，利用这些已经可用的疗法来治疗纤维狭窄性炎症性肠病是非常有必要的。

在结束 TGF-β 信号通路调节在 IBD 治疗中作用的讨论之前，目前已经有通过促进 TGF-β 信号转导来减少炎症的药物正处于研发中。一种代表性药物就是 mongersen，其为口服的 Smad7 反义寡核苷酸。在纳入克罗恩病患者的 II 期临床试验中，与安慰剂相比，mongersen 已经显示出具有剂量依赖性的临床应答和缓解[44]。假如诱导 TGF-β 信号转导时增加纤维狭窄的理论风险存在，那么在未来的临床试验中应谨慎地监测狭窄发生，特别是在有纤维狭窄的患者亚群中。

已在纤维型狭窄的炎症性肠病患者中进行了涉及或靶向细胞因子的多种治疗方法的评价。如前所述，IL-10 是一种有效的抗炎细胞因子，然而 IL-10 治疗在克罗恩病中被证明是无效的[33]。IFN-γ 给药在 TNBS 诱导的小鼠结肠炎模型中显示出积极的作用，已被批准用于慢性肉芽肿性疾病和恶性骨硬化症，但其在人类炎症性肠病中的使用尚无研究数据支持[45]。对促纤维化 Th2 细胞因子 IL-13 的抗体已经评估用于肺纤维化（LeBrimuMuAb 和 Tralokinumab）；在一个小型的针对溃疡性结肠炎患者的试验中，Tralokinumab 已被证明耐受性良好，尽管它可能无法显著改善临床应答，但与安慰剂组相比，它能获得更高的缓解率[14,46]。在中度至重度克罗恩病患者中，使用 Secukinumab 抗体阻断促纤维化 Th17 细胞因子 IL-17A，未达到主要治疗终点，且与显著的不良事件相关。然而，亚组分析显示 TNFSF15（rs426839）单核苷酸多态性可使 TL1A 表达水平升高，这一类患者可在 Secukinumab 单抗的治疗中获益[47]。与 TNF 相关的细胞因子 TL1A 的中和抗体，在小鼠结肠炎模型中也显示出阳性结果，但目前尚无人类数据[23]。表 3.2 列举了细胞因子及其药物治疗[14]。

表 3.2　细胞因子及其药物治疗

细胞因子	对纤维化的影响	机制	治疗药物
TNF-α	↑ / ↓	诱导 TIMP 产生，下调 MMP 表达，成纤维细胞胶原生成减少，CTGF，TGFβ 表达减少	英夫利西单抗，阿达木单抗
TGF-β	↑	纤维原细胞活化及增殖增加，胶原、纤维连接蛋白生成增加，TIMP 表达增加，MMP 表达减少，促上皮间质转化	夫苏木单抗，美替木单抗，蛋白激酶 D 抑制剂 SD-208，吡非尼酮，IN-1130，血管紧张素转化酶抑制剂 / 血管紧张素 II 受体阻滞剂，他汀类，西仑吉肽
IL-10	↓	调节性 T 细胞相关的细胞活性抑制	重组白介素 10
IFN-γ	↓	成纤维细胞增殖、迁移↓，胶原生成↓	重组 γ 干扰素
IL-4	↑	成纤维细胞活化，胶原生成↑	Lebrikizumab，Tralokinumab
IL-13	↑	MMP ↓，TGFβ ↑	

续表

细胞因子	对纤维化的影响	机制	治疗药物
IL–17	↑	成纤维细胞活化，胶原生成↑，上皮间质转化发生，TGFβ↑	Secukinumab
TL1A	↑	成纤维细胞活化，胶原生成↑，TIMP↑	研发中

五、总　结

　　炎症性肠病纤维狭窄的发生是一个复杂的过程，具有临床、遗传、表观遗传和血清学多种危险因素。在肠道菌群失调的免疫应答中，大量的细胞因子和生长因子改变了白细胞和间充质细胞的活性，最终导致慢性炎症和无序组织修复，造成了临床上的显著狭窄。虽然目前还没有针对炎症性肠病纤维狭窄的具体治疗方法，但已经有广泛可用的药物在这方面显示出了希望。最后，加深对特异性分子在直接纤维化通路中的理解，无疑有助于指导未来的治疗发展。

（郭　红　廖忠莉　译）

参考文献

［1］ Rieder F, de Bruyn JR, Pham BT, et al. Results of the 4th scientific workshop of the ECCO (Group Ⅱ): markers of intestinal fibrosis in inflammatory bowel disease. J Crohns Colitis, 2014, 8(10): 1166-1178.

［2］ Fukumoto A, Tanaka S, Yamamoto H, et al. Diagnosis and treatment of small-bowel stricture by double balloon endoscopy. Gastrointest Endosc, 2007, 66(3 Suppl): S108-S112.

［3］ Gumaste V, Sachar DB, Greenstein AJ. Benign and malignant colorectal strictures in ulcerative colitis. Gut, 1992, 33(7): 938-941.

［4］ Rieder F, Fiocchi C, Rogler G. Mechanisms, Management, and Treatment of Fibrosis in Patients With Inflammatory Bowel Diseases. Gastroenterology, 2016.

［5］ Beaugerie L, Seksik P, Nion-Larmurier I, et al. Predictors of Crohn's disease. Gastroenterology, 2006, 130(3): 650-656.

［6］ Allez M, Lemann M. Role of endoscopy in predicting the disease course in inflammatory bowel disease. World J Gastroenterol, 2010, 16(21): 2626-2632.

［7］ Louis E, Michel V, Hugot JP, et al. Early development of stricturing or penetrating pattern in Crohn's disease is influenced by disease location, number of flares, and smoking but not by NOD2/CARD15 genotype. Gut, 2003, 52(4): 552-557.

［8］ Jurgens M，Brand S，Laubender RP，et al. The presence of fistulas and NOD2 homozygosity strongly predict intestinal stenosis in Crohn's disease independent of the IL23R genotype. J Gastroenterol，2010，45(7): 721-731.

［9］ Adler J，Rangwalla SC，Dwamena BA，et al. The prognostic power of the NOD2 genotype for complicated Crohn's disease: a meta-analysis. Am J Gastroenterol，2011，106(4): 699-712.

［10］ Meijer MJ，Mieremet-Ooms MA，van Hogezand RA，et al. Role of matrix metalloproteinase, tissue inhibitor of metalloproteinase and tumor necrosis factor-alpha single nucleotide gene polymorphisms in inflammatory bowel disease. World J Gastroenterol，2007，13(21): 2960-2966.

［11］ Henckaerts L，Van Steen K，Verstreken I，et al. Genetic risk profiling and prediction of disease course in Crohn's disease patients. Clin Gastroenterol Hepatol，2009，7(9): 972-980.e2.

［12］ Liberek A，Jakobkiewicz-Banecka J，Kloska A，et al. Clinical parameters of inflammatory bowel disease in children do not correlate with four common polymorphisms of the transforming growth factor beta1 gene. Acta Biochim Pol，2011，58(4): 641-644.

［13］ Adams AT，Kennedy NA，Hansen R，et al. Two-stage genome-wide methylation profiling in childhood-onset Crohn's Disease implicates epigenetic alterations at the VMP1/MIR21 and HLA loci. Inflamm Bowel Dis，2014，20(10): 1784-1793.

［14］ Jacob N，Targan SR，Shih DQ. Cytokine and anti-cytokine therapies in prevention or treatment of fibrosis in IBD. United European Gastroenterol J，2016，4(4): 531-540.

［15］ Zhang Z，Li C，Zhao X，et al. Anti-Saccharomyces cerevisiae antibodies associate with phenotypes and higher risk for surgery in Crohn's disease: a meta-analysis. Dig Dis Sci，2012，57(11): 2944-2954.

［16］ Leask A，Abraham DJ. TGF-beta signaling and the fibrotic response. FASEB J，2004，18(7): 816-827.

［17］ Chen W，Ten Dijke P. Immunoregulation by members of the TGFbeta superfamily. Nat Rev Immunol，2016，16(12): 723-740.

［18］ Theiss AL，Simmons JG，Jobin C，et al. Tumor necrosis factor (TNF) alpha increases collagen accumulation and proliferation in intestinal myofibroblasts via TNF receptor 2. J Biol Chem，2005，280(43): 36099-36109.

［19］ Abraham DJ，Shiwen X，Black CM，et al. Tumor necrosis factor alpha suppresses the induction of connective tissue growth factor by transforming growth factor-beta in normal and scleroderma fibroblasts. J Biol Chem，2000，275(20): 15220-15225.

［20］ Bitzer M，von Gersdorff G，Liang D，et al. A mechanism of suppression of TGF-beta/SMAD signaling by NF-kappa B/RelA. Genes Dev，2000，14(2): 187-197.

［21］ Mori R，Kondo T，Ohshima T，et al. Accelerated wound healing in tumor necrosis factor receptor p55-deficient mice with reduced leukocyte infiltration. FASEB J，2002，16(9): 963-974.

［22］ Pappu BP，Borodovsky A，Zheng TS，et al. TL1A-DR3 interaction regulates Th17 cell function and Th17-mediated autoimmune disease. J Exp Med，2008，205(5): 1049-1062.

［23］ Shih DQ，Zheng L，Zhang X，et al. Inhibition of a novel fibrogenic factor Tl1a reverses established colonic fibrosis. Mucosal Immunol，2014，7(6): 1492-1503.

［24］ Shih DQ，Barrett R，Zhang X，et al. Constitutive TL1A (TNFSF15) expression on lymphoid or myeloid cells leads to mild intestinal inflammation and fibrosis. PLoS One，2011，6(1): e16090.

［25］ Michelsen KS，Thomas LS，Taylor KD，et al. IBD-associated TL1A gene (TNFSF15) haplotypes determine increased expression of TL1A protein. PLoS One, 2009, 4(3): e4719.

[26] Wynn TA. Fibrotic disease and the T(H)1/T(H)2 paradigm. Nat Rev Immunol, 2004, 4(8): 583-594.

[27] Hata K, Andoh A, Shimada M, et al. IL-17 stimulates inflammatory responses via NF-kappaB and MAP kinase pathways in human colonic myofibroblasts. Am J Physiol Gastrointest Liver Physiol, 2002, 282(6): G1035-G1044.

[28] Biancheri P, Pender SL, Ammoscato F, et al. The role of interleukin 17 in Crohn's disease-associated intestinal fibrosis. Fibrogenesis Tissue Repair, 2013, 6(1): 13.

[29] Adelmann-Grill BC, Hein R, Wach F, et al. Inhibition of fibroblast chemotaxis by recombinant human interferon gamma and interferon alpha. J Cell Physiol, 1987, 130(2): 270-275.

[30] Marlow GJ, van Gent D, Ferguson LR. Why interleukin-10 supplementation does not work in Crohn's disease patients. World J Gastroenterol, 2013, 19(25): 3931-3941.

[31] Giuffrida P, Pinzani M, Corazza GR, et al. Biomarkers of intestinal fibrosis-one step towards clinical trials for stricturing inflammatory bowel disease. United European Gastroenterol J, 2016, 4(4): 523-530.

[32] Scharl M, Bruckner RS, Rogler G. The two sides of the coin: similarities and differences in the pathomechanisms of fistulas and stricture formations in irritable bowel disease. United European Gastroenterol J, 2016, 4(4): 506-514.

[33] Kalluri R, Weinberg RA. The basics of epithelial-mesenchymal transition. J Clin Invest, 2009, 119(6): 1420-1428.

[34] Scharl M, Huber N, Lang S, et al. Hallmarks of epithelial to mesenchymal transition are detectable in Crohn's disease associated intestinal fibrosis. Clin Transl Med, 2015, 4: 1.

[35] Pelletier AL, Kalisazan B, Wienckiewicz J, et al. Infliximab treatment for symptomatic Crohn's disease strictures. Aliment Pharmacol Ther, 2009, 29(3): 279-285.

[36] Swaminath A, Lichtiger S. Dilation of colonic strictures by intralesional injection of infliximab in patients with Crohn's colitis. Inflamm Bowel Dis, 2008, 14(2): 213-216.

[37] Jones DW, Finlayson SR. Trends in surgery for Crohn's disease in the era of infliximab. Ann Surg, 2010, 252(2): 307-312.

[38] Rice LM, Padilla CM, McLaughlin SR, et al. Fresolimumab treatment decreases biomarkers and improves clinical symptoms in systemic sclerosis patients. J Clin Invest, 2015, 125(7): 2795-2807.

[39] Abe Y, Murano M, Murano N, et al. Simvastatin attenuates intestinal fibrosis independent of the anti-inflammatory effect by promoting fibroblast/myofibroblast apoptosis in the regeneration/healing process from TNBS-induced colitis. Dig Dis Sci, 2012, 57(2): 335-344.

[40] Jaszewski R, Tolia V, Ehrinpreis MN, et al. Increased colonic mucosal angiotensin I and II concentrations in Crohn's colitis. Gastroenterology, 1990, 98(6): 1543-1538.

[41] Wengrower D, Zanninelli G, Pappo O, et al. Prevention of fibrosis in experimental colitis by captopril: the role of tgf-beta1. Inflamm Bowel Dis, 2004, 10(5): 536-545.

[42] Wengrower D, Zanninelli G, Latella G, et al. Losartan reduces trinitrobenzene sulphonic acid-induced colorectal fibrosis in rats. Can J Gastroenterol, 2012, 26(1): 33-39.

[43] Li C, Flynn RS, Grider JR, et al. Increased activation of latent TGF-beta1 by alphaVbeta3 in human Crohn's disease and fibrosis in TNBS colitis can be prevented by cilengitide. Inflamm Bowel Dis, 2013, 19(13): 2829-2839.

［44］ Monteleone G，Neurath MF，Ardizzone S，et al. Mongersen，an oral SMAD7 antisense oligonucleotide，and Crohn's disease. N Engl J Med，2015，372(12): 1104-1113.

［45］ Imai J，Hozumi K，Sumiyoshi H，et al. Anti-fibrotic effects of a novel small compound on the regulation of cytokine production in a mouse model of colorectal fibrosis. Biochem Biophys Res Commun，2015，468(4): 554-560.

［46］ Danese S，Rudzinski J，Brandt W，et al. Tralokinumab for moderate-to-severe UC: a randomised，double-blind，placebo-controlled，phase Ⅱa study. Gut，2015，64(2): 243-249.

［47］ Hueber W，Sands BE，Lewitzky S，et al. Secukinumab，a human anti-IL-17A monoclonal antibody，for moderate to severe Crohn's disease: unexpected results of a randomised，double-blind placebo-controlled trial. Gut，2012，61(12): 1693-1700.

第4章 克罗恩病合并肠瘘和脓肿病理机制

Yi li, Weiming Zhu

一、简 介

克罗恩病患者常合并肠瘘或腹腔脓肿,这些肠瘘和腹腔脓肿是长期疾病活动和手术干预所导致的不良后遗症[1]。活期性 CD 相关的自发性肠瘘在 CD 人群的发病率为 17%～50%,主要包括肛瘘、肠内瘘和肠外瘘[2,3]。即使进行药物治疗和手术干预,瘘管仍然普遍复发。

目前认为,瘘管形成是由于肠道溃疡或透壁性炎症逐渐发展、穿透至肠壁周围软组织,最终与其他肠管、膀胱、阴道等盆腔脏器或皮肤形成窦道[4]。以免疫紊乱为病因的病理机制可能在自发性肠瘘形成的过程中起重要作用[5]。虽然目前针对穿透性 CD 的遗传和免疫学方面的认知在不断加深,但 CD 肠瘘的发病机制仍不清楚[6]。为了找到新的治疗靶点和管理策略,探究 CD 相关肠瘘和脓肿的发病机制是十分重要的。

二、定 义

瘘,指连接两种上皮组织的管道或者管样结构[7]。近 50% 的 CD 患者可并发肠瘘[8,9]。在 CD 相关瘘管病变中,肛瘘占 54%,肠内瘘占 24%,肠外瘘占 9%。诊断 CD 相关肠瘘的首要条件是需明确诊断 CD,同时排除感染、脓肿、汗腺炎和结核导致的肠瘘[10,11]。CD 肠瘘或脓肿常由疾病活动所致,它不仅伴有 CD 的病理学特征(包括肠道炎症、狭窄和溃疡),更重要的是存在 CD 病史。上述各点均是 CD 肠瘘的诊断要点。

三、克罗恩病肠瘘的形态学特征

瘘管形成表现为从黏膜固有层、肌层穿透至更深的组织层次的中央型裂隙样溃疡,通过肉眼(图

4.1）和显微镜（图 4.2）可见到上述改变。瘘管常被肉芽组织和扁平上皮细胞所包裹，其间填充有细胞残骸、红细胞和急性炎症细胞[7,8]。明确 CD 瘘管的病理学表现，尤其是明确 CD 瘘管与非 CD 瘘管的差异，有助于理解 CD 瘘管形成的机制。此外，也需进一步认识 CD 瘘管组织中特定细胞的类型和细胞外环境的特征。

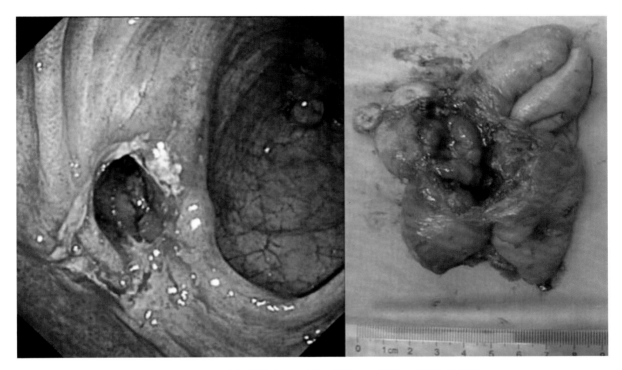

图 4.1　克罗恩病相关的瘘。左图：内镜下；右图：手术切除标本

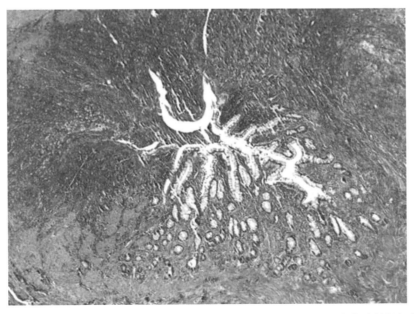

图 4.2　克罗恩病相关的瘘。组织、切片中上皮化的瘘管，图片由肖书渊教授提供

CD 的组织学特征包括慢性炎症、多核巨细胞反应、肉芽肿反应和纤维化,这些特点在很大程度上为非特异性的病理表现。

CD 瘘管内可能会出现肉芽肿。CD 瘘管的特征包括内衬的肠上皮或扁平上皮细胞及常见瘘管内层的上皮化(图 4.2)。瘘管内层的上皮化可以解释为何全身的药物治疗甚至生物制剂难以完全促使瘘管愈合。同时也可以解释为什么 CD 瘘管的外科治疗和经典的治疗方法通常是首先进行瘘管清创。

CD 瘘管常被肉芽肿组织包裹。瘘管内层常浸润大量 T 细胞和巨噬细胞,外层有大量 B 细胞浸润。此外,CD 瘘管有成片无功能的成纤维细胞和断裂的基底膜。

四、克罗恩病瘘管的形成机制

瘘管的形成过程仍不清楚[7]。目前已知瘘管形成的机制包括上皮间充质转化(EMT)、基质金属蛋白酶(MMPs)的作用以及细胞因子、趋化因子、遗传因素和肠道微生态在瘘管形成中交互作用。

(一)上皮间充质转化(EMT)

EMT 指上皮细胞失去上皮细胞特性而获得间质细胞属性的过程[12]。EMT 涉及迁移和渗透到邻近组织的能力,可能参与瘘管形成[9]。有观点认为 EMT 是瘘管形成的驱动因素。

EMT 见于大多数 CD 瘘管[13,14]。EMT 可促进上皮的完整性和肠黏膜屏障。促进上皮完整以及重塑黏膜屏障过程可能是非免疫细胞试图闭合肠黏膜缺损(瘘)的反应,这可能是 CD 瘘管的形成机制之一[13]。肛瘘、肠内瘘和肠外瘘的各种 EMT 相关免疫组化染色已经证实了这一观点。但是,CD 和非 CD 瘘管均有 EMT。CD 瘘管和表达细胞角蛋白 8 与 20 的成纤维样细胞及移行细胞有关[13]。近期有研究表明,DKK-1 蛋白在 CD 肛瘘形成过程中可以调节细胞迁移[15]。受炎症影响的成纤维细胞修复溃疡和黏膜缺损的能力下降,进一步导致肠上皮出现 EMT[13]。所以,EMT 是由多因素介导的生理过程,在 CD 瘘管形成过程中起重要作用。

(二)基质金属蛋白酶家族(MMPs)

MMPs 的主要功能是降解细胞外基质。MMPs 活性增强可导致免疫介导的组织损伤,包括 CD 的一些特征性表现[16]。在 CD 瘘管形成过程中的炎症反应阶段,MMP-3 含量的强烈升高并不依赖于单核细胞和成纤维细胞聚集,提示 MMP-3 在局部组织损伤中起重要作用[16,18-22]。研究发现,CD 瘘管组织中的粒细胞和成纤维细胞高表达 MMP-9[17]。CD 瘘管组织中显著升高的 MMP-3 和 MMP-9 通过降解细胞外基质[18],激活 T 细胞和肿瘤坏死因子 α 释放,促进急性炎症区域的中性粒细胞外渗[17,19,20,23]。此外,MMP-13 蛋白质在未经治疗的瘘管型 CD 肠黏膜固有层成纤维细胞中有表达,但是在非瘘管型 CD 肠黏膜固有层的成纤维细胞中不能检出[17]。以上观察结果均提示细胞基质重构酶参与了 CD 瘘管的形成过程。

（三）肠瘘形成中的细胞因子

合并 CD 肠瘘的患者的细胞因子表达谱与非 CD 人群有显著差异。对于 CD 人群来说，TNF-α 和 IL-6 升高与肛周瘘管、不合并肛周病变的 CD 急性肠道炎症以及全结直肠切除术后的肛周并发症有关[24]。TNF-α 和 IL-12 升高与 CD 的瘘管型并发症有关[25]。组织标本检测出的 TNF-α、IL-12 以及 IL-6 提示受累部位的穿透性改变。在临床治疗上，抗 TNF-α 单抗治疗可减少瘘管引流量，有益于闭合瘘管。

CD 肠瘘中可以检出 IL-13。TGF-β 是 EMT 过程中的关键分子，同时可诱导瘘管型 CD 的 IL-13 释放，提示 TGF-β 和 IL-13 协同参与 CD 瘘管的形成过程[26]。细胞因子之间的相互作用与 EMT 过程是有关的，高表达的 TGF-β 和成纤维细胞的功能活化导致瘘管和脓肿形成[9,27]。事实上，阻断或者抑制 TNF-α 和 IL-13 的表达可能是一种治疗 CD 瘘管的合理方法[9,14]。

（四）克罗恩病肠瘘形成过程中的遗传因素

近几年，已发现逾 200 个基因多态性位点是 CD 发病过程中的危险因素（或保护因素）。瘘管型 CD 和基因多态性位点的关联性也有报道[28]。携带 PRDM1、ATG16L1 或 NOD2 等位基因突变或具有更高的瘘管型 CD 的发病风险，IL-23R rs11465804 突变可能是瘘管型 CD 的保护因素。[7] IL-23R、LOC441108、PRDM1、NOD2 基因多态性位点突变也会增加穿透性 CD 的可能。CDKALL1 rs6908425 等位基因突变、NOD2 rs72796353 等位基因突变、TNFSF15 rs4574921CC 基因型和 NOD2 等位基因的缺失与肛瘘独立相关[29,30,31]。遗传学领域的发展日新月异，先进的基因编辑技术的诞生发展使得 CD 瘘管的基因治疗策略不再遥远。

（五）肠道微生物和克罗恩病瘘管

目前关于 CD 瘘管中肠道菌群的组成以及肠道菌群在肠瘘形成中的作用研究较少。此前有研究表明感染是促进瘘管形成的主要原因[32]。然而，细菌在瘘管形成的病理学中的重要作用早已明确[7]。最近有研究指出，细菌胞壁酰基肽能够刺激机体产生 TGF-β 和 TNF-α，后两者和 EMT 以及肠黏膜上皮的移行有重要关联[33]，这表明肠道细菌可能通过 EMT 参与 CD 瘘管的形成。事实上，临床实践中抗生素对瘘管型 CD 有效，这和基础方面的研究是一致的。所以，进一步了解菌群组成及其在瘘管形成中的作用是必要的。

（六）肠狭窄在克罗恩病瘘管中的作用

在绝大多数 CD 患者中，持续的黏膜炎症和透壁性炎症、合并狭窄病变均可导致瘘管形成。事实上，CD 瘘管共同的病理学特点包括慢性炎症、肉芽肿反应和纤维化。对于瘘管型 CD 的自然病程，有一种说法："没有炎症就没有狭窄，没有狭窄就没有瘘，没有瘘就没有脓肿"[34]。虽然具体的机制还未阐明，但是 EMT 在组织重塑、组织纤维化和创面修复中的重要作用不容忽视[35]。

（七）肠系膜在克罗恩病瘘管中的作用

CD 是一种肠道的慢性穿透性全身性疾病，目前的理论均基于"由外向内"的理论模型，也就是说慢性炎症受累的顺序表现为从肠黏膜、系膜再到肠外表现。近来，人们逐渐认识到肠系膜结构包括淋巴结、脂肪和神经在 CD 的发展中有重要作用[36]。有人提出"由内向外"模型。但是，正如"由外向内"模型一样，"由内向外"的模型也不能完全解释 CD 所有的发病机制，所以这种作用的机制轴应该是双向的[37]。一旦炎症发展至肠管外，肠瘘和相关的脓肿可能会形成。

CD 受累肠管毗邻的系膜肥厚是该病特异的病理学改变[38]。脂肪组织目前被认为是一种内分泌器官，可以分泌脂肪因子和细胞因子来调节肠道炎症[39]。研究发现，脂联素具有抗炎作用[40]。事实上，抗 TNF 治疗起效与脂联素升高有关[41]。合并内瘘的 CD 患者的脂联素水平降低与炎症加重及内瘘形成有关[39]。

肠系膜在 CD 瘘管中的作用远比目前所知的更多，脂肪组织、淋巴组织或是神经如何参与瘘管形成仍然未知，尚需大量的研究以探寻其机制。

五、腹腔脓肿

脓肿是穿透性 CD 最常见的并发症。脓肿形成的最常见原因有：①透壁性炎症导致的肠瘘及脓肿；②肠切除吻合术后吻合口漏，这种情况也见于溃疡性结肠炎患者；③隐窝腺体脓肿，如典型的肛周腺体感染；④血源性播散。后两种情形常出现在合并脓肿尤其是肛周脓肿的患者中，表现为肠镜、影像学及体格检查难以见到的肠道瘘管。

六、总 结

目前，CD 瘘管形成的机制不清，肠瘘也是 CD 治疗的难点。瘘管和脓肿的形成是复杂的过程，它与 EMT、MMPs 细胞因子表达异常、遗传背景和肠道菌群有关。对 CD 瘘管和脓肿的认识有助于开发更有效的药物治疗以及改进内镜和手术策略，以期更好地治疗 CD 肠瘘。

（刘睿清 李 毅 译）

参考文献

［1］ Falconi M，Pederzoli P. The relevance of gastrointestinal fistulae in clinical practice: a review. Gut，2001，49(Suppl 4): iv2-10.

［2］ Michelassi F，Stella M，Balestracci T，et al. Incidence，diagnosis，and treatment of enteric and colorectal fistulae in patients with Crohn's disease. Ann Surg，1993，218: 660–666.

［3］ Schwartz DA，Loftus Jr EV，Tremaine WJ，et al. The natural history of fistulizing Crohn's disease in Olmsted County，Minnesota. Gastroenterology，2002，122: 875-880.

［4］ D'Haens G. Medical management of major internal fistulae in Crohn's disease. Inflamm Bowel Dis，2000，6: 244-245.

［5］ Present DH，Rutgeerts P，Targan S，et al. Infliximab for the treatment of fistulas in patients with Crohn's disease. N Engl J Med，1999，340: 1398-1405.

［6］ Gasche C，Scholmerich J，Brynskov J，et al. A simple classification of Crohn's disease: report of the Working Party for the World Congresses of Gastroenterology，Vienna 1998. Inflamm Bowel Dis，2000，6: 8-15.

［7］ Siegmund B，Feakins RM，Barmias G，et al. Results of the Fifth Scientific Workshop of the ECCO（Ⅱ）: Pathophysiology of Perianal Fistulizing Disease. J. Crohns Colitis，2016，10: 377-386.

［8］ Bataille F，Klebl F，Rummele P，et al. Morphological characterisation of Crohn's disease fistulae. Gut，2004，53: 1314–1321.

［9］ Scharl M，Frei S，Pesch T，et al. Interleukin-13 and transforming growth factor β synergise in the pathogenesis of human intestinal fistulae. Gut，2013，62: 63-72.

［10］ Yu H，Liu Y，Wang Y，et al. Clinical，endoscopic and histological differentiations between Crohn's disease and intestinal tuberculosis. Digestion，2012，85: 202–209.

［11］ Makharia GK，Srivastava S，Das P，et al. Clinical，endoscopic，and histological differentiations between Crohn's disease and intestinal tuberculosis. Am J Gastroenterol，2010，105: 642-651.

［12］ Kalluri R，Weinberg RA. The basics of epithelial-mesenchymal transition. J Clin Invest，2009，119: 1420-1428.

［13］ Bataille F，Rohrmeier C，Bates R，et al. Evidence for a role of epithelial mesenchymal transition during pathogenesis of fistulae in Crohn's disease. Inflamm Bowel Dis，2008，14: 1514-1527.

［14］ Scharl M，Weber A，Furst A，et al. Potential role for SNAIL family transcription factors in the etiology of Crohn's disease-associated fistulae. Inflamm Bowel Dis，2011，17: 1907-1916.

［15］ Frei SM，Hemsley C，Pesch T，et al. The role for dickkopf-homolog-1 in the pathogenesis of Crohn's disease-associated fistulae. PloS One，2013，8: e78882.

［16］ von Lampe B，Barthel B，Coupland SE，et al. Differential expression of matrix metalloproteinases and their tissue inhibitors in colon mucosa of patients with inflammatory bowel disease. Gut，2000，47: 63-73.

［17］ Kirkegaard T，Hansen A，Bruun E，et al. Expression and localisation of matrix metalloproteinases and their natural inhibitors in fistulae of patients with Crohn's disease. Gut，2004，53: 701-709.

［18］ Arihiro S，Ohtani H，Hiwatashi N，et al. Vascular smooth muscle cells and pericytes express MMP-1，MMP-

9，TIMP-1 and type I procollagen in inflammatory bowel disease. Histopathology，2001，39: 50-59.

［19］ Louis E，Ribbens C，Godon A，et al. Increased production of matrix metalloproteinase-3 and tissue inhibitor of metalloproteinase-1 by inflamed mucosa in inflammatory bowel disease. Clin Exp Immunol，2000，120: 241-246.

［20］ Bailey CJ，Hembry RM，Alexander A，et al. Distribution of the matrix metalloproteinases stromelysin，gelatinases A and B，and collagenase in Crohn's disease and normal intestine. J Clin Pathol，1994，47: 113-116.

［21］ Heuschkel RB，MacDonald TT，Monteleone G，et al. Imbalance of stromelysin-1 and TIMP-1 in the mucosal lesions of children with inflammatory bowel disease. Gut，2000，47: 57-62.

［22］ Vaalamo M，Karjalainen-Lindsberg ML，Puolakkainen P，et al. Distinct expression profiles of stromelysin-2 (MMP-10)，collagenase-3 (MMP-13)，macrophage metalloelastase (MMP-12)，and tissue inhibitor of metalloproteinases-3 (TIMP-3) in intestinal ulcerations. Am J Pathol，1998，152: 1005-1014.

［23］ Salmela MT，，MacDonald TT，Black D，et al. Upregulation of matrix metalloproteinases in a model of T cell mediated tissue injury in the gut: analysis by gene array and in situ hybridisation. Gut，2002，51: 540-547.

［24］ Ruffolo C，Scarpa M，Faggian D，et al. Cytokine network in chronic perianal Crohn's disease and indeterminate colitis after colectomy. J Gastrointest Surg，2007，11: 16-21.

［25］ Naser SA，Romero C，Urbina P，et al. Cellular infiltration and cytokine expression correlate with fistulizing state in Crohn's disease. Clin Vaccin Immunol，2011，18: 1416-1419.

［26］ Peinado H，Quintanilla M，Cano A. Transforming growth factor beta-1 induces snail transcription factor in epithelial cell lines: mechanisms for epithelial mesenchymal transitions. J Biol Chem，2003，278: 21113-21123.

［27］ Scharl M，Rogler G. Pathophysiology of fistula formation in Crohn's disease. World J Gastrointest Pathophysiol，2014，5: 205-212.

［28］ Cleynen I，Gonzalez JR，Figueroa C，et al. Genetic factors conferring an increased susceptibility to develop Crohn's disease also influence disease phenotype: results from the IBDchip European Project. Gut，2013，62: 1556-1565.

［29］ Henckaerts L，Van Steen K，Verstreken I，et al. Genetic risk profiling and prediction of disease course in Crohn's disease patients. Clin Gastroenterol Hepatol，2009，7: 972-980.

［30］ Schnitzler F，Friedrich M，Wolf C，et al. The NOD2 single nucleotide polymorphism rs72796353 (IVS4þ10 A＞C) is a predictor for perianal fistulas in patients with Crohn's disease in the absence of other NOD2 mutations. PLoS One，2015，10: e0116044.

［31］ Yang DH，Yang SK，Song K，et al. TNFSF15 is an independent predictor for the development of Crohn's disease-related complications in Koreans. J Crohns Colitis，2014，8: 1315-1326

［32］ Lunniss PJ，Faris B，Rees HC，et al. Histological and microbiological assessment of the role of microorganisms in chronic anal fistula. Br J Surg，1993，80: 1072.

［33］ Frei SM，Pesch T，Lang S，et al. A role for tumor necrosis factor and bacterial antigens in the pathogenesis of Crohn's disease-associated fistulae. Inflamm Bowel Dis，2013，19: 2878-2887.

［34］ Shen B. Exploring endoscopic therapy for the treatment of Crohn's disease-related fistula and abscess. Gastrointest Endosc，2017: 85.

［35］ Kalluri R，Neilson EG. Epithelial-mesenchymal transition and its implications for fibrosis. J Clin Invest，2003，

112: 1776-1784.

[36] Li Y, Zhu W, Gong J, et al. The role of the mesentery in Crohn's disease. Lancet Gastroenterol Hepatol, 2017, 2: 244-245.

[37] Li Y, Zhu W, Zuo L, et al. The role of the mesentery in Crohn's disease: the contributions of nerves, vessels, lymphatics, and fat to the pathogenesis and disease course. Inflamm Bowel Dis, 2016, 22: 1483-1495.

[38] Borley NR, Mortensen NJ, Jewell DP, et al. The relationship between inflammatory and serosal connective tissue changes in ileal Crohn's disease: evidence for a possible causative link. J Pathol, 2000, 190: 196-202.

[39] Yamamoto K, Kiyohara T, Murayama Y, et al. Production of adiponectin, an anti-inflammatory protein, in mesenteric adipose tissue in Crohn's disease. Gut, 2005, 54: 789-796.

[40] Wolf AM, Wolf D, Rumpold H, et al. Adiponectin induces the anti-inflammatory cytokines IL-10 and IL-1RA in human leukocytes. Biochem Biophys Res Commun, 2004, 323: 630-635.

[41] Wang B, Trayhurn P. Acute and prolonged effects of TNF-alpha on the expression and secretion of inflammation-related adipokines by human adipocytes differentiated in culture. Pflugers Arch, 2006, 452: 418-427.

第5章 溃疡性结肠炎和克罗恩病的组织病理学概述

Michael D. Chang, Xiuli Liu

肠道活检或切除标本和病理检查对炎症性肠病（IBD）患者的诊断和治疗起着至关重要的作用。本章讨论典型溃疡性结肠炎（UC）和克罗恩病（CD）的组织病理学、UC 和 CD 的一些少见特征或变异型，以及未定类型的结肠炎（IC）。此外，本章还详细描述了发生在 IBD 基础上的异型增生及结直肠癌的组织形态学诊断和分级标准，特别是近来报道的一些具有诊断挑战性的亚型。另外，进一步讨论了 IBD 患者结直肠内镜下肿瘤监测和管理的国际共识声明（SCENIC）中有关 IBD 肿瘤的最新阐述，在此也涉及回肠储袋病理。[①]

一、肠道正常组织学

为了解疾病的组织病理学特征，我们[②]必须了解正常的组织学特征，这是所有外科病理学贯穿始终的主题。在开始讨论炎症性肠病（IBD）的病理学之前，我们将简单介绍一下小肠和结肠的正常组织学，因为这是 IBD 最多累及的胃肠道的部位。

（一）小肠的正常组织学

小肠的组织学反映了其消化和营养吸收功能。和大部分胃肠道一样，小肠由四层结构组成，从内到外依次为黏膜、黏膜下层、固有肌层及浆膜（图 5.1A）。黏膜层又分为三部分：上皮、固有层和黏膜肌层。

小肠黏膜的特征是表面上皮和固有层突向肠腔，形成绒毛，这种形态变化能最大限度地增加吸收养分的表面积。定向良好的组织学切片中，绒毛排列规律，间隔相对均匀，基本垂直于腔面（图5.1B、C）。每个绒毛都包含微动脉、毛细血管网、静脉和中央淋巴管，以及大量的神经纤维。这种形态在十二指肠尤为明显，因为此处的绒毛比远端小肠更短、更宽。进入空肠和回肠，绒毛变长，常有分支。隐窝直接与绒毛上皮下方相连；绒毛长度与隐窝长度之比约为 3：1 至 5：1。慢性黏膜损伤时，可以发生隐窝延长或增生，或绒毛变钝。两者均可降低绒毛隐窝比。表面上皮由吸收细胞和杯

---

① 此段为译者加入。

② 指原著作者 Michael D.Chang 和 Xiuli Liu。

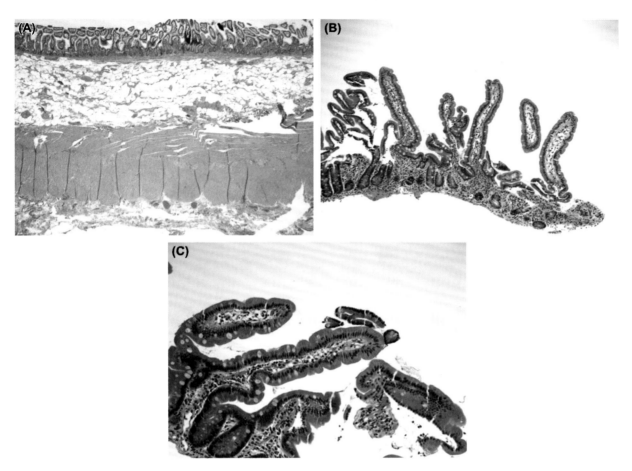

图 5.1　小肠的正常组织学。A，小肠有四层结构：黏膜、黏膜下层、固有肌层和浆膜层（HE 染色，20×）。B 与 C，正常小肠黏膜有长的绒毛，隐窝间隔均匀，固有层有纤细的纤维结缔组织，伴少量的单核炎细胞（B，HE 染色，100×；C，HE，200×）。无基底淋巴浆细胞增多或中性粒细胞浸润

状细胞组成。吸收细胞具有丰富的细胞质，并有发育良好的微绒毛。隐窝上皮具有再生、分泌和免疫功能，相应含有干细胞、杯状细胞、神经内分泌细胞和潘氏细胞[1]。潘氏细胞通常位于隐窝的底部，可分泌溶菌酶、防御素和免疫球蛋白，并被认为在肠道菌群相关免疫中发挥作用。杯状细胞呈柱状，有核上黏液泡。杯状细胞向绒毛顶端的生成数量逐渐减少，向小肠远端的生成数量逐渐增多。

　　小肠的固有层为疏松结缔组织，含有大量的炎症细胞，包括 T 淋巴细胞、B 淋巴细胞、浆细胞、组织细胞、少量的嗜酸性粒细胞和肥大细胞。固有层内的主要成分有浆细胞。常规小肠活检时都应检查是否存在浆细胞。尽管存在浆细胞并不能排除免疫缺陷疾病，例如普通变异型免疫缺陷（CVID），但多达 2 / 3 的 CVID 患者的小肠和 / 或结肠中缺乏浆细胞[2]。淋巴细胞聚集灶也是小肠的正常组成部分，越接近小肠远端越明显和多见，在回肠被称为集合淋巴小结（派尔斑，Peyer patches）。上皮内也可见淋巴细胞，比值不超过 1 个淋巴细胞：5 个肠细胞。

　　小肠内常可见胃上皮化生和胃黏膜异位。十二指肠球部的胃上皮化生通常是正常变异。远离球部的胃上皮化生通常是消化性损伤的结果（消化性十二指肠炎），在这种情况下，通常伴有黏膜内分泌黏液的 Brunner 腺增生和活动性炎症。而胃黏膜异位通常表现为息肉或结节，被视为是一种基本无害的发育异常。大多数胃黏膜异位在内镜或组织学检查中会被偶然发现。幽门腺化生（又

称假幽门腺化生），因隐窝的形态类似于胃幽门腺而得名，是慢性黏膜损伤的标志，常见于 IBD 患者的回肠。同样，小肠（空肠和回肠）活检应常规评估是否存在幽门腺化生，尤其是临床怀疑 IBD 或储袋活检时。

小肠黏膜下层为纤细的结缔组织，没有明显的炎症。可见不同大小的动脉、静脉、毛细血管和淋巴管。存在神经节和神经干（Meissner's 神经丛），但没有炎症或肥大。正常十二指肠黏膜下层可见 Brunner 腺，不应有黏膜下层的纤维化。

小肠固有肌层由两层平滑肌组成，即内环肌层和外纵肌层，肠肌层的神经节和 Cajal 间质细胞（Auerbach 神经丛）位于两层之间。正常小肠的全长固有肌层的厚度相对一致，不应存在炎症、纤维化或变性。

小肠的浆膜下和浆膜层为薄层纤细的结缔组织，被覆一层不明显的间皮细胞。正常小肠的浆膜下和浆膜层中不应有炎症、纤维化或间皮增生。小肠的肠系膜有分叶状的黄色脂肪，脂肪不应超出肠系膜附着处。

（二）结肠的正常组织学

与小肠类似，结肠也有四层结构，从管腔向外依次为黏膜层、黏膜下层、固有肌层和浆膜层。黏膜层进一步细分为三部分：上皮、固有层和黏膜肌层。

与小肠相反，结肠的功能主要是吸收水分、推进粪便和呈递抗原。自表面上皮延伸到黏膜肌层的隐窝有规律地排列在结肠黏膜中，并锚定在黏膜肌层上。这些隐窝相互平行，垂直于肠腔的纵轴，形成所谓"架子上的试管"样的外观（图 5.2）。邻近正常的淋巴滤泡或淋巴细胞聚集部位的隐窝可以发生轻微结构变形。在结肠的正常黏膜皱襞（即无名沟）中，隐窝也会出现轻微的变形。乙状结肠和直肠的隐窝通常有增生样的外观，而且这些部位的隐窝可以膨胀或扭曲，可能由于黏膜脱垂继发周围纤维肌性间质增多所致。活检材料中，如果黏膜因失去黏膜肌层的锚定作用而脱出，隐窝也会出现排列异常[3]。表面上皮由低柱状至立方状吸收细胞和杯状细胞组成，分别含有丰富的细胞质和黏液滴。表面上皮位于一层薄的基底膜上。隐窝开口于表面上皮或无名沟。隐窝是黏膜的增殖区，通常含有干细胞、内分泌细胞和位于基底的潘氏细胞（在右半结肠）。

结肠的固有层通常由疏松结缔组织、毛细血管和紧邻黏膜肌层的淋巴管组成。单核炎症细胞通常存在于结肠固有层，但在结肠的不同区域有所不同。盲肠和升结肠往往有更多的单核细胞浸润，嗜酸性粒细胞、淋巴滤泡和淋巴浆细胞聚集，因为环境中的抗原数量丰富。炎细胞主要局限于固有层，不应占据固有层或使其扩张。另外，左半结肠固有层浸润的淋巴浆细胞数量往往较稀疏，吞噬黏液的组织细胞数量增多，且上皮内杯状细胞数量增加。正常结肠上皮中可见少量 T 淋巴细胞（小于 20% 表面上皮细胞）。表面上皮内的淋巴细胞数量大于 20% 表面上皮细胞，即为异常，为表面上皮内淋巴细胞增多症。有些患者，尤其是年轻患者，可有黏膜内淋巴细胞聚集灶穿透黏膜肌层，引起轻微的隐窝变形。此外，覆盖在淋巴细胞聚集灶上的上皮通常含有丰富的上皮内淋巴细胞，因此这些区域不应用于评估表面上皮内淋巴细胞增多症。正常的上皮不应有中性粒细胞，但剧烈的肠道准备可以造成临床有意义的局灶性活动性炎症。

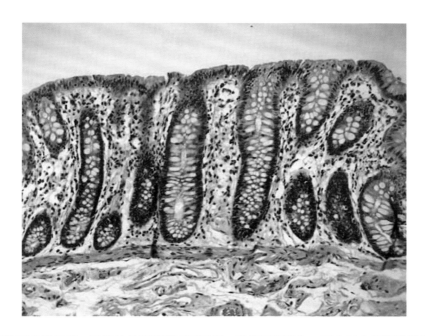

图 5.2 结肠黏膜的正常组织学。正常的结肠黏膜表面平坦，隐窝间隔均匀，固有层有纤细的纤维结缔组织，伴少量的单核炎细胞（HE 染色，200×）。无基底淋巴浆细胞增多或中性粒细胞浸润

　　成人的潘氏细胞通常存在于小肠、盲肠、阑尾、升结肠和横结肠。婴儿和儿童的降结肠和直肠中可有潘氏细胞。对于儿童，在组织学形态正常的直肠中出现潘氏细胞与特发性便秘密切相关，但不能预测是否会发展为 IBD[4]。但如果化生的潘氏细胞出现在胃肠道中正常不应该存在的区域，如成人的降结肠或直肠，则是慢性黏膜损伤的重要特征。

　　结肠黏膜下层由纤细的结缔组织组成，无明显炎症。可见神经节和神经干，但无炎症或肥大。此外，还存在大小不等的动脉、静脉、毛细血管和淋巴管。正常的结肠中不应有黏膜下层纤维化。

　　结肠固有肌层由两层平滑肌纤维组成，即内环肌层和外纵肌层，肠肌层的神经节和 Cajal 间质细胞（Auerbach 丛）位于这两层之间。整个结肠的固有肌层的厚度相对一致，不应存在炎症、纤维化或变性。

　　结肠的浆膜层为薄层纤细的结缔组织，被覆一层不明显的间皮细胞。正常结肠的浆膜层不应有炎症、纤维化或间皮增生。直肠上有浆膜覆盖的区域不一致，直肠远端的 1/3 没有任何浆膜覆盖。结肠系膜有分叶状的黄色脂肪，脂肪不应超出肠系膜附着处。

二、炎症性肠病的组织病理学概述

　　通过对溃疡性结肠炎（UC）和克罗恩病（CD）的疾病诊断性特征进行分类，已经形成了一个既学术又实用的、基于大体和显微镜下所见的二分分类体系（表 5.1 为 UC 和 CD 的大体特征，表 5.2 为 UC 和 CD 的显微镜下特征）。该体系为组织病理学诊断 IBD 与鉴别 UC 和 CD 提供了可靠的依据。当然，在实际工作中，送检标本并不一定呈现典型特征（如书中所描述）。外科病理医生应该谨慎地

应用这些分类,一定要与临床、影像学、内镜以及术中所见相结合。UC 和 CD 的特征可能有重叠,如出现深的、裂隙状溃疡,或隐窝破裂相关肉芽肿,以及分散的上皮样肉芽肿。黏膜活检标本有时不足以鉴别 UC 或 CD,因为 CD 的许多组织学特征位于肠壁深层,而黏膜活检无法取到这些组织标本。此外,初次诊断 IBD 时需要考虑到多种鉴别诊断。即使是切除标本,也可能存在 UC 和 CD 特征的重叠。在这些情况下,倾向采用"未定类型结肠炎",这一临时诊断将在本节稍后讨论。

表 5.1　溃疡性结肠炎和克罗恩病的大体特征

大体特征	溃疡性结肠炎	克罗恩病
弥漫性	是	否
节段性	否	是
浅表性	是	否
狭窄	否	是
瘘管	否	是
脂肪包裹	否	是
小肠受累	否	是

表 5.2　溃疡性结肠炎和克罗恩病的显微镜下特征

镜下特征	溃疡性结肠炎	克罗恩病
疾病范围	弥漫性、连续性	节段性、片状
直肠受累	总是受累(儿童有时豁免)	不定(通常不受累)
疾病模式	远端更严重	不定(片状)
裂隙、窦道、瘘管	否	是
透壁性炎症	否	是
回肠受累	否	是
肉芽肿	否(可能有黏液肉芽肿)	上皮样肉芽肿
神经增生	否	是

评估活检或切除标本时,外科病理医生应该始终谨记正常肠壁和慢性损伤的几个鉴别要点。正常的肠黏膜不应有明显的结构变化,如隐窝变形或分支。正常肠黏膜的固有层可以有一定数量的炎症细胞,其数量因部位而异。慢性炎症细胞数量显著增加,尤其分布于基底部时,这些是异常现象。而活动性炎症(中性粒细胞)通常是异常的,除非呈局灶分布且因过度的肠道准备所致。缺乏慢性改变的活动性炎症的鉴别诊断(即活动性结肠炎模式)包括感染、药物引起的黏膜损伤、缺血和剧烈的肠道准备。然而,在一项研究中,伴局灶性活动性结肠炎最终诊断为 IBD 的病例高达 15.6%[5]。最后,幽门腺化生(常见于小肠)和潘氏细胞化生(常见于左半结肠或直肠)均提示慢性黏膜损伤。

慢性炎症通常被定义为至少存在 2～3 个以下特征(均适用于 UC 和 CD):①结构变形(包括隐窝短缩,不能延伸至黏膜肌层);②基底部带状淋巴浆细胞浸润;③潘氏细胞或幽门腺化生(图 5.3)。在小肠中,明确的绒毛萎缩是慢性炎症的特点。在暴发性结肠炎和慢性黏膜损伤中,邻近溃疡的固有层内或溃疡中可见显著的单核细胞浸润。因此,如果在取自紧邻溃疡的活检标本中见到固有层有大量的浆细胞浸润时,则应谨慎寻找其他慢性炎症的证据。有些病理医生把固有层大片的单核细胞浸润作为慢性炎症的特征,但应记住,右半结肠在正常状态下固有层可有显著的单核炎症细胞浸润。如前所述,儿童的降结肠和直肠存在潘氏细胞,这是正常的。在一项纳入 245 个患儿的研究中,Pezhouh 等发现,在无明显异常黏膜的背景下,在 42 例直肠存在潘氏细胞的患儿中仅有 1 例随后被诊断为 CD[4]。儿童的直肠存在潘氏细胞与特发性便秘密切相关。相反,对于成人而言,哪怕只有一个化生的潘氏细胞出现在结肠脾曲以远,也是慢性炎症的标志。回肠或结肠幽门腺化生提示慢性黏膜损伤,尽管该特征并非 CD 所特有,但在 CD 中比 UC 中更常见[6,7]。其他提示慢性炎症的特征包括黏膜肌层增生和黏膜下层纤维化,在 UC 和 CD 的活检标本中均可见。CD 更特异的组织学标志是上皮样肉芽肿。

　　同时适用于 UC 和 CD 的活动性炎症的组织学定义是中性粒细胞或嗜酸性粒细胞浸润上皮、隐窝脓肿、上皮再生性或变性改变、坏死、糜烂和 / 或溃疡。"活动性结肠炎"比"急性结肠炎"更具有普适性,因为前者更能代表其组织学模式,而后者则意味着临床表现。组织学活动性炎症的程度分

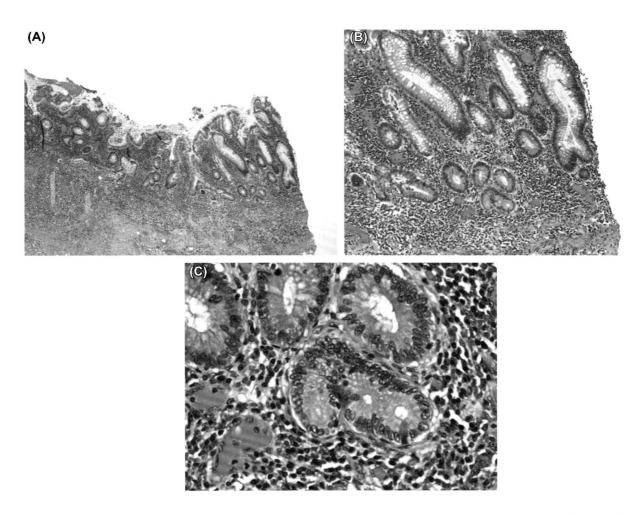

图 5.3　慢性活动性结肠炎。 A、B、C,慢性炎症的特征包括结构变形、基底淋巴浆细胞增多和潘氏细胞化生(在左半结肠)(A,HE,40×;B,HE,100×;C,HE,400×)

为轻度、中度、重度，分级依据分别为活检中活动性炎症累及 50% 以下的隐窝、50% 以上的隐窝，以及存在溃疡（表 5.3）。"暴发性结肠炎"一词更常用于 UC 的背景下，将暴发性结肠炎从重度结肠炎分离开来的标准是溃疡面占据 50% 以上的黏膜。病理报告可以描述活动性炎症的范围，例如，当活动性炎只累及活检标本不同区域的一个或若干隐窝（局灶），或者只累及结肠活检的部分组织片段（片状）时，我们使用诸如"局灶活动性慢性结肠炎"和"片状活动性慢性结肠炎"等诊断词汇。对于外科病理医生来说，报告局灶性活动性结肠炎很重要，尤其是对那些没有确切 IBD 病史的患者而言。Shetty 等发现，有 16% 的局灶性活动性结肠炎的病例最终被诊断为 IBD，其中大部分为 CD，从最初诊断局灶性活动性结肠炎到发展为 IBD 平均时间间隔从 18 个月到 6 年不等[5]。诊断局灶性和片状活动性慢性结肠炎对儿童患者也有重要意义，我们稍后将讨论。

表 5.3　活动性炎症的组织学（活动性的诊断标准）

诊断	典型临床表现	标准			
		结构变形	慢性炎细胞增多	中性粒细胞浸润	溃疡
慢性静止期结肠炎	临床缓解	有	无	无	无
慢性非活动性结肠炎	治疗后的 UC	有	有	无	无
慢性活动性结肠炎（轻度）	有腹泻症状，无全身性中毒症状	有	有	有，累及 50% 以下的隐窝	无
慢性活动性结肠炎（中度）	有腹泻症状，轻微的全身中毒症状	有	有	有，累及 50% 以上的隐窝	无
慢性活动性结肠炎（重度）	有腹泻症状，全身中毒症状，红细胞沉降率升高	有	有	有，累及 50% 以上的隐窝	有，累及 50% 以下的结肠黏膜
慢性活动性结肠炎（暴发性）	有腹泻症状，全身中毒症状，伴或不伴巨结肠或穿孔	有	有	有，累及 50% 以上的隐窝	有，累及 50% 以上的结肠黏膜

没有活动性炎症的慢性结肠炎为"慢性非活动性结肠炎"，这种现象在经过治疗的 IBD 患者中经常见到。虽然有些作者认为"慢性非活动性结肠炎"等同于"慢性静止性结肠炎"，但严格来讲，后者专指结肠黏膜只有结构扭曲，无慢性或活动性炎症，且明显处于疾病缓解期。

在 IBD 患者的肠切除标本中，肠壁深层可能存在异常，尤其是 CD 患者，我们将在稍后叙述。

（一）溃疡性结肠炎组织病理学

UC 的组织学特征是弥漫浅表性慢性活动性结肠炎，黏膜层受累而肠壁深层不受累（图 5.4）。活动性炎症的等级和严重程度取决于疾病的活动和治疗，而组织学分类则是根据隐窝受累的范围和溃

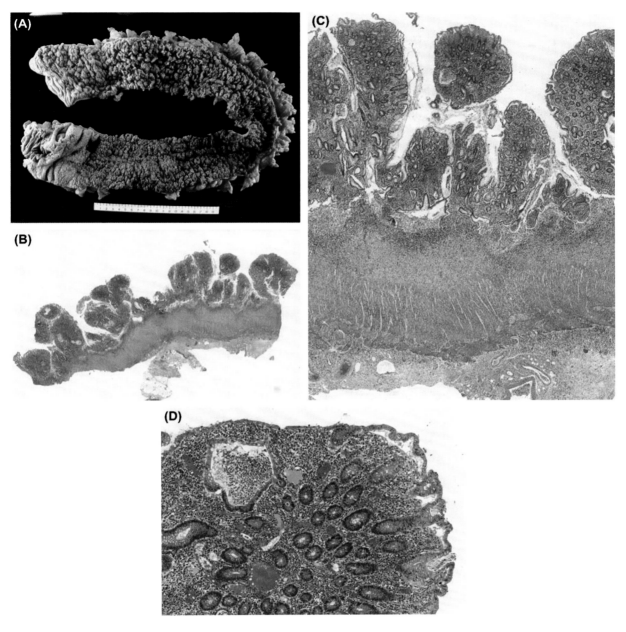

图 5.4　UC 的大体和显微镜下特征。A，对结肠切除术标本进行大体检查，可见弥漫性结肠炎，伴明显的假息肉形成（图片由 Robin M. Foss 先生提供）。B、C、D，部分结肠可见局限于黏膜和黏膜下层的表浅慢性活动性结肠炎，可见明显的假息肉（HE 染色）

疡存在与否（表 5.3）。UC 的蒙特利尔分类是一种临床分类方案，强调疾病范围和诊断时的严重程度：E1 为炎症局限于直肠（直肠炎），E2 为炎症止于脾曲（左半结肠炎），E3 为全结肠炎[8]。

　　UC 累及结肠，呈弥漫性和连续性，而不是节段性或片状分布。传统观点认为，直肠普遍受累，而且 UC 首先累及左半结肠，随着疾病进展逐渐向近端扩展。不过，现在已经明确 UC 病变可以呈斑片状，并且不累及直肠，特别是在下列情况中：儿童初次发病、暴发性结肠炎，以及对治疗有反应时[9, 10]。不论患者接受的是局部治疗还是全身治疗，治疗后的活检均不能用以区分 UC 和 CD。儿童 IBD 首次发病可能仅表现为局灶或斑片状的活动性炎症。左半结肠 UC 可能有阑尾或盲肠的局灶受累，中间间隔正常的结肠黏膜,称为"阑尾跳跃性病变"或"盲肠红斑"[11],注意不要将其解读为CD。伴有右半结肠斑片状炎症的左半结肠UC的自然病程与单纯左半结肠受累的UC无显著差异[12]。儿童往往更多地表现为全结肠炎和更轻微的弥漫性隐窝结构变形,而成人更多表现为典型的左半结肠炎和显著的慢性炎症改变[13,14]。

正如其名所示,严重的UC表现为溃疡。溃疡区域的黏膜被显著破坏,伴有纤维蛋白沉积、炎细胞浸润和肉芽组织的形成。溃疡累及超过50%的黏膜时,即为暴发性结肠炎。弥漫的溃疡周边残留的非溃疡性黏膜呈息肉样,此为炎性假息肉,不是真正的肿瘤,或者说是被溃疡环绕的相对完整的黏膜岛。丝状假息肉呈明显的、夸张的蠕虫状。

(二)溃疡性结肠炎的少见特征

1. UC的倒灌性回肠炎

传统上认为溃疡性结肠炎只累及结肠,而CD可累及胃肠道的任何区域。然而,回肠的炎症和溃疡明确可见于UC,被认为是盲肠内容物通过回盲瓣反流并刺激回肠产生炎症和黏膜损伤的结果。早在1936年和1949年Crohn和Rosenak,以及McCready等就分别描述了这一现象,早期的作者用"倒灌性回肠炎"一词来描述回肠受累的可能机制[15,16]。倒灌性回肠炎的特征包括活动性炎症(隐窝炎、隐窝脓肿、糜烂和溃疡)和慢性改变(绒毛萎缩、隐窝再生、固有层单核细胞炎症增加和幽门腺化生)(图5.5C、D)。1930—1940年的文献中报道的UC累及回肠的发生率从1.3%到39%不等[16]。近年Haskell等在200个UC切除标本中发现17%的标本存在活动性回肠炎[17]。大多数情况下,倒灌性回肠炎发生在全结肠炎的背景下,回肠的活动性和慢性炎症程度往往与盲肠的活动和损伤程度成正比(但通常更轻)。病变通常从回盲瓣向近端连续累及至回肠远端,甚至有些严重的病例空肠也可受累[6,16,17]。但是也有极少数回肠受累的UC患者仅有轻度到中度的结肠活动性炎症,远端结肠活动性炎症更重,或者根本没有盲肠病变[17]。有个别回肠糜烂溃疡不伴盲肠受累的病例报道,提示反流(倒灌)可能不是UC伴回肠炎的唯一发病机制[17]。然而,UC的倒灌性回肠炎不应有肉芽肿、裂隙溃疡、窦道或透壁性炎症。值得注意的是,回肠的炎症似乎不影响接受储袋肛管吻合术(IPAA)的UC患者的储袋并发症、异型增生或癌症的患病率[17]。

2. 黏液性肉芽肿

肉芽肿是一种典型的与CD相关的疾病特征。但在UC中,有时存在所谓的"黏液性肉芽肿"。这是隐窝破裂或溶解后,组织细胞聚集并形成境界不清的肉芽肿,可伴或不伴巨细胞。这种炎症反应包绕并吸收隐窝破裂溢出的黏液和变性的细胞。与真正的CD上皮样肉芽肿的致密嗜酸性胞浆不同,黏液性肉芽肿中的组织细胞和巨细胞胞浆为苍白、泡沫状、空泡状或透明。Montgomery和Voltaggio更倾向于将其报告为"隐窝破坏伴异物反应"来代替"肉芽肿",因为后者可能意味确诊为UC的患者实际上可能为CD[7]。黏液性肉芽肿和隐窝周围炎症应该与不连续的、上皮样隐窝周围肉芽肿相区分,后者与CD相关[18]。黏液性肉芽肿往往发生在黏膜深部,此处隐窝更易破裂,而与CD相关的肉芽肿通常在更浅表处或随机分布在黏膜[19]。远离隐窝的孤立的巨细胞和发育良好的上皮样肉芽肿更支持CD的诊断[20]。当然,肉芽肿散在分布于肠壁全层、浆膜、淋巴滤泡、胃肠道的其他区域或胃肠道外,

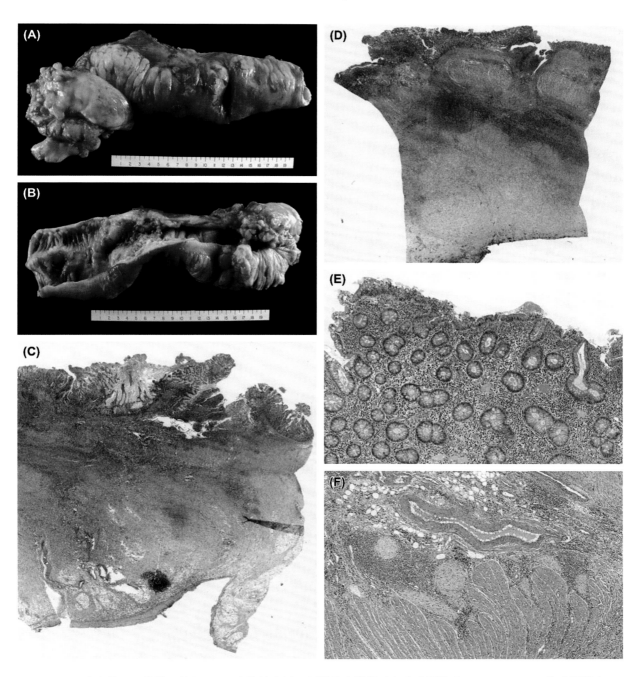

图 5.5　CD 的大体和显微镜下特征。A，大体检查显示肠段狭窄伴脂肪包裹（图片由 Robin M. Foss 先生提供）；B，标本切开时不能展平（图片由 Robin M. Foss 先生提供）;C，该切除标本的镜下图像显示炎症累及结肠全层；D、E、F，高倍镜显示裂隙状溃疡、肠壁脓肿（D）、慢性活动性结肠炎（E）和神经丛炎（F）

支持 CD 的诊断。但是，在其他表现均典型的 CD 中出现黏液性肉芽肿不能排除 CD 的诊断。

　　3. 裂隙溃疡和透壁性炎

　　尽管 UC 炎症通常是表浅的，局限于黏膜，但严重病例的切除标本中可能会见到炎症超出黏膜层。例如，表浅裂隙溃疡的定义为内衬肉芽组织的垂直的、刀割样裂隙，延伸到固有肌层浅层（上半部）被认为是 CD 的特征。但是，当这种溃疡孤立地出现在重症弥漫性结肠炎中时，不应诊断为 CD[21]。

透壁性炎可见于暴发性 UC 患者,可以是混合性炎症细胞非聚集性累及全层的模式,或者是在严重溃疡区域淋巴细胞灶状聚集的透壁模式[22]。

4. UC 累及上消化道

大约 4% 的 UC 患儿有上消化道病变,最常见的是胃部炎症、糜烂和溃疡,偶尔可有十二指肠和食道溃疡[13]。总的来说,UC 最常见的上消化道病变包括局灶性胃炎、胃黏膜基底部混合性炎、胃黏膜表层浆细胞增多和弥漫性慢性十二指肠炎,后者可预测储袋炎[23]。局部增强性胃炎,即 T 淋巴细胞、组织细胞和 / 或粒细胞聚集,仅累及一个或几个胃腺体,在 CD 中常见[24]。但 Ushiku 等发现多达 30% 的 UC 患儿可有局灶增强性胃炎,与 CD 相比,UC 往往有更多的胃小凹或腺体受累[25]。

5. UC 合并感染

UC 患者可能会出现症状加重,也许是因为 IBD 加剧,也许根本与 IBD 无关。例如,UC 患者可能合并艰难梭状芽孢杆菌相关结肠炎或巨细胞病毒(CMV)感染,导致药物治疗无效。抗病毒治疗可能使一部分糖皮质激素治疗无效的 UC 患者受益[26]。因此,对 IBD 患者的肠活检应积极地排除 CMV 感染。在一项研究中,每个活检切片有 5 个或更多的 CMV 免疫组化阳性细胞,提示结肠切除术的风险较大[27]。值得注意的是,在组织学不明确时,CMV 免疫组化是非常好的能检测胃肠道活检组织 CMV 感染的方法。

(三)溃疡性结肠炎的主要鉴别诊断

UC 的鉴别诊断包括克罗恩病、感染性结肠炎、缺血性结肠炎、药物性结肠炎、普通变异型免疫缺陷(CVID)、憩室病相关结肠炎、孤立性直肠溃疡综合征。所有这些疾病都与 IBD 类似,都可表现为充血、萎缩、溃疡、糜烂、活动性炎症,甚至有内镜和组织学的慢性改变。

临床上,诊断 UC 永远需要排除感染,特别是初诊患者。与 UC 相比,感染性结肠炎往往有固有层而非上皮内的显著的中性粒细胞浸润,整体结构保持完好[7]。相比 IBD 患者,感染性结肠炎患者从出现症状到就诊的时间往往较短,早期常有发热。病毒(特别是巨细胞病毒和腺病毒)感染、艰难梭状芽孢杆菌相关假膜性结肠炎、肠出血性大肠杆菌感染是 IBD 的重要鉴别诊断。组织胞浆菌病可以表现为浅表性溃疡和 / 或透壁性炎症,类似于 IBD[29]。

缺血性结肠炎表现为隐窝上皮凋落、黏液缺失,以及固有层增宽和玻璃样变。其他有利于诊断缺血性结肠炎而非 UC 的特征包括,在血供分界部位(脾曲、乙状结肠)的溃疡和上皮内中性粒细胞及慢性炎症。临床上,缺血往往发生在有动脉粥样硬化病史的老年患者身上。在年轻和中年患者中,长距离跑步、口服避孕药或雌激素、滥用可卡因、高凝状态,以及很多其他的病因均可能导致结肠局部缺血。

此外,UC 还需要跟药物和治疗损伤相鉴别,非甾体类抗炎药(NSAIDs)往往是罪魁祸首。非甾体类抗炎药可引起结肠的局灶或斑片状活动性炎和溃疡。NSAIDs 相关的溃疡往往是孤立的、突兀的,周围环绕相对正常的黏膜[7]。除了会引起反复的黏膜损伤,NSAIDs 还可能会重新激活静止的 IBD[30]。霉酚酸酯(MMF,骁悉)是另一种能引起类似 IBD 表现的药物。除了显著的细胞凋亡,MMF 还会引起隐窝变形、隐窝萎缩和活动性炎症,而且某些 MMF 诱导的结肠炎甚至被描述为"具有类似于 IBD 样的损伤"[31,32]。此外，某些抗肿瘤药物可能导致无法区分结肠炎。这些药物尚处于临床试验阶段，或刚刚被批准用于临床，例如艾代拉里斯片（同型 PI3K δ 抑制剂）和免疫检测点单克隆靶向抗体［抗细胞毒性 T 淋巴细胞相关性抗原 4（CTLA–4）或 PD–1］[33,34]。以下两点可能有助于确诊：与抗肿瘤药物治疗相关的 IBD 样结肠炎常有隐窝细胞凋亡，临床症状的出现时间往往与用药时间有明显关联[33,34]。

普通变异型免疫缺陷（CVID）相关的结肠炎被描述为类似 IBD。CVID 相关的结肠炎可能具有 UC 和 / 或 CD 的特征。在 Daniels 等发表的一项研究中，大多数 CVID 相关的结肠炎患者都有活动性炎症，几乎一半的病例出现隐窝变形。缺乏浆细胞可能有助于确诊 CVID，但多达 47％的病例可能不具备这个特点[2]。

憩室病相关的结肠炎（DAC）的定义是累及无其他合并症的憩室病肠段慢性或慢性活动性结肠炎。憩室病肠段的憩室之间有慢性或慢性活动性炎症，通常只累及黏膜。此外，直肠不受累支持 DAC。

UC 的另一个重要的鉴别诊断是孤立性直肠溃疡综合征（SRUS），这是一种少见的排便障碍。临床上，两种疾病都有类似的症状，包括直肠出血、直肠排出黏液、腹泻、腹痛和里急后重。SRUS 通常累及远端直肠的前壁。内镜下 SRUS 病变为孤立或多发，可以呈溃疡或息肉 / 结节状[35]。虽然 SRUS 的活检常发现隐窝变形和溃疡，但是经常出现肌纤维组织占据固有层，伴有黏膜肌向上延伸到隐窝之间，黏膜层增厚，而 UC 中没有这些特征。SRUS 活检也可以出现表面的锯齿状病变和隐窝增生。SRUS 的炎症通常轻微。溃疡的位置以及肌纤维组织增生有助于避免误诊为溃疡性直肠炎。

（四）克罗恩病的组织病理学

开始讨论组织病理学之前需要提一下克罗恩病（CD）的一些大体特征和临床特征。虽然这些特征并不完全为 CD 所特有，但临床、影像学、术中所见，以及对这些变化的大体印象往往能强化对 CD 的诊断。

CD 的标志是斑片状、节段性、透壁性、慢性活动性结肠炎和 / 或回肠炎，累及胃肠壁全层。回肠和结肠是 CD 中最常累及的器官[36]。有 2/3 的 CD 病例中回肠受累，而且在大约 1/3 的病例中，回肠是唯一的受累部位[36]。根据发病年龄（A1：≤ 16 岁；A2：17～40 岁；A3：> 40 岁）、部位（L1：末端回肠；L2：结肠；L3：回结肠；L4：上消化道）和表现（B1：非狭窄非穿透；B2：狭窄；B3：穿透）可以将 CD 分为若干表型。修饰因子"P"表示肛周疾病。B2 和 B3 的表型提示为复杂病变[8]。

透壁性炎的特点在切除标本时很明显，有时影像学观察得更为清楚。在切除标本中，受累肠段有明显的脂肪包裹在肠系膜对称的表面，称为"匍行脂肪"（图 5.5A）。浆膜层可有严重的炎症，或是仅有轻微的红斑。受累肠段可出现壁增厚、狭窄和 / 或瘘管。标本打开时通常不容易放平（图 5.5B）。黏膜病变通常呈节段性或片状的表型，受累黏膜和未受累黏膜交替存在，有时称为"跳跃性病变"。某些情况下，黏膜病变形成深溃疡，溃疡可呈线状纵行或横行，使黏膜外观呈鹅卵石样。直肠通常不受累。此外，CD 还经常伴有瘘管，可与附近的任何部位和器官（如直肠阴道瘘、结肠皮肤瘘、小肠皮肤瘘等）相通。肛门和肛周疾病，包括肛裂、瘘管和脓肿，是 CD 的常见并发症。

　　在切除标本中，CD 的主要组织病理学特征包括斑片状或节段性慢性活动性小肠炎、结肠炎或小肠结肠炎，伴炎症和纤维化，累及肠壁深层。黏膜常表现为慢性活动性小肠结肠炎伴糜烂，裂隙状溃疡，或非坏死性上皮样肉芽肿。在回肠 CD 中，幽门腺化生普遍存在。刀割样裂隙溃疡和窦道垂直于肠管纵轴，可有脓肿形成。在切除标本中，可见透壁性炎症（通常表现为固有肌层的上下缘散在的淋巴细胞聚集灶）和上皮样肉芽肿。总的来说，上皮样肉芽肿和透壁炎症被认为是 CD 最具特异性的特征，次要特征包括黏膜下层纤维化、神经肥大 / 增生、黏膜肌层和 / 或固有肌层肥大、神经丛炎、血管周淋巴细胞聚集、浆膜炎和肠系膜炎[19]。黏膜下层和肠壁慢性炎症有时非常明显，并与上覆黏膜的炎症程度不成比例，尤其是对于经过药物治疗的患者。克罗恩病结肠炎和克罗恩病小肠炎的组织学特征分别如图 5.5C、E、F 和图 5.6 所示。

（五）克罗恩病的少见亚型

　　有些 CD 患者的病变局限于结肠黏膜，肌层不受累，无透壁淋巴细胞聚集、深的裂隙状溃疡或瘘管。这些病例被称为"溃疡性结肠炎样的克罗恩病结肠炎"或"浅表型克罗恩病结肠炎"，诊断基于存在回肠炎、非干酪性肉芽肿，或肛周瘘管[37]。

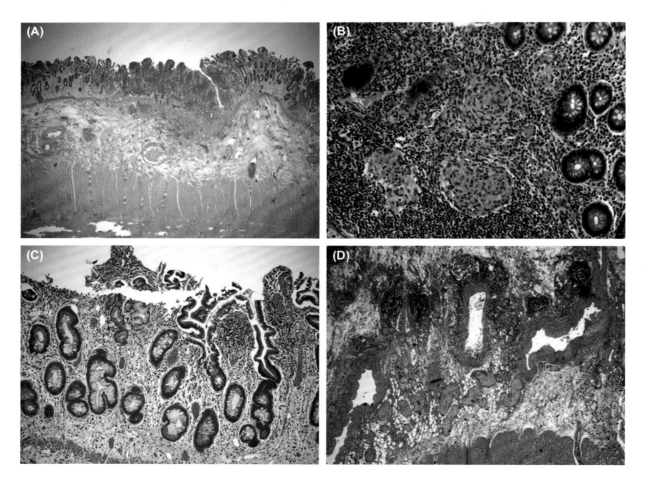

图 5.6　早期 CD 累及的小肠切面呈慢性活动性肠炎，可见即将形成的裂隙状溃疡（A，HE，20×），非干酪样肉芽肿（B，HE 染色，200×）、幽门腺化生（C，HE 染色，100×）和肥大的神经（D，HE 染色，40×）

　　CD 累及上消化道和肠外的表现：虽然 CD 主要累及小肠或大肠，但已知 CD 可累及胃肠道的任何部分，甚至包括皮肤、关节和血管等胃肠道外的部位。肉芽肿是可以发生在任何部位的 CD 相对特异性表现，尤其是排除了感染性（分枝杆菌）和其他非感染性疾病（如结节病和慢性肉芽肿病）后。CD 累及上消化道的表现包括口腔溃疡、不同程度的食管炎、局灶增强性胃炎、淋巴细胞性十二指肠病和十二指肠炎。食管 CD 的发生率在成人中为 0.2%～11.2%，在儿童中高达 43%。组织学改变轻重不一，可从轻度食管炎到重度炎症伴全层受累、溃疡、穿孔、瘘管和非干酪样肉芽肿性炎。如前所述，局灶增强性胃炎在 CD 中特别是在儿童患者中很常见[24,25]，表现为 T 淋巴细胞聚集，组织细胞和/ 或粒细胞累及一个或仅数个胃腺。有局灶、孤立、非特异性的回肠炎，无结肠受累时，存在上消化道病变，包括局灶增强性胃炎，以上提示病变为 CD[25,36,38]。

（六）克罗恩病的主要鉴别诊断

　　CD 的鉴别诊断包括 UC、感染性小肠结肠炎、缺血、药物性损伤、普通变异型免疫缺陷（CVID）、白塞病、克罗恩样憩室炎。CD 和 UC 的鉴别诊断有相当多的重叠，关于 UC 鉴别诊断的详情请参阅前面的章节。

　　除了先前在 UC 中提到的感染性疾病鉴别诊断之外，耶尔森菌的感染也类似 CD，因为该病可出现坏死性上皮样肉芽肿。其他的感染性媒介，如溶组织阿米巴和分枝杆菌，是臭名昭著的可引起节段性慢性活动性小肠结肠炎或肉芽肿性炎的致病因子。有肉芽肿的病例必须进行抗酸染色，特别是有干酪样肉芽肿或融合性非干酪样肉芽肿的病例。梅毒螺旋体可以形成发育不良的肉芽肿，而组织胞浆菌病很少有肉芽肿[29]。当然，抗酸染色、Warthin–Starry 染色及 Grocott 六亚甲基四胺银（GMS）染色阴性并不能排除结核病、梅毒螺旋体或真菌感染。

　　白塞病是一种特发性系统性血管炎，是 CD 的重要鉴别诊断，尤其在亚洲患者中。据报道，肠道受累见于 3%～60% 的白塞病患者，其中回盲部受累最为常见。肠白塞病可以伴发穿孔、瘘管和狭窄，类似 CD。在白塞病患者的回肠黏膜活检中，只有 10% 的患者被发现有血管炎，所以临床和内镜相结合是区分 CD 与白塞病的关键[39]。有研究发现，存在局灶分布的圆形溃疡、大的溃疡，以及缺乏阿弗他溃疡和鹅卵石样外观时，诊断倾向为白塞病，而 CD 往往表现为节段性或弥漫性分布的不规则/ 地图状或纵向的溃疡和假息肉[40,41]。

　　克罗恩样憩室炎在大体和组织学上可以出现典型的 CD 相关特征，包括慢性活动性结肠炎、脂肪包裹、肉芽肿、透壁性淋巴细胞聚集和肠壁纤维化。切除结肠后可治愈，如果复发时出现肛周或小肠部位的病变，则 CD 是更可疑的诊断结果。

（七）未定类型结肠炎

　　从临床角度上鉴别 UC 与 CD 是非常重要的，因为 UC 患者适合接受储袋肛管吻合术（IPAA）。CD 患者由于吻合口破裂和瘘管导致储袋失败的风险较高[7]。虽然大多数外科切除的 IBD 病例可被明确归类为 UC 或 CD，但有些切除标本具有 UC 和 CD 两种特征，而且结合临床和影像学检查结果不能作出明确诊断。在这些情况下，常采用未定类型结肠炎（IC）的诊断[22]。最常见的情况是暴发性溃疡性结肠炎表现出类似 CD 的特征，包括严重的溃疡、浅表裂隙、透壁性炎症，偶有溃疡底淋巴细胞聚集，以及相对的直肠豁免。有时，IBD 药物治疗会使问题更加复杂，因为治疗后的 UC 通常会呈现斑片状分布。此时，复查以前的活检资料有助于明确诊断。在采用严格的标准或者在后续的随访中得到更多的临床信息时，大多数 IC 病例可以被归类[42,43]。无论如何，如果一个结肠切除标本出现 CD 的特征性改变（与隐窝破坏无关的肉芽肿和远离溃疡的淋巴细胞聚集）时，则应诊断为 CD[43]。

IC 更多地被认为是一种在获得更进一步的信息前的临时性诊断，不是独立的病种，不同的机构和病理医生对 IC 的诊断存在差别，IC 病例数占 IBD 病例数的 1% 到 20% 不等。临床上或术前黏膜活检不应诊断 IC。大多数 IC 被证明是 UC 伴类似 CD 的特征。因此，大多数患者可以采用结肠切除术联合 IPAA[44]。对于 IC 病例，需要多学科团队仔细考虑和解释临床、影像学与病理结果，并选择适当的治疗策略。

（八）回肠储袋和直肠封套病理学

通过 IPAA 进行可复性结直肠切除术加回肠储袋是 UC 可选择的术式，IPAA 可以显著提高患者的生活质量。然而，储袋、吻合口和直肠封套并非没有并发症。据统计，中位随访 37 个月时，7% 的病例出现储袋失败，60 个月时达 9%[44]。术后可能会出现储袋渗漏、窦道、脓肿、狭窄和瘘管。储袋炎是 IPAA 最常见的长期并发症。它被认为是因共生菌群变化而继发的异常的黏膜免疫反应[46]。UC 患者出现的弥漫性慢性十二指肠炎与储袋炎的发生有关[23]。术前的回肠炎症（包括倒灌性回肠炎）是否与储袋并发症有关尚存争议[17,47]。储袋活检的组织学检查在 IPAA 患者的管理中仍然发挥着重要作用。理想的组织学评估活检应在不同部位取材，包括术后末端回肠、储袋体和直肠封套。来自不同部位的标本应分开送检，或将新鲜组织放入生理盐水中，或放入 10% 中性缓冲福尔马林中固定。

储袋炎可表现为慢性活动性炎症和隐窝变形（图 5.7），以及绒毛萎缩和幽门腺化生。遗憾的是，没有一种可靠的方法能够区分由于共生菌群改变影响黏膜免疫所致的储袋炎和 IBD 复发（即特发性）。不论储袋炎的病因和机制如何，组织学评估以 0～3 分反映中性粒细胞炎症（0、1、2、3 分别代

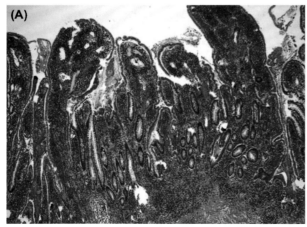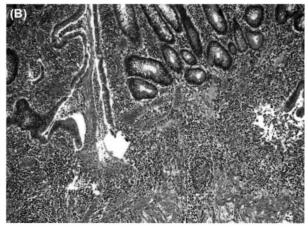

图 5.7　储袋炎的组织学特征包括慢性活动性炎症和隐窝变形（A，HE，40×；B，HE，100×）

表无、轻度、中度＋隐窝脓肿、重度＋隐窝脓肿）和溃疡（0、1、2、3 分别代表无溃疡、溃疡累及 25％ 以下的表面上皮细胞、溃疡累及 25％～50％ 表面上皮细胞和溃疡累及 50％ 以上的表面上皮细胞）的程度。评估储袋活检时，病理学家应警惕可能引起储袋炎的感染因素，包括巨细胞病毒（CMV）和真菌[48,49]。其他细微的组织学特征可能提示有另外的病因。例如，缺血性储袋炎中可以看到细胞外的含铁血黄素或橙色血质沉积[50]。平滑肌纤维中断，黏膜肌层破坏和增厚，以及菱形隐窝在储袋脱垂时常见[51]。隐窝凋亡（≥6 个凋亡细胞 /10 高倍视野）提示自身免疫性储袋炎[52]。

1. 回肠储袋克罗恩病

储袋中的 CD 是一个相对较新的疾病，指 IPAA 患者出现典型的 CD 特征，如组织学可见非干酪样非隐窝破坏相关肉芽肿，近端小肠受累和 / 或迟发性狭窄或瘘管。文献中使用了多种术语，如"储袋 CD""IPAA 中的 CD""克罗恩储袋炎"，以及"回肠储袋中的克罗恩样病变"。诊断储袋 CD 仅仅基于临床特征。黏膜活检对诊断储袋 CD 的价值有限，只有 10％～12％ 的患者的储袋黏膜活检中有肉芽肿[53]。

2. 储袋近端回肠炎

可复性结直肠切除术后的患者可在储袋近端的术后末端回肠出现炎症，伴或不伴相关的储袋炎。储袋近端回肠炎患者的术后末端回肠活检中可见类似于储袋炎的模式，包括不同程度的绒毛变钝，固有层慢性炎症，以及中性粒细胞介导的上皮损伤，可能有糜烂、溃疡形成[54]。储袋炎相关的储袋近端回肠炎通常对抗生素治疗有反应。然而，在储袋正常的情况下，储袋近端回肠炎通常不会对抗生素产生反应，被认为是特发性的。其他可能的病因包括 NSAIDs 相关损伤和局部缺血。

3. 直肠封套炎

直肠封套炎是指 IPAA 构建后，在未出现储袋炎的情况下，残留的直肠黏膜中复发的 IBD。

三、炎症性肠病中的肿瘤

在 IBD 背景下，患癌风险增加是监测 IBD 患者的唯一重要原因。异型增生被认为是癌症最早的前驱病变。虽然 Crohn 和 Rosenberg 在 1925 年就认识到 UC 可发生癌，但直到 1967 年，Morson 和 Pang 才阐述了 IBD 相关的异型增生可出现在平坦的黏膜中，可以是多灶性的，并且可通过活检来诊断[55]。

尽管早期文献显示 UC 和 CD 的结直肠癌风险存在差异，但现在普遍认为 UC 和 CD 结肠炎的风险大致相同。病史 20 年者的 UC 的绝对累积风险为 8％，CD 的为 7％[56]。IBD 中有几个已知的危险因素可导致肿瘤（异型增生和癌）的发生。最重要的危险因素是结肠炎的持续时间。在 IBD 诊断的 7 年内几乎没有风险，但 UC 发展成癌的累积概率是 10 年为 2％，20 年为 8％，30 年为 18％[57,58]。已证实，炎症范围和严重程度是 UC 发生肿瘤的独立危险因素[59,60]。其他危险因素包括结直肠癌家族史、IBD 诊断年龄早和原发性硬化性胆管炎（PSC）[58]。

（一）结肠活检监测的评估和分级

尽管一些辅助标记物可能有助于 IBD 患者的肿瘤风险分层，但是结肠活检 HE 切片的组织学检查仍然是诊断异型增生的基本方法。1983 年，Riddell 等建立了异型增生的组织学分级系统，该系统现今仍在被外科病理医生沿用[61]。诊断分级包括无异型增生、异型增生不确定、低级别异型增生（LGD），以及高级别异型增生（HGD）。

无异型增生包括如下情况：①正常结肠黏膜或治疗后的慢性非活动性结肠炎（图 5.8A）；②慢性活动性结肠炎上皮的反应性/再生性改变（图 5.8B）。后者的上皮细胞可能表现为核大深染，但这些变化与炎症程度成正比，并伴有表面细胞核成熟。

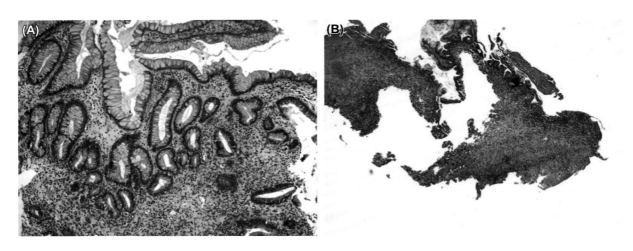

图 5.8　A，慢性非活动性结肠炎伴再生性改变，无异型增生。慢性活动性结肠炎邻近溃疡的部位有再生性改变，B，无异型增生

LGD 的特征是核深染，核增大，细胞核质比（N：C）增大（图 5.9A）。大多数情况下，也有细胞核复层化，形态学上表现为核拉长、铅笔杆样。相邻的核重叠，形成拥挤的外观。然而，细胞核极向保持垂直于基底膜，且未占据上皮细胞的上部。

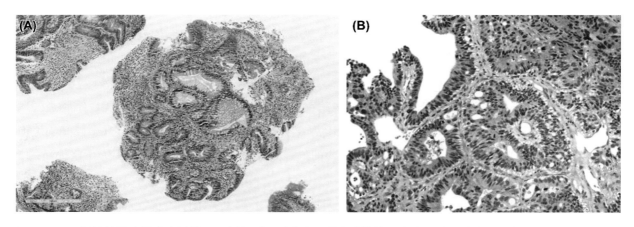

图 5.9　A，慢性结肠炎的患者活检可见低级别异型增生，增生腺体的形态类似结肠腺瘤（经典腺瘤样异型增生）。B，慢性结肠炎的患者活检可见高级别异型增生，增生腺体核浆比（N：C）增高，伴核多形性和筛状结构形成

　　HGD 的特征是具有更复杂的结构和更大的细胞学非典型性。与 LGD 相比，HGD 最重要的特征是结构复杂（形成筛状结构），细胞核极向消失，以及更明显的核多形性和核增大。与 LGD 的细的、铅笔杆状的细胞核不同，HGD 的细胞核呈圆形、椭圆形或不规则。HGD 中通常有非典型核分裂象。尽管结构复杂性增加，但 HGD 异型增生的细胞仍局限于上皮基底膜内。

　　常见的情况是，存在 HGD 的特征，只有局灶或模棱两可的可疑浸润。在这些病例中，我们可以使用"至少为高级别异型增生"的诊断用语，尤其是当临床、内镜和影像学担心有浸润性成分时。若细胞侵透基底膜进入固有层，即为黏膜内癌。根据定义，黏膜内癌局限于固有层和黏膜肌层。组织学上，单个浸润的细胞和小而成角的腺体，与 HGD 相对保持隐窝形状的腺体形成对比。浸润黏膜下层出现间质促纤维结缔组织增生反应，则诊断为浸润癌。

　　异型增生不确定适用于上皮在有明显的炎症、糜烂和 / 或邻近溃疡的情况下，出现异型增生的细胞学特征。伴有明显炎症反应性改变非常类似于异型增生，造成核增大，深染，核重叠，黏液相对丢失，以及结构的复杂性。诊断异型增生不确定提示有中等程度发展成癌症的风险，应加监测频率[62,63,64]。Choi 等发现，经过 28 个月的随访，13％ 异型增生不确定的病例发现有 LGD，2％ 有 HGD 或癌。Riddell 建议将该诊断进一步分层为"异型增生不确定，可能阳性""异型增生不确定，可能阴性"，理论上前者的筛查间隔为 3～6 个月，后者为 6～9 个月。但我们更倾向于不再对异型增生不确定进行进一步分层，而由临床医生决定适当的随访间隔。

（二）异型增生的组织学亚型

　　虽然许多与 IBD 相关的肿瘤性病变在组织学上类似于散发性的管状腺瘤或管状绒毛状腺瘤，有假复层、铅笔杆样的细胞核延伸到表面上皮，但是 IBD 患者通常有不同于散发性腺瘤的特殊异型增生病变。胃肠道病理学家尝试将与 IBD 相关的异型增生分为 7 类：经典腺瘤样异型增生、终末上皮分化、无蒂锯齿状息肉 / 腺瘤样（SSP/ A 样）异型增生、传统型锯齿状腺瘤样（TSA 样）异型增生、富含黏液的异型增生、杯状细胞减少型异型增生、锯齿状异型增生非特指型[66]。这些分类的诊断一致性，从传统型锯齿状腺瘤样的 50％ 以下，到杯状细胞减少型异型增生的 92％ 不等。其中，终末上皮分化型异型增生和杯状细胞减少型异型增生比较少见，其特征是外观平坦、隐窝不拥挤以及细胞质或类似正常结肠上皮细胞的全部表型（终末上皮分化），或缺乏杯状细胞（杯状细胞减少型异型增生）[62]。诊断异型增生的关键是细胞核增大，深染，不伴表面成熟。其中，一些类别可能包括先前诊断为异型增生不确定的病变。IBD 中的 SSP/A 的已知信息很少，在最近的一项研究中，对 13 个伴 SSP/A 的 IBD 患者随访了 6 年，61.5％ 的患者发展为明显的异时性异型增生或另外的 SSP/A，这表明 SSP/A 应被看作是异型增生的亚型，需要完全切除和持续监测[67]。这种新的分类为以后研究这些病变的生物学和自然病程奠定了基础。由于其中一些亚型非常罕见，因此将这些病例外送会诊是明智的做法。

　　在理论上，"异型增生相关性病变或肿块（DALM）"指的是病变的发生与炎症相关，有更明显的结构复杂性，更多的绒毛成分，更可能在病灶中有跳跃性的异型增生区域，以及在周围黏膜中存在异型增生[68]。随着命名的变迁，"腺瘤样"和"非腺瘤样"从前被提出并用于内镜下息肉样或非息肉样病变。而最近这些命名已被弃用，因为它们对于 IBD 相关异型增生的处理并无指导意义[62,68]。

检测异型增生在传统上依赖于观察黏膜，对肉眼可见的病变专门取材，以及广泛地随机活检以发现肉眼不可见的异型增生。目前的美国指南推荐从结肠各节段获取至少 32 个随机活检标本作为内镜监测的基本要求[69,70]。但随着结肠镜技术的进步（如高分辨率白光结肠镜、染色内镜、窄带成像技术），目前 IBD 患者的管理指南认同将内镜下评估病变的可切除性和异型增生的组织学分级相结合。IBD 结肠活检监测的方法仍有很大差异。通常做法包括使用高分辨率白光结肠镜和染色内镜进行有针对性的活检和随机活检。共识声明中，"内镜下可切除"表示病灶有明显的边界，内镜切除后，肉眼观察病变已完全被清除，组织学证实病变已完全切除，并且病灶周围的黏膜没有异型增生[71]。

如果异型增生病灶，无论 LGD 或是 HGD，在内镜下完全切除并经组织学证实，且病变基底和随机活检没有异型增生，那么患者可以继续行监测而无须行结肠切除术。对于随机活检发现的 HGD 病例（即内镜下不可见），通常推荐行结肠切除术。对于随机活检发现的局灶 LGD 的患者应加强监测，时间间隔应缩短为 3～6 个月，或推荐到 IBD 中心再次接受高分辨率白光结肠镜和 / 或染色内镜检查。对于随机活检发现的多灶性 LGD 或持续存在 LGD 的患者，推荐行结肠切除术。关于 IBD 患者肠镜监测和黏膜活检的后续处理的详细信息，请参考表 5.4。

表 5.4　IBD 患者结肠监测活检的诊断术语

活检部位	内镜发现	病理学术语	含义
结肠炎范围以外	息肉或无蒂病变	散发性腺瘤，增生性息肉或无蒂锯齿状息肉	完全切除，每年常规进行 IBD 监测
结肠炎范围内	息肉（可切除）	息肉样的 LGD 或 HGD	完全切除，加强监测
结肠炎范围内	传统结肠镜下息肉（不可切除）	息肉样的 LGD 或 HGD（应由另一位胃肠病理医生确认）	IBD 专家推荐使用染色内镜或高分辨率结肠镜检查： ①可切除的 LGD 或 HGD：完全切除，加强监测 ②不可切除的 LGD：建议结肠切除 ③不可切除的 HGD：结肠切除
结肠炎范围内	不可切除的可见或不可见的肿块 / 病变（隆起、平坦、凹陷）	LGD HGD 浸润性腺癌（应该由另一位胃肠病理医生确认）	局灶 LGD：加强监测或结肠切除（根据临床和内镜下可疑程度） HGD：结肠切除 浸润性腺癌：结肠切除
结肠炎范围内	无蒂病变（可切除）	无蒂锯齿状息肉	完全切除，加强监测

（三）结直肠癌

与散发性微卫星稳定型结直肠癌 CRC、微卫星不稳定型 CRC（MSI-H）和 Lynch 综合征相关的癌症不同，IBD 相关的浸润性腺癌具有独特的临床和形态学特征。IBD 相关的 CRC 通常分化更好，有克罗恩样的炎症反应,肿瘤有异质性,缺乏肿瘤坏死,并有黏液或印戒成分[72,73]。IBD 相关的 CRC 中,多灶性、同时性病变也更多见[72]。与 IBD 相关的 CRC 常具有温和的形态学特征,具有迷惑性。在一组病例中,大约 11％的 IBD 相关癌为低级别管状腺癌(LGTGA),这种高分化浸润癌具有低级别细胞学特征并明显缺乏促纤维结缔组织增生性反应[74]。像散发性 CRC 一样,克罗恩病样反应提示结肠炎相关 CRC 的预后良好[75]。接受术后化疗的 IBD 相关 CRC 患者与不伴 IBD 的 CRC 患者相比,肿瘤复发率和生存率相近[76]。

IBD 相关 CRC 的免疫表型与散发性 CRC 略有不同。例如,71％的 IBD 相关 CRC 免疫组化 CK7 阳性,但只有 7.4％有细胞核 β–catenin 着色(APC 调节异常的标记物)[77,78]。IBD 相关的肿瘤和散发性结直肠肿瘤都有大量的分子改变,不在本章的讨论范围内。但最近采用二代基因测序(NGS)的研究发现,结肠炎相关 CRC 的基因组改变与散发性 CRC 有明显区别,并且因 IBD 的类型而异[79,80]。例如,IBD 相关 CRC 中的 TP53 突变率高达 89％,APC 突变率只有 13％～21％,而散发性 CRC 的 TP53 和 APC 的突变率分别为 52％和 76％。

(四) 小肠腺癌

克罗恩病小肠炎是小肠腺癌的已知危险因素。由于内镜检查获取的小肠黏膜相对有限,所以很少对小肠异型增生进行检测。在切除标本中,克罗恩病肠炎相关的小肠腺癌无论是形态上还是免疫表型上均倾向于胃上皮分化[81]。值得注意的是,胃上皮化生常发生在克罗恩病肠炎相关性小肠腺癌的周围[81]。

(五) 回肠储袋和储袋周围肿瘤

在 UC IPAA 术后,回肠储袋或邻近储袋的部位的腺癌是一种罕见但可能致命的并发症。从 IBD 确诊到发展为储袋癌的平均时间为 25.6 年,从储袋构建到发展为储袋癌的平均时间为 10 年[77]。储袋/储袋周围腺癌和 UC 相关腺癌中,肿瘤浸润淋巴细胞、严重坏死、黏液分化、印戒细胞分化、异质性及分化良好等特征的发生率类似。回肠储袋和储袋周围腺癌通常表达 CK7(见于 54.5％的病例)[77]。

储袋镜下活检对于诊断异型增生不是十分有效,因为只有 1/3 的患者在活检监测时有异型增生[77]。Riddell 等在 1983 年提出的标准完全可以用于储袋监测活检中异型增生的评估和分级。只有少数研究对储袋异型增生的病程进行了研究。在 22 例初诊为储袋 LGD 的患者中,有 6 例(27.3％)在中位时间为 9.5 年(4.1～17.6 年)的随访中病变持续或进展。在 12 例储袋 HGD 患者中,3 例患者在初次治疗后病变持续或进展(25.0％),中位间隔时间为 5.4 年(2.2～9.2 年)[82]。

四、总　结

伴或不伴活动性炎症的侵性结构改变是 IBD 的诊断标志,常见的鉴别诊断包括感染(特别是胞内菌感染)、药物、缺血、黏膜损伤和淋巴癌。长期的炎症增加肠炎相关性肿瘤的发生风险,组织病理学在其诊断和分级中发挥重要作用。

(石雪迎　译)

参考文献

［1］ Gramlich TL, Petras RE. Small intestine. In: Mills SE, editor. Histology for pathologists. Philadelphia: Lippincott Williams and Wilkins, 2007: 603-626.

［2］ Daniels JA, Lederman HM, Maitra A, et al. Gastrointestinal tract pathology in patients with common variable immunodeficiency (CVID): a clinicopathologic study and review. Am J Surg Pathol, 2007, 31: 1800-1812.

［3］ Dahl J, Greenson JK. Colon. In: Mills SE, editor. Histology for pathologists. Philadelphia: Lippincott Williams and Wilkins, 2007: 627-643.

［4］ Pezhouh MK, Cheng E, Weinberg AG, et al. Significance of Paneth cells in histologically unremarkable rectal mucosa. Am J Surg Pathol, 2016, 40: 968-971.

［5］ Shetty S, Anjarwalla SM, Gupta J, et al. Focal active colitis: a prospective study of clinicopathological correlations in 90 patients. Histopathology, 2011, 59: 850-856.

［6］ Goldstein N, Dulai M. Contemporary morphologic definition of backwash ileitis in ulcerative colitis and features that distinguish it from Crohn disease. Am J Clin Pathol, 2006, 126: 365-376.

［7］ Montgomery EA, Voltaggio L. Colon. In: Biopsy interpretation of the gastrointestinal tract mucosa. Non-neoplastic, vol. 1. Philadelphia: Lippincott Williams and Wilkins, 2012: 179.

［8］ Silverberg MS, Satsangi J, Ahmad T, et al. Toward an integrated clinical, molecular 727 and serological classification of inflammatory bowel disease: report of a Working Party of the 2005 Montreal World Congress of Gastroenterology. Can J Gastroenterol, 2005, 19: 5A-36A.

［9］ Glickman JN, Bousvaros A, Farraye FA, et al. Pediatric patients with untreated ulcerative colitis may present initially with unusual morphologic findings. Am J Surg Pathol, 2004, 28: 190-197.

［10］ Joo M, Odze RD. Rectal sparing and skip lesions in ulcerative colitis: a comparative study of endoscopic and histologic findings in patients who underwent proctocolectomy. Am J Surg Pathol, 2010, 34: 689-696.

［11］ Bronner MP. Granulomatous appendicitis and the appendix in idiopathic inflammatory bowel disease. Semin Diagn Pathol, 2004, 21: 98-107.

［12］ Mutinga ML, Odze RD, Wang HH, et al. The clinical significance of right-sided colonic inflammation in patients with left-sided chronic ulcerative colitis. Inflamm Bowel Dis, 2004, 10: 215-219.

［13］ Levine A, de Bie CI, Turner D, et al. Atypical disease phenotypes in pediatric ulcerative colitis: 5-year analyses of the EUROKIDS Reg- istry. Inflamm Bowel Dis, 2013, 19: 370-377.

［14］ Washington K, Greenson JK, Montgomery E, et al. Histopathology of ulcerative colitis in initial rectal biopsy in children. Am J Surg Pathol, 2002, 26: 1441-1449.

［15］ Crohn B, Rosenak B. A combined form of ileitis and colitis. JAMA, 1936, 106: 1-7.

［16］ McCready FJ, Bargen JA. Involvement of the ileum in chronic ulcerative colitis. N Engl J Med, 1949, 240: 119-227.

［17］ Haskell H, Andrews J CW, Reddy SI, et al. Pathologic features and clinical significance of "backwash" ileitis in ulcerative colitis. Am J Surg Pathol, 2005, 29: 1472-1481.

［18］ Lee FD, Maguire C, Obeidat W, et al. Importance of cryptolytic le- sions and pericryptal granulomas in inflammatory bowel disease. J Clin Pathol, 1997, 50: 148-152.

［19］Patil DT, Greenson JK, Odze RD. Inflammatory disorders of the large intestine. In: Odze RD, Goldblum JR, editors. Odze and g2oldblum surgical pathology of the GI tract, liver, biliary tract, and pancreas. Philadelphia: Elsevier, 2014: 436-511.

［20］Mahadeva U, Martin JP, Patel NK, et al. Granulomatous ulcerative colitis: a re-appraisal of the mucosal granuloma in the distinction of Crohn's disease from ulcerative colitis. Histopathology, 2002, 41: 50-55.

［21］Yantiss RK, Farraye FA, O'Brien MJ, et al. Prognostic significance of superficial fissuring ulceration in patients with severe "indeterminate" colitis. Am J Surg Pathol, 2006, 30: 165-170.

［22］Price AB. Overlap in the spectrum of non-specific inflammatory bowel diseased "colitis indeterminate". J Clin Pathol, 1978, 31: 567-577.

［23］Lin J, McKenna BJ, Appelman HD. Morphologic findings in upper gastrointestinal biopsies of patients with ulcerative colitis: a controlled study. Am J Surg Pathol, 2010, 34: 1672-1677.

［24］Oberhuber G, Püspök A, Oesterreicher C, et al. Focally enhanced gastritis: a frequent type of gastritis in patients with Crohn's disease. Gastroenterology, 1997, 112: 698-706.

［25］Ushiku T, Moran CJ, Lauwers GY. Focally enhanced gastritis in newly diagnosed pediatric inflammatory bowel disease. Am J Surg Pathol, 2013, 37: 1882-1888.

［26］Shukla T, Singh S, Loftus Jr EV, et al. Antiviral therapy in steroid-refractory ulcerative colitis with cytomegalovirus: systemic review and meta-analysis. Inflamm Bowel Dis, 2015, 21: 2718-2725.

［27］Zagorowicz E, Bugajski M, Wieszczy P, et al. Cytomegalovirus infection in ulcerative colitis is related to severe inflammation and a high count of cytomegalovirus-positive cells in biopsy is a risk factor for colectomy. J Crohn Colitis, 2016, 10: 1205-1211.

［28］Schumacher G, Sandstedt B, Kollberg B. A prospective study of first attacks of inflammatory bowel disease and infectious colitis. Clinical findings and early diagnosis. Scand J Gastroenterol, 1994, 29: 265-274.

［29］Lamps LW, Molina CP, West AB, et al. The pathologic spectrum of gastrointestinal and hepatic histoplasmosis. Am J Clin Pathol, 2000, 113: 64-72.

［30］Kaufmann HJ, Taubin HL. Nonsteroidal anti-inflammatory drugs activate quiescent inflammatory bowel disease. Ann Intern Med, 1987, 107: 513-516.

［31］Lee S, de Boer WB, Subramaniam K, et al. Pointers and pitfalls of mycophenolate-associated colitis. J Clin Pathol, 2013, 66: 8-11.

［32］Liapis G, Boletis J, Skalioti C, et al. Histological spectrum of mycophenolate mofetil-related colitis: association with apoptosis. Histopathology, 2013, 63: 649-658.

［33］Gonzalez RS, Salaria SN, Bohannon CD, et al. PD-1 inhibitor gas-troenterocolitis: case series and appraisal of "immunomodulatory gastroenterocolitis". Histopathology, 2017, 70: 558-567.

［34］Weidner AS, Panarelli NC, Geyer JT, et al. Idelalisib-associated colitis. Histologic findings in 14 patients. Am J Surg Pathol, 2015, 39: 1661-1667.

［35］Abid S, Khawaja A, Bhimani SA, et al. The clinical, endoscopic and histological spectrum of the solitary rectal ulcer syndrome: a single- center experience of 116 cases. BMC Gastroenterol, 2012, 12: 72.

［36］Brown IS, Miller GC, Bettington ML, et al. Histopathological findings of extra-ileal manifestations at initial diagnosis of Crohn's disease-related ileitis. Virchows Arch, 2016, 469: 515-522.

［37］ Soucy G, Wang HH, Farraye FA, et al. Clinical and pathological analysis of colonic Crohn's disease, including a subgroup with ulcerative colitis-like features. Mod Pathol, 2012, 25: 295-307.

［38］ Petrolla AA, Katz JA, Xin W. The clinical significance of focal enhanced gastritis in adults with isolated ileitis of the terminal ileum. J Gastroenterol, 2008, 43: 524-530.

［39］ Koklü S, Yüksel O, Onur I, et al. Ileocolonic involvement in Behçet's disease: endoscopic and histological evaluation. Digestion, 2010, 81: 214-217.

［40］ Lee SK, Kim BK, Kim TI, et al. Differential diagnosis of intestinal Behçet's disease and Crohn's disease by colonoscopic findings. Endoscopy, 2009, 41: 9-16.

［41］ Li J, Li P, Bai J, et al. Discriminating potential of extraintestinal systemic manifestations and colonoscopic features in Chinese patients with intestinal Behcet's disease and Crohn's disease. Chin Med J, 2015, 128: 233-238.

［42］ Meucci G, Bortoli A, Riccioli FA, et al. Frequency and clinical evolution of indeterminate colitis: a retrospective multi-centre study in northern Italy. GSMII (Gruppo di Studio per le Malattie Infiam- matorieIntestinali). Eur J Gastroenterol Hepatol, 1999, 11: 909-913.

［43］ Swan NC, Geoghegan JG, O'Donoghue DP, et al. Fulminant colitis in inflammatory bowel disease: detailed pathologic and clinical analysis. Dis Colon Rectum, 1998, 41: 1511-1515.

［44］ Odze RD. A contemporary and critical appraisal of "indeterminate colitis". Mod Pathol, 2015, 28: S30-S46.

［45］ Hueting WE, Buskens E, van der Tweel I, et al. Results and com- plications after ileal pouch anal anastomosis: a meta-analysis of 43 observational studies comprising 9,317 patients. Dig Surg, 2005, 22: 69-79.

［46］ Shen B. Diagnosis and management of postoperative ileal pouch disorders. Clin Colon Rectal Surg, 2010, 23: 259-268.

［47］ Schmidt CM, Lazenby AJ, Hendrickson RJ, et al. Preoperative terminal ileal and colonic resection histopathology predicts risk of pouchitis in patients after ileoanal pull-through procedure. Ann Surg, 1998, 227: 654-662. discussion 663-665.

［48］ He X, Bennett AE, Lian L, et al. Recurrent cytomegalovirus infection in ileal pouch-anal anastomosis for ulcerative colitis. Inflamm Bowel Dis, 2010, 16: 903-904.

［49］ Lan N, Patil DT, Shen B. Histoplasma capsulatum infection in refractory Crohn's disease of the pouch on anti-TNF biological therapy. Am J Gastroenterol, 2013, 108: 281-283.

［50］ Shen B, Plesec TP, Remer E, et al. Asymmetric endoscopic inflammation of the ileal pouch: a sign of ischemic pouchitis? Inflamm Bowel Dis, 2010, 16: 836-846.

［51］ Blazeby JM, Durdey P, Warren BF. Polypoid mucosal prolapse in a pelvic ileal reservoir. Gut, 1994, 35: 1668-1669.

［52］ Jiang W, Goldblum JR, Lopez R, et al. Increased crypt apoptosis is a feature of autoimmune-associated chronic antibiotic refractory pouchitis. Dis Colon Rectum, 2012, 55: 549-557.

［53］ Shen B, Fazio VW, Remzi FH, et al. Clinical features and quality of life in patients with different phenotypes of Crohn's disease of the ileal pouch. Dis Colon Rectum, 2007, 50: 1450-1459.

［54］ Bell AJ, Price AB, Forbes A, et al. Pre-pouch ileitis: a disease of the ileum in ulcerative colitis after restorative proctocolectomy. Colorectal Dis, 2006, 8: 402-410.

［55］ Morson BC, Pang LS. Rectal biopsy as an aid to cancer control in ulcerative colitis. Gut, 1967, 8: 423-434.

［56］ Gillen CD, Walmsley RS, Prior P, et al. Ulcerative colitis and Crohn's disease: a comparison of the colorectal cancer risk in extensive colitis. Gut, 1994, 35: 1590-1592.

［57］ Eaden JA, Abrams KR, Mayberry JF. The risk of colorectal cancer in ulcerative colitis: a meta-analysis. Gut, 2001, 48: 526-535.

［58］ Itzkowitz SH, Harpaz N. Diagnosis and management of dysplasia in patients with inflammatory bowel diseases. Gastroenterology, 2004, 126: 1634-1648.

［59］ Gupta RB, Harpaz N, Itzkowitz S, et al. Histologic inflammation is a risk factor for progression to colorectal neoplasia in ulcerative colitis: a cohort study. Gastroenterology, 2007, 133: 1099-1105.

［60］ Rutter M, Saunders B, Wilkinson K, et al. Severity of inflammation is a risk factor for colorectal neoplasia in ulcerative colitis. Gastroenterology, 2014, 126: 451-459.

［61］ Riddell RH, Goldman H, Ransohoff DF, et al. Dysplasia in inflammatory bowel disease: standardized classification with provisional clinical applications. Hum Pathol, 1983, 14: 931-968.

［62］ Harpaz N, Polydorides AD. Colorectal dysplasia in chronic inflammatory bowel disease: pathology, clinical implications, and pathogenesis. Arch Pathol Lab Med, 2010, 134: 876-895.

［63］ Horvath B, Liu G, Wu X, et al. Overexpression of p53 predicts colorectal neoplasia risk in patients with inflammatory bowel disease and mucosa changes indefinite for dysplasia. Gastroenterol Rep, 2015, 3: 344-349.

［64］ Lai KK, Horvath B, Xie H, et al. Risk for colorectal neoplasia in patients with inflammatory bowel disease and mucosa indefinite for dysplasia. Inflamm Bowel Dis, 2015, 21: 378-384.

［65］ Choi WT, Rabinovitch PS, Wang D, et al. Outcome of "indefinite for dysplasia" in inflammatory bowel disease: correlation with DNA flow cytometry and other risk factors of colorectal cancer. Hum Pathol, 2015, 46: 939-947.

［66］ Harpaz N, Goldblum JR, Shepherd N, et al. Novel classification of dysplasia in IBD. Abstract Mod Pathol, 2017, 30: 172A.

［67］ Jackson WE, Achkar JP, Macaron C, et al. The significance of sessile serrated polyps in inflammatory bowel disease. Inflamm Bowel Dis, 2016, 22: 2213-2220.

［68］ Torres C, Antonioli D, Odze RD. Polypoid dysplasia and adenomas in inflammatory bowel disease: a clinical, pathologic, and follow-up study of 89 polyps from 59 patients. Am J Surg Pathol, 1998, 22: 275-284.

［69］ Farraye FA, Odze RD, Eaden J, et al. AGA medical position statement on the diagnosis and management of neoplasia in inflammatory bowel disease. Gastroenterology, 2010, 138: 738-745.

［70］ Farraye FA, Odze RD, Eaden J, et al. AGA technical review on the diagnosis and management of colorectal neoplasia in inflammatory bowel disease. Gastroenterology, 2010, 138: 746-774.

［71］ Laine L, Kaltenbach T, Barkun A, et al. SCENIC international consensus statement on surveillance and management of dysplasia in inflammatory bowel disease. Gastroenterology, 2015, 148: 639-651.

［72］ Liu X, Goldblum JR, Zhao Z, et al. Distinct clinicohistologic features of inflammatory bowel disease-associated colorectal adenocarcinoma: in comparison with sporadic microsatellite-stable and Lynch syndrome-related colorectal adenocarcinoma. Am J Surg Pathol, 2012, 36: 1228-1233.

［73］ Potack J, Itzkowitz SH. Colorectal cancer in inflammatory bowel disease. Gut Liver, 2008, 2: 61-73.

［74］ Levi GS, Harpaz N. Intestinal low-grade tubuloglandular adenocarcinoma in inflammatory bowel disease. Am J Surg Pathol, 2006, 30: 1022-1029.

［75］ Lewis B, Lin J, Wu X, et al. Crohn's disease-like reaction predicts favorable prognosis in colitis-associated colorectal cancer. Inflamm Bowel Dis, 2013, 19: 2190-2198.

［76］ Dugum M, Lin J, Lopez R, et al. Recurrence and survival rates of inflammatory bowel disease-associated colorectal cancer following postoperative chemotherapy: a comparative study. Gastroenterol Rep, 2016［Epub adhead of print］PMID: 27279644.

［77］ Jiang W, Shadrach B, Carver P, et al. Histomorphologic and molecular features of pouch and peripouch adenocarcinoma: a comparison with ulcerative colitis-associated adenocarcinoma. Am J Surg Pathol, 2012, 36: 1385-1394.

［78］ Xie H, Xiao SY, Pai R, et al. Diagnostic utility of TP53 and cytokeratin 7 immunohistochemistry in idiopathic inflammatory bowel disease-associated neoplasia. Mod Pathol, 2014, 27: 303-313.

［79］ Robles AI, Traverso G, Zhang M, et al. Whole-exome sequencing analyses of inflammatory bowel disease-associated colorectal cancers. Gastroenterology, 2016, 150: 931-943.

［80］ Yaeger R, Shah MA, Miller VA, et al. Genomic alternations observed in colitis-associated cancers are distinct from those found in sporadic colorectal cancers and vary by type of inflammatory bowel disease. Gastroenterology, 2016, 151: 278-287.

［81］ Whitcomb E, Liu X, Xiao SY. Crohn enteritis-associated small bowel adenocarcinomas exhibit gastric differentiation. Hum Pathol, 2014, 45: 359-367.

［82］ Wu XR, Remzi FH, Liu XL, et al. Disease course and management strategy of pouch neoplasia in patients with underlying inflammatory bowel disease. Inflamm Bowel Dis, 2014, 20: 2073-2082.

第6章 炎症性肠病合并狭窄、瘘管及脓肿的临床和内镜诊断

Bo Shen

炎症性肠病（IBD）经常引发各种并发症，特别是狭窄、瘘管和脓肿。这些并发症的诊断需要临床、内镜、影像学和组织学的综合评估。除了能够评估黏膜炎症并提供治疗外，内镜检查（特别是使用特殊内镜和附件）对于评估狭窄、瘘管和脓肿也是一种有价值的工具。内镜检查是评估狭窄部位表面黏膜的炎症以及狭窄的程度、长度和位置的可靠手段。对于常规内镜不能通过的针孔样狭窄，超细内镜和顺行球囊扩张或内镜下切开术有助于通过狭窄进入近端肠段。内镜检查也是一种评估瘘管开口及其周围黏膜状况的有价值的方式。此外，可以应用导丝和注入无菌液体，例如聚维酮碘和过氧化氢来评估瘘管。不同形式的超声内镜可被用于评估远端肠管和肛周区域的瘘管和脓肿。[①]

一、简 介

克罗恩病（CD）的自然史已经表明，大多数患者最终会发生各种并发症，即狭窄、瘘管、脓肿甚至结肠炎相关异型增生。大多数 CD 患者在病程中经历至少一次肠切除手术。手术后可发生狭窄、瘘管和脓肿，这可能与手术后并发症或 CD 复发有关。溃疡性结肠炎（UC）患者在全结直肠切除和回肠储袋－肛管吻合术（IPAA）后常出现同样的并发症。IPAA 术后的 UC 患者发生狭窄、瘘管或脓肿的原因，可能是储袋新发 CD 样改变或术后并发症。

临床病史、体格检查和实验室检查对于狭窄、瘘管和脓肿的诊断和治疗是非常重要的。虽然腹部和盆腔影像学检查已被广泛用于评估 IBD 相关或 IBD 手术相关并发症，但这些仅用于诊断的检查方式具有局限性，包括成本高、辐射暴露、肾功能不全患者应用受限，而且影像学检查区分纤维性和炎症性狭窄可靠性不一致。

内镜提供直接的可视化的黏膜表现和肠腔结构。如果内镜探查到病变部位，那么它也可以提供治疗。内镜检查是评估黏膜炎症和对结肠炎相关异型增生病变进行诊断、鉴别诊断、疾病监测和癌变监测的主要工具。然而，内镜在诊断狭窄、瘘管和脓肿方面的作用还在不断探索中。

---

① 为译者加入的内容。

二、狭 窄

肠腔狭窄在 CD 患者和手术后患者中很常见。肠腔狭窄的原因分为外在和内在两类。外在病因包括粘连和成角度的冗余肠襻。典型的例子是 IPAA 患者的输入襻综合征，即输入襻与储袋体部之间成角[1,2]。内因包括狭窄和肠套叠。狭窄可进一步划分为原发性狭窄，如 IBD 本身或缺血所致，以及继发性狭窄，如吻合口或药物（如非甾体类抗炎药）所致。狭窄的完整诊断不仅包括确定狭窄存在，还需评估狭窄的数量、位置、程度和相关情况（如瘘管和脓肿）。准确的诊断通常依赖于临床、内镜和放射检查（请参阅第 7 章）的综合评估。

（一）临床评估

狭窄的患者可出现或不出现梗阻症状（完全或部分）。与狭窄相关的不完全肠梗阻的典型症状包括恶心、呕吐、腹胀、腹痛、便秘或顽固便秘、排便困难或排便不尽感。病史和体格检查是临床评估的重要组成部分。患者可能有餐后腹胀和疼痛、食欲不振、体重减轻和营养不良等症状。患者主要症状及其程度取决于狭窄的程度、数量和位置。例如，远端直肠或肛管狭窄的患者可能主要表现为排便困难、排便不尽感和梗阻后腹泻。回结肠吻合口狭窄的患者可出现腹胀、恶心和腹部绞痛。

我们①已经注意到，症状的严重程度和狭窄程度的相关性很差，尽管这种相关性尚未经系统研究证实。混杂因素包括同时合并的功能性肠病、小肠细菌过度生长[3]或长期疾病所致的失调。常用的评估疾病活动的工具，如克罗恩病活动指数（CDAI）、哈维－布拉德肖指数，并非专为狭窄性 CD 而设计。

（二）传统的内镜

肠镜检查和食管胃十二指肠镜检查（EGD）是评估上下消化道（GI）IBD 的主要工具。其他内镜检查手段包括推进氏小肠镜、气囊辅助小肠镜（见下文）、经造口回肠镜或结肠镜、柔性乙状结肠镜和储袋镜。常规内镜检查的优点是可直接观察病变区域并根据需要提供治疗。

根据经验评估内镜通过狭窄的阻力，可以把狭窄分为轻度、中度和重度[4]，这可能比放射性检查评估更准确。内镜检查可提供狭窄的长度和数量、狭窄及其周围的炎症或溃疡的相关信息，以及狭窄前肠腔扩张情况[4]。对于内镜不能穿过的严重狭窄，需考虑行顺行球囊扩张或应用针刀内镜下狭窄切开[5]。然而，对于内镜医生来说，区分狭窄的管腔和瘘管开口是非常重要的。手术前评估腹部和盆腔的影像学检查至关重要。此外，还可以通过透视局部注入造影剂来进行区分。

（三）胶囊内镜

近几十年来，成像技术迅速发展，其中一个例子是视频胶囊内镜（VCE）。VCE 可能是检测小肠病变最灵敏的手段之一。已经开发出各种 VCE 模式，从传统的小肠 VCE 和结肠 VCE 到广角全景 VCE，再到全肠道 VCE 或小肠和结肠 VCE[6,7]。甚至在 VCE 开发的基础上发展出活动度评分，如胶囊内镜克罗恩病活动指数[8]。Leighton 等[1]最近筛查了 114 例明确诊断为 CD 的患者，其中 66 例患

---

① 指原著作者 Bo Shen。

者接受 SBC-VCE 和回结肠镜检查,研究发现 SBC-VCE 对于活动性 CD 病变的诊断率为 83％,回结肠镜为 70％。VCE 的敏感性高,但即使在排除使用非甾体类抗炎药之后,并非所有 VCE 发现的小肠病变均源于 CD。据报道,14％的健康人的 VCE 检查显示存在小肠黏膜损伤[9]。虽然有各种手段用于诊断 CD,但组织病理学起关键作用。病理学不是一切,但没有病理学,我们无法诊断 IBD。VCE 的主要缺点是不能获得组织样本。一些作者认为,常规内镜或 VCE 的某些特征,如溃疡的深度、大小、数量和形状,对 CD 诊断有特异性。然而,这一观点备受争议[10]。

IBD 并发狭窄时有胶囊滞留风险,这是使用 VCE 的禁忌。由于瘘管型 CD 通常与狭窄同时存在,因此通常不使用 VCE。

（四）深入式小肠镜

深入式小肠镜可到达近端或中段空肠。有经验的操作者可使用顺行或逆行气囊辅助小肠镜到达整个小肠。与 VCE 相比,深入式小肠镜检查的优势在于它们能够采集组织样本并进行治疗,例如狭窄球囊扩张,而不必担心胶囊潴留。CD 患者,特别是儿童患者可发生孤立性的空肠和近端回肠受累[11]。深入式小肠镜检查对这部分并发狭窄的 CD 患者尤其有用。在一项回顾性研究中,170 名儿童患者接受结肠镜回肠插管,其中 73 例患者（43％）显示末端回肠正常或非特异性炎症。这 73 例患者中有36 例（49％）患者的腹部影像学发现活动性小肠病变,小肠受累的中位长度为 20 cm（1～＞ 100 cm）,9 例患者无末端回肠病变,而患有上消化道、空肠或回肠近端病变。深入式小肠镜与传统的上消化道内镜和结肠镜检查相比,能够评估狭窄的数量（有限的数量）、程度和长度,并评估近端肠腔扩张,亦有助于区分炎症性狭窄和纤维性狭窄。

（五）小口径内镜

小口径内镜如胆道镜[12]和超细内镜[13]可通过狭窄段并用于评估狭窄近端的肠黏膜（图 6.1）。对狭窄近端肠段疾病状态的评估有助于延续或调整 CD 的药物治疗。对于常规上消化道内镜或儿科肠镜不能通过的狭窄,原著本章作者使用了顺行、导丝交换内镜下球囊扩张术来通过狭窄并进入狭窄近端肠管。

（六）内镜超声和光学相干断层扫描

经腹超声可用于评估 CD 狭窄,特别是鉴别炎症和纤维性狭窄[15,16]。多种超声诊断手段包括超声弹性成像[17,18]和探路胶囊辅助超声被用于狭窄评估。

内镜超声（EUS）由于镜身口径较大而对狭窄性 CD 评估受限。然而,小探头 EUS 和光学相干断层扫描（OCT）已被用于 IBD 的诊断和鉴别诊

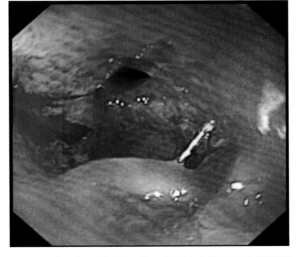

图 6.1　应用超细内镜通过严重的狭窄并评估近端肠管

断。原著作者研究组在 CD 与 UC 的鉴别诊断中进行了探头式 OCT 的体外和体内研究[20,21]。分层结构的破坏、OCT 提示透壁炎症和 / 或纤维化是区别 CD 和 UC 的可靠标志。然而,OCT 穿透深度的局限性限制了其在 CD 狭窄中的应用。

三、瘘

临床、内镜和影像学特征的综合评估对于识别和描述瘘管非常重要。

(一)临床评估

瘘管型 CD 患者的症状主要取决于瘘管的数目和位置,以及是否存在相关的狭窄或脓肿。例如,末端回肠和乙状结肠的肠瘘(EEF)患者可能完全无症状,而十二指肠或空肠到结肠的肠瘘患者可能伴有营养不良。肠皮瘘(ECF)或肛周瘘管可出现瘘管溢液或脓肿。体格检查会发现患处有压痛感和脓肿。肛周瘘管通常可以在直肠指检时被扪及。

(二)传统的内镜

内镜不是传统用于评估和诊断瘘管的主要方式。然而,原著作者近期在这方面做了大量探索。建议在进行内镜检查前先行 CT 或 MRI 腹部影像检查以及详细的体格检查。腹部成像,如 CT、MRI 或瘘管造影(图 6.2)可以为内镜检查提供路线图。内镜检查时的透视指导也有所帮助。

若内镜能够识别瘘管的原发开口(图 6.2,图 6.3,图 6.4,图 6.5),则可用于评估 ECF 和 EEF。可从肠腔侧的原发瘘口(ECF 和 EEF)或皮肤继发瘘口(对于 ECF)或远端肠管(对于 EEF)通过喷洒导管注入聚维酮碘或过氧化氢。如果在开口的另一端看到药剂,则可确认瘘管(图 6.2,图 6.3,图 6.5)。另外,可以使用内镜软尖导丝来探测瘘管。这种方法将为适当的内镜治疗(例如内镜夹闭和内镜引导的挂线治疗[22])、药物治疗或手术治疗奠定基础。

对于肛瘘、肛管 – 阴道瘘(AVF)、直肠阴道瘘(RVF)或储袋阴道瘘(PVF),可以采用类似的方法。瘘管的原发开口(内口)可以位于齿状线、肛管或远端直肠或回肠储袋内。正确识别瘘管的原发开口并评估周围组织的特征对鉴别诊断很重要。位于齿状线处且开口周围组织正常的清洁瘘管是典型的隐窝腺性瘘。远端结肠或回肠储袋吻合部位的瘘口提示吻合口漏。瘘管开口位于肛管、远端直肠或远端储袋,且瘘口或周围黏膜颗粒样改变是 CD 相关瘘(图 6.6A、B、C)的特征。然而,瘘管的原发开口,即位于肠腔一侧的初级开口常难以发现。柔性乙状结肠镜比常规的上消化内镜更灵活,通过反转方式有助于识别瘘管开口(图 6.6D)。消化道内镜做阴道镜检查有助于确定阴道瘘的继发性开口位置(图 6.7)。

为了进一步描述瘘管的特征,可以用软尖端导丝给原发开口或继发开口(来自肛周皮肤或阴道)注入聚维酮碘或过氧化氢(图 6.8)。内镜检查可在镇静或全身麻醉下进行,也可在手术时进行。

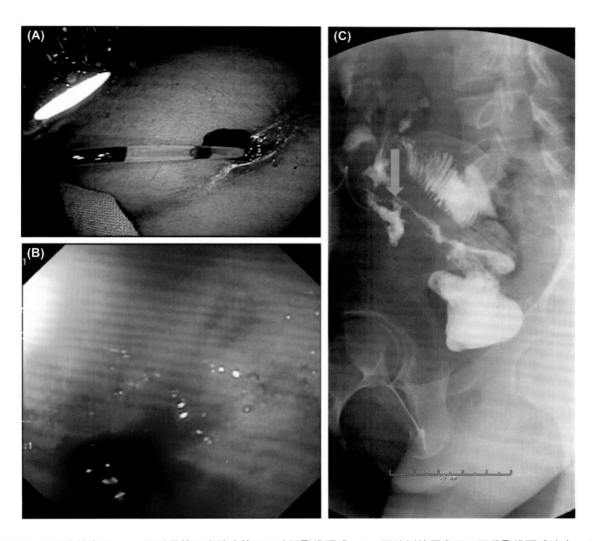

图 6.2 肠皮瘘的发现。A，通过导管于皮肤瘘管开口喷洒聚维酮碘。B，肠腔侧的原发开口可见聚维酮碘流出。C，手术前的瘘管造影。绿色箭头显示导管尖端

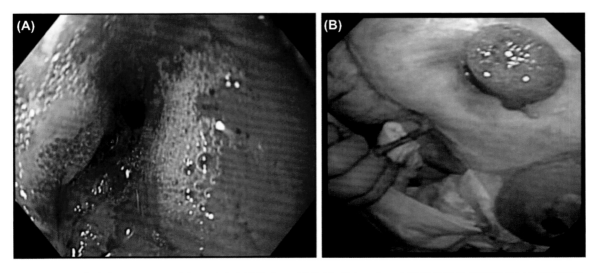

图 6.3 肠皮瘘的发现。A，通过小肠肠腔内原发瘘口喷洒过氧化氢。B，皮肤侧的继发瘘口可见过氧化氢气泡

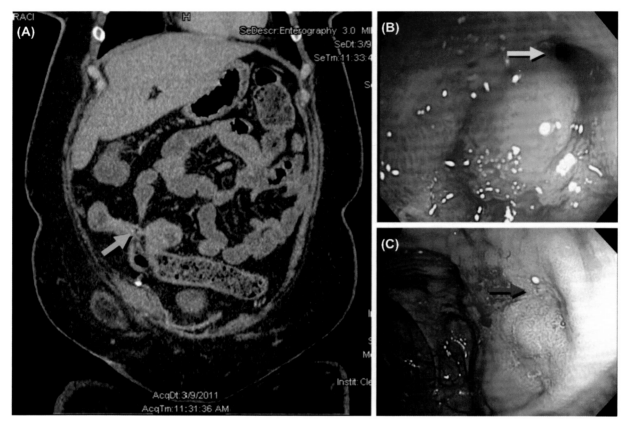

图 6.4 回肠乙状结肠瘘。A，CT 显示短段瘘管（绿色箭头）。B，回肠侧的原发瘘管开口（黄色箭头），周围黏膜结节样改变。C，乙状结肠侧的继发瘘管开口（绿色箭头）

（三）内镜超声检查

内镜超声检查（EUS）在肛周 CD 诊断和治疗中的作用将在第 17 章中详述。多种超声技术已被用于评估肛周 CD，包括标准 EUS、三维超声[23]、肛管腔内超声和经会阴超声[24,25]。

CD 患者亦可能发生肛周隐窝腺性瘘，后者多发生于正常人群。CD 相关肛瘘和隐窝腺性瘘的治疗有所不同，因此两者的鉴别很重要，但通常很困难。盆腔影像检查可提供部分线索。已有研究表明三维超声检查可用于 CD 相关肛瘘和隐窝腺性瘘的鉴别。在一项研究中，目标为已确诊 CD 而因肛瘘转诊的 45 名患者，依据三维超声检查将瘘管进行分类，分类依据为分叉或二级扩展、横截面宽度 ≥ 3mm 以及高回声分泌内容物。满足 2 个或全部 3 个标准的瘘管被分类为真正的 CD 瘘管，而满足 1 个标准或不符合标准的瘘管被分类为隐窝腺性瘘[26]。

直肠 EUS 提供的信息有助于指导药物治疗。在一项随机试验中，比较了 CD 肛瘘在连续 EUS 引导下的瘘管治疗与标准治疗，共入组 20 例患者，EUS 组 9 例，对照组 11 例。第 24 周，EUS 组 7 例（78%）和对照组 3 例（27%）瘘管溢液停止（$P = 0.04$），48 周时这种显著差异消失（$P = 0.44$）。EUS 组患者的阿达木单抗剂量的升级速度较对照组快（$P = 0.003$）[27]。在另一项对 52 例患者开展的研究中，应用 EUS 评估肛瘘。根据 EUS 结果，肛瘘分为简单型（$n = 13, 25\%$）和复杂型（$n = 39, 75\%$）。EUS 会对 86% 的患者治疗产生影响。

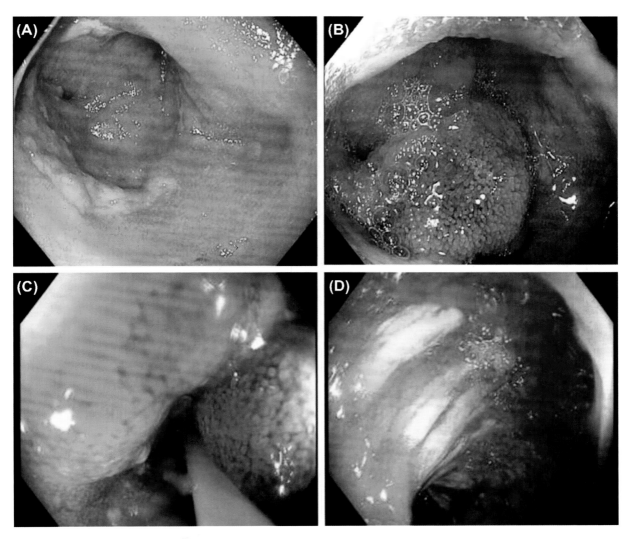

图 6.5　通过过氧化氢发现回肠乙状结肠瘘。A，回肠侧的原发瘘管开口；B，原发瘘管开口周围黏膜文身样改变；C，通过瘘管的原发开口喷洒过氧化氢；D，过氧化氢显示乙状结肠瘘的继发开口

　　经会阴超声在肛周 CD 的瘘管或脓肿评估中也是可靠的[29]。在 23 例活动性肛周 CD 的评估方法研究中，MRI、经直肠超声和经会阴超声诊断肛瘘的敏感性分别为 84.6%、84.6% 和 100%。此外，经会阴超声检查对肛周脓肿的诊断比 MRI 和经肛门超声检查更敏感，敏感度分别为 100%、58.8% 和 92.8%[29]。盆腔 MRI 和经会阴超声对于评估 CD 肛瘘和脓肿具有很好的一致性[30]。经会阴超声与 MRI 比较的主要优点之一是前者可以在内镜检查室或手术室中与内镜检查联合进行。

　　腔内超声检查也被用于评估 RVF[31]或 PVF，可与常规内镜、手术室麻醉下检查及 MRI 检查联合应用。

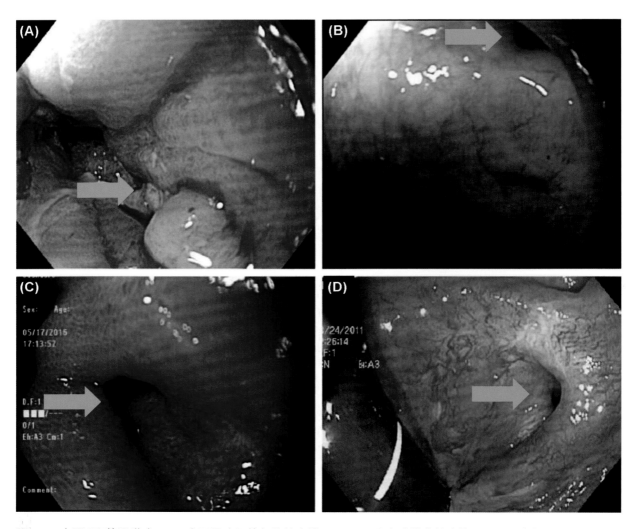

图 6.6　直肠 / 肛管阴道瘘。A，克罗恩病肛管部位的瘘管开口；B，隐窝腺性瘘的瘘管开口位于齿状线处；C，回肠直肠吻合口部位的瘘管开口；D，翻转内镜可见瘘管开口（绿色箭头：瘘管开口）

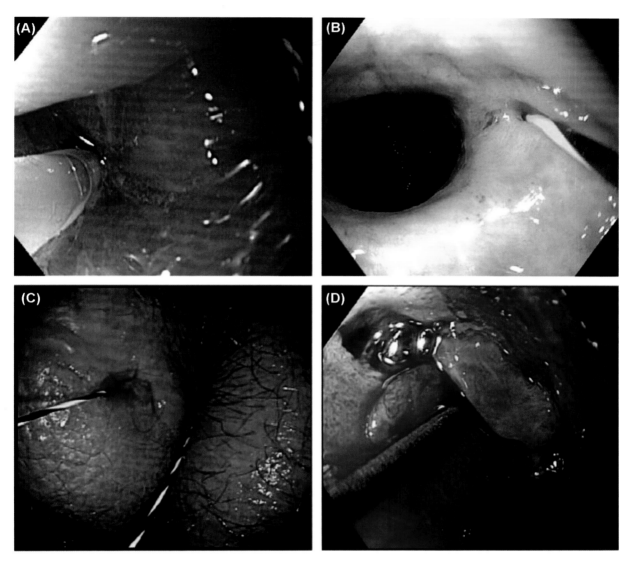

图 6.8　发现瘘管。A，肛管阴道瘘可通过开口于肛管的原发瘘口喷洒过氧化氢而发现；B，用导丝发现储袋阴道瘘；
　　　　C 和 D，通过将导丝穿过皮肤上的继发开口到达肛管的原发开口，从而发现患者的肛周瘘管

四、脓　肿

（一）临床评估

各种免疫抑制剂被广泛用于治疗 CD 和 UC。免疫调节剂、抗肿瘤坏死因子（TNF）、抗整合素和抗白细胞介素已被广泛用于 CD 瘘管的预防和治疗。然而，脓肿形成多继发于瘘管，一旦形成脓肿，免疫抑制治疗将成为禁忌。因此，定期临床评估对 CD 的病程和治疗是必要的。

并发脓肿或脓毒症的患者可出现疼痛、发热、

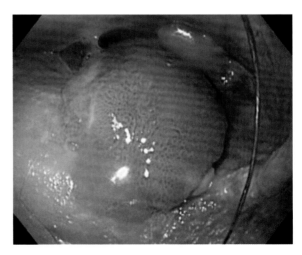

图 6.7　应用消化道内镜作为阴道镜检查。可见直肠
　　　　阴道瘘的继发开口被息肉样组织覆盖

盗汗、体重减轻、发育迟缓以及营养不良等症状。同时存在狭窄的患者可出现不完全肠梗阻的症状。详细的体格检查有助于及时准确地发现腹部、盆腔和肛周脓肿。触诊到孤立肿块或弥漫性压痛。直肠指检可发现肛周脓肿流脓和同时存在的瘘管"条带"，提示脓肿可能。

（二）内镜和内镜超声检查

使用常规内镜检查来评估腹腔内或盆腔内脓肿通常是不可行的。然而，原著作者使用导丝探查CD肠切除术后吻合口瘘形成的腹腔脓肿。通过内镜，置入支架引流脓肿是可行的[33]。对下消化道内镜检查时评估和摄影记录肛周状况很重要。当患者在内镜室处于麻醉镇静状态下，经肛周区域和肛管的体格检查可发现脓肿以及肛裂、瘘管、皮赘和痔疮。

当患者由于不适而无法耐受腔内超声评估时，需尝试其他评估腹部或盆腔瘘管和脓肿的方式。[34]经会阴超声检查可作为评估肛周脓肿的有效工具。[29,30]

五、总　结

临床和内镜是评估IBD相关并发症的重要手段。内镜检查是评估黏膜炎症狭窄和瘘管（或许包括脓肿）最可靠的工具。与CT和MRI相比，内镜评估可以在门诊、住院病房或手术室内进行。内镜检查有助于区分纤维性狭窄和炎症性狭窄。内镜还可提供关于狭窄程度、长度和位置的信息。通过正确使用内镜和附件，内镜几乎可以通过任何狭窄。经仔细检查，能可靠地通过内镜来确定瘘口，以使内镜治疗成为可能。内镜超声检查可用于评估远端肠管和肛周的瘘管与脓肿。另外，内镜超声检查是评估RVF和PVF的有效工具。

（郭　勤　译）

参考文献

［1］ Gramlich TL, Petras RE. Small intestine. In: Mills SE, editor. Histology for pathologists. Philadelphia: Lippincott Williams and Wilkins, 2007: 603-626.

［2］ Daniels JA, Lederman HM, Maitra A, et al. Gastrointestinal tract pathology in patients with common variable immunodeficiency (CVID): a clinicopathologic study and review. Am J Surg Pathol, 2007, 31: 1800-1812.

［3］ Dahl J, Greenson JK. Colon. In: Mills SE, editor. Histology for pathologists. Philadelphia: Lippincott Williams and Wilkins, 2007: 627-643.

［4］ Pezhouh MK, Cheng E, Weinberg AG, et al. Significance of Paneth cells in histologically unremarkable rectal mucosa. Am J Surg Pathol, 2016, 40: 968-971.

［5］ Shetty S, Anjarwalla SM, Gupta J, et al. Focal active colitis: a prospective study of clinicopathological correlations in 90 patients. Histopathology, 2011, 59: 850-856.

［6］ Goldstein N, Dulai M. Contemporary morphologic definition of backwash ileitis in ulcerative colitis and features that distinguish it from Crohn disease. Am J Clin Pathol, 2006, 126: 365-376.

［7］ Montgomery EA, Voltaggio L. Colon. In: Biopsy interpretation of the gastrointestinal tract mucosa. Non-neoplastic, vol. 1. Philadelphia: Lippincott Williams and Wilkins, 2012: 179.

［8］ Silverberg MS, Satsangi J, Ahmad T, et al. Toward an integrated clinical, molecular 727 and serological classification of inflammatory bowel disease: report of a Working Party of the 2005 Montreal World Congress of Gastroenterology. Can J Gastroenterol, 2005, 19: 5A-36A.

［9］ Glickman JN, Bousvaros A, Farraye FA, et al. Pediatric patients with untreated ulcerative colitis may present initially with unusual morphologic findings. Am J Surg Pathol, 2004, 28: 190-197.

［10］ Joo M, Odze RD. Rectal sparing and skip lesions in ulcerative colitis: a comparative study of endoscopic and histologic findings in patients who underwent proctocolectomy. Am J Surg Pathol, 2010, 34: 689-696.

［11］ Bronner MP. Granulomatous appendicitis and the appendix in idiopathic inflammatory bowel disease. Semin Diagn Pathol, 2004, 21: 98-107.

［12］ Mutinga ML, Odze RD, Wang HH, et al. The clinical significance of right-sided colonic inflammation in patients with left-sided chronic ulcerative colitis. Inflamm Bowel Dis, 2004, 10: 215-219.

［13］ Levine A, de Bie CI, Turner D, et al. Atypical disease phenotypes in pediatric ulcerative colitis: 5-year analyses of the EUROKIDS Registry. Inflamm Bowel Dis, 2013, 19: 370-377.

［14］ Washington K, Greenson JK, Montgomery E, et al. Histopathology of ulcerative colitis in initial rectal biopsy in children. Am J Surg Pathol, 2002, 26: 1441-1449.

［15］ Crohn B, Rosenak B. A combined form of ileitis and colitis. JAMA, 1936, 106: 1-7.

［16］ McCready FJ, Bargen JA. Involvement of the ileum in chronic ulcerative colitis. N Engl J Med, 1949, 240: 119-127.

［17］ Haskell H, Andrews Jr CW, Reddy SI, et al. Pathologic features and clinical significance of "backwash" ileitis in ulcerative colitis. Am J Surg Pathol, 2005, 29: 1472-1481.

［18］ Lee FD, Maguire C, Obeidat W, et al. Importance of cryptolytic lesions and pericryptal granulomas in inflammatory bowel disease. J Clin Pathol, 1997, 50: 148-152.

［19］ Patil DT, Greenson JK, Odze RD. Inflammatory disorders of the large intestine. In: Odze RD, Goldblum JR, editors. Odze and g2oldblum surgical pathology of the GI tract, liver, biliary tract, and pancreas. Philadelphia: Elsevier, 2014: 436-511.

［20］ Mahadeva U, Martin JP, Patel NK, et al. Granulomatous ulcerative colitis: a re-appraisal of the mucosal granuloma in the distinction of Crohn's disease from ulcerative colitis. Histopathology, 2002, 41: 50-55.

［21］ Yantiss RK, Farraye FA, O'Brien MJ, et al. Prognostic significance of superficial fissuring ulceration in patients with severe "indeterminate" colitis. Am J Surg Pathol, 2006, 30: 165-170.

［22］ Price AB. Overlap in the spectrum of non-specific inflammatory bowel diseased "colitis indeterminate". J Clin Pathol, 1978, 31: 567-577.

［23］ Lin J, McKenna BJ, Appelman HD. Morphologic findings in upper gastrointestinal biopsies of patients with ulcerative colitis: a controlled study. Am J Surg Pathol, 2010, 34: 1672-1677.

［24］ Oberhuber G, Püspök A, Oesterreicher C, et al. Focally enhanced gastritis: a frequent type of gastritis in patients with Crohn's disease. Gastroenterology, 1997, 112: 698-706.

［25］ Ushiku T, Moran CJ, Lauwers GY. Focally enhanced gastritis in newly diagnosed pediatric inflammatory bowel disease. Am J Surg Pathol, 2013, 37: 1882-1888.

［26］ Shukla T, Singh S, Loftus Jr EV, et al. Antiviral therapy in steroid-refractory ulcerative colitis with cytomegalovirus: systemic review and meta-analysis. Inflamm Bowel Dis, 2015, 21: 2718-2725.

［27］ Zagorowicz E, Bugajski M, Wieszczy P, et al. Cytomegalovirus infection in ulcerative colitis is related to severe inflammation and a high count of cytomegalovirus-positive cells in biopsy is a risk factor for colectomy. J Crohn Colitis, 2016, 10: 1205-1211.

［28］ Schumacher G, Sandstedt B, Kollberg B. A prospective study of first attacks of inflammatory bowel disease and infectious colitis. Clinical findings and early diagnosis. Scand J Gastroenterol, 1994, 29: 265-274.

［29］ Lamps LW, Molina CP, West AB, et al. The pathologic spectrum of gastrointestinal and hepatic histoplasmosis. Am J Clin Pathol, 2000, 113: 64-72.

［30］ Kaufmann HJ, Taubin HL. Nonsteroidal anti-inflammatory drugs activate quiescent inflammatory bowel disease. Ann Intern Med, 1987, 107: 513-516.

［31］ Lee S, de Boer WB, Subramaniam K, et al. Pointers and pitfalls of mycophenolate-associated colitis. J Clin Pathol, 2013, 66: 8-11.

［32］ Liapis G, Boletis J, Skalioti C, et al. Histological spectrum of mycophenolate mofetil-related colitis: association with apoptosis. Histopathology, 2013, 63: 649-658.

［33］ Gonzalez RS, Salaria SN, Bohannon CD, et al. PD-1 inhibitor gas-troenterocolitis: case series and appraisal of "immunomodulatory gastroenterocolitis". Histopathology, 2017, 70: 558-567.

［34］ Weidner AS, Panarelli NC, Geyer JT, et al. Idelalisib-associated colitis. Histologic findings in 14 patients. Am J Surg Pathol, 2015, 39: 1661-1667.

［35］ Abid S, Khawaja A, Bhimani SA, et al. The clinical, endoscopic and histological spectrum of the solitary rectal ulcer syndrome: a single-center experience of 116 cases. BMC Gastroenterol, 2012, 12: 72.

［36］ Brown IS, Miller GC, Bettington ML, et al. Histopathological findings of extra-ileal manifestations at initial diagnosis of Crohn's disease-related ileitis. Virchows Arch, 2016, 469: 515-522.

［37］ Soucy G, Wang HH, Farraye FA, et al. Clinical and pathological analysis of colonic Crohn's disease, including a subgroup with ulcerative colitis-like features. Mod Pathol, 2012, 25: 295-307.

［38］ Petrolla AA, Katz JA, Xin W. The clinical significance of focal enhanced gastritis in adults with isolated ileitis of the terminal ileum. J Gastroenterol, 2008, 43: 524-530.

［39］ Koklü S, Yüksel O, Onur I, et al. Ileocolonic involvement in Behçet's disease: endoscopic and histological evaluation. Digestion, 2010, 81: 214-217.

［40］ Lee SK, Kim BK, Kim TI, et al. Differential diagnosis of intestinal Behçet's disease and Crohn's disease by colonoscopic findings. Endoscopy, 2009, 41: 9-16.

［41］ Li J, Li P, Bai J, et al. Discriminating potential of extraintestinal systemic manifestations and colonoscopic features in Chinese patients with intestinal Behcet's disease and Crohn's disease. Chin Med J, 2015, 128: 233-238.

［42］ Meucci G, Bortoli A, Riccioli FA, et al. Frequency and clinical evolution of indeterminate colitis: a retrospective multi-centre study in northern Italy. GSMII (Gruppo di Studio per le Malattie InfiammatorieIntestinali). Eur J Gastroenterol Hepatol, 1999, 11: 909-913.

［43］ Swan NC, Geoghegan JG, O'Donoghue DP, et al. Fulminant colitis in inflammatory bowel disease: detailed pathologic and clinical analysis. Dis Colon Rectum, 1998, 41: 1511-1515.

［44］ Odze RD. A contemporary and critical appraisal of "indeterminate colitis". Mod Pathol, 2015, 28: S30-S46.

［45］ Hueting WE, Buskens E, van der Tweel I, et al. Results and com- plications after ileal pouch anal anastomosis: a meta-analysis of 43 observational studies comprising 9,317 patients. Dig Surg, 2005, 22: 69-79.

［46］ Shen B. Diagnosis and management of postoperative ileal pouch disorders. Clin Colon Rectal Surg, 2010, 23: 259-268.

［47］ Schmidt CM, Lazenby AJ, Hendrickson RJ, et al. Preoperative terminal ileal and colonic resection histopathology predicts risk of pouchitis in patients after ileoanal pull-through procedure. Ann Surg, 1998, 227: 654-662. discussion 663-665.

［48］ He X, Bennett AE, Lian L, et al. Recurrent cytomegalovirus infection in ileal pouch-anal anastomosis for ulcerative colitis. Inflamm Bowel Dis, 2010, 16: 903-904.

［49］ Lan N, Patil DT, Shen B. Histoplasma capsulatum infection in refractory Crohn's disease of the pouch on anti-TNF biological therapy. Am J Gastroenterol, 2013, 108: 281-283.

［50］ Shen B, Plesec TP, Remer E, et al. Asymmetric endoscopic inflammation of the ileal pouch: a sign of ischemic pouchitis? Inflamm Bowel Dis, 2010, 16: 836-846.

［51］ Blazeby JM, Durdey P, Warren BF. Polypoid mucosal prolapse in a pelvic ileal reservoir. Gut, 1994, 35: 1668-1669.

［52］ Jiang W, Goldblum JR, Lopez R, et al. Increased crypt apoptosis is a feature of autoimmune-associated chronic antibiotic refractory pouchitis. Dis Colon Rectum, 2012, 55: 549-557.

［53］ Shen B, Fazio VW, Remzi FH, et al. Clinical features and quality of life in patients with different phenotypes of Crohn's disease of the ileal pouch. Dis Colon Rectum, 2007, 50: 1450-1459.

［54］ Bell AJ, Price AB, Forbes A, et al. Pre-pouch ileitis: a disease of the ileum in ulcerative colitis after restorative proctocolectomy. Colorectal Dis, 2006, 8: 402-410.

［55］ Morson BC, Pang LS. Rectal biopsy as an aid to cancer control in ulcerative colitis. Gut, 1967, 8: 423-434.

［56］ Gillen CD, Walmsley RS, Prior P, et al. Ulcerative colitis and Crohn's disease: a comparison of the colorectal cancer risk in extensive colitis. Gut, 1994, 35: 1590-1592.

［57］ Eaden JA, Abrams KR, Mayberry JF. The risk of colorectal cancer in ulcerative colitis: a meta-analysis. Gut, 2001, 48: 526-535.

［58］ Itzkowitz SH, Harpaz N. Diagnosis and management of dysplasia in patients with inflammatory bowel diseases. Gastroenterology, 2004, 126: 1634-1648.

［59］ Gupta RB, Harpaz N, Itzkowitz S, et al. Histologic inflammation is a risk factor for progression to colorectal neoplasia in ulcerative colitis: a cohort study. Gastroenterology, 2007, 133: 1099-1105.

［60］ Rutter M, Saunders B, Wilkinson K, et al. Severity of inflammation is a risk factor for colorectal neoplasia in ulcerative colitis. Gastroenterology 2014, 126: 451-459.

［61］ Riddell RH, Goldman H, Ransohoff DF, et al. Dysplasia in inflammatory bowel disease: standardized classification with provisional clinical applications. Hum Pathol, 1983, 14: 931-968.

［62］ Harpaz N, Polydorides AD. Colorectal dysplasia in chronic inflammatory bowel disease: pathology, clinical implications, and patho- genesis. Arch Pathol Lab Med, 2010, 134: 876-895.

［63］ Horvath B, Liu G, Wu X, et al. Overexpression of p53 predicts colorectal neoplasia risk in patients with inflammatory bowel disease and mucosa changes indefinite for dysplasia. Gastroenterol Rep, 2015, 3: 344-349.

［64］ Lai KK, Horvath B, Xie H, et al. Risk for colorectal neoplasia in patients with inflammatory bowel disease and mucosa indefinite for dysplasia. Inflamm Bowel Dis, 2015, 21: 378-384.

［65］ Choi WT, Rabinovitch PS, Wang D, et al. Outcome of "indefinite for dysplasia" in inflammatory bowel disease: correlation with DNA flow cytometry and other risk factors of colorectal cancer. Hum Pathol, 2015, 46: 939-947.

［66］ Harpaz N, Goldblum JR, Shepherd N, et al. Novel classification of dysplasia in IBD. Abstract Mod Pathol, 2017, 30: 172A.

［67］ Jackson WE, Achkar JP, Macaron C, et al. The significance of sessile serrated polyps in inflammatory bowel disease. Inflamm Bowel Dis, 2016, 22: 2213-2220.

［68］ Torres C, Antonioli D, Odze RD. Polypoid dysplasia and adenomas in inflammatory bowel disease: a clinical, pathologic, and follow-up study of 89 polyps from 59 patients. Am J Surg Pathol, 1998, 22: 275-284.

［69］ Farraye FA, Odze RD, Eaden J, et al. AGA medical position statement on the diagnosis and management of neoplasia in inflammatory bowel disease. Gastroenterology, 2010, 138: 738-745.

［70］ Farraye FA, Odze RD, Eaden J, et al. AGA technical review on the diagnosis and management of colorectal neoplasia in inflammatory bowel disease. Gastroenterology, 2010, 138: 746-774.

［71］ Laine L, Kaltenbach T, Barkun A, et al. SCENIC international consensus statement on surveillance and management of dysplasia in inflammatory bowel disease. Gastroenterology, 2015, 148: 639-651.

［72］ Liu X, Goldblum JR, Zhao Z, et al. Distinct clinicohistologic features of inflammatory bowel disease-associated colorectal adenocarcinoma: in comparison with sporadic microsatellite-stable and Lynch syndrome-related colorectal adenocarcinoma. Am J Surg Pathol, 2012, 36: 1228-1233.

［73］ Potack J, Itzkowitz SH. Colorectal cancer in inflammatory bowel disease. Gut Liver, 2008, 2: 61-73.

［74］ Levi GS, Harpaz N. Intestinal low-grade tubuloglandular adenocarcinoma in inflammatory bowel disease. Am J Surg Pathol, 2006, 30: 1022-1029.

［75］ Lewis B, Lin J, Wu X, et al. Crohn's disease-like reaction predicts favorable prognosis in colitis-associated colorectal cancer. Inflamm Bowel Dis, 2013, 19: 2190-2198.

［76］ Dugum M, Lin J, Lopez R, et al. Recurrence and survival rates of inflammatory bowel disease-associated colorectal cancer following postoperative chemotherapy: a comparative study. Gastroenterol Rep, 2016 [Epub adhead of print] PMID: 27279644.

［77］ Jiang W, Shadrach B, Carver P, et al. Histomorphologic and molecular features of pouch and peripouch adenocarcinoma: a comparison with ulcerative colitis-associated adenocarcinoma. Am J Surg Pathol, 2012, 36: 1385-1394.

［78］ Xie H, Xiao SY, Pai R, et al. Diagnostic utility of TP53 and cytokeratin 7 immunohistochemistry in idiopathic inflammatory bowel disease-associated neoplasia. Mod Pathol, 2014, 27: 303-313.

［79］ Robles AI, Traverso G, Zhang M, et al. Whole-exome sequencing analyses of inflammatory bowel disease-associated colorectal cancers. Gastroenterology, 2016, 150: 931-943.

［80］ Yaeger R, Shah MA, Miller VA, et al. Genomic alternations observed in colitis-associated cancers are distinct from those found in sporadic colorectal cancers and vary by type of inflammatory bowel disease. Gastroenterology, 2016, 151: 278-287.

［81］ Whitcomb E, Liu X, Xiao SY. Crohn enteritis-associated small bowel adenocarcinomas exhibit gastric differentiation. Hum Pathol, 2014, 45: 359-367.

［82］ Wu XR, Remzi FH, Liu XL, et al. Disease course and management strategy of pouch neoplasia in patients with underlying inflammatory bowel disease. Inflamm Bowel Dis, 2014, 20: 2073-2082.

第7章 炎症性肠病合并狭窄、瘘和术后并发症的影像学诊断

Parakkal Deepak, Shannon P. Sheedy, Amy L. Lightner, David H. Bruining

大约 1/3 的 CD 患者确诊时已有狭窄或穿透性病变并发症,常不需要影像学检查支持。横断面影像学检查是回结肠镜的补充,可评估内镜不能到达区域的病变范围和严重程度,发现疾病相关并发症(狭窄、瘘和脓肿),评估药物治疗反应。本章概述影像学(CT、核磁共振和腹部超声)在克罗恩病诊断中的现状并探讨影像学技术在炎症性肠病狭窄、穿透性病变(瘘和 / 或脓肿)和术后并发症诊断中的应用。①

一、简 介

炎症性肠病包括克罗恩病和溃疡性结肠炎。克罗恩病是免疫介导的胃肠道慢性透壁性炎症,以进展性和毁损性的病程为特征,导致肠道结构不可逆受损。基于人群的研究显示,大约 1/3 的 CD 患者确诊时没有横断面影像检查就已经出现狭窄或穿透性最后并发症[1]。肠道影像学发展为 CD 的诊治流程带来革新[2,3]。目前,横断面影像学技术被认为是回结肠镜的补充检查手段,用于评估普通内镜技术不能到达的炎症区域或孤立性透壁性病灶[3]。横断面影像技术的应用包括评估疾病范围和严重度、区分 CD 和 UC、发现疾病并发症(狭窄、瘘和脓肿)、评估药物疗效以及监测术后复发。[3-5]

横断面影像学技术应用小肠造影方法包括 CT 小肠造影(CTE)或核磁共振小肠造影(MRE)和小肠超声造影,可明确并量化透壁性结构损伤和疾病活动度[2,3,6]。本章主要介绍上述影像技术及其在诊断 IBD 狭窄、穿透性病变以及术后并发症中的应用。

(一) CT 小肠造影

CT 小肠造影(CTE)技术能最大限度地提高小肠肠壁病变评估。检查前需充分准备:患者禁食 4 小时后摄入大剂量的中性肠道对比剂,包括糖醇或渗透性泻药,对比剂充盈小肠肠腔且不被吸收,最终使小肠达到最佳充盈状态[7,8]。患者要在检查前 30~60min 内摄入接近 1300~1800mL 的口服对比剂。中性肠道对比剂具有水衰减作用,可显著提高活动期炎症性肠壁的强化清晰度。常用于腹腔

---

① 此段为译者加入的内容。

和盆腔普通 CT 检查的口服阳性对比剂由于高密度效应易与静脉注射造影剂后肠黏膜病理性强化结果相混淆[7]。此外，不同于普通腹部和盆腔 CT，CTE 在静脉注射造影剂后 45s 获图（肠期），应用薄层扫描、矢状位和冠状位重建图像，最大强度投影图像，扫描范围延伸至会阴（警惕肛周病变）。临床、组织学和内镜评估已证实 CTE 发现小肠克罗恩病具有高敏感性（＞90％）和特异性（～90％）[2,3,9]。对疑似 CD 的诊断准确性，CTE 与 MRE 相似，而 CTE 具有更高的图像质量和图像连续性。[10]除明确诊断疑似 CD 患者外，CTE 在 CD 治疗上有重要作用：它能发现临床隐性炎症和并发症，诸如瘘、脓肿和狭窄，而 CTE 的这些发现常改变治疗方案和影响皮质类固醇的使用[11,12]。

（二）MRI 小肠造影

克罗恩病的小肠磁共振造影（MRE）技术在全国范围内的标准化程度低于 CTE，常用序列包括非增强 T2WI 和静脉注射钆造影剂增强后多平面扫描获取 T1WI[6]。与 CTE 相似，患者需口服大量对比剂和静脉注射造影剂。静脉注射钆造影剂后 45s 获取动态图像。解痉药可有效抑制肠蠕动和消除蠕动伪影。MRE 最常用的口服对比剂被称为"双期相"口服对比剂，表现为 T1WI 低信号（静脉注射造影剂后更加清晰显示炎症肠壁）和 T2WI 高信号肠腔，能更好评估肠壁厚度。T2WI 通常包括压脂序列和不压脂序列；T2WI 压脂序列对肠壁和肠周炎症/水肿显示更佳，不压脂序列利于准确评估肠壁并更好观察直小血管。静脉注入造影剂后 45s 开始获图（肠期）。由于无电离辐射，可在静脉注射造影剂前后多序列扫描获取动态图像。静脉注射造影剂后 7min 获取的延迟图像能区分狭窄病灶的炎性和纤维化成分。静脉注射钆造影剂后，T1WI 可显示肠壁强化特征、透壁性溃疡、瘘管、窦道、梳状征（扩张的直小血管）和肠周异常病变，而 T2WI 能更好评估肠壁厚度和黏膜水肿程度[13,14]。与 CTE 相似，MRE 在诊断活动期小肠炎症程度具有高敏感性（＞90％）和特异性（＞90％）。

MRE 检查包括弥散加权成像（DWI）[6]。该技术无须静脉注射造影剂，通过 T1/T2WI 信息相互补充获得量化信息。DWI 高信号强度和相应的表观扩散系数（ADC）值下降反映由于活动性炎症导致水分子的弥散受限[16]。一项前瞻性、非干预研究对 44 例确诊或疑似 CD 患者进行了造影前序列 DWI 和传统静脉注射钆造影剂 MRE 检查的比较[17]，造影前序列 DWI 明确回肠末端活动性炎症的敏感性和特异性分别为 93％和 67％。CD 孕妇、CD 合并肾功能不全和不愿意使用造影剂而需要 MRI 评估的患者可考虑 DWI。

MRE 评分系统可量化评估病变程度，从而可在临床实践和研究中用于评价治疗目标[3]。文献报道该评分系统与回结肠镜［磁共振活动度评分（MaRIA）和 Nancy 评分］或切除样本的组织病理学［CD 磁共振指数评分（CDMI）］具有可比性[3,6,18]。关于 MaRIA 和 CDMI，已证实在评估患者对治疗的反应时，只有 MaRIA 评分能反映灵敏性和可靠性[19]。Clermont 评分是基于 DWI 的 MRE 评分系统，患者不需要肠道准备或灌肠[20,21]。最后，Lémann 指数是近期受到关注的进一步综合完善的评分系统，其依据临床、内镜和影像信息的评分来评估疾病程度[22,23]。该指数涉及全消化道既往手术、狭窄和穿透性病变。该系统若要在临床实践中广泛应用，则需进一步简化以提高可行性。

（三）超　声

IBD 超声影像学（US）已在欧洲和部分北美 IBD 学术中心广泛开展研究。无强化灰阶超声检查常分两步操作，先用 3～8MHz 探头，再用高频线性探头（7～9MHz）操作[24]。低频探头能更好地显示全腹部，对肠道较大病灶显示更完整。弯曲型和线型高频经腹超声探头能更详细地评估小肠，观察小肠壁层次的结构。普通影像法是从直肠到回盲部逆行检查全结肠，然后评估远端回肠，再系统监测腹部四个区域的小肠。一旦发现病灶，就要描述小肠壁厚度，描述显示或缺失的肠壁层次、肠腔狭窄和 / 或扩张。此外，要观察肠动力模式和有无纤维增生以及肠周淋巴结。在具备肠道超声经验的 IBD 中心，US 对回肠末端和左半结肠病变诊断的准确性很高，每位患者确诊 CD 的敏感性和特异性分别为 85%（95% CI，83%～87%）和 98%（95% CI，95%～99%）[25]。超声技术已演变为广泛应用的多普勒超声。该工具通过量化肠壁和周围肠系膜血管的绝对流速和密度来测量血流量。US 已被用来评估药物治疗的疗效[26]。

对比增强超声（CEUS）检查的静脉注射对比剂有充满微泡的六氟化硫（SonoVue and Lumason，SV，Bracco，Italy），八氟丙烷（Definity and Luminity，Lantheus Medical Imaging，USA），全氟丙烷（Optison，GE Healthcare，USA）或全氟丁烷（Sonazoid，GE Healthcare，USA）[27]。对比剂用实时血池显像显示组织灌注。这些对比剂目前未被美国 FDA 批准用于 IBD 患者[6]。CEUS 比普通灰阶 US 或彩色多普勒能更好地发现活动性 CD，其敏感性为 93.5%，特异性为 93.7%，总体准确性为 93.6%[28]。近期 8 项应用 CEUS 观察活动性 CD 研究的 Meta 分析显示总体敏感性为 94%（95% CI，87%～97%），特异性为 79%（95% CI，67%～88%）。[6]

小肠造影超声（SICUS）是非增强灰阶 US 的改良，需口服对比剂（通常 250～800mL 聚乙烯二醇溶液），检查前空腹[29]。相对于传统超声，SICU 能提高近端小肠炎性病变和狭窄的检出率[30,31]。研究报道 CD 超声量化评分系统（SLIC）可协助进行抗肿瘤坏死因子 α 的疗效评估[32,33]。

（四）影像学方法比较

基于循证医学和患者的医疗需求，了解每种影像学检查的优势与不足是关键。比较 CTE 和 MRE，CTE 应用广泛，扫描速度快，在急性发作期可作为首选影像检查[18]。此外，快速图像获取可避免因使用抗蠕动药物（如胰高血糖素）导致患者在检查中有不适症状，并且 CTE 适用于体弱、幽闭恐惧、不能长时间平躺和 / 或可靠地屏住呼吸的患者[18]。CTE 主要的缺陷是年轻患者辐射暴露的相关问题和静脉注射造影剂慎用于孕妇、过敏与肾功能不全患者。相反，MRE 无射线暴露，可观察多序列肠道随时间的变化（确定异常发现或在正常化后否定可疑发现），同时可以提供有关小肠动力和潜在狭窄（动态图像）的额外信息[34,35]。MRE 的不足是检查耗时、价格高、普及性低、多变性（操作者技术和患者配合度——屏气和静卧）、空间分辨率低于 CT（但其组织分辨率较高），不适用于幽闭恐惧症、安装起搏器或其他植入性装置的患者，以及肠腔气体和肠运动产生伪影。欧洲胃肠道和腹部放射学会（ESGAR）/ ECCO 共识陈述在大部分非急性发作期 IBD 影像学检查中 MRE 优于 CTE[36]。

与 MRE 和 CTE 相比，US 优势包括便携性、普及性、患者耐受性（无须口服对比剂和检查时间短）和费用低。US 可作为替代 CTE 的无辐射影像检查手段之一。然而，它比 MRE 或 CTE 更依赖于操作者的经验,且受肠气量的限制,并且对体胖患者深肠段的诊断有局限性。一些研究应用经阴道超声探查盆腔深部的肠袢,以克服其局限性,但受到患者耐受性的限制。与 MRE 相比(回结肠镜为金标准),非增强 US 在确定 CD 的病变范围,尤其 CD 累及小肠病变超过 30cm 合并肠内瘘,其准确性低于 MRE[37]。操作间隔 3 个月 SICUS 与 CT 小肠灌肠(方法与 CTE 相似,经空肠管滴注口服对比剂从而达到肠充盈膨胀)结果显示:两者确定小肠病变范围、狭窄、脓肿和瘘的准确性相近[38]。一项研究以外科术中结果为参考标准,SICUS 和 MRE 诊断 CD 小肠并发症的准确性相似[39]。

二、狭窄病变

一项基于人群的 CD 队列研究中显示,81.4% 为非狭窄非穿透性病变,4.6% 为狭窄病变,14.0% 为穿透性病变[40]。肠道并发症发生的累积风险随病程增加:确诊 CD 后 90 天为 18.6%,1 年为 22.0%,5 年为 33.7%,20 年为 50.8%。关于狭窄性病变的影像定义为 CD 狭窄区域以上近端肠腔扩张(上游肠腔宽度 ≥ 3cm)或不同时相狭窄持续存在(如,多脉冲序列或延迟序列)[41,42]。临床症状表现为恶心、呕吐,进食大量未消化食物后腹胀,体征有腹部膨胀和振水音阳性者应尽早行横断面影像学检查以进一步评估。

与回肠镜和组织病理学结果相比,CTE 发现小肠狭窄的敏感性为 85%~93%、特异性为 100%[43,44]。单个狭窄的准确性达 100%,多处狭窄的准确性仅为 83%,CTE 对 31%CD 患者存在高估或低估并发病变的范围情况[45]。CTE 显示肠系膜血管增多(直小血管扩张或"梳状征")、肠壁强化和 / 或分层,肠周系膜水肿预示组织炎症,以上结果的缺失并不预示组织纤维化[46]。ECCO 推荐对诊断小肠 CD 的患者在接受小肠胶囊内镜检查前需通过临床病史、放射影像学排除小肠狭窄[25]。

有力的研究数据显示在诊断小肠狭窄方面,MRE 与 CTE 的作用相似(图 7.1)。与 CTE 相似,MRE 的敏感性为 75%~100%、特异性为 91%~100%[43,44,47]。根据特异性的影像结果,MRE 显示小肠壁增厚与药物疗效反应成负相关,与小肠纤维化成正相关[44]。一项儿童队列研究中,症状性狭窄 CD 患者术前 MRE 评估与术后组织病理相关,术前狭窄病变上游肠腔扩张超过 3cm 与该病变融合的透壁性纤维化显著相关[48]。近期的一项研究发现静脉注射钆造影剂后 70s 和 7min 病变强化增加的百分比以及 7min 时增强模式与纤维化程度相关($P < 0.01$)[49]。通过使用强化增益的百分比,MRE 能够区分轻度 - 中度和重度纤维化,灵敏性为 94%,特异性为 89%。PET/MRE 作为鉴别炎症性狭窄和纤维化狭窄的新兴工具,结合影像生物标识物 ADC 和 PET 最大标准摄取值,阈值低于 3000 的准确性、敏感性和特异性分别为 71%、67% 和 73%[50]。

小肠超声可明确 CD 肠并发症[51]。肠狭窄 US 表现为肠壁节段性增厚、狭窄肠腔、伴或不伴上游肠腔扩张(如,直径 25~30mm)、液体积聚和蠕动加快或消失。[51]此外,肠壁层次消失、肠壁 / 肠周血管增生和周围淋巴结肿大高度提示活动炎症性狭窄,而存在肠壁分层提示纤维化程度增加[52]。10 项研究结果(其中 8 项采用外科手术标本作为参考标准)显示,肠道 US 评估狭窄并发症的敏感性和特异性分别为 79.7%(95% CI,75.2%~84.2%)和 94.7%(95% CI,89.7%~99.8%)[52]。SICUS 方法

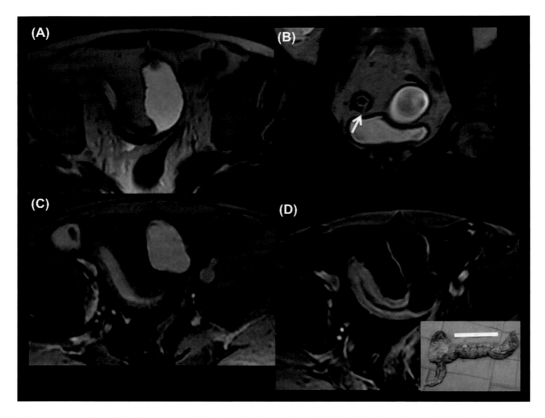

图 7.1　活动性炎症性狭窄伴上游肠腔扩张、肠壁溃疡。男性患者，41 岁，表现为小肠梗阻，诊断为 CD。A，轴位 HASTE 序列图像显示肠壁环周中度增厚和回肠末端肠腔狭窄伴上游中度扩张。B，冠状位 HASTE 序列图像显示在异常肠段可见肠腔内壁缺失、腔外完整，提示溃疡（箭头）。C，Axial FISP 序列图像（压脂）显示同一水平面肠壁信号增强，提示水肿。D，轴位增强后显示增厚的肠壁分层强化，提示活动性炎症。D，插图，回盲部切除术后大体病理标本提示小肠有明显的脂肪纤维增生

已被证明可提高肠道超声对于狭窄的检出率，而 CEUS 结合量化参数分析可作为鉴别 CD 患者炎症和纤维性狭窄的有效工具。[51]狭窄性 CD 的诊断流程见图 7.2。

　　总之，MRE 可作为狭窄性 CD 患者的首选门诊影像学检查方法[36]。应用非增强的 T2WI 和 DWI 模式的 MRE 也是 IBD 合并肾功能不全和妊娠患者的首选。CTE 由于快速扫描成像常用于病房、非妊娠、幽闭恐惧症患者，以及检查体内存在植入性医学装置（MR 禁忌）的患者。采用 CEUS 或 SICUS 方法的肠道 US 检查可在具备条件，如有经验的超声专家的中心应用，这些检查尤其适用于病变局限于回肠末端的患者、儿童和妊娠患者。

三、腹腔内穿透性病变

　　CD 穿透性病变包括窦道、瘘、炎性包块、穿孔和脓肿[53]。窦道有盲端，延伸至肠系膜、腹腔筋膜或肠壁内纵向改变。腹腔内瘘连接两处具有上皮结构的解剖部位。简单性腹腔瘘表现为孤立性肠外软组织通道，伴或不伴有内部气体或液体，周围肠袢成角或相互纠集[54]。复杂性瘘为多发和 / 或伴有分支。严重时，复杂性瘘形成星网状炎性通道，常与肠袢间脓肿或炎性肿块相关，周围肠袢成角或纠

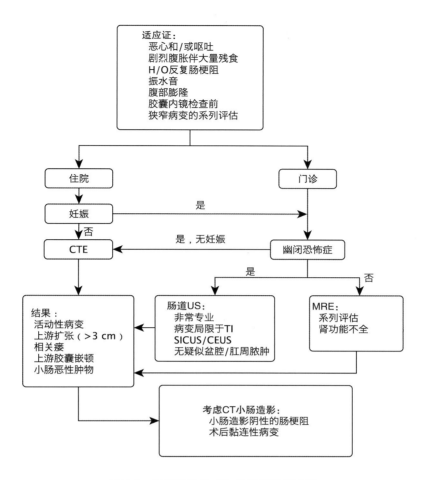

图 7.2　疑似狭窄性 CD 的影像诊断方法

注：CEUS，对比增强超声；CTE，小肠 CT 造影；DWI，弥散加权成像；MRE，小肠磁共振造影；SIUS，小肠对比超声；TI，回肠末端；US，超声。

集（图 7.3）。瘘可延伸至毗邻肠腔、膀胱、尿道、女性生殖器或皮肤（图 7.4、图 7.5、图 7.6）。炎性包块（现称为"蜂窝织炎"）指毗邻重度炎症肠壁或穿透性并发症周围的肠系膜炎症致密区域，但尚无脓肿结构存在[53]。

　　穿透性病变在临床上很重要但常被漏诊。CTE 证实 CD 患者的穿透性病变达到 20%，一项新的队列研究结果为 50%[55]。腹腔内瘘合并狭窄的手术概率增加 4～5 倍[56]。一项系统性综述将 5 项研究结果综合分析，以外科手术和内镜作为参考标准，CTE 诊断瘘的敏感性为 70%，特异性为 97%[25]。4 项研究结果综合分析，以内镜和 / 或外科手术为参考标准，MRE 诊断瘘的敏感性和特异性分别为 76% 和 96%[25]。6 项研究结果分析（其中 4 项以外科手术标本为参考标准），肠道 US 发现腹腔内瘘的敏感性和特异性分别为 70.1% 和 95.6%。

（一）腹腔脓肿

　　腹腔脓肿的定义为 CTE/MRE 显示的肠系膜 / 腹腔内液体积聚伴边缘强化和 / 或腔内气体。肠道 US 显示腹腔内脓肿为类圆形无回声病灶，壁不规则且伴血流丰富，病灶多超过 2cm，内部无回声伴后方回声增强[52]。2 项研究以外科手术作为参考标准，评估 CT 诊断 CD 腹腔内脓肿的敏感性为

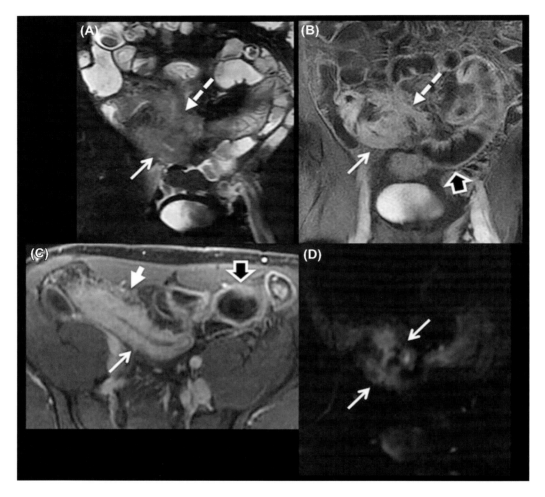

图 7.3　复杂性回肠瘘合并炎性狭窄和上段扩张。男性患者，31 岁，确诊为 CD，用生物制剂隔周维持治疗，进行性腹部剧痛 3～4 周，腹泻和便秘交替，体重下降。MR 小肠造影检查。冠状位 SSFSE 序列图像（压脂）。A，增强后冠状位。B，图像显示右下腹区域复杂性瘘，肠壁活动性炎性改变（箭头），多处瘘管强化形成星芒状结构（虚线箭头），形成边界不清的软组织肿块样改变（炎性包块），周围邻近肠袢成角或纠集。C，轴位增强后图像显示肠壁明显增厚和回肠末端强化（箭头）伴肠周炎症和直小血管扩张（楔形箭头）。小肠上游中度扩张（B）和（C）（黑色箭头）。D，冠状位 DWI 序列高信号图像显示炎性肠壁、瘘和肠周炎性包块高信号（箭头）

85％，特异性为 87.5％～95％[36]。3 项研究综合分析以外科手术作为参考标准，评估 MR 诊断 CD 腹腔内脓肿的敏感性为 86％，特异性为 93％[36]。虽然肠道造影检查对于腹腔脓肿不是必需的，但可明确是否存在狭窄和 / 或瘘进而影响整体治疗（图 7.7）。6 项研究（其中 4 项以外科手术为参考标准）分析，评估肠道 US 诊断腹腔内瘘的敏感性为 85.6％，特异性为 94.5％[52]。

（二）小　结

由于气体干扰、肠袢重叠、腹部外形不同、肠袢液体滞留和脓肿鉴别困难等因素，肠道 US 很难诊断盆腔深部或腹膜后脓肿[52]。MRI 由于普及性不足和检查耗时等缺陷无法作为诊断腹腔内脓肿的首选检查[36]。CT 因其准确性、发现 CD 穿透性病变和广泛普及性，应作为临床诊断 CD 腹腔内脓肿的首选检查[36]。

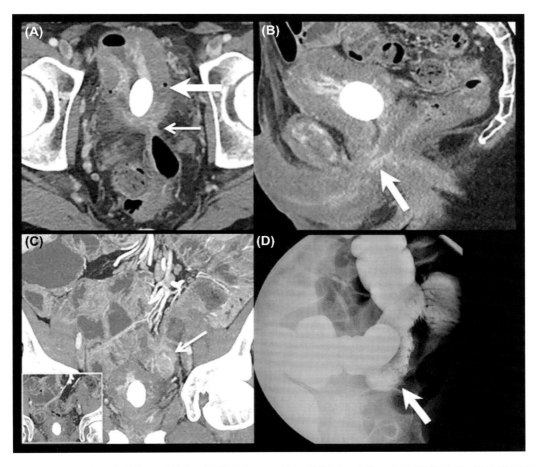

图 7.4　结肠小肠瘘、结肠膀胱瘘和尿道瘘。男性患者，59 岁。长期 CD 病史，多次腹腔手术。临床表现尿急、反复尿道感染、膀胱痉挛和会阴部痛。轴位（A）CT 小肠造影显示增厚的膀胱壁内见一大结石（粗箭头）和起源于乙状结肠前壁的结肠膀胱瘘（细箭头）。膀胱壁和膀胱内可见气体。矢状位序列图像（B）显示附加强化的肛管直肠 – 前列腺尿道瘘（箭头）。冠状位 MIP 序列图像（C）显示结肠小肠瘘包括乙状结肠节段性狭窄（插图）。水溶性透视灌肠剂（D）明确狭窄病变处的结肠小肠瘘。由于重叠使瘘走行显示不清，但灌肠时小肠袢显影（箭头）可确定瘘的存在

四、肛周病变

　　以人群为基础的研究显示 20%CD 患者的初始表现为肛周病变[57]。伴有肛周病变的 CD 患者常有多种症状（包括疼痛、瘙痒、肛周不适、畏寒、寒战、腹泻、里急后重、大便失禁和脓毒血症）[58]。体检可发现肛周皮赘、痔疮、肛裂、直肠溃疡、肛周瘘和脓肿。一些分类和评分系统可帮助临床医生量化疾病范围和严重程度[59]。常用评分系统包括 Park 分类，该分类是根据瘘管与括约肌复合体的关系进行分类，分为肛管括约肌外型、经肛管括约肌型、肛管括约肌上型、肛管括约肌间型和表浅型[58]。另一常用分类方法把瘘分为简单性肛瘘和复杂性肛瘘。简单性肛瘘仅累及肛管外括约肌下 1/3[60]，表现为无痛性伴单一体外开口的瘘，不累及直肠阴道或未证实不存在直肠肛管狭窄[61]。复杂性瘘无诊断标准，但多数认为经括约肌型高位肛瘘或行瘘管切除术可能导致大便失禁、引发疼痛和多发外瘘口、累及直肠阴道、直肠肛管狭窄或活动性直肠炎（图 7.8）[58]。

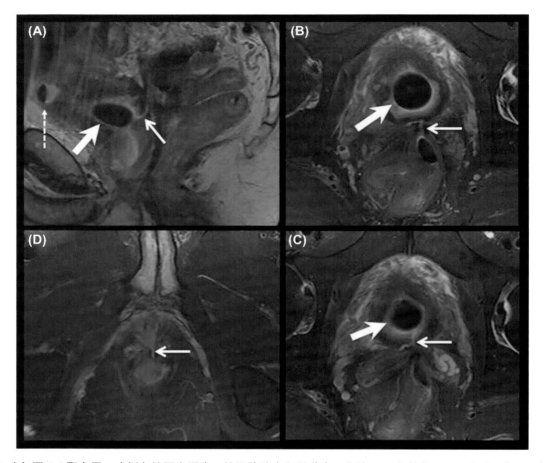

图 7.5 （与图 7.4 取自同一病例）结肠小肠瘘、结肠膀胱瘘和尿道瘘。盆腔 MRI 矢状位 T2WI 序列图像显示轻度强化线样乙状结肠膀胱瘘（细箭头）和膀胱内大结石（粗箭头）。膀胱腔内前侧可见气液水平面（虚线箭头）。B 和 C 中 T2 均为加权轴位序列图像（压脂）显示膀胱壁增厚，有相同的瘘（细箭头）和结石（粗箭头）。另尾侧观察（D）显示尿道瘘。患者接受多次外科瘘切除和修补术，最终行粪便转流结肠造口术

　　CD 肛周病变的影像学检查法包括盆腔 MRI 和肛内超声（EUS）[59]。每一次在理想状况下肠道造影检查均应评估肛管括约肌和会阴，详细的盆腔 MRI 应作为评估 CD 肛周瘘管的首选检查[58,59]。活动性炎性瘘管在 T2WI 呈高信号，显示强化对比度。窦道是盲端，瘘管常在 MRI 下可见明确的肛管内开口，体外开口多在皮肤表面。Van Assche 评分在 MRI 下结合解剖学信息和窦道炎症活动程度来评估肛周病变的严重程度。整个评分部分的基础是瘘管的数量和复杂性、瘘管与肛管括约肌的解剖学关系、有或无提肛肌上型病变、瘘管 T2WI 高信号、有无脓肿和直肠炎。有意思的是，该评分模式未考虑瘘管强化程度，此为临床评估活动性炎症的有效标记。然而，Van Assche 评分可被用于评估药物治疗 CD 肛周病变的疗效[59]。直肠炎（图 7.9）常预示瘘管持续不愈合和较高的直肠手术切除率，因此需密切关注[53]。盆腔 MRI 可准确发现位于肛管后和提肛肌上缘区域的病变和脓肿形成，该区域通过常规体检无法探及。发现上述病变后，必要时需行麻醉下检查（EUA）。行 EUA 时，MRI 可为外科医生提供疾病的"路径图"，有助于选择适宜的治疗策略，包括外科脓肿引流和／或挂线治疗（图 7.10）[58,59]。肛周瘘管疾病的另一种成像检查手段是有或没有过氧化氢的肛门内超声（EUS）[59]。4 项研究的 Meta 分析显示，MRI 和 EUS 敏感性相似（87% vs 87%），MRI 特异性高于 EUS（69% vs 43%）[59]。

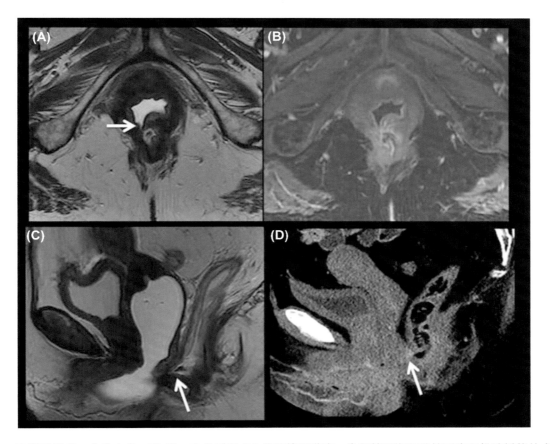

图 7.6　肛管阴道瘘。女性患者，53 岁，患者重度 CD 伴肛管阴道瘘。粪便转流期间曾接受直肠推移瓣修补术和瘘管栓堵治疗以及在粪便转流期间的药物治疗，但仍有粪便经阴道排出。轴位 T2WI 序列图像（A）显示阴道下段右侧的向后方鸟嘴样突起或系带状轻度强化的肛管阴道瘘（箭头）。用 T2 序列高信号强度的超声凝胶来充盈阴道可以更好地观察瘘管。B，轴位造影成像显示阴道后方鸟嘴样改变，而实际瘘管显示不佳。肛管阴道瘘和直肠阴道瘘通常细小且不易显像，且多为部分治疗后，常表现为 T2 信号轻度强化。C，矢状位 T2WI 序列成像显示确诊瘘处肛管前壁向前鸟嘴样改变（箭头）。D，矢状位 CT 造影后肛管阴道瘘处肛管前喙轻度强化瘘管（箭头）

　　总之，对于疑似或确诊肛周 CD 的患者，除结肠内镜检查外，详细的盆腔 MRI 应作为评估 CD 肛周病变的首选检查。依据 MRI 结果，麻醉下检查是必要的。在具有相关经验的中心，EUS 可替代盆腔 MRI[62]。

五、术后并发症

　　IBD 外科术后早期 30 天并发症包括脓毒性并发症，如腹腔内脓肿和吻合口裂 / 漏，以及非脓毒性并发症，如回肠和 / 或结肠梗阻[63-66]。术后早期并发症发生的危险因素包括低蛋白血症、糖皮质激素的使用、穿透性表型和既往手术切除史（图 7.11）。如果这些因素均存在，则术后早期并发症的发生率高达 16%[63-65]。

　　患者出现发热、心动过速、腹痛加剧、肠梗阻征象和 / 或血象升高时需高度怀疑术后并发症的发

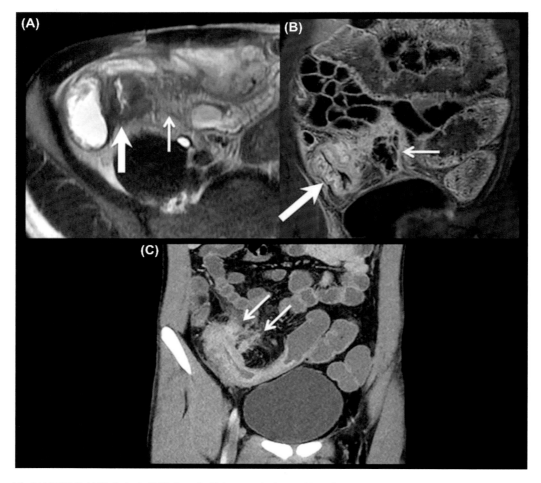

图 7.7　活动性回肠炎伴狭窄和上游扩张、窦道和肠周脓肿。男性患者，26 岁，确诊 CD15 年。初次诊断后美沙拉嗪和激素治疗后进入无症状期。尽管无症状，但断层扫描成像显示活动性克罗恩病炎症。A，轴位 SSFSE 序列 MR 小肠造影显示回肠末端肠壁显著增厚（大箭头），伴直小血管明显增粗（小箭头），周围肠系膜脂肪浸润（"梳状征"）。B，冠状位 MR 小肠造影对比成像后显示回肠末端肠壁增厚分层强化（大箭头），炎症和强化延伸至肠周脂肪，小箭头指向经皮引流的复杂性多发分隔状肠周脓肿。C，冠状位 CT 小肠造影对比成像显示回肠末端超过 15cm 的肠壁显著增厚分层强化，肠腔狭窄，上游小肠轻度扩张。箭头指向炎性窦道形成的脓肿

生。对疑似患者，腹部 / 盆腔 CT 因普及性和快速获取图像的优点，应作为吻合口漏和脓肿的首选检查[42]。静脉注射造影剂结合口服对比剂可检查肠腔或吻合口外溢。直肠对比剂可发现直肠吻合口漏。对于术后非急性期反复发作的慢性小肠梗阻，推荐 CTE 寻找粘连性梗阻的病因。CTE 阴性而临床高度疑似肠梗阻时，CT 小肠灌注肠腔达最佳扩张有助于发现不全性肠梗阻[42]。

六、回肠储袋肛管吻合术

对于难治性或并发肿瘤的 UC 患者，保留肠道连续性的结直肠切除术伴回肠储袋肛管吻合术（IPAA）仍是外科治疗的主要术式。尽管 IPAA 的安全性高、患者的满意度高和肠功能维持长达 20 年

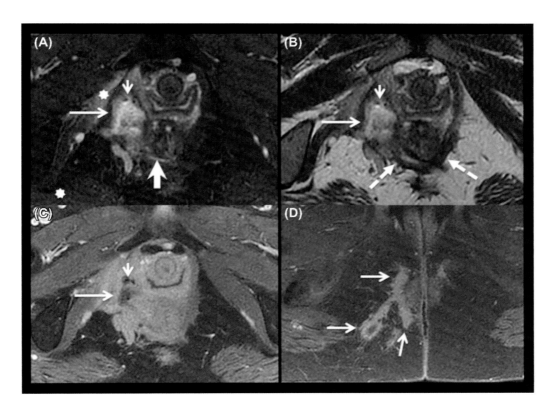

图 7.8　复杂性肛周经括约肌型瘘和脓肿。女性患者，20 岁，12 岁时确诊 UC，目前新发肛周疼痛。轴位 T2WI 序列成像（压脂）（A），T2WI 序列成像（无压脂）（B）和轴位造影对比成像（C）显示右侧肛周 / 阴道周围液体积聚（细箭头）。液体积聚紧靠右侧闭孔内肌，显示高信号炎症 / 水肿（A，星号）。注意前方局灶少量气体（短箭头）和钆造影剂成像后环形强化（C），提示脓肿。T2WI 序列成像（无压脂）（B）可更好显示盆腔解剖结构，发现累及耻骨直肠肌右侧的脓肿（虚线箭头）。脓肿与进入括约肌间隙的瘘管相交通。（A，粗箭头）后中位线发现瘘的内口（未标识）。D，轴位增强后成像显示坐骨直肠窝多个分支瘘管（箭头），其中一个分支延伸至皮肤表面。患者接受麻醉下检查，行脓肿引流，放置 Malecot 导管挂线引流。随访显示炎症进展且持续性肠壁、广泛性肠壁增厚和直肠及其周围组织强化，提示活动性直肠炎。患者需考虑粪便转流

以上，但存在最终储袋失败率为 3％～17％，需行储袋切除和永久性回肠末端造口术的问题。储袋失败的主要原因为盆腔脓毒症、慢性储袋炎和储袋后 CD。手术和机械性并发症包括导致脓肿的吻合口漏、盆腔脓毒症、储袋窦道和瘘、狭窄、输入和输出襻综合征。各种影像检查均可选用，包括腹部 / 盆腔 CT，应用对比剂储袋造影或泛影葡胺灌肠（GCE）和盆腔 MRI。应用储袋灌注或 GCE 能很好显影储袋漏［敏感性为 50％，特异性为 96.8％，准确性为 93.9％，阳性预测值（PPV）为 50％，阴性预测值（NPV）为 97％］（图 7.12），盆腔 MRI 作为次选检查。CT 检查的附加益处是可引导盆腔脓肿引流。储袋窦道首选 GCE（敏感性为 50％，特异性为 100％，准确性为 93.9％，PPV 为 100％，NPV 为 93.5％）。吻合口漏或储袋后 CD 继发储袋瘘首选 CTE 或 GCE 检查。GCE 可很好显示储袋入口和远端小肠的狭窄。需要注意，IPAA 术后临近储袋的远端小肠通常扩张。因此，如果没有远离扩张段的明确转变点，则不能诊断小肠梗阻。输入襻综合征（急性成角、脱垂或输入襻肠套叠入储袋）在侧位腹平片上的表现为储袋入口近端的小肠扩张。内镜很难插入输入襻继发形成的锐角或输入襻和储袋之间形成的腔外梗阻。典型的输出襻综合征多发生在直肠残端过长的 S 型储袋中，很少见于 J 型储

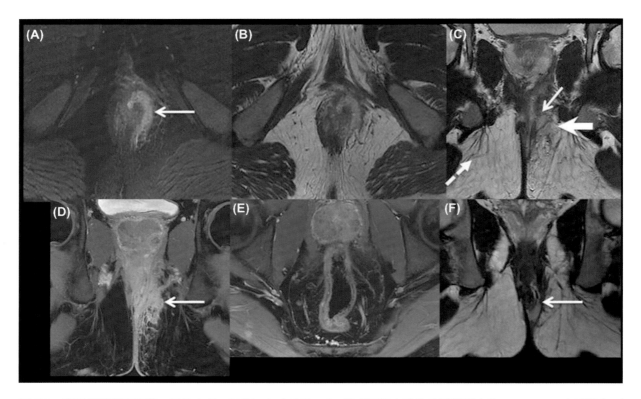

图 7.9　肛周瘘管伴直肠炎。男性患者，29 岁，初步确诊 UC。发现肛周小孔伴乳脂样溢出物。MRI T2WI（压脂）（A）显示左前位 1 点钟位置强化的经括约肌型瘘延伸至坐骨肛管脂肪（箭头）；B，T2WI（无压脂）清晰显示肛管括约肌解剖；C，冠状位 T2WI（无压脂）显示瘘左侧内口（细箭头）和延伸至左侧坐骨肛管脂肪的圆形炎性包块（粗箭头）；D，冠状位增强成像显示弥漫性强化的坐骨肛管脂肪炎性包块（箭头）无环形强化的液体积聚／脓肿，符合肉芽组织；E，轴位增强后成像显示直肠壁增厚、肠壁分层和强化的直肠活动性炎性改变；F，后续随访冠状位 T2WI 序列成像显示窦道皮下部分去顶术和坐骨肛管炎性腔刮除术后改变，局部可见挂线（箭头）引流

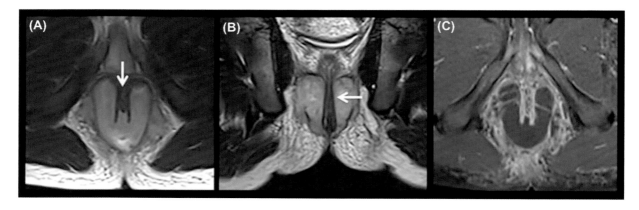

图 7.10　肛周瘘和马蹄形脓肿。男性患者，15 岁，既往诊断全结肠型 UC。患者临床表现为直肠疼痛 10 天。轴位（A）和冠状位（B）盆腔 MRI T2WI 序列成像显示后正中线较大瘘管伴脓肿包裹后方和肛管两侧形成马蹄状。马蹄形脓肿导致肛管极度狭窄（A 和 B，箭头）。C，轴位增强成像显示大片液体积聚边缘强化，与环形强化的脓肿一致。手术下发现了 MRI 未明确的瘘管外口，患者接受切开引流和局部置管持续外引流。患者随后接受了临时性襻式回肠造口转流术，计划未来回纳

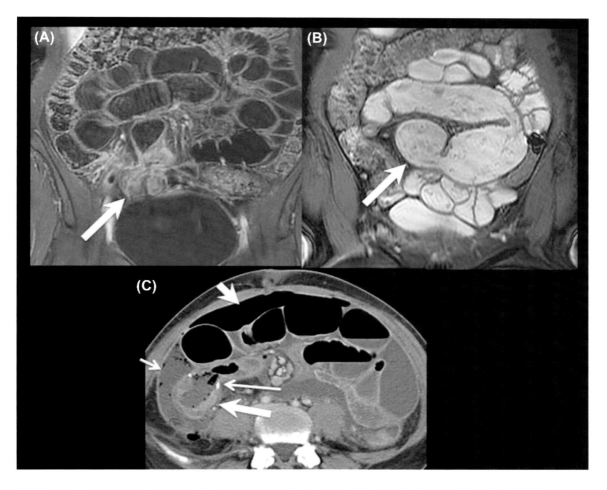

图 7.11　回肠克罗恩病并发复杂性瘘、小肠不全梗阻和吻合口裂开。女性患者，38 岁，确诊 CD。A，冠状位造影对比成像 MRE 显示右下腹复杂性瘘，多处星芒状改变的强化窦道（箭头）。炎性包块邻近的肠袢成角或局部纠集。B，冠状位 SSFSE 序列成像（压脂）显示小肠狭窄，回肠炎症（未显示）继发上游残渣潴留后中重度扩张（箭头）。患者行回盲部切除、回肠升结肠吻合术加节段性小肠切除。术后第三天，恶心加剧、呕吐、腹部膨隆和腹痛加重。疑似肠梗阻，予放置鼻胃管引流，症状无缓解。CT（C）显示毗邻吻合口（长细箭头）肠壁增厚（长粗箭头），腹腔内有大量游离气体（短粗箭头），腹膜增厚强化，混合性腹水（短细箭头），符合肠穿孔和化脓性腹膜炎。剖腹探查发现回结肠吻合口坏死

袋。GCE 是确定诊断的首选检查。临床上，盆腔 MRI 结合 GCE 评估储袋狭窄、窦道和漏的准确性达到 100％，而小肠造影也可发现储袋近端存在的小肠瘘。

　　总之，口服 / 灌肠对比剂的腹腔 / 盆腔 CT 利于发现术后即刻并发症，CTE 或 CT 小肠灌注利于术后远期发现粘连性肠梗阻。对于 IPAA 患者，推荐联合 GCE、盆腔 MRI 和 CTE / MRE 诊断与引导治疗术后储袋相关并发症。

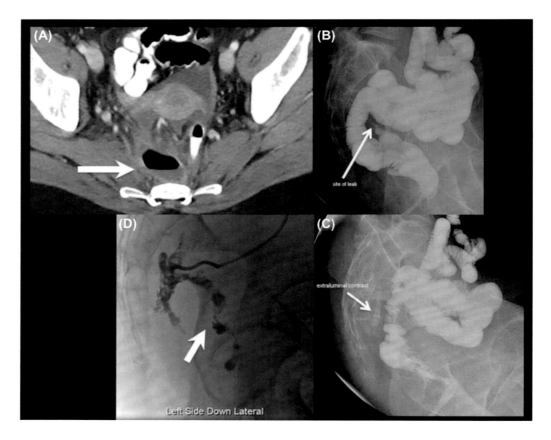

图 7.12　IPAA 术后储袋盲端漏。女性患者，29 岁，确诊 UC，结直肠切除、回肠 J 型储袋肛管吻合术后。A，轴位 CT 增强成像显示骶前间隙液气平面（箭头）。内镜下储袋造影可见储袋盲端漏（图 B 和 C）。图像显示储袋盲端造影剂外漏（B），漏出至腔外而汇集在骶前间隙（C）。经皮经臀大肌闭锁襻式引流导管放置于骶前间隙并注射造影剂而确定导管与储袋相通。（箭头，D）。储袋内镜下注射纤维蛋白黏合剂或钛夹封闭窦道。具备以下条件可拔除引流管：图像显示窦腔塌陷，导管引流量少，与毗邻肠腔无持续交通。不幸的是，患者近期随访 CT 显示窦道持续存在和再发骶前间隙液体积聚

七、总　结

IBD 诊断和治疗中，各种断层扫描影像检查方法是内镜的重要补充。在明确疾病并发症基础上了解各种检查方法的优势和缺陷对于制定最优化的决策非常重要。

（金　捷　译）

参考文献

［1］ Peyrin-Biroulet L, Loftus Jr EV, Colombel JF, et al. The natural history of adult Crohn's disease in population-based cohorts. Am J Gastroenterol, 2010, 105(2): 289-297.

［2］ Fletcher JG, Fidler JL, Bruining DH, et al. New concepts in intestinal imaging for inflammatory bowel diseases. Gastroenterology, 2011, 140(6): 1795e7-1806e7.

［3］ Deepak P, Fletcher JG, Fidler JL, et al. Computed tomography and magnetic resonance enterography in Crohn's disease: assessment of radiologic criteria and endpoints for clinical practice and trials. Inflamm Bowel Dis, 2016, 22(9): 2280-2288.

［4］ Deepak P, Bruining DH. Radiographical evaluation of ulcerative colitis. Gastroenterol Rep (Oxf), 2014, 2(3): 169-177.

［5］ Deepak P, Fletcher JG, Fidler JL, et al. Radiological response is associated with better long-term outcomes and is a potential treatment target in patients with small bowel Crohn's disease. Am J Gastroenterol, 2016, 111(7): 997-1006.

［6］ Deepak P, Kolbe AB, Fidler JL, et al. Update on magnetic resonance imaging and ultrasound evaluation of Crohn's disease. Gastroenterol Hepatol (N Y), 2016, 12(4): 226-236.

［7］ Fletcher JG, Fidler JL, Huprich JE, et al. Small-bowel imaging with CT and MR: Overview of techniques and indications. Applied Radiology, 2012, 41(12): 18.

［8］ Baker ME, Hara AK, Platt JF, et al. CT enterography for Crohn's disease: optimal technique and imaging issues. Abdom Imaging, 2015, 40(5): 938-952.

［9］ Bruining DH, Bhatnagar G, Rimola J, et al. CT and MR enterography in Crohn's disease: current and future applications. Abdom Imaging, 2015, 40(5): 965-974.

［10］ Siddiki HA, Fidler JL, Fletcher JG, et al. Prospective comparison of state-of-the-art MR enterography and CT enterography in small-bowel Crohn's disease. AJR Am J Roentgenol, 2009, 193(1): 113-121.

［11］ Bruining DH, Siddiki HA, Fletcher JG, et al. Benefit of computed tomography enterography in Crohn's disease: effects on patient management and physician level of confidence. Inflamm Bowel Dis, 2012, 18(2): 219-225.

［12］ Higgins PD, Caoili E, Zimmermann M, et al. Computed tomographic enterography adds information to clinical management in small bowel Crohn's disease. Inflamm Bowel Dis, 2007, 13(3): 262-268.

［13］ Sinha R, Verma R, Verma S, et al. MR enterography of Crohn disease: part 2, imaging and pathologic findings. AJR Am J Roentgenol, 2011, 197(1): 80-85.

［14］ Sinha R, Verma R, Verma S, et al. MR enterography of Crohn disease: part 1, rationale, technique, and pitfalls. AJR Am J Roentgenol, 2011, 197(1): 76-79.

［15］ Horsthuis K, Bipat S, Bennink RJ, et al. Inflammatory bowel disease diagnosed with US, MR, scintigraphy, and CT: meta-analysis of prospective studies 1. Radiology, 2008, 247(1): 64-79.

［16］ Oto A, Zhu F, Kulkarni K, et al. Evaluation of diffusion-weighted MR imaging for detection of bowel inflammation in patients with Crohn's disease. Acad Radiol, 2009, 16(5): 597-603.

［17］ Seo N, Park SH, Kim K-J, et al. MR enterography for the evaluation of small-bowel inflammation in crohn disease by using diffusion-weighted imaging without intravenous contrast material: a prospective noninferiority study. Radiology, 2015: 150809.

［18］ Ordas I, Rimola J, Rodriguez S, et al. Accuracy of magnetic resonance enterography in assessing response to therapy and mucosal healing in patients with Crohn's disease. Gastroenterology, 2014, 146(2): 374 e1-382e1.

［19］ Buisson A, Joubert A, Montoriol PF, et al. Diffusion-weighted magnetic resonance imaging for detecting and assessing ileal inflammation in Crohn's disease. Aliment Pharmacol Ther, 2013, 37(5): 537-545.

［20］ Hordonneau C, Buisson A, Scanzi J, et al. Diffusion-weighted magnetic resonance imaging in ileocolonic Crohn's disease: validation of quantitative index of activity. Am J Gastroenterol, 2014, 109(1): 89-98.

［21］ Pariente B, Cosnes J, Danese S, et al. Development of the Crohn's disease digestive damage score, the Lémann score. Inflamm Bowel Dis, 2011, 17(6): 1415-1422.

［22］ Pariente B, Mary JY, Danese S, et al. Development of the Lemann index to assess digestive tract damage in patients with Crohn's disease. Gastroenterology, 2015, 148(1): 52e3-63e3.

［23］ Novak KL, Wilson SR. The role of ultrasound in the evaluation of inflammatory bowel disease. Semin Roentgenol, 2013, 48(3): 224-233.

［24］ Panes J, Bouzas R, Chaparro M, et al. Systematic review: the use of ultrasonography, computed tomography and magnetic resonance imaging for the diagnosis, assessment of activity and abdominal complications of Crohn's disease. Aliment Pharmacol Ther, 2011, 34(2): 125-145.

［25］ Saevik F, Nylund K, Hausken T, et al. Bowel Perfusion Measured with dynamic contrast-enhanced ultrasound predicts treatment outcome in patients with Crohn's disease. Inflamm Bowel Dis, 2014, 20(11): 2029.

［26］ Appis AW, Tracy MJ, Feinstein SB. Update on the safety and efficacy of commercial ultrasound contrast agents in cardiac applications. Echo Res Pract, 2015, 2(2): R55-R62.

［27］ Migaleddu V, Scanu AM, Quaia E, et al. Contrast-enhanced ultrasonographic evaluation of inflammatory activity in Crohn's disease. Gastroenterology, 2009, 137(1): 43-52.

［28］ Calabrese E, Zorzi F, Pallone F. Ultrasound in Crohn's disease. Curr Drug Targets, 2012, 13(10): 1224-1233.

［29］ Calabrese E, La Seta F, Buccellato A, et al. Crohn's disease: a comparative prospective study of transabdominal ultrasonography, small intestine contrast ultrasonography, and small bowel enema. Inflamm Bowel Dis, 2005, 11(2): 139-145.

［30］ Pallotta N, Tomei E, Viscido A, et al. Small intestine contrast ultrasonography an alternative to radiology in the assessment of small bowel disease. Inflamm Bowel Dis, 2005, 11(2): 146-153.

［31］ Calabrese E, Zorzi F, Zuzzi S, et al. Development of a numerical index quantitating small bowel damage as detected by ultrasonography in Crohn's disease. J Crohns Colitis, 2012, 6(8): 852-860.

［32］ Zorzi F, Stasi E, Bevivino G, et al. A Sonographic Lesion Index for Crohn's Disease Helps Monitor Changes in Transmural Bowel Damage During Therapy. Clin Gastroenterol Hepatol, 2014, 12(12): 2071-2077.

［33］ Menys A, Helbren E, Makanyanga J, et al. Small bowel strictures in Crohn's disease: a quantitative investigation of intestinal motility using MR enterography. Neurogastroenterol Motil, 2013, 25(12): 967-975.

［34］ Fiorino G, Bonifacio C, Peyrin-Biroulet L, et al. Prospective comparison of computed tomography enterography and magnetic resonance enterography for assessment of disease activity and complications in ileocolonic Crohn's disease. Inflamm Bowel Dis, 2011, 17(5): 1073-1080.

［35］ Panes J, Bouhnik Y, Reinisch W, et al. Imaging techniques for assessment of inflammatory bowel disease: joint ECCO and ESGAR evidence-based consensus guidelines. J Crohns Colitis. 2013, 7(7): 556-585.

［36］ Castiglione F, Mainenti PP, De Palma GD, et al. Noninvasive diagnosis of small bowel Crohn's disease: direct comparison of bowel sonography and magnetic resonance enterography. Inflamm Bowel Dis, 2013, 19(5): 991-998.

［37］ Calabrese E, Zorzi F, Onali S, et al. Accuracy of small-intestine contrast ultrasonography, compared with computed tomography enteroclysis, in characterizing lesions in patients with Crohn's disease. Clin

Gastroenterol Hepatol, 2013, 11(8): 950-955.

［38］ Kumar S, Hakim A, Alexakis C, et al. Small intestinal contrast ultrasonography for the detection of small bowel complications in Crohn's disease: correlation with intraoperative findings and magnetic resonance enterography. J Gastroenterol Hepatol, 2015, 30(1): 86-91.

［39］ Thia KT, Sandborn WJ, Harmsen WS, et al. Risk factors associated with progression to intestinal complications of Crohn's disease in a population-based cohort. Gastroenterology, 2010, 139(4): 1147-1155.

［40］ Al-Hawary MM, Kaza RK, Platt JF. CT enterography: concepts and advances in Crohn's disease imaging. Radiol Clin North Am, 2013, 51(1): 1-16.

［41］ Rieder F, Zimmermann EM, Remzi FH, et al. Crohn's disease complicated by strictures: a systematic review. Gut, 2013, 62(7): 1072-1084.

［42］ Vogel J, da Luz Moreira A, Baker M, et al. CT enterography for Crohn's disease: accurate preoperative diagnostic imaging. Dis Colon Rectum, 2007, 50(11): 1761-1769.

［43］ Adler J, Punglia DR, Dillman JR, et al. Computed tomography enterography findings correlate with tissue inflammation, not fibrosis in resected small bowel Crohn's disease. Inflamm Bowel Dis, 2012, 18(5): 849-856.

［44］ Negaard A, Paulsen V, Sandvik L, et al. A prospective randomized comparison between two MRI studies of the small bowel in Crohn's disease, the oral contrast method and MR enteroclysis. Eur Radiol, 2007, 17(9): 2294-2301.

［45］ Barkmeier DT, Dillman JR, Al-Hawary M, et al. MR enterography-histology comparison in resected pediatric small bowel Crohn disease strictures: can imaging predict fibrosis? Pediatr Radiol, 2016, 46(4): 498-507.

［46］ Rimola J, Planell N, Rodriguez S, et al. Characterization of inflammation and fibrosis in Crohn's disease lesions by magnetic resonance imaging. Am J Gastroenterol, 2015, 110(3): 432-440.

［47］ Catalano OA, Gee MS, Nicolai E, et al. Evaluation of quantitative PET/MR enterography biomarkers for discrimination of inflammatory strictures from fibrotic strictures in Crohn disease. Radiology, 2016, 278(3): 792-800.

［48］ Coelho R, Ribeiro H, Maconi G. Bowel thickening in Crohn's disease: fibrosis or inflammation? Diagnostic ultrasound imaging tools. Inflamm Bowel Dis, 2017, 23(1): 23-34.

［49］ Calabrese E, Maaser C, Zorzi F, et al. Bowel Ultrasonography in the management of Crohn's disease. A review with recommendations of an international panel of experts. Inflamm Bowel Dis, 2016, 22(5): 1168-1183.

［50］ Deepak P, Park SH, Ehman E, et al. Crohn's disease diagnosis, treatment approach, and management paradigm: what the radiologist needs to know abdominal radiology. Abdom Radiol (NY), 2017, 42:1068-1086.

［51］ Booya F, Akram S, Fletcher JG, et al. CT enterography and fistulizing Crohn's disease: clinical benefit and radiographic findings. Abdom Imaging, 2009, 34(4): 467-475.

［52］ Bruining DH, Siddiki HA, Fletcher JG, et al. Prevalence of penetrating disease and extraintestinal manifestations of Crohn's disease detected with CT enterography. Inflamm Bowel Dis, 2008, 14(12): 1701-1706.

［53］ Yaari S, Benson A, Aviran E, et al. Factors associated with surgery in patients with intra-abdominal fistulizing Crohn's disease. World J Gastroenterol, 2016, 22(47): 10380-10387.

［54］ Schwartz DA, Loftus Jr EV, Tremaine WJ, et al. The natural history of fistulizing Crohn's disease in Olmsted County, Minnesota. Gastroenterology, 2002, 122(4): 875-880.

［55］ Sheedy SP, Bruining DH, Dozois EJ, et al. MR Imaging of perianal Crohn disease. Radiology, 2017, 282: 628-

645.

［56］ Gecse KB, Bemelman W, Kamm MA, et al. A global consensus on the classification, diagnosis and multidisciplinary treatment of perianal fistulising Crohn's disease. Gut, 2014, 63(9): 1381-1392.

［57］ Sandborn WJ, Fazio VW, Feagan BG, et al. American Gastroenterological Association Clinical Practice C. AGA technical review on perianal Crohn's disease. Gastroenterology, 2003, 125(5): 1508-1530.

［58］ Schwartz DA, Wiersema MJ, Dudiak KM, et al. A comparison of endoscopic ultrasound, magnetic resonance imaging, and exam under anesthesia for evaluation of Crohn's perianal fistulas. Gastroenterology, 2001, 121(5): 1064-1072.

［59］ Yamamoto T, Allan RN, Keighley MR. Risk factors for intra-abdominal sepsis after surgery in Crohn's disease. Dis Colon Rectum, 2000, 43(8): 1141-1145.

［60］ Post S, Betzler M, von Ditfurth B, et al. Risks of intestinal anastomoses in Crohn's disease. Ann Surg, 1991, 213(1): 37-42.

［61］ Kanazawa A, Yamana T, Okamoto K, et al. Risk factors for postoperative intra-abdominal septic complications after bowel resection in patients with Crohn's disease. Dis Colon Rectum, 2012, 55(9): 957-962.

［62］ Riss S, Bittermann C, Zandl S, et al. Short-term complications of wide-lumen stapled anastomosis after ileocolic resection for Crohn's disease: who is at risk? Colorectal Dis, 2010, 12(10 Online): e298-e303.

［63］ Hahnloser D, Pemberton JH, Wolff BG, et al. Results at up to 20 years after ileal pouch-anal anastomosis for chronic ulcerative colitis. Br J Surg, 2007, 94(3): 333-340.

［64］ Shen B, Remzi FH, Lavery IC, et al. A proposed classification of ileal pouch disorders and associated complications after restorative proctocolectomy. Clin Gastroenterol Hepatol, 2008, 6(2): 145-158, quiz 24.

［65］ Tang L, Cai H, Moore L, et al. Evaluation of endoscopic and imaging modalities in the diagnosis of structural disorders of the ileal pouch. Inflamm Bowel Dis, 2010, 16(9): 1526-1531.

［66］ Broder JC, Tkacz JN, Anderson SW, et al. Ileal pouch-anal anastomosis surgery: imaging and intervention for post-operative complications. Radiographics, 2010, 30(1): 221-233.

第8章 克罗恩病、溃疡性结肠炎及其手术相关狭窄的分类

Bo Shen

CD 和 UC 均可能出现狭窄。而且，接受肠切除术、吻合、狭窄成形术、回肠储袋肛管吻合术的 CD 或 UC 患者出现狭窄更常见。狭窄可以根据疾病、症状、恶性潜能、病因以及狭窄自身的特点进行分类。患者的一般情况、疾病以及狭窄的程度、数量、长度和相关并发症决定了应该选择药物、内镜或外科等适当的治疗方法。[①]

一、简　介

克罗恩病（CD）和溃疡性结肠炎（UC）是 IBD 的两个主要类型。在蒙特利尔分型中，CD 根据临床行为分为非狭窄非穿透性（B1）、狭窄性（B2）和穿透性（B3）[1]。狭窄性源于持续性炎症。CD 相关狭窄可导致肠道梗阻以及瘘管和脓肿的形成。UC 通常根据病变累及范围分为全结肠炎、左半结肠炎和直肠炎[1]。尽管通常只累及黏膜和黏膜下层，病程较长的 UC 会因为癌症、黏膜肌异常增生[2]以及炎症细胞浸润引起的黏膜下层纤维化而出现狭窄[3,4]。激素和抗肿瘤坏死因子治疗可改善炎症所致的狭窄[5]。另外，抗肿瘤坏死因子所致的组织快速愈合会引起狭窄，也需引起重视。

CD 相关狭窄的经典处理方法主要是外科手术，包括肠切除术、狭窄成形术或旁路手术。但 CD 和 UC 外科手术后常出现吻合口狭窄。来自比利时的研究报道，46％的 CD 外科手术患者会出现吻合口或术后末端回肠狭窄[6]。10％～40％的回肠储袋肛管吻合术后 UC 患者会出现吻合口狭窄[7]。其原因包括手术相关局部缺血、细菌移位以及肠道高压力[8]。对于吻合口狭窄，即使再次手术切除、吻合和进行狭窄成形术，仍易复发[8]。

IBD 本身疾病过程复杂，由于药物或外科手术而更加复杂，因此 IBD 相关的狭窄表型多样。诊断和分类对于适当的治疗与改善短期和长期预后至关重要。

二、狭窄的定义及病因

肠道狭窄主要指肠腔的异常变窄。狭窄（stricture）等同于另一个术语，即 stenosis。狭窄的程度

---

① 此段为译者加入。

125

不同,其表现不同,可分为轻度或完全梗阻。对于 IBD 患者,无论是患有 CD 还是患有 UC,其狭窄的主要原因是疾病进程(从炎症和纤维化到肿瘤)累及黏膜层、黏膜肌层、黏膜下层、固有肌或全部(内源性狭窄)。肠道外疾病如脓肿、粘连、良恶性肿物的压迫也可以引起肠道狭窄和梗阻(外源性狭窄)。

除了肠腔变窄之外,其他一些因素也会影响患者的梗阻症状,主要包括狭窄程度、医疗条件、疼痛耐受性、心理因素以及患者的适应性。因此,狭窄可分为有症状的狭窄和无症状的狭窄(表 8.1)。

表 8.1　炎症性肠病胃肠道狭窄的分类

内容	分类	描述	举例
来源	内源性	肠壁任何层次的炎症,纤维化或恶变	克罗恩病末端回肠狭窄
	外源性	肠外压迫、推挤和牵拉	粘连、脓肿和挤压
临床表现	有症状		
	无症状		
潜在疾病和手术	克罗恩病		回盲瓣狭窄、肛管狭窄、末端回肠狭窄
	溃疡性结肠炎		
	术后	肠切除术和吻合术	回肠结肠狭窄、回肠直肠狭窄
		回肠储袋	入口及吻合口狭窄、襻式回肠造口狭窄、输入袢狭窄
		狭窄成形术	入口和出口狭窄
		旁路手术	胃空肠吻合术后狭窄
		回肠/空肠/结肠造口术	皮肤、造瘘口及肠腔狭窄
	原发(疾病、药物、缺血)	疾病相关	
		药物相关	非甾体类抗炎药,胰酶
潜在疾病和手术	继发	吻合口相关	
		临近缝合或吻合器钉合部位	储袋入口、狭窄成形术出口/入口
恶性潜能	良性		回肠结肠吻合口狭窄
	恶性	腺癌、淋巴瘤、鳞癌(肛管)	来源于肠炎相关不典型增生的肠癌
炎性和纤维性构成	炎性		
	纤维性		
	混合		
长度	短	< 4cm	
	长	≥ 4cm	

续表

内容	分类	描述	举例
狭窄特征	溃疡性		
	膜样		同时使用 NSAIDs 药物
	纺锤形		
	成角		
	对称性	环周不对称	部分回盲瓣狭窄
		纵向不对称	回肠结肠或回肠直肠吻合口狭窄
无手术史患者的狭窄部位	食管		
	幽门		
	小肠		
	回盲瓣		
	大肠		
	直肠		
	肛管		
程度	无狭窄	没有狭窄	
	轻度	内镜通过轻度抵抗	
	中度	内镜通过中度抵抗	
	重度	针孔样狭窄，内镜无法通过	
数量	单发		
	多发		
复杂性	简单		
	存在其他问题的复杂情况	瘘管和 / 或脓肿	
		狭窄段近端肠管扩张	

三、潜在疾病

　　肠道狭窄的病因可以是 CD 或 UC 疾病本身、IBD 相关外科手术以及 IBD 相关癌变。CD 相关狭窄可以出现在消化道的任何部位，但最常见的部位是回肠末段、回盲瓣以及肛管（图 8.1）。由于透壁性炎症，CD 较 UC 更容易出现狭窄。UC 相关狭窄主要局限于黏膜层、黏膜肌层、固有肌层以及黏膜下层浅层。炎症和纤维化是慢性免疫调节过程的组成部分，导致形成黏膜疤痕、结肠"铅管样"改变、直肠缩短以及狭窄（图 8.2）。

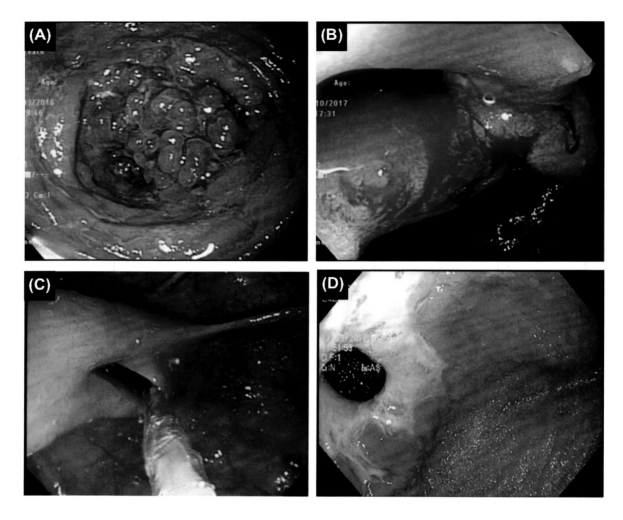

图 8.1　克罗恩病相关狭窄。A，炎性结肠狭窄伴假息肉形成；B，溃疡性回盲瓣狭窄；C，非溃疡性回盲瓣狭窄；D，
　　　　回肠末端环周溃疡性狭窄

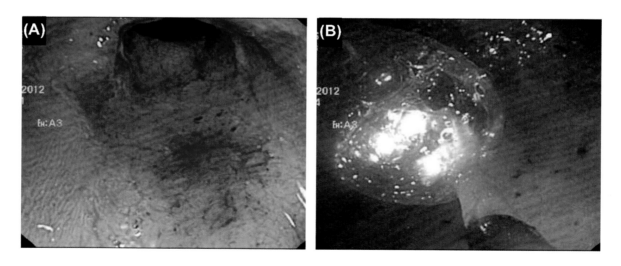

图 8.2　溃疡性结肠炎相关狭窄。A，非溃疡性远端直肠狭窄；B，狭窄段内镜球囊扩张

大部分的 CD 患者和部分 UC 患者尽管接受药物治疗，但最终仍可能因 IBD 相关并发症接受手术治疗。对于 CD 而言，常用的外科处理方法包括切开引流、挂线或置管、肠道切除和吻合、狭窄成形术（STX）、粪便转流造瘘术以及旁路手术。CD 相关的外科手术术后并发症的发生风险高。最主要的并发症之一是吻合口狭窄，如回肠结肠吻合口（ICA）狭窄和回肠直肠吻合口（IRA）狭窄。此外，因为疾病相关狭窄并发炎症和瘘管，从而导致 CD 复发也比较常见。狭窄可出现在缝合或吻合器钉合附近的区域（图 8.3）。造口患者也可以出现狭窄。狭窄部位可位于造口处皮肤、肠管穿过腹壁的部分或者是术后远端小肠（图 8.4）。造口转流术后远端大肠也会出现狭窄（图 8.5）。

保留功能性结直肠切除回肠储袋肛管吻合（IPAA）是难治性 UC 或炎症性肠病相关性肿瘤的标准手术治疗方式。狭窄可以出现在 IPAA 术后各个吻合部位，最常见的是储袋入口、吻合口、输入袢和襻式回肠造口部位（图 8.6）。可控便性回肠造口，如 Kock 储袋，由盆腔储袋演化而来，其最常见的狭窄部位为乳头瓣和储袋入口。

CAN 引起结直肠癌可导致恶性狭窄（图 8.7）。因此，这类患者需要通过内镜下活检来排除恶性病变。

狭窄可以分为原发（或疾病相关）和继发（或吻合相关）狭窄。原著作者建议将使用非甾体消炎药所致的狭窄归类为原发狭窄，继发狭窄仅限于吻合狭窄。

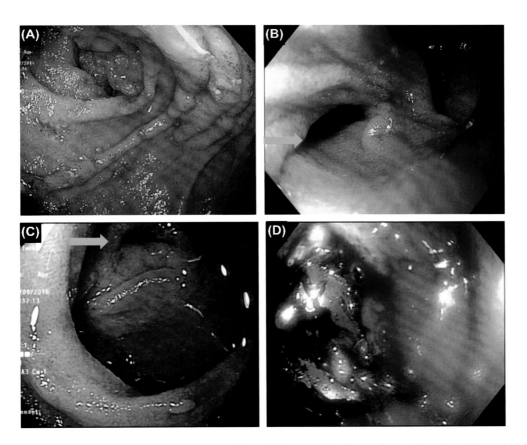

图 8.3　狭窄成形术手术部位狭窄。A，狭窄成形手术部位管腔；B，狭窄成形部位入口的非溃疡性狭窄（绿色箭头）；C，狭窄成形部位出口的非溃疡性狭窄；D，出口狭窄球囊扩张术。狭窄段内镜下球囊扩张

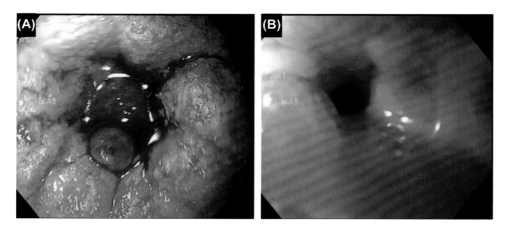

图 8.4　回肠造口术后狭窄。A，皮肤部位狭窄合并造口回缩；B，由于机械或缺血等原因，导致距皮肤约 3cm 处重度狭窄

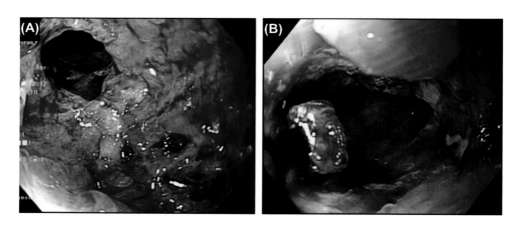

图 8.5　粪便转流后狭窄。A，远端直肠狭窄；B，内镜下狭窄切开术

四、狭窄的特征

　　狭窄的特征可以根据内镜、计算机断层小肠造影（CTE）、磁共振小肠造影（MRE）或经腹壁超声（US）、小肠超声造影、超声内镜（EUS）、小肠造影以及水溶性泛影葡胺灌肠造影（GGE）。CTE、MRE和US可评估透壁炎症、纤维化以及肠腔外的异常改变。

　　尽管现有研究描述了一些狭窄的内镜下表现，但尚无统一的 IBD 狭窄分型。狭窄的特点通常可以按部位、长度[9, 10, 11, 12]、狭窄数量[10, 11, 12, 13]以及存在肠腔成角[12]来描述。大多数研究特别关注吻合口狭窄患者的比例[12, 14]。狭窄有不同特征，比如膜样、纺锤形或溃疡性（图 8.8、图 8.9）。多种影像学检查如超声[15]、弹性成像[16, 17]、CT、MR、PET/CT[18]以及 PET/MR 小肠造影[19]被用于鉴别炎性和纤维性狭窄。然而，单纯炎性或纤维性狭窄并不存在，每种类型的狭窄都是由不同程度的炎症和纤维化组成，并伴有肌层增生。因此，狭窄都是混合型的。没有任何一种检查手段的准确性可以超过 90%。联合 2 种或 2 种以上影像学检查方法可以提高准确性[17]。既往的研究缺乏真正的金标准，如狭窄段的手术切除标本的病理检查。仔细的内镜检查有助于区别炎性和纤维性狭窄。通常，炎症

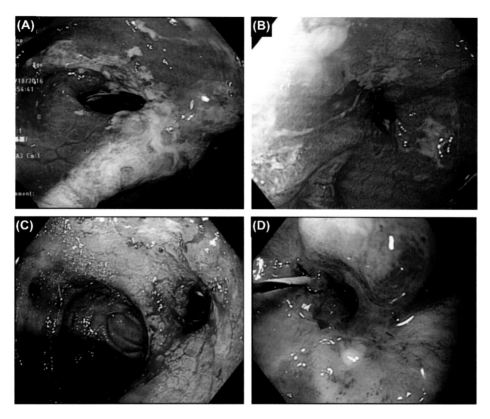

图 8.6　回肠储袋肛管吻合术相关狭窄。A，回肠襻式造口部位狭窄；B，输入袢狭窄；C，入口狭窄；D，吻合部位狭窄

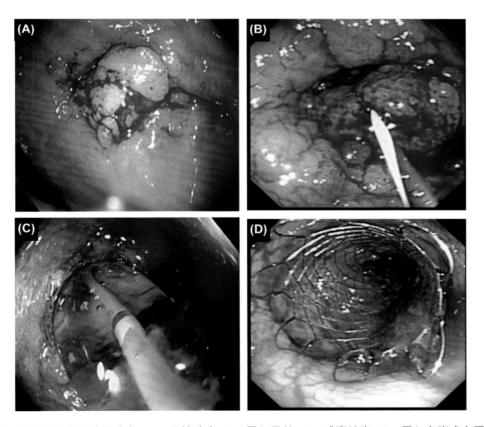

图 8.7　肠炎相关癌所致的狭窄。A，恶性狭窄；B，置入导丝；C，球囊扩张；D，置入自膨式金属支架

131

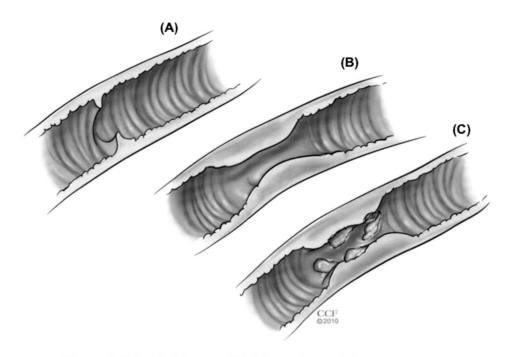

图 8.8　各种类型的狭窄。A，膜样狭窄；B，纺锤形狭窄；C，溃疡性狭窄

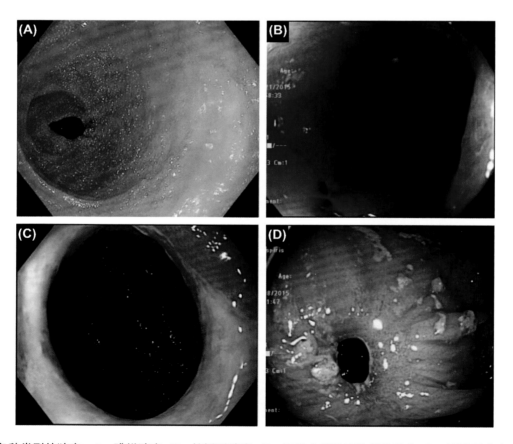

图 8.9　各种类型的狭窄。A，膜样狭窄；B，纺锤形狭窄；C，回肠末端溃疡性原发狭窄；D，回结肠吻合口溃疡性
狭窄

132

性狭窄具有水肿、表面溃疡并且易脆的特点。相反，纤维性狭窄通常表面无溃疡且多呈纺锤形。在 EBD 或 ES 治疗后病变深层的炎症或纤维结构会显示得更清楚（图 8.10）。

原发或继发狭窄都可以表现为长段或短段。目前，文献多以 4cm 和 5cm 为短段和长段的分界数值。目前并无关于内镜和影像学测量狭窄长度的准确性对比研究。在临床实践中，狭窄长度通常通过内镜评估。然而，金标准应是外科手术标本病理检查结果（图 8.11）。狭窄长度是决定 EBD 治疗效果的主要因素。[20,21]

CD 或 UC 的狭窄可以是单发的或孤立的，也可为多发的；可同时存在原发和继发狭窄，累及胃肠道的不同部位。多发狭窄常伴随狭窄部位成角或未受累肠管的成角。多发和 / 或成角狭窄对于内镜医生进行 EBD 或 ES 操作是一个挑战，内镜治疗效果差，穿孔和出血等并发症的发生风险高。并且，成角的狭窄或肠管对于内镜下的补救治疗如内镜下钛夹缝合或镜身外内镜夹的应用也带来困难。根据原著作者的经验，内镜治疗如 EBD 或 ES 在肠管和狭窄无成角的情况下可处理 3～4 处狭窄段。对于多发的成角狭窄则需外科手术治疗。

狭窄程度可根据内镜通过的难度分为轻度、中度和重度。尽管多种影像学检查方法已经用于评估 IBD 相关的狭窄，但对于程度的判断并不可靠。尽管严重狭窄较轻中度狭窄的内镜治疗效果是否更差尚有争议，但大多数研究中 EBD 治疗目标为 20～25mm。

原发和继发狭窄可以是溃疡性或非溃疡性。溃疡性狭窄并不是 EBD 或 ES 治疗的禁忌证。溃疡性狭窄也说明还有一定的药物治疗空间，但是否预后更差尚不明确。

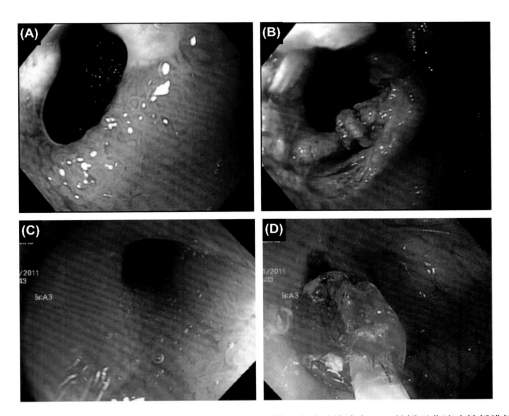

图 8.10　炎性 vs 纤维性狭窄。A，重度炎性溃疡性狭窄；B，针刀治疗后的狭窄；C，纺锤形非溃疡性纤维性狭窄；D，狭窄的球囊扩张

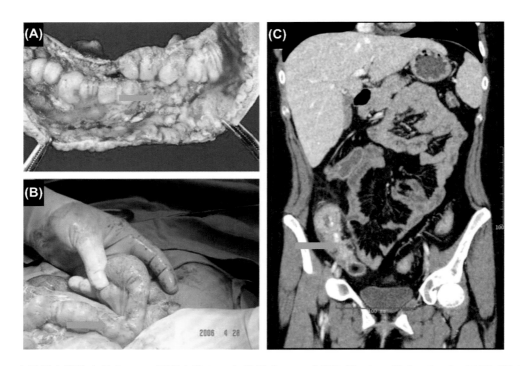

图 8.11 克罗恩病的狭窄长度。A，回肠末端 3cm 短段狭窄；B，小肠远端 10cm 狭窄；C，CT 显示回肠末端长段狭窄

膜样狭窄的 EBD 或 ES 的治疗效果最好。相反，纺锤形原发狭窄对 EBD 的治疗效果较差。根据原著作者个人观点，纺锤形狭窄 EBD 治疗的穿孔风险较高。由平滑肌表面覆盖黏膜形成的纺锤形狭窄形成的机制并不清楚。通常出现于长期使用抗肿瘤坏死因子治疗的 CD 患者中。这类患者可以尝试 ES 治疗，对于严重且症状明显的纺锤形狭窄应行外科手术治疗[22]。

狭窄可以表现为环周或纵向，对称或不对称。纵向不对称狭窄常见于 ICA、回肠乙状结肠吻合（ISA）或 IRA 相关狭窄，原因在于小肠和大肠的管壁厚度不同。对称或不对称狭窄的长期预后是否存在差别尚不清楚。但不对称狭窄如果采用对称性的机械力量处理，如 EBD，就需要非常小心。理论上，不对称性狭窄容易发生 EBD 相关穿孔。这部分患者应首选 ES 治疗，术者可以完全控制切开的部位和深度（图 8.12、图 8.13）。

CD 患者从食管到肛门整个消化道的任何部位均可能发生狭窄，但最常见的部位是末端回肠和回盲瓣。不同部位内镜治疗发生出血和穿孔的风险不同。例如，内镜治疗幽门狭窄中由于一些大动脉（如胃十二指肠动脉）的存在而出血风险较高。内镜处理十二指肠狭窄或造瘘患者的远端小肠狭窄出血和穿孔的风险均比较高。内镜治疗肛管狭窄有导致医源性阴道瘘的可能（图 8.14）。因此，内镜处理肛管狭窄或远端直肠或远端回肠储袋狭窄需要非常小心，ES 优于盲法 EBD（图 8.15）。

狭窄是 IBD 炎症－狭窄－瘘管－脓肿这个轴的一部分。孤立的原发狭窄并不常见。狭窄，尤其是原发狭窄，通常伴有黏膜或透壁炎症，部分患者还伴有瘘管和脓肿。长期的狭窄会导致狭窄段近端的肠腔扩张。对这些患者进行内镜操作时需格外注意。对于伴有肠腔扩张、瘘管和脓肿的狭窄患者优先考虑手术治疗。

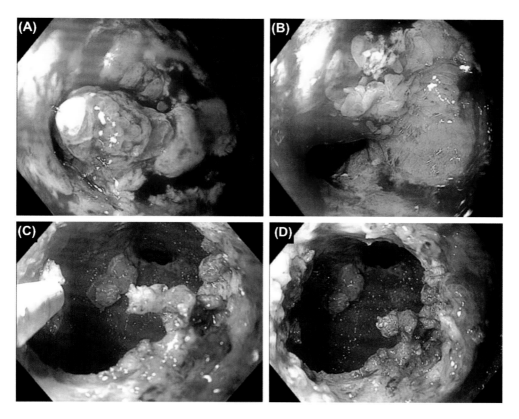

图 8.12　克罗恩病原发环周不对称狭窄。A 和 B，伴有炎性息肉的不对称狭窄；C 和 D，内镜针刀狭窄切开术

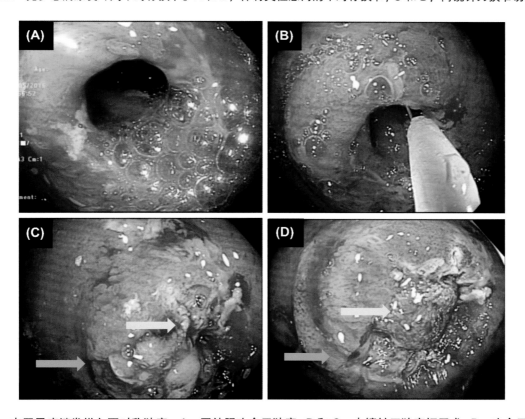

图 8.13　克罗恩病继发纵向不对称狭窄。A，回结肠吻合口狭窄；B 和 C，内镜针刀狭窄切开术；D，吻合口结肠端
较厚（绿色箭头），回肠端较薄（黄色箭头），使狭窄呈纵向不对称状

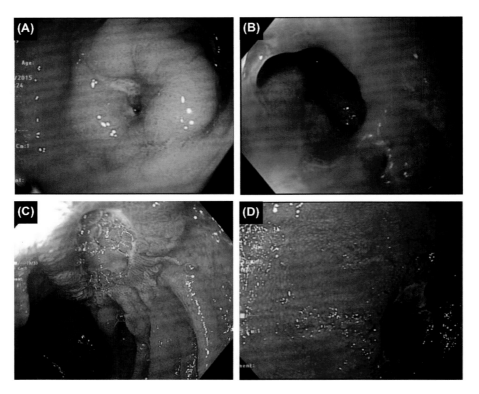

图 8.14　内镜治疗相关并发症发生风险较高的克罗恩病狭窄。A，幽门狭窄；B，转流大肠肛管狭窄；C，伴有线性溃疡的十二指肠狭窄；D，造口患者的小肠狭窄

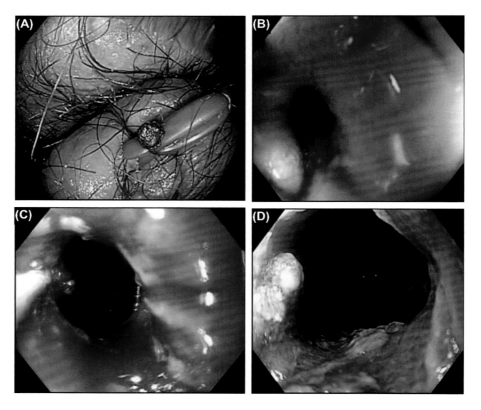

图 8.15　克罗恩病肛周瘘管和肛管狭窄。A，肛周瘘管挂线治疗；B，重度肛管狭窄；C，狭窄段后壁的内镜下针刀狭窄切开术；D，狭窄治疗后

五、总　结

由于疾病本身的特点、药物治疗以及外科手术，IBD 相关狭窄可以出现在不同部位和不同的疾病状态下，其数量、深度、严重度和病因亦有所不同。准确的诊断和分类有利于后续治疗方案的确定。应该根据狭窄的具体情况选择药物、内镜以及外科治疗，从而达到最佳效果并保证安全性。

（王新颖　译）

参考文献

［1］ Silverberg MS, Satsangi J, Ahmad T, et al. Toward an integrated clinical, molecular and serological classification of inflammatory bowel disease: report of a Working Party of the 2005 Montreal World Congress of Gastroenterology. Can J Gastroenterol, 2005, 19: 5-36.

［2］ Goulston S, McGovern V. The nature of benign strictures in ulcerative colitis. N Eng J Med, 1969, 281: 290-295.

［3］ Yamagata M, Mikami T, Tsuruta T, et al. Submucosal fibrosis and basic-fibroblast growth factor-positive neutrophils correlate with colonic stenosis in cases of ulcerative colitis. Digestion, 2011, 84: 12-21.

［4］ Gordon IO, Agrawal N, Goldblum JR, et al. Fibrosis in ulcerative colitis: mechanisms, features, and consequences of a neglected problem. Inflamm Bowel Dis, 2014, 20: 2198-2206.

［5］ Pelletier AL, Kalisazan B, Wienckiewicz J, et al. Infliximab treatment for symptomatic Crohn's disease strictures. Aliment Pharmacol Ther, 2009, 29: 279-285.

［6］ Rutgeerts P, Geboes K, Vantrappen G, et al. Natural history of recurrent Crohn's disease at the ileocolonic anastomosis after curative surgery. Gut, 1984, 25: 665-672.

［7］ Francone TD, Champagne B. Considerations and complications in patients undergoing ileal pouch anal anastomosis. Surg Clin North Am, 2013, 93: 107-143.

［8］ Foster EN, Quiros JA, Prindiville TP. Long-term follow-up of the endoscopic treatment of strictures in pediatric and adult patients with inflammatory bowel disease. J Clin Gastroenterol, 2008, 42: 880-885.

［9］ Hommes DW, van Deventer SJ. Endoscopy in inflammatory bowel diseases. Gastroenterology, 2004, 126: 1561-1573.

［10］ Hassan C, Zullo A, De Francesco V, et al. Systematic review: endoscopic dilatation in Crohn's disease. Aliment Pharmacol Ther, 2007, 26: 1457-1464.

［11］ Stienecker K, Gleichmann D, Neumayer U, et al. Long-term results of endoscopic balloon dilatation of lower gastrointestinal tract strictures in Crohn's disease: a prospective study. World J Gastroenterol, 2009;15:2623-2627.

［12］ Van Assche G, Vermeire S, Rutgeerts P. Endoscopic therapy of strictures in Crohn's disease. Inflamm Bowel Dis, 2007, 13: 356-358. discussion 62-63.

［13］ Couckuyt H, Gevers AM, Coremans G, et al. Efficacy and safety of hydrostatic balloon dilatation of ileocolonic Crohn's strictures: a prospective longterm analysis. Gut, 1995, 36: 577-580.

［14］ Atreja A, Aggarwal A, Dwivedi S, et al. Safety and efficacy of endoscopic dilation for primary and anastomotic Crohn's disease strictures. J Crohns Colitis, 2014, 8: 392-400.

［15］ Nakano M, Oka S, Tanaka S, et al. Clinical usefulness of classification by transabdominal ultrasonography for detection of small-bowel stricture. Scand J Gastroenterol, 2013, 48: 1041-1047.

［16］ Branchi F, Caprioli F, Orlando S, et al. Non-invasive evaluation of intestinal disorders: the role of elastographic techniques. World J Gastroenterol, 2017, 23: 2832-2840.

［17］ Sconfienza LM, Cavallaro F, Colombi V, et al. In-vivo axial-strain sonoelastography helps distinguish acutely-inflamed from fibrotic terminal ileum strictures in patients with Crohn's disease: preliminary results. Ultrasound Med Biol, 2016, 42: 855-863.

［18］ Lenze F, Wessling J, Bremer J, et al. Detection and differentiation of inflammatory versus fibromatous Crohn's disease strictures: prospective comparison of 18F-FDG-PET/CT, MR-enteroclysis, and transabdominal ultrasound versus endoscopic/histologic evaluation. Inflamm Bowel Dis, 2012, 18: 2252-2260.

［19］ Catalano OA, Gee MS, Nicolai E, et al. Evaluation of quantitative PET/MR enterography biomarkers for discrimination of inflammatory strictures from fibrotic strictures in Crohn disease. Radiology, 2016, 278: 792-800.

［20］ Bharadwaj S, Fleshner P, Shen B. Therapeutic armamentarium for stricturing Crohn's disease: medical versus endoscopic versus surgical approaches. Inflamm Bowel Dis, 2015, 21: 2194-2213.

［21］ Paine E, Shen B. Endoscopic therapy in inflammatory bowel diseases (with videos). Gastrointest Endosc, 2013, 78: 819-835.

第9章　克罗恩病、溃疡性结肠炎及其手术相关瘘管的分类

Amy L. Lightner

克罗恩病的透壁性炎症使患者容易有瘘管性病变。根据不同的解剖位置，瘘管可以表现为肠皮瘘（向外生长）、肠肠瘘（向内生长）、单纯型瘘和复杂瘘等多种表型。针对瘘管进行恰当治疗的第一步，需要详细了解瘘管的分类、药物和外科干预方式以及瘘管愈合的分类。对瘘管和解剖结构的错误分类可导致瘘管反复发作并引起瘘管性脓肿，或导致单纯型瘘管发展成复杂型瘘管。而复杂型瘘管的治疗更为棘手，预后更差。遗憾的是，无论何种类型的克罗恩病瘘管，尽管尽最大努力进行干预，其治疗仍然非常困难，且通常需要由多学科专家组成专门团队来对其进行恰当的分类和管理。①

一、简　介

克罗恩病患者中 14%～50% 有瘘管[1-3]。一项明尼苏达州奥姆斯特郡基于人群的研究显示，35% 的 CD 患者至少存在一个瘘管。[2]且这些病例中至少有一半为肛周瘘管，肠肠瘘（EEF）占 25%，直肠/阴道瘘占 10%，肠皮瘘（ECF）和肠膀胱瘘占 10%～15%。[3]在 20 年的随访过程中，2/3 的患者只发生过一次瘘管，而其余的患者则发生过两次或更多。值得注意的是，瘘管的存在是病情进展的标志，预示患者可能需要更频繁的住院治疗、更高的手术率以及更有可能需要类固醇治疗。[1]CD 瘘管的诊断、评估和治疗是复杂的，需要包括消化内科医生、外科医生和放射科医生在内的专门的 IBD 中心的多科合作。

（一）定　义

瘘管被定义为相邻两个上皮表面的病理性连接。这种连接既可以发生在肠道与外露表皮之间（例如：肠道或肛管与外表皮肤瘘），也可以发生在两个内表面之间（例如肠肠瘘、肠膀胱瘘）。

（二）病理生理学

尽管 CD 患者的瘘管发生率高，但其病理生理机制仍有很多未解之谜。瘘管形成的第一步是透壁性炎症导致的组织破坏，而黏膜成纤维细胞向受损组织迁移的能力减退[5,6]。成纤维细胞修复黏

---

① 此段为译者加入。

139

膜缺损的能力减弱后可能进一步刺激上皮细胞向缺损处迁移。为了加快迁移速度,上皮细胞通过上皮－间充质细胞的转变,形成一种间充质细胞样表型的疏松细胞,其具有细胞接触性、潜在侵袭性,下调凋亡途径使其可穿透到肠管中而形成瘘管[7]。然而,确切的机制仍未知。

（三）诊 断

瘘管的诊断最早缘于体格检查时发现有引流液存在。尿液中混有空气或大便往往提示有膀胱瘘,而新近出现的高排量稀水样便则提示内瘘的存在。仔细进行病史询问和体格检查以及影像学检查对瘘管的诊断和分类至关重要。目前所使用的显示瘘管解剖结构的方法中,全麻下检查(EUA)、盆腔磁共振成像(MRI)和肛门超声(EUS)均显示相似的准确性[8-11]。尽管诊断的金标准仍未确定,但联合使用 EUA 和 MRI 的诊断准确率接近 100%[11]。一份国际共识报告建议使用 MRI 和临床检查来评估临床试验中的瘘管闭合情况[12]。

（四）治疗目标与愈合类型

患者治疗的首要目标是减少或消除瘘管分泌物和脓肿的风险。此外,避免造口和大便失禁是治疗瘘管时要考虑的关键问题。

治疗结果可分为闭合、改善、缓解或确定性瘘管闭合[13]。闭合是指用手轻轻按压时引流停止。改善是指瘘管治疗后在至少 1 个月的连续两次检查中,开口或瘘管分泌物比基线水平减少 50% 以上。缓解是指至少在瘘管治疗干预后至少 1 个月的连续两次检查中,所有瘘管相对于基线水平闭合。确定性瘘管闭合是指瘘管完全闭合,在这种情况下打开瘘管探查是不可行的,MRI 也不能显示瘘管。

另一种简化的、常用的肛瘘治疗成功分类是临床愈合和影像学愈合。临床愈合是指在完全临床缓解的情况下引流减少或引流终止。影像学愈合是指最初影像学检查所见瘘管形成瘢痕或瘘管闭合。最常见和最准确的评估方式是 MRI。

二、克罗恩病肛周瘘管的分类（Park 分类的扩展）

大约 10% 的 CD 患者以肛瘘为首发临床表现[14]。事实上,肛瘘的形成可能比 CD 肠道的发病提前几年[14]。对于结肠 CD 患者,尤其是活动性直肠炎患者,肛瘘的发生率明显高于无结直肠疾病患者。肛瘘可分为低位肛周瘘和高位肛周瘘,又可以分为单纯瘘管或复杂瘘管。低位肛周瘘起源于齿状线之下,而高位肛周瘘则起源于齿状线之上。单纯瘘管是指低位、无痛的瘘,只有一个外部开口,没有直肠阴道受累或肛门直肠狭窄[15]。复杂瘘管的定义没有标准,但多数人同意任何经括约肌瘘,或瘘管切开术后会导致尿失禁的瘘管均属于复杂瘘管。复杂瘘管还包括所有由 CD 引起的、有疼痛症状的瘘管,多个外部开口的、累及直肠阴道、存在肛门直肠狭窄或活动性直肠炎的瘘管。

CD 肛瘘分类中的 Park 分类是根据肛瘘与肛门括约肌复合体的关系对肛瘘进行分类[16]。该术语反映了瘘管与外括约肌的关系：括约肌间瘘、经括约肌瘘、括约肌上瘘和括约肌外瘘（表 9.1 及图 9.1）。

表9.1 肛周瘘管的分类

分类	具体情况
括约肌间瘘 20%～45%	单纯性低位括约肌
	高盲道
	高位直肠开口
	高位直肠开口，无会阴开口
	直肠外延伸
	继发于盆腔疾病
经括约肌瘘 30%～60%	单纯的
	高盲道
括约肌上瘘 20%	单纯的
	马蹄形延伸
括约肌外瘘 2%～5%	继发于肛瘘
	创伤相关
	盆腔炎症
	炎症性肠病或其他肛门疾病

括约肌间瘘的发生率为 20%～45%[17]，未穿透外括约肌。Parks 描述了 7 种类型的括约肌间瘘（表 9.1），其中最常见的是高位盲道沿括约肌沟前部向直肠延伸的瘘。经括约肌瘘发生在 30%～60% 的病例中，穿透耻骨直肠肌水平以下的外括约肌，进入不同水平的坐骨直肠窝。20% 的病例为括约肌上瘘，即瘘管越过耻骨直肠肌，然后再通过提肛板向下至坐骨直肠窝，最后穿透至皮肤。此瘘管穿过耻骨直肠肌，它位于肛提肌，而脓肿的形成会导致直肠周围马蹄形扩张。2%～5% 病例是最少见的括约肌外瘘，它自会阴皮肤向上经过坐骨直肠脂肪和肛提肌穿入直肠。

三、肠皮瘘的分类

肠皮瘘（ECF），又称肠管空气瘘，是 CD 肠道毁损性的表现之一，发病率较高且给患者带来极大痛苦。肠皮瘘应区分术后瘘管（稍后讨论）和原发性 ECF，因为大部分是术后瘘[18, 19]。

原发性 ECF 起源于活跃的肠道炎症，CD 患者发生 ECF 的终生风险在 20%～40%[20-22]。在最近的一项基于人群的研究中，10 年和 20 年后发生 ECF 的累积风险分别为 12% 和 24%[2]。肠皮瘘的治疗应首先尝试包括局部伤口控制、药物治疗和静脉营养支持在内的保守治疗。对于手术后有短肠风险的患者或有显著并发症的患者尤其如此。通过保守治疗自发性瘘管闭合率高的患者有以下特征：每日经瘘口排泄量低（＜500mL/d）、瘘口位于肠管远端或单开口漏管，以及无营养不良（血清白蛋白

141

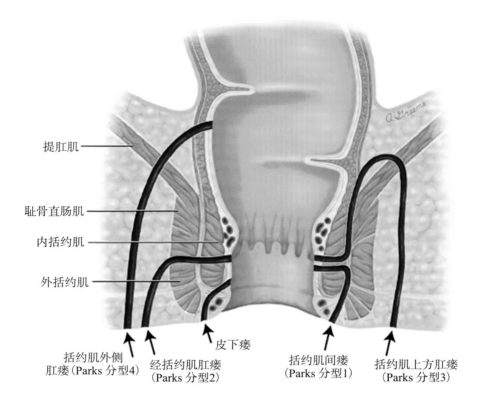

提肛肌

耻骨直肠肌

内括约肌

外括约肌

括约肌外侧
肛瘘(Parks 分型4)

经括约肌肛瘘
(Parks 分型2)

皮下瘘

括约肌间瘘
(Parks 分型1)

括约肌上方肛瘘
(Parks 分型3)

图 9.1　Parks 瘘管分类

＞3g/dL)和肠道完整[23]。

　　随着生物制剂的引入,单靠药物治疗瘘管的治愈率有了显著提高。最近一项研究表明,英夫利西单抗治疗可以使 1/3 的 ECF 患者的瘘管闭合,并在 1/5 的患者中维持这一状态[24]。虽然药物治疗有一定前景,能改善患者症状,但大多数患者仍然需要通过外科手术干预才能缓解症状[25]。同样,在治疗前需控制脓毒症的来源和优化患者的营养状况[12]。

　　较不常见的造口周围 ECF 可以通过局部伤口护理和周围皮肤的保护来进行保守治疗。如果无效,则需手术干预,包括造口的重新定位和切除受累肠管。

四、肠肠瘘的分类

　　肠肠瘘(如回肠－结肠、回肠－回肠,回肠－空肠,十二指肠－结肠)按两个部位解剖位置分类,通过上皮化瘘管相连。例如,如果一个瘘管连接回肠和结肠,就叫做回结肠瘘;如果一个瘘管连接十二指肠和结肠,就叫做十二指肠结肠瘘;如果一个瘘管连接回肠和回肠,就叫做回肠－回肠瘘。第一个解剖位置通常是指瘘管的起源,最常发生在疾病活跃的部位。第二个命名的解剖位置是接受部位,通常没有疾病。一半的病例术前诊断是采用 MRE 或 CTE。另一半病例是术中诊断的,其中有 1/3 的患者存在内瘘。[26]由于大多数瘘管是无症状的[27],单纯存在瘘管并不是手术的指征。[26,27]对有症状的患者来说，切除受累的肠段是最有效的治疗方法。

回肠远端或升结肠的回结肠瘘通常是无症状的。在一组 64 例患者中，75％的患者经影像学确诊有瘘，25％的患者在手术中诊断有瘘[28]。这些瘘形成很短的肠旁路，对营养没有任何影响。因此，这些瘘管并不需要手术干预[28, 29]。然而，这些部位的肠瘘多与疾病活动性炎症相关，需要药物或外科手术治疗，在手术切除回肠末端病变时瘘管也同时被切除。

回肠乙状结肠瘘是最常见的两段肠袢之间形成的瘘管（图 9.2），在所有 CD 患者中占 6％，在 CD 内瘘中占 16％～26％[28]。通常是由远端回肠的病变累及无炎症或轻微炎症的乙状结肠。回肠乙状结肠瘘的症状包括腹泻、体重减轻和腹痛。约 3/4 的患者通过造影检查诊断，1/4 在术中诊断。这些瘘管由于症状和营养吸收不良而进行外科手术修复。手术方式通常为保留乙状结肠的回肠病变切除术。如果乙状结肠存在长段病变，则建议切除病变的回肠和乙状结肠[30-32]。

胃结肠瘘（图 9.4）和十二指肠 – 结肠瘘是较少见的肠瘘（低于 1％的 CD 患者存在这种现象）[33]。症状包括厌食、体重减轻、腹痛和偶尔粪臭味嗳气。十二指肠结肠瘘通常起源于横结肠或先前回肠切除部位。通常建议手术修复，最常见的术式为切除所累及的结肠肠段，并将胃或十二指肠段修补缝合。如果十二指肠缺损较大，则建议进行十二指肠空肠造口吻合术。

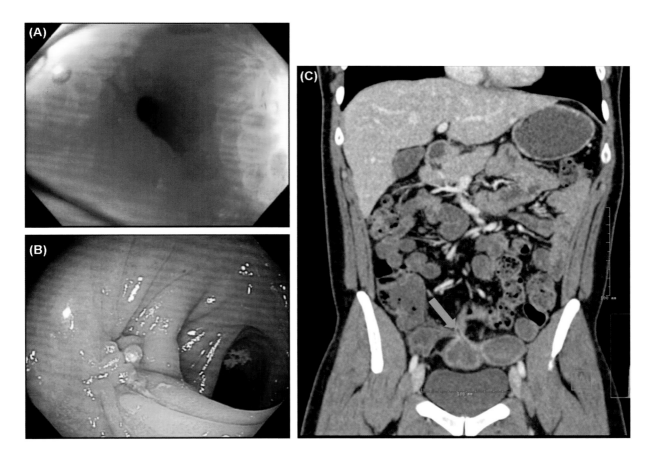

图 9.2　回肠乙状结肠瘘。A，回肠末端的原发开口；B，乙状结肠瘘的继发开口（出口）；C，CT 肠道造影显示的瘘管（绿色箭头）（图片来源：沈博教授，医学博士，克利夫兰诊所）

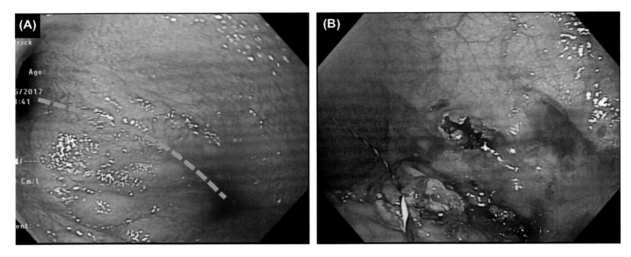

图 9.3　回肠升结肠瘘。A，瘘管起自回肠末端（绿色点线的右端）至近端升结肠（绿色点线的左侧）。B，内镜下导丝引导下针刀瘘管切开术。瘘管完全打开（照片由沈博教授，医学博士，克利夫兰诊所提供）

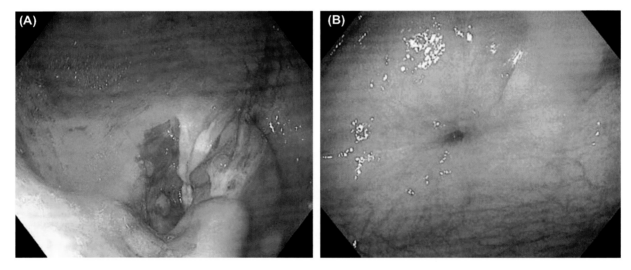

图 9.4　胃结肠瘘。A，胃体部的原发瘘管开口；B，横结肠瘘的继发开口（出口）（照片由沈博教授，医学博士，克利夫兰诊所提供）

五、肠道与邻近非消化道器官瘘管的分类

肠道与邻近非消化道器官瘘管的分类是通过命名瘘管之间的两个相邻的解剖位置进行的。第一个命名的位置是炎症活跃的部位；第二个命名的位置通常是瘘管的末端，炎症不活跃。几个不同的受累解剖部位包括阴道、膀胱、子宫、尿道和输卵管。每种瘘都有各自的治疗方法。因此，在制订治疗计划之前准确的分类是非常重要的。

（一）妇科瘘

女性 CD 患者中约有 5%～10% 存在直肠阴道瘘和肛管阴道瘘（图 9.5）[34]。胃肠道和阴道之间

存在瘘管，这会使患者感到痛苦和尴尬。最常见的症状包括阴道排气、排便；妇女还可能抱怨阴道流脓、性交困难、会阴疼痛和压痛，以及阴道刺激与泌尿生殖道反复感染[35,36]。通过体格检查肛门直肠下部和阴道，有助于发现瘘口，但通常在体检时不能发现 RVF。因此，当女性出现与 RVF 相一致的体征和症状时，临床医生必须高度警惕。最佳的诊断方法是 EUA[36]，其他有助于直肠阴道瘘或肛管阴道瘘解剖定位的检查包括 CT、MRI、瘘管造影术和 EUS。

　　由于治疗方法不同，区分肛管阴道瘘和直肠阴道瘘是很重要的。MRI 在清楚显示解剖结构方面也许是最有用的。由于括约肌的功能不受影响，可以用简单的瘘管切开术将肛管阴道瘘开放或切除。而对直肠阴道瘘的治疗方法则不同，这样才不会让患者有便失禁的风险。直肠阴道瘘可从直肠或阴道侧进行修复，并采用多种方案，包括挂线疗法、直肠推进皮瓣、纤维蛋白胶、塞子、经会阴入路、阴道推进皮瓣、与肌肉和软组织皮瓣的组织植入。尽管有多种治疗方案，但 25%～50% 的患者出现直肠阴道瘘复发[36]，这些患者最终需要进行直肠切除术[37,38]。

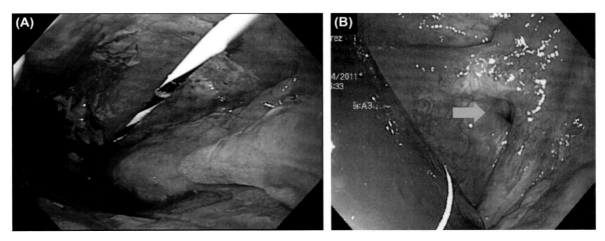

图 9.5　直肠阴道瘘和肛管阴道瘘。A，直肠阴道瘘，直肠部瘘管的原发开口是通过软端导丝检测的；B，肛管直肠瘘，瘘管的内口在齿状线（绿色箭头）（图片来源：沈博教授，医学博士，克利夫兰诊所）

　　偶尔，瘘管也可以穿通到子宫和输卵管，特别需要关注育龄期的妇女，因为这可导致瘢痕形成，从而使生育率下降[39]。这些瘘管较罕见，小于妇科相关瘘管总数的 1%。

（二）泌尿生殖道瘘

　　肠膀胱瘘在 CD 患者中较罕见，仅占瘘管的 2%[40]。典型的表现为复发性尿路感染和气尿症[40,41]。最有效的诊断方法是 CT 和膀胱造影；然而，影像学检查可能发现不了瘘管[26,42]。多数情况下，治疗手段包括切除受累的肠段、闭合缺损的膀胱，以及术后至少使用 7 天 Foley 尿管来进行膀胱减压[40,41]。

　　CD 患者也可能出现直肠 – 输尿管瘘。然而，这是一个罕见的并发症，在个案报告中有过描述。患者的症状有气尿、粪尿、尿路感染、排尿困难和尿道分泌物。治疗方法包括耻骨上膀胱造瘘术、抗生素治疗、免疫调节剂和生物制剂，理想情况下不需要手术。

六、吻合口漏或漏的分类

吻合口漏是 CD 患者肠切除术后最具破坏性的并发症。最常见的手术是回结肠切除术,报告的吻合口漏发生率为 7%[43]。对孤立性克罗恩病结肠炎开展的较不常见的手术是结肠全切除以及回直肠吻合术;其吻合口漏的发生率为 7%[44]。当吻合口漏较小时,可表现为小的局限脓肿,也可穿通至邻近结构或皮肤而形成瘘管。如果粪便溢到腹膜腔,则可表现为脓毒症,需再次手术进行修复和引流。

在典型的临床情景中,常见的是在肠切除术后的 3～7 天,患者开始表现出败血症的迹象,包括体温升高、与血压波动相关的心动过速、白细胞计数升高、肠道逐渐扩张并伴有局部或全腹压痛。口服或静脉注射造影剂进行增强的腹部和盆腔的 CT 扫描是定位脓毒症或液体聚集区域的主要手段。放射介入科医生可以放置经皮引流管而进行源头控制并引流脓液。引流管可形成一个可控的瘘管。另外,患者通常在术后 5～10 天开始从切口部位排出肠内容物。如果肠内容物在管道中被控制而不是溢出到腹部,则引流可由吻合口漏引流至由皮肤形成的瘘管来完成。

一旦吻合口漏形成瘘管,可根据瘘管起源及其累及的邻近解剖位置命名。例如,切除回肠后,吻合口的远端回肠与回肠较近肠段(回肠)之间形成瘘管,或从吻合口形成至皮肤(ECF),或从回肠至乙状结肠(回肠-乙状结肠)。通常可通过 CT 或在远端低位吻合部位(如回直肠吻合)行泛影葡胺灌肠造影来诊断。

术后第 1 周发生的大部分(65%～75%)瘘管可通过保守治疗来闭合。保守治疗包括局部伤口护理和袋装系统以保护皮肤,以及全肠外营养治疗以减少经瘘管流出物[18,19,45]。如果通过保守治疗后瘘管不闭合,则可能需要切除瘘管和受累的肠段;至少等待 3～6 个月再进行手术是关键。对于术后 30 天以上发生的瘘,保守治疗后关闭的可能性要小得多,可能需要通过手术来切除瘘管和相关肠段。同样,再次手术应在术后至少 3～6 个月开展[27,47,48]。

如果瘘管在术后得不到及时控制,则会出现脓毒症。在这种情况下,应对患者进行复苏并立即将患者送到手术室。进腹后可能会发现混浊的液体,如胆汁。肠管经常粘连在一起,被渗出物覆盖,而且易碎。应进行大量灌洗,然后尝试确定吻合口。有时,吻合口可以进行修复和转流;其他时候唯一安全的干预可能是冲洗和转流。在手术时应放置引流。

七、总　结

CD 瘘管是 CD 的一种特殊疾病表型,几乎一半的 CD 患者都会受到影响。如果经常发生瘘管,则预示疾病严重程度增加,总体预后更差。正确的分类和解剖定位对于确定有效的治疗策略至关重要。大部分解剖信息来自影像学、原发性肠瘘的 MRI 诊断,以及肛周疾病的 EUA 和 MRI 诊断。一旦给出适当的分类,就有希望通过适当的治疗(或者优化治疗)减轻症状或治愈瘘管。鉴于在管理患者方面的挑战,应采取多学科方法,最大限度地保障患者的利益。

(欧阳春晖　译)

参考文献

［1］ Ingle SB, Loftus Jr EV. The natural history of perianal Crohn's disease. Dig Liver Dis, 2007, 39: 963-969.

［2］ Schwartz DA, et al. The natural history of fistulizing Crohn's disease in Olmsted County, Minnesota. Gastroenterology, 2002, 122: 875-880.

［3］ Tang LY, Rawsthorne P, Bernstein CN. Are perineal and luminal fistulas associated in Crohn's disease? A population-based study. Clin Gastroenterol Hepatol, 2006, 4: 1130-1134.

［4］ Nielsen OH, Rogler G, Hahnloser D, et al. Diagnosis and management of fistulizing Crohn's disease. Nat Clin Pract Gastroenterol Hepatol 2009, 6: 92-106.

［5］ Leeb SN, Schölmerich J, Rogler G, et al. Autocrine fibronectin-induced migration of human colonic fibroblasts. Am J Gastroenterol, 2004, 99: 335-340.

［6］ Leeb SN, Vogl D, Gunckel M, et al. Reduced migration of fibroblasts in inflammatory bowel disease: role of inflammatory mediators and focal adhesion kinase. Gastroenterology, 2003, 125: 1341-1354.

［7］ Rieder F, Brenmoehl J, Leeb S, et al. Wound healing and fibrosis in intestinal disease. Gut, 2007, 56: 130-139.

［8］ Beckingham IJ, Spencer JA, Ward J, et al. Prospective evaluation of dynamic contrast enhanced magnetic resonance imaging in the evaluation of fistula in ano. Br J Surg, 1996, 83: 1396-1398.

［9］ Beets-Tan RG, Beets GL, van der Hoop AG, et al. Preoperative MR imaging of anal fistulas: does it really help the surgeon? Radiology, 2001, 218: 75-84.

［10］ Buchanan GN, Halligan S, Bartram CI, et al. Clinical examination, endosonography, and MR imaging in preoperative assessment of fistula in ano: comparison with outcome-based reference standard. Radiology, 2004, 233: 674-681.

［11］ Schwartz DA, Wiersema MJ, Dudiak KM, et al. A comparison of endoscopic ultrasound, magnetic resonance imaging, and exam under anesthesia for evaluation of Crohn's perianal fistulas. Gastroenterology, 2001, 121: 1064-1072.

［12］ Van Assche G, Dignass A, Reinisch W, et al, European Crohn's and Colitis Organisation (ECCO). The second European evidence-based Consensus on the diagnosis and management of Crohn's disease: special situations. J Crohns Colitis, 2010, 4: 63-101.

［13］ Present DH, Rutgeerts P, Targan S, et al. Infliximab for the treatment of fistulas in patients with Crohn's disease. N Engl J Med, 1999, 340: 1398-1405.

［14］ Hellers G, Bergstrand O, Ewerth S, et al. Occurrence and outcome after primary treatment of anal fistulae in Crohn's disease. Gut, 1980, 21: 525-527.

［15］ Sandborn WJ, Fazio VW, Feagan BG, et al, American Gastroenterological Association Clinical Practice Committee. AGA technical review on perianal Crohn's disease. Gastroenterology, 2003, 125: 1508-1530.

［16］ Parks AG, Gordon PH, Hardcastle JD. A classification of fistula-in- ano. Br J Surg, 1976, 63: 1-12.

［17］ Sileri P, Cadeddu F, D'Ugo S, et al. Surgery for fistula-in-ano in a specialist colorectal unit: a critical appraisal. BMC Gastroenterol, 2011, 11: 120.

［18］ Berry SM, Fischer JE. Enterocutaneous fistulas. Curr Probl Surg, 1994, 31: 469-566.

［19］ Tassiopoulos AK, Baum G, Halverson JD. Small bowel fistulas. Surg Clin N Am, 1996, 76: 1175-1181.

［20］ Farmer RG, Hawk WA, Turnbull Jr RB. Clinical patterns in Crohn's disease: a statistical study of 615 cases. Gastroenterology, 1975, 68: 627-635.

［21］ Rankin GB, Watts HD, Melnyk CS, et al. National cooperative Crohn's disease study: extraintestinal manifestations and perianal complications. Gastroenterology, 1979, 77: 914-920.

［22］ Steinberg DM, Cooke WT, Alexander-Williams J. Abscess and fistulae in Crohn's disease. Gut, 1973, 14: 865-869.

［23］ Orangio GR. Enterocutaneous fistula: medical and surgical management including patients with Crohn's disease. Clin Colon Rectal Surg, 2010, 23: 169-175.

［24］ Amiot A, Setakhr V, Seksik P, et al. Long-term outcome of enterocutaneous fistula in patients with Crohn's disease treated with anti-TNF therapy: a cohort study from the GETAID. Am J Gastroenterol, 2014, 109: 1443-1449.

［25］ Schwartz DA, Maltz BE. Treatment of fistulizing inflammatory bowel disease. Med Clin N Am, 2010, 94: 19-34.

［26］ Michelassi F, Stella M, Balestracci T, et al. Incidence, diagnosis, and treatment of enteric and colorectal fistulae in patients with Crohn's disease. Ann Surg, 1993, 218: 660-666.

［27］ Givel JC, Hawker P, Allan R, et al. Entero-enteric fistula complicating Crohn's disease. J Clin Gastroenterol, 1983, 5: 321-323.

［28］ Broe PJ, Bayless TM, Cameron JL. Crohn's disease: are enteroenteral fistulas an indication for surgery? Surgery, 1982, 91: 249-253.

［29］ Annibali R, Pietri P. Fistulous complications of Crohn's disease. Int Surg, 1992, 77: 19-27.

［30］ Block GE, Schraut WH. The operative treatment of Crohn's enteritis complicated by ileosigmoid fistula. Ann Surg, 1982, 196: 356-360.

［31］ Fazio VW, Wilk P, Turnbull Jr RB, et al. The dilemma of Crohn's disease: ileosigmoidal fistula complicating Crohn's disease. Dis Colon Rectum, 1977, 20: 381-386.

［32］ Young-Fadok TM, Wolff BG, Meagher A, et al. Surgical management of ileosigmoid fistulas in Crohn's disease. Dis Colon Rectum, 1997, 40: 558-561.

［33］ Greenstein AJ, et al. Gastric fistulas in Crohn's disease. Report of cases. Dis Colon Rectum, 1989, 32: 888-892.

［34］ Singh B, Mc CMNJ, Jewell DP, et al. Perianal Crohn's disease. Br J Surg, 2004, 91: 801-814.

［35］ Andreani SM, Dang HH, Grondona P, et al. Rectovaginal fistula in Crohn's disease. Dis Colon Rectum, 2007, 50: 2215-2222.

［36］ Hannaway CD, Hull TL. Current considerations in the management of rectovaginal fistula from Crohn's disease. Colorectal Dis, 2008, 10: 747-755. Discussion 755-746.

［37］ El-Gazzaz G, Hull T, Mignanelli E, et al. Analysis of function and predictors of failure in women undergoing repair of Crohn's related rectovaginal fistula. J Gastrointest Surg, 2010, 14: 824-829.

［38］ Heyen F, Winslet MC, Andrews H, et al. Vaginal fistulas in Crohn's disease. Dis Colon Rectum, 1989, 32: 379-383.

［39］ Kane S. Urogenital complications of Crohn's disease. Am J Gastroenterol, 2006, 101: S640-S643.

［40］ Gruner JS, Sehon JK, Johnson LW. Diagnosis and management of enterovesical fistulas in patients with Crohn's disease. Am Surg, 2002, 68: 714-719.

［41］ Yamamoto T, Keighley MR. Enterovesical fistulas complicating Crohn's disease: clinicopathological features and management. Int J Colorectal Dis, 2000, 15: 211-215. Discussion 216-217.

［42］ Daniels IR, Bekdash B, Scott HJ, et al. Diagnostic lessons learnt from a series of enterovesical fistulae. Colorectal Dis, 2002, 4: 459-462.

［43］ McLeod RS, Wolff BG, Ross S, et al. Investigators of the CAST Trial. Recurrence of Crohn's disease after ileocolic resection is not affected by anastomotic type: results of a multicenter, randomized, controlled trial. Dis Colon Rectum, 2009, 52: 919-927.

［44］ O'Riordan JM. Long-term outcome of colectomy and ileorectal anastomosis for Crohn's colitis. Dis Colon Rectum, 2011, 54: 1347-1354.

［45］ Campos AC, Meguid MM, Coelho JC. Factors influencing outcome in patients with gastrointestinal fistula. Surg Clin N Am, 1996, 76: 1191-1198.

［46］ Fazio VW, Coutsoftides T, Steiger E. Factors influencing the outcome of treatment of small bowel cutaneous fistula. World J Surg, 1983, 7: 481-488.

［47］ Kelly JK, Siu TO. The strictures, sinuses, and fissures of Crohn's disease. J Clin Gastroenterol, 1986, 8: 594-598.

［48］ Tonelli F, Ficari F. Pathological features of Crohn's disease determining perforation. J Clin Gastroenterol, 1991, 13: 226-230.

第10章 内镜治疗原则

Bo Shen

　　狭窄、瘘管、急慢性吻合口漏是炎症性肠病（IBD）中常见的手术相关并发症。内镜球囊扩张术（EBD）和内镜下狭窄切开术已成为 IBD 手术相关狭窄的有效治疗的选择手段。内镜治疗，包括内镜下瘘管切开术、脓肿引流术和挂线疗法，越来越多地被应用于 CD 相关瘘管的治疗。内镜下支架置入术、海绵敷料真空封闭疗法和内镜下窦切开术已用于治疗急慢性吻合口漏。内镜下息肉切除术、内镜下黏膜切除术（EMR）和内镜下黏膜下层剥离术（ESD）已用于治疗炎症性肠病相关异型增生。了解炎症性肠病内镜治疗的原则十分重要。除了消化道内镜的一般原则外，炎症性肠病的内镜介入治疗要求医生接受适当的培训，熟悉患者的基本情况以及疾病、病灶的特征，并掌握相应的仪器、设备和技术使用方法。成功治疗意味着获得理想的短期及长期疗效，而且将不良事件的发生率降到最低，其关键要素的排序如下：治疗原则、技术水平、仪器设备、物料供给和装置。实施内镜治疗（A 计划）时，内镜医生应有备选方案（B 计划和C 计划）以便必要时选用。①

一、简　介

　　狭窄和瘘管是克罗恩病（CD）的常见并发症，被认为是肠道炎症的自然结局[1]。蒙特利尔分型把CD 分为非狭窄／非穿透性（B1）、狭窄性（B2）、穿透性（B3）[2]。一项人群调查研究表明，81％的患者被诊断为非狭窄／非穿透性，4.6％为狭窄性，14.0％为穿透性[3]。然而随着时间推移，大多数 CD 患者的 CD 会发展为狭窄性和／或穿透性。据报道，诊断后五年内发展为狭窄性或穿透性的累计危险度达34％～52％，而十年时可达40％～70％[3,4,5]。因此，病程越长，患者出现并发症的风险越高。

　　CD 相关狭窄经常需要联合采用药物、内镜和手术治疗。抗炎药物治疗对炎症性狭窄有益，但对纤维化所致的机械性狭窄无效[6]。本团队②曾发表一篇综述，发现大部分已发表的抗肿瘤坏死因子（TNF）和整合素抗体生物制剂相关的随机对照试验都剔除了伴有严重狭窄的 CD 患者[7]。另外，尽管肠切除再吻合术和狭窄成形术等手术方法可有效治疗 CD 相关狭窄，但手术并发症和术后疾病复发的风险较高[8,9]。

---

① 此段为译者加入。

② 指原著作者。

无论选择内镜、药物还是手术治疗，瘘管型 CD 的治疗都是具有挑战性的。肛周瘘患者可以用抗生素、免疫抑制剂、抗 TNF、整合素抗体、抗白介素治疗。但药物治疗对空腔脏器［如直肠膀胱瘘（RBF）或直肠阴道瘘（RVF）］之间内瘘产生的作用有限[10]。CD 相关瘘管的手术治疗包括单纯挂线疗法、蕈头导管置入术、瘘管切除术、瘘管栓塞术、黏膜瓣或肌瓣、括约肌间瘘管结扎术（LIFT），以及伴或不伴粪便转流的病变肠段切除术、狭窄成形术等。然而，外科手术是有创的，在技术上也有难度，同时还存在术后并发症和疾病复发的风险，尤其对于有复杂瘘管或肛瘘伴直肠受累的 CD 患者而言，更是如此[11,12]。

内镜检查对溃疡性结肠炎（UC）患者的诊断、鉴别诊断、病情监测和异型增生筛查也有重要作用。随着影像技术的发展，通过结肠镜监测可以发现更多的异型增生，并可尝试在内镜下切除这些异型增生[13]。然而，IBD 潜在的炎症和纤维化增加了内镜治疗 IBD 相关异型增生的难度。

大多数 UC 患者最终需要接受手术治疗。疾病复发和狭窄、瘘管、吻合口漏、脓肿等术后并发症较为常见，但可以通过内镜来治疗。

在过去的十年里，由于内镜治疗比药物治疗更有效，同时比外科手术治疗的创伤更小，内镜治疗已成为一种有效的替代疗法，充当药物和手术之间的过渡。IBD 的内镜治疗对操作技术有很高的要求，患者和医生都需要在医学上和心理上做好准备。必须确定合适的患者，对合适的病变，在合适的时间去实施内镜治疗，并组织合适的团队，准备合适的操作间和设备，同时有备选方案和补救计划。

二、患　者

内镜治疗方法是治疗 IBD 并发症的新手段，故患者可能不了解内镜的治疗方法和可能存在的安全性问题。医生应该向患者详细解释治疗过程、风险、收益和预期效果。在大多数情况下，可能需要多次进行内镜治疗，而且一些患者最终仍要接受手术治疗。

并非所有 IBD 相关狭窄或瘘都适合通过内镜来处理。以下情况应避免行内镜治疗：①营养不良或有严重共患病，可能出现外科手术都难以补救的内镜并发症；②急救状态；③出血倾向或同时使用抗凝药物；④同时使用免疫抑制剂，特别是全身使用糖皮质激素；⑤短肠综合征；⑥小肠移植。若内镜治疗是绝对必要的，则应采取最充分的预防措施，并应由多学科诊疗团队与患者及家属一起商议来决定是否进行内镜治疗。

详尽的病史信息是选择药物、内镜、手术或联合治疗的重要依据。例如，内镜治疗可能适用于以下患者：①较短的纤维狭窄（≤ 4cm）；②无肠切除史且病程长（如 15 年以上）；③肠道炎症基本得以控制；④单一吻合口狭窄复发；⑤多次切除史合并吻合口狭窄复发。

合并回肠储袋狭窄或吻合口窦道的 UC 患者的健康状况往往优于有 CD 并发症的患者。在大多数情况下，这部分 UC 患者可以安全、有效地接受内镜治疗。伴有原发性硬化性胆管炎（PSC）合并门脉高压、血小板减少症或凝血障碍的 UC 和 CD 患者，一旦出现手术相关性出血，就将面临特殊的困难。

了解健康肠段和病变肠段的解剖结构是至关重要的。在提供任何内镜治疗之前，医生应该对潜在的困难有所预见。人体的解剖结构也是内镜下治疗力度的一个决定性因素（图 10.1）。举例来说，

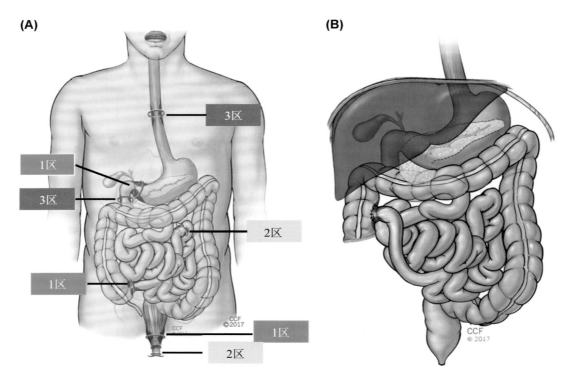

图 10.1　用内镜治疗 IBD 时"更安全"与"更危险"的区域。用绿色至黄色再到红色来标示从安全区域到危险区域的过渡情况

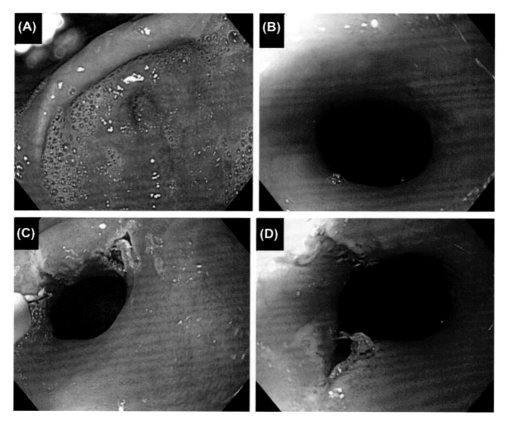

图 10.2　进行内镜下狭窄切开术时较安全（有穿孔危险）的区域（幽门）。A，克罗恩病的紧密幽门狭窄；B，狭窄幽门；C 和 D，前壁的针刀狭窄切开术，以尽量减少后壁胃十二指肠动脉的损伤

大家公认幽门狭窄处发生穿孔的风险最低,故此处进行内镜治疗的力度可以大一点。由于内镜医生可以决定切口部位和控制切开深度,内镜下针刀狭窄切开术比球囊扩张术更有优势(图 10.2)。此外,内镜手术相关性食管或十二指肠穿孔,可能会带来比远端肠管穿孔更严重的后果。高位回肠结肠吻合术(ICA)穿孔常位于右上象限,由于在此前方存在多个邻近的器官(图 10.3 和图 10.4),在狭窄的治疗过程中,它将会比低位回结肠吻合术产生更严重的后果。另一个例子是远端直肠疾病或远端储

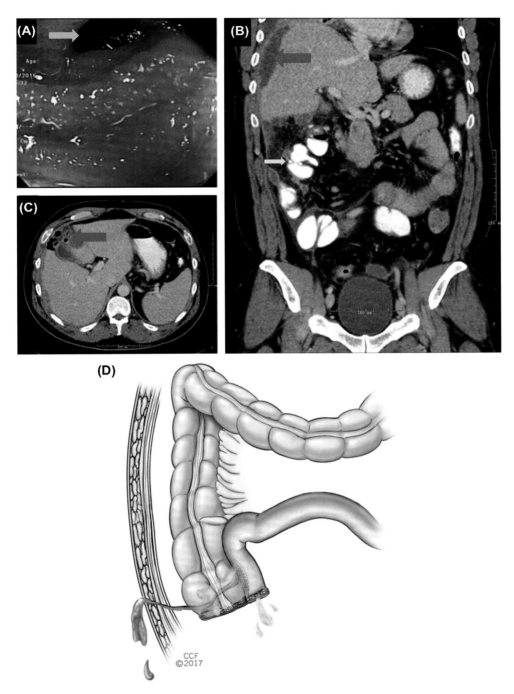

图 10.3　克罗恩病侧侧回肠吻合术中横向吻合钉线的吻合口漏。A,结肠镜所见的瘘(绿色箭头);B 和 C,肝周液体和气体的聚集见红色箭头,吻合钉线见黄色箭头;D,侧侧吻合口瘘(导致肠皮瘘)和横向吻合钉线漏(导致腹壁脓肿和腹膜炎)

153

袋病的内镜治疗。肛管前壁、远端直肠及远端储袋与女性的阴道和男性的前列腺相邻。在左侧卧位时，阴道处于4~5点的位置（图10.5）。因此，球囊扩张术或内镜下狭窄切开术等内镜治疗应远离前壁，以避免医源性创伤和阴道瘘的发生。由于远端肠道手术相关穿孔（远端肠管前壁穿孔除外）的后果较轻，很少发生盆腔脓肿或脓毒症（图10.6），转流造口术后狭窄的切开力度要更大一些。

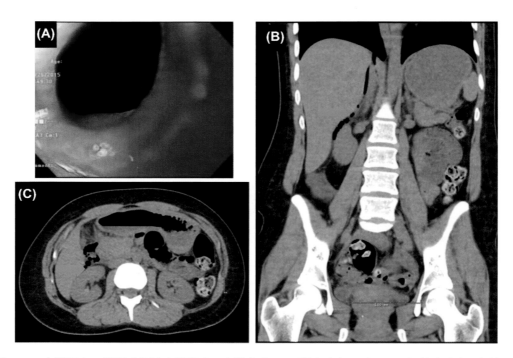

图10.4　内镜下十二指肠球部狭窄扩张术，合并穿孔。A，紧密狭窄；B和C，医源性穿孔（绿色箭头）

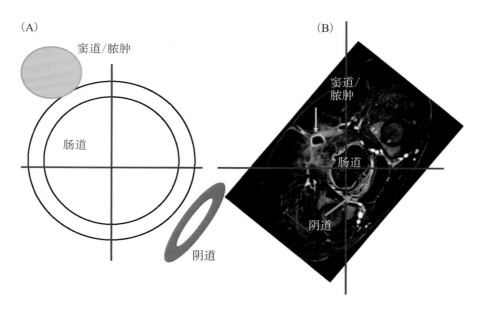

图10.5　内镜下左侧卧位的阴道位置。A，肠道位置、骶前脓肿或窦道以及阴道的手绘草图；B，盆腔MRI显示阴道在4~5点钟方向上（绿色箭头），骶前窦道在10~11点钟方向上（黄色箭头）

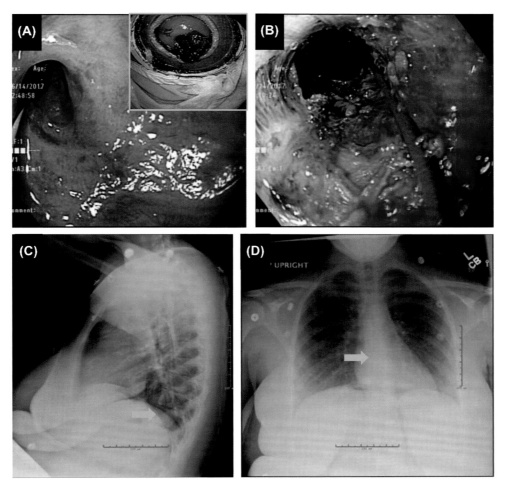

图 10.6　内镜治疗 Hartmann 储袋远端直肠狭窄所致的穿孔。患者用药物或手术干预后完全恢复。A，因粪便转流而引起的远端直肠狭窄（"画中画"图像为末端回肠造口术）；B，内镜下狭窄切开术。在转流后，直肠内镜注气会导致腹膜后间隙内微穿孔（C）以及纵隔内（D）的微穿孔（绿色箭头）

三、疾　病

　　了解 IBD 狭窄和瘘形成的机制是非常重要的（第 3 章和第 4 章）。除了患者的一般状况外，内镜介入治疗类型和疗效的决定因素，还包括狭窄／瘘的性质、既往手术导致的解剖学改变、可用的内镜工具以及内镜治疗医生和多学科团队的培训经验与可随时获得的外科后援。

　　CD 发病过程的特征是表型的演变，从炎症进展到纤维化和瘘管形成[14]。可以使用以下语言描述大多数有肠狭窄和瘘管的 CD 患者的自然疾程："没有炎症，就没有狭窄；没有狭窄，就没有瘘管；没有瘘管，就没有脓肿。"这一观念和临床观察结果，为有发病危险（如主动吸烟，多部位病灶，上消化道、直肠或肛周疾病等）的患者提供了确诊后积极治疗疾病的理论依据，治疗的目的在于改变疾病进程。一旦出现狭窄和瘘管等"机械性"并发症，药物疗效就变得有限。这些"机械性"并发症通常需要内镜和／或外科手术等"机械性方式"来治疗。

（一）狭窄的发展过程

狭窄的定义是伴或不伴狭窄近端扩张的肠腔狭窄。从组织病理学的角度看，狭窄的区域由成纤维细胞、胶原、介导急慢性炎症的细胞组成。狭窄分为炎症性狭窄、纤维狭窄和混合性狭窄。原发性狭窄，即与疾病相关的狭窄，是由慢性持续性炎症、组织再生和肠壁损伤组织修复引起的。炎症性狭窄继发于肠壁水肿和炎性细胞浸润，它们导致肠壁厚度增加和管腔面积显著缩小。相反，纤维狭窄被认为是慢性炎症过程中细胞外基质（ECM）过度产生的结果。炎症肠壁的组织损伤导致间充质细胞的积聚，随后分泌细胞外基质用于组织修复。CD 或 UC 患者的持续炎症和 / 或重型炎症往往导致ECM 的过度产生，最终导致肠纤维化。CD 相关的原发性狭窄主要包含不可逆的机械性纤维狭窄组织。有人担心，球囊扩张等反复带有压力损伤的内镜治疗可能使组织容易穿孔。因此，使用内镜刀进行电切有助于减少压力损伤、降低穿孔的风险。

除了 CD 或 UC 的病程之外，还有许多因素可能导致狭窄进展，包括吸烟[15,16]、心血管疾病、药物［如非甾体抗炎药（NSAIDs）、氯化钾、口服胰酶补充剂］、手术相关性缺血，甚至是肠道炎症药物治疗后的愈合过程，尤其是抗肿瘤坏死因子 α[17]。遗传因素在 CD 相关狭窄的发生发展中起重要作用。最常见的与纤维狭窄性 CD 相关的遗传变异是核苷酸结合寡聚化结构域包含蛋白 2 / 蛋白酶募集结构域蛋白 15（NOD2/CARD15）的突变[18,19]。基质金属蛋白酶（MMPs）[20]和肿瘤坏死因子超家族 –15（TNFSF 15）[21]的基因突变也被报道与 CD 狭窄密切相关。报道用于预测狭窄形成的血清标记包括抗外膜孔蛋白 C 抗体（OmpC）、抗活性酵母抗体（ASCA）、抗昆布二糖抗体（ALCA）、抗几丁糖生物碱（ACCA）和抗甘露糖苷（AMCA）[22,23]。

需要指出的是，对于 UC 患者的结肠狭窄应注意评估有无炎症性肠病相关异型增生。此外，UC 患者也会出现良性狭窄，这是由于黏膜和黏膜下纤维化与黏膜肌层增生所致[24]。

（二）瘘的发展过程

瘘是内皮 – 内皮或内皮 – 上皮之间的异常连接。CD 瘘管连接的共同区域是肠和皮肤组织［肛周瘘和肠 – 皮瘘（ECF）］，肠 – 阴道（肠 – 直肠 – 或回肠储袋 – 阴道瘘），肠 – 膀胱［肠 – 膀胱瘘（EBF）］，和肠 – 肠［肠 – 肠内瘘（EEF）］。

CD 相关瘘管的发病机制尚未完全清楚（第 4 章）。药物治疗似乎对患有肛周瘘的 CD 患者的疗效最好。目前认为，易发生透壁炎症的环境中，同时存在远端管腔狭窄会导致肛周外瘘形成。多项研究表明，瘘管几乎全部出现在伴有狭窄的患者身上[25,26,27,28]。狭窄形成后，由于腔内压力增加，狭窄的近端肠段可能会出现瘘。瘘管通常与固有肌层和血管一起演变，这样才能在腔内压力增加时具有最小的机械阻力。在一些瘘管患者中偶尔出现黏膜疝，这表明瘘管在腔内压力升高的情况[26]下发生。因此，远端管腔狭窄导致的近端腔内压力升高，可能是导致瘘管发生的主要因素。一旦瘘管形成，在透壁炎症过程中，其内口处管腔内容物的持续性压力可能会导致脓肿（包括穿孔），甚至是游离穿孔。

除 CD 本身外，包括 HIV 感染和其他性传播疾病、肠道手术、辐射与创伤在内的疾病也可能导致瘘管。CD 患者也可能因这些因素而加重损伤或疾病。

UC 患者也的确出现包括肛瘘在内的肛周并发症[29,30]。任何 UC 有肛周化脓性病变都应怀疑是否为 CD，但 UC 患者有时也会出现肛门直肠脓肿。在一项对 763 例 UC 患者开展的研究中，13 例患者发生了肛周脓肿[31]。UC 患者出现肛门直肠脓肿的病因尚不清楚。患有严重 UC 和接受较强免疫抑制治疗的患者患病风险较高。理论上，严重 UC 患者的透壁炎症可能引起肛周脓肿。此外，远端直肠炎症可能波及肛门隐窝，导致隐窝腺性瘘、隐窝腺性脓肿。除肛瘘外，UC 患者也可能发生直肠阴道瘘（RVF）。UC 患者的 RVF 与严重的疾病活动密切相关[32]。

UC 患者和重建性结直肠切除术后的患者可发生各种并发症，这些并发症包括狭窄、瘘管和急慢性吻合口漏。这些并发症可由储袋新发 CD、储袋 CD 样改变或手术本身引起，或兼而有之。针对不同病因导致的并发症的治疗不尽相同。例如，内镜治疗，包括球囊扩张术或狭窄切开术，对手术相关狭窄的疗效优于 CD 相关狭窄。相对于 CD 相关瘘管，储袋修复手术对手术相关瘘更为有效[33]。因此，鉴别诊断对选择治疗方案、预测疗效和预后有重要意义。然而，对于狭窄、瘘管及吻合口漏系是由 CD 储袋引起还是手术并发症所致，往往难于判断。另一个例子是储袋阴道瘘（PVF），这可能与储袋 CD、吻合口漏、吻合器或隐窝腺体脓肿所致的医源性创伤有关（图 10.7）。下述症状可提示 CD 相关性 PVF 的诊断：①延迟发作，即 IPAA 回肠造口关闭后 6～12 个月以上；②瘘开口在肛管处，而不是在吻合口或齿状线处；③开口于肛管处瘘管的炎症；④多次瘘管修补失败。抗 TNF 药物的试验性治疗可能会对此类 PVF 有所帮助。

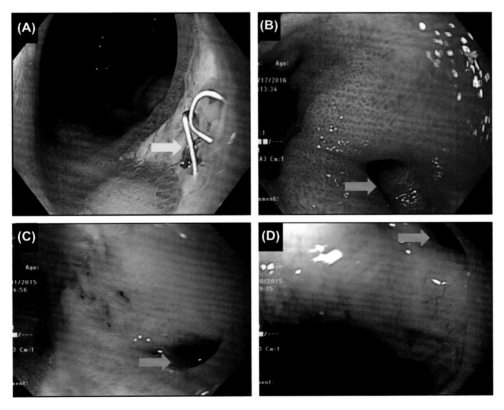

图 10.7　储袋阴道瘘。A，吻合口前壁有溃疡，吻合钉（黄色箭头）可能会导致瘘管；B，导致阴道瘘的吻合口漏；C，克罗恩病所致的肛管阴道瘘，在瘘管开口周围有肛管上皮的炎症；D，由隐窝腺体脓肿引起的齿状线部位瘘管开口（绿色箭头）

（三）吻合口漏和感染性并发症的发展过程

在肠切除或肠重建手术中，IBD 患者发生吻合口漏和感染并发症的风险高于非 IBD 患者。并发症的病因和发病机制包括患者、疾病和手术三方面因素。已报道的危险因素包括吸烟[34]、合并胃肠道克罗恩病[34]、围手术期贫血[34,35]、围手术期输血[36,34]、低蛋白血症[34,35]、围手术期抗 TNF 生物制剂的应用[34,37]、切缘组织学有活动性炎症[34,35]、高肠系膜脂肪面积[38]及吻合口张力较高[39]。伴有免疫抑制和营养不良的严重疾病状态，往往是发生吻合口漏和感染并发症的主要原因。

吻合口漏可以与脓肿、腹膜炎、脓毒、瘘管或窦道共存（图 10.3），不同的吻合口瘘处理策略在不同时期也有所不同。

（四）发展过程

IBD 肠炎引起的持续性或慢性炎症，增加了患者发展为 CAN 的风险[40]。IBD 患者患结直肠癌的风险是普通人群的 1.5~2.0 倍[41,42]。CAN 发病的危险因素包括 UC 家族史、合并原发性硬化性胆管炎（PSC）、病程长、病变范围广、倒灌性回肠炎、既往合并结肠异型增生、假性息肉、结肠短缩及结肠狭窄。CAN 和散发性结直肠腺瘤或癌的致病途径不同[34]。内镜下，CAN 的特征性表现为轻微隆起、扁平或凹陷的病灶。在慢性黏膜炎症的背景上出现上述特征，给结肠镜筛查和治疗带来挑战[13]。

四、靶病变

大部分 IBD 或 IBD 手术导致的机械性并发症可使用内镜治疗。表 10.1 列出了适用及不适用于内镜治疗的病变。

表 10.1　适用或不适用于内镜治疗的狭窄与瘘管

	适用的病变	不适用的病变
狭窄	以纤维性狭窄为主的病变	以炎症性狭窄为主的病变
	短狭窄（＜4cm）	长狭窄（≥4 cm）
	膜状狭窄	梭形狭窄
	良性狭窄	恶性狭窄
	单个或多个狭窄但肠腔直	成角度的狭窄；多个成角度的狭窄；脓肿相关的狭窄
	距离近端肠道瘘孔较远的狭窄	靠近近端肠道瘘孔的狭窄
瘘管	单个、长的、表浅的瘘	复杂的、有分支的瘘管、短而深的瘘管

（一）狭　窄

在内镜介入治疗前，使用影像和内镜手段对狭窄进行分类十分重要（第 8 章）。多种靶病变相关因素增加了内镜治疗的有创性。膜样狭窄可能是内镜下 EBD 或内镜下狭窄切开术的最佳适应证,而使用 EBD 治疗梭形狭窄易发生穿孔。溃疡所致的原发性或继发性狭窄并不是 EBD 或内镜下针刀治疗的禁忌证。但对于长段狭窄(4～5cm),内镜治疗是无效的。对于多个狭窄,只要它们彼此之间的肠段是直的,依然可用内镜治疗,因为医生仍可自由操控内镜先端部。相反,应避免通过内镜治疗多个成角狭窄。狭窄的部位是一个重要的决定因素。例如,回结肠切除术(ICR)后的 ICA 狭窄通常位于右上象限。内镜治疗 ICA 狭窄时要十分谨慎(例如:使用一个较小的球囊),因为在此处发生肠道穿孔可能导致邻近的肝脏、胆囊和胰腺的感染或脓肿。内镜治疗十二指肠狭窄也具有类似的风险(图 10.4)。相较于左半结肠、直肠或回肠储袋中的狭窄,右侧结肠或远端回肠的狭窄应选择创伤较小的治疗手段,因为内镜在此区域更难控制,使得补救措施(如夹闭穿孔)更难实施。与之相反,远端结直肠狭窄或回肠袋狭窄,尤其是远端肠管狭窄且存在引流造口的患者,可以选择创伤较大的治疗,因为内镜下相关穿孔的最坏结果是自限性腹膜后积气,发生脓肿或腹膜炎的风险低。内镜是否可以有效治疗伴近端肠管扩张的狭窄仍有待商榷。一般认为,这种狭窄通过手术治疗较好[43]。

　　狭窄可分为对称性狭窄和非对称性狭窄。对于环周或纵向非对称性狭窄,具有均匀扩张力的 EBD 造成的穿孔风险高于有针对性的内镜下狭窄切开术。就吻合方式来说,非对称性狭窄多与器械吻合相关,对称性狭窄多见于手工缝合(图 10.8)。因此,EBD 是对称性狭窄的首选治疗(图 10.9),而 ES 则是非对称性狭窄的首选治疗(图 10.10)。

　　狭窄与瘘管或脓肿密切相关,在大多数情况下与肠内瘘(EEF,瘘口位于狭窄的近端)密切相关。如果瘘管开口接近狭窄部(< 4cm),则 EBD 可能导致瘘入口侧(如回肠远端)穿孔,可伴或不伴瘘出口侧(如乙状结肠)穿孔[44]。

　　内镜下可降解生物支架[45]或自动扩张金属支架[46]已开始用于治疗难治性 CD 相关狭窄或吻合口狭窄。内镜支架治疗良性狭窄的主要争议在于长期疗效和支架移位(第 15 章)。

(二)瘘　管

　　内镜治疗是一种新兴的瘘管治疗手段。内镜治疗瘘管的原则是关闭瘘管内口。在 EEF 中,可以同时关闭瘘管出口。在 ECF 中,应切开瘘管的皮肤侧开口。内镜治疗的目的是减少瘘管引流,以减少发生脓肿的风险并关闭瘘管。在 CD 的病例报告和小规模病例分析中,内镜下纤维切开术已经用于治疗EEF[47],内镜引导下支架置入术[48]也已经用于治疗肛瘘。研究者曾尝试用内镜夹和 OTSC 治疗 CD 相关 ECF,但成功率不高。目前研究发现对于吻合导致的 ECF(如回结肠吻合口漏),使用 OTSC 的疗效较好。潜在的疾病和瘘管局部特征(例如并发炎症和瘘管的大小、持续时间及长度)很可能决定内镜治疗的预后[49]。

　　较之吻合口漏相关 RVF 或 PVF,CD 相关 RVF 或 PVF 通常对内镜治疗(夹闭)、纤维蛋白胶填塞或手术修复等方法的反应欠佳。

(三)急慢性吻合口漏

　　内镜在急慢性吻合口漏治疗中均能发挥重要作用。内镜夹、内镜 OTSC 和内镜缝合器已经广泛

159

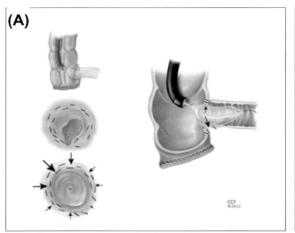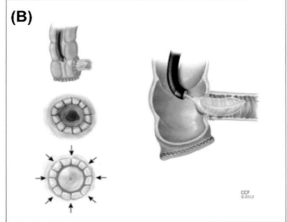

图 10.8　器械吻合导致的非对称性狭窄 vs 手工缝合导致的对称性狭窄。A，器械吻合导致的狭窄，可能会因球囊扩张而引起穿孔；B，手工缝合所致的狭窄经常是对称的，因此穿孔的风险较低

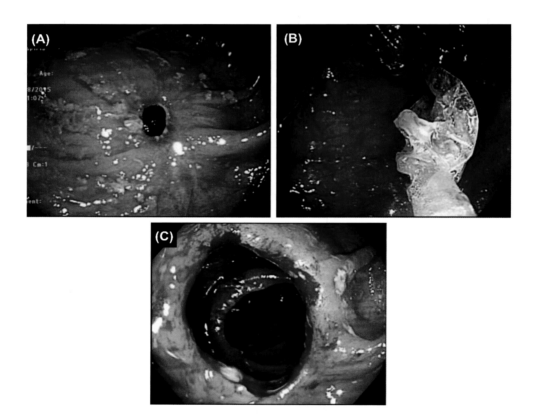

图 10.9　内镜下球囊扩张治疗手工缝合导致的对称性狭窄。A，对称的吻合口狭窄；B，一个用于扩张的 20mm 球囊；C，球囊扩张后对称性撕裂

应用于处理急性吻合口漏和急性肠穿孔[50,51,52]。急性吻合口漏引起的脓肿可经猪尾导管引流至肠腔，这种引流明显优于皮肤开口引流。类似的内镜方法也可应用于缝线漏，例如使用修复性结直肠切除术和 IPAA 治疗 J 型储袋顶端的缝线漏。

　　慢性吻合口漏或缝线漏常导致慢性脓肿，进而形成透壁窦道。窦道的特点是在吻合口处有开

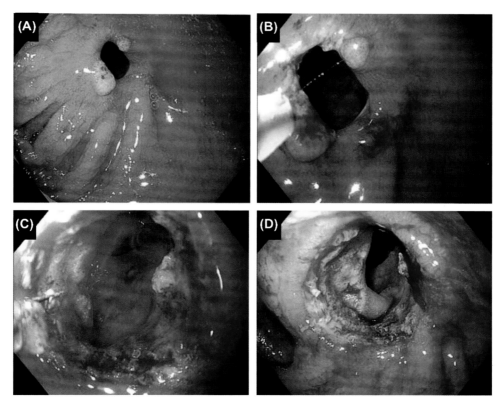

图 10.10 内镜下针刀狭窄切开，用于吻合钉缝合非对称性的吻合口狭窄。A，非对称性的吻合口狭窄；B 和 C，操作过程中的针刀；D，治疗后的肠管

口，可引流入肠腔。吻合口窦最常发生的部位是骶前区，可继发于 IPAA 手术、回肠 – 直肠吻合术、回肠 – 肛门吻合术、结肠 – 直肠吻合术和结肠 – 肛门吻合术。较小的窦（＜ 2cm）可自行愈合，但较大的窦道通常会导致并发症，甚至是骶骨骨髓炎。传统疗法需要通过外科手术清创、（切除窦道后）将正常肠管前移和再吻合。原著作者发明了内镜下窦切开术，针对骶前窦道的治疗效果好、安全性高[53]。内镜针刀窦切开术的原则是打开窦口，切开窦与肠道之间的窦道壁，最终使窦道转变为由肠上皮覆盖的憩室。该方法应严格避免关闭窦口，否则可导致急性脓肿。

（四）炎症性肠病相关性肿瘤

第 18 章详细阐述了内镜治疗炎症性肠病相关性肿瘤（CAN）的相关内容。通过图像增强内镜，特别是染色内镜的作用，可以在内镜下突出、直观显示大部分 CAN。一些研究者认为，大部分的 CAN 病变，尤其是息肉样病变和隆起性病变，均可通过内镜切除，但依然存在以下挑战：①散发性腺瘤与 IBD 相关息肉样病变的鉴别。②炎症性肠病相关性肿瘤的自然病史尚未明确，特别是低度异型增生（LGD）。异型增生可能进展迅速，可不遵循"慢性炎症—LGD—高度异型增生（HGD）—癌症"的自然病程规律。另外，某些患者可出现异型增生逆转。③过度相信图像增强内镜的监察，这可能会给患者和临床医生带来一种虚假的安全感。④异型增生的过度诊断，不一定能提高癌症患者的生存率。

多种内镜技术已被用于切除 CAN，包括热圈套、冷圈套、内镜下黏膜切除术（EMR）和内镜下黏膜下层剥离术（ESD）。对于切缘组织应仔细进行组织学检查。考虑到 CAN 的区域效应，有必要对周围黏膜广泛进行活检。原著作者认为，与热圈套相比，冷圈套能把"埋藏癌"（buried cancer）的风险降到更低。由于内镜切除的远期预后尚不明确，仍需对患者进行密切观察。在进行过息肉切除术或 EMR、ESD 手术的部位，应进行深挖活检。

（五）其　他

内镜介入的其他指征有肠腔内的粪石，特别是回肠袋[54]、分段回肠袋[55]和袋间隔[56]部位的粪石。

五、内镜治疗目标

内镜治疗 CD 狭窄和瘘管的主要目标：①解除狭窄部位的梗阻，减少瘘管引流症状；②减少狭窄或瘘管相关并发症的发生，如脓肿；③作为药物和 / 或外科治疗的辅助手段；④降低外科手术的需求。患者和内镜医生应该了解内镜治疗的准备、步骤、设备、风险、受益和内镜治疗的备选方案。多数情况下，需要重复进行内镜治疗，可以联合药物治疗，但患者最终可能还是需要手术治疗。

CAN 的内镜治疗特别适用于有严重合并症的患者，因为他们难以进行手术治疗。

六、内镜介入的时机

在 IBD 的治疗过程中，正确把握内镜介入治疗的时机非常重要。IBD 的内镜治疗应在情况不紧急时进行，并有备选方案。因急性局部狭窄性肠梗阻而入院的患者，应先接受保守治疗。内镜治疗不应在重症监护室床边进行。对于严重营养不良、有合并症且同时使用全身性皮质激素或抗肿瘤坏死因子药物的 CD 患者，应避免采用内镜治疗。完备的肠道准备是有效且安全进行内镜治疗的关键。

内镜治疗应避免在周五下午或周末进行，因为后备支援团队可能无法到位，特别是外科团队。对于手术相关狭窄或吻合口漏，术后至少 4 周再进行内镜治疗较为理想。

七、内镜团队

像许多其他复杂的疾病一样，IBD 及其并发症需要多学科团队的支持，包括经过特殊训练的内镜医生、内镜护士、麻醉师和结直肠外科医生。一个好的内镜团队由内镜医生、内镜护士和麻醉科护士或麻醉师组成。在复杂的情况下，患者可能需要在全身麻醉下进行联合治疗，如伴直肠阴道瘘的 CD 患者，就还需要联合消化内镜和结直肠外科团队。

关于 IBD 的内镜治疗，内科医生与外科医生谁更合适，尚存在争议。提供治疗的内镜治疗医生可以是一名经过内镜治疗训练的 IBD 专家,也可以是一名接受 IBD 培训的内镜治疗医生,亦可以是同时接受 IBD 专科及治疗内镜训练的普通外科或结直肠外科医生(外科内镜医生)。而现实情况是,大多数内镜治疗医生接受的训练仅仅针对 IBD 相关内镜操作,他们对 IBD 的疾病过程和特征的了解往往有限。另外,大多数的 IBD 专家没有接受过内镜治疗的操作训练。IBD 相关并发症的内镜治疗对疾病认知和操作技术都有较高要求。理想的内镜介入治疗不仅需要对疾病有深刻的认识,而且需要在内镜检查方面也有很高的水平。原著作者认为,在以高级内镜或 IBD 为理想职业的人当中,IBD 内镜治疗应成为"超级"消化专科医生("super" gastroenterology fellow)培训的一部分[57]。由于大多数 CD 患者和 UC 患者都至少需要一次手术,如肠切除再吻合、狭窄成形术、旁路手术(十二指肠 CD)和 IPAA,内镜医生应熟悉术后变异的肠道解剖。

八、预防手术并发症

结肠镜治疗包括从简单的内镜注射、息肉切除术到技术要求更高的针刀疗法的一系列方法,这些比诊断性结肠镜检查更容易出现并发症[58]。而大多数并发症是可以避免的,或至少将风险降到最低。结肠镜治疗主要的内镜治疗相关并发症(PACs)是大出血和肠穿孔,其他的 PACs 包括损伤膀胱或阴道、与镇静相关的不良事件(如吸入性肺炎)。因球囊扩张而发生失血过多是很少见的,即便在黏膜炎症性狭窄的治疗中也不常见。在大多数情况下,扩张导致的出血是有限的,不需要进行干预。EBD 后的数小时或数天后发生的迟发性出血也比较罕见。若在 EBD 中出现失血过多,原著作者使用 50% 的葡萄糖来喷洒该区域来立即控制出血。

(一)内镜相关穿孔的发生率

原著作者针对美国住院患者做的研究发现,IBD 相关内镜并发症的风险高于非 IBD 对照组[55]。与之相反,最近的一项病例对照研究包括 30 个非 CD 狭窄患者和 60 个 CD 狭窄患者,研究发现两组 EBD 的并发症的发生率无显著差异[59]。患有活动性疾病或同时全身使用糖皮质激素可增加 IBD 患者出现并发症的风险[60]。在研究 PAC 在 IBD 患者中的发生率和危险因素的相关文献中,只有 EBD 用于 CD 相关狭窄的治疗数据可用。一项对 347 例 CD 相关狭窄患者行 EBD 安全性的研究 meta 分析发现主要并发症的发生率为 2%,而另外两篇样本数较小的文献中并发症的发生率高于 10%[61]。另一项 meta 分析显示,行 EBD 时有 4% CD 患者出现并发症[62]。

(二)穿孔的危险因素

据报道,EBD 相关穿孔有多种危险因素,包括并发活动性黏膜炎症[55,56]、服用糖皮质激素[63]、回肠乙状结肠吻合(ISA)或回直肠吻合(IRA)狭窄[64]以及原发性狭窄(吻合口狭窄)[65]。之前的研究显示,在诊断性或治疗性结肠镜过程中,内镜下严重的 IBD 疾病(32% vs 10%)和同时服用糖皮质激素(68% vs 21%)与肠穿孔的风险增加有关[56]。然而,原著作者的团队已经发现,与非 IBD 对照组相比,发生 PAC 后,IBD 患者似乎并没有因为肠切除或回肠造口术而增加穿孔风险、重症监护室入住率或死亡率[60]。然而,在结肠镜过程中使用全身性糖皮质激素的患者的并发症发生风险增加了 13 倍,包括器官衰竭、重症监护室入住率、肠道切除并转流造口术和死亡[60]。

内镜操作相关穿孔可分为两类:①游离穿孔伴腹膜炎;②肠系膜穿孔,导致肠系膜脓肿(图 10.11)。后者的预后往往比前者更差,因为它可能需要切除更长的肠段。因此,有针对性的治疗,如内镜下针刀的狭窄切开术,可有意识地切开肠系膜对侧(位于纵行溃疡对面)。与之相反,EBD 由于均匀扩张没有限制,故在降低穿孔风险方面没有优势。

(三)并发症的预防措施

PAC 的发生与内镜医生、内镜技术、患者以及疾病本身均有关。接受过适当训练且富有经验的内镜医生和团队协作至关重要。内镜医生在进行治疗之前,应在心理上、身体上和后勤上为可能的并发症做好准备。在进行内镜治疗 IBD 并发症时,内镜医生心里应该有 A 计划(针对病灶并治疗)、B 计划(内镜损伤控制,如出血或穿孔部位的夹闭),以及 C 计划(外科手术支持)。PAC 的早期识别、诊断和干预至关重要。内镜医生和团队应对 PAC 保持高度警惕。如果患者出现异常的腹痛或腹胀、生命体征改变、在手术过程中及术后突然需要使用非常规剂量的镇静药物,应及时评估患者情况并采取适当治疗,以确保在出现内镜相关并发症时取得最佳疗效。内镜治疗复苏后的患者在离院后,应建议其采取清流液饮食,以保证出现并发症时,后续的内镜治疗和 / 或手术干预治疗可顺利进行。内镜医生应降低入院观察的门槛。

内镜医生在对使用全身糖皮质激素甚至生物制剂的患者进行治疗性结肠镜时,应特别小心,应避免内镜成袢,尽量保持镜身"轻和直"。内镜医生应该能够充分控制内镜先端部。在内镜检查中尽

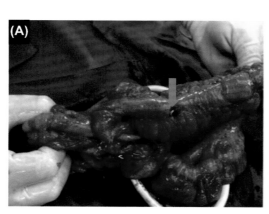
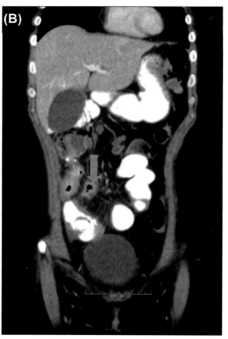

图 10.11　内镜下球囊扩张所致的穿孔。A,肠系膜前方的游离穿孔;B,肠系膜上合并脓肿的穿孔(绿色箭头)

量少注入气体,可用二氧化碳代替空气。如果可能的话,则尽量争取行逆行扩张,避免"无法控制的"顺行扩张。对复杂的多发、成角或针孔样狭窄,在透视下行内镜治疗更为可取。

对高危患者必须进行适当的术前心血管和肺部评估。开展治疗性内镜前需要暂停或停用抗凝药物。如果可能的话,需要避免或延迟同时使用全身皮质激素或抗 TNF 生物制剂。在特定情况下,可以推迟手术,直到患者停用免疫抑制剂。对于合并 PSC 的患者,内镜医生在施行 EBD 或针刀狭窄切开术时应非常谨慎小心,这些患者通常容易出现门脉高压,应确保肠道准备良好。内镜前的影像检查通常是内镜介入治疗的"路线图"。如今,糖皮质激素和抗 TNF 生物制剂被广泛使用,腹部影像检查可以帮助发现隐匿的微穿孔。良好的肠道准备也有助于改善预后,如果发生穿孔,则可以降低穿孔相关腹膜炎的风险。

根据原著作者的经验,内镜相关穿孔的高危因素包括原发性梭形狭窄、多重狭窄、成角狭窄、非对称性的吻合口狭窄、并发严重炎症、瘘管或脓肿的狭窄。如光滑的、梭形的被覆的黏膜正常的原发狭窄,在 EBD 后更容易发生穿孔,故最好用针刀狭窄切开术或手术治疗。尽管冷圈套器(热圈套器)越来越多地用于散发腺瘤的息肉切除,以降低迟发性出血或穿孔的风险,但其是否可用于常规切除炎症性肠病相关息肉尚待进一步研究。根据我们的经验,在与 IBD 相关的无蒂病灶中,使用冷圈套器似乎是安全的,但可能不能用于 IBD 相关的有蒂病灶。PACs 的内镜治疗在单独篇章(第 29 章)进行讨论。

九、总　结

用内镜来治疗 IBD 并发症是可行的且高效的,能够缓解症状并且避免过多的外科手术。内镜治疗在认知上和技术上都具有挑战性。为了优化治疗效果,减少手术相关的并发症,内镜医生需要足够了解 IBD 的发病过程、术后变异的肠道解剖以及拥有过硬的内镜技术。内镜干预治疗要由合适的团队选择合适的患者、合适的疾病以及合适的病灶,在合适的时间进行。治疗前的准备包括体格检查、常规实验室检查、肠道准备、知情同意以及镇静,这些对手术的成功和安全非常关键。内镜治疗,包括狭窄的球囊扩张、针刀狭窄切开术、内镜瘘管注射、内镜瘘管闭合以及 CAN 病灶的切除,这些方法可以单独使用,也可以与药物、手术治疗联用。另外,医生即使有丰富经验,也不能完全避免 PAC。内镜医生总是应该提前做好计划:A 计划,实施目标治疗;B 计划,内镜下的损伤控制和补救措施,以防 PAC 的发生;C 计划,可随时获得的外科支持。

(王　芬　译)

参考文献

［1］ Cosnes J, Gower-Rousseau C, Seksik P, et al. Epidemiology and natural history of inflammatory bowel diseases. Gastroenterology, 2011, 140: 1785-1794.

［2］ Silverberg MS, Satsangi J, Ahmad T, et al. Toward an integrated clinical, molecular and serological classification of inflammatory bowel disease: report of a Working Party of the 2005 Montreal World Congress of Gastroenterology. Can J Gastroenterol, 2005, 19: 5A-36A.

［3］ Thia KT, Sandborn WJ, Harmsen WS, et al. Risk factors associated with progression to intestinal complications of Crohn's disease in a population-based cohort. Gastroenterology, 2010, 139: 1147-1155.

［4］ Tarrant KM, Barclay ML, Frampton CM, et al. Perianal disease predicts changes in Crohn's disease phenotype-results of a population-based study of inflammatory bowel disease phenotype. Am J Gastroenterol, 2008, 103: 3082-3093.

［5］ Louis E, Collard A, Oger AF, et al. Behaviour of Crohn's disease according to the Vienna classification: changing pattern over the course of the disease. Gut, 2001, 49: 777-782.

［6］ Bouguen G, Trouilloud I, Siproudhis L, et al. Long-term outcome of non-fistulizing (ulcers, stricture) perianal Crohn's disease in patients treated with infliximab. Aliment Pharmacol Ther, 2009, 30: 749-756.

［7］ Bharadwaj S, Fleshner P, Shen B. Therapeutic armamentarium for stricturing Crohn's disease: medical versus endoscopic versus surgical approaches. Inflamm Bowel Dis, 2015, 21: 2194-2213.

［8］ Dietz DW, Laureti S, Strong SA, et al. Safety and longterm efficacy of strictureplasty in 314 patients with obstructing small bowel Crohn's disease. J Am Coll Surg, 2001, 192: 330-337. discussion 337-338.

［9］ Scarpa M, Angriman I, Barollo M, et al. Risk factors for recurrence of stenosis in Crohn's disease. Acta Biomed, 2003, 74: 80-83.

［10］ Taxonera C, Schwartz DA, Garcia-Olmo D. Emerging treatments for complex perianal fistula in Crohn's disease. World J Gastroenterol, 2009, 15: 4263-4272.

［11］ Hellers G, Bergstrand O, Ewerth S, et al. Occurrence and outcome after primary treatment of anal fistulae in Crohn's disease. Gut, 1980, 21: 525-527.

［12］ Geltzeiler CB, Wieghard N, Tsikitis VL. Recent developments in the surgical management of perianal fistula for Crohn's disease. Ann Gastroenterol, 2014, 27: 320-330.

［13］ Laine L, Kaltenbach T, Barkun A, et al. SCENIC Guideline Development Panel. SCENIC inter- national consensus statement on surveillance and management of dysplasia in inflammatory bowel disease. Gastroenterology, 2015, 148: 639-651.

［14］ Cosnes J, Cattan S, Blain A, et al. Long-term evolution of disease behavior of Crohn's disease. Inflamm Bowel Dis, 2002, 8: 244-250.

［15］ Nunes T, Etchevers MJ, Domenech E, et al. Smoking does influence disease behaviour and impacts the need for therapy in Crohn's disease in the biologic era. Aliment Pharmacol Ther, 2013, 38: 752-760.

［16］ Gustavsson A, Magnuson A, Blomberg B, et al. Smoking is a risk factor for recurrence of intestinal stricture after endoscopic dilation in Crohn's disease. Aliment Pharmacol Ther, 2013, 37: 430-437.

［17］ Condino G, Calabrese E, Zorzi F, et al. Anti-TNF-alpha treatments and obstructive symptoms in Crohn's disease: a prospective study. Dig Liver Dis, 2013, 45: 258-262.

［18］ Adler J, Rangwalla SC, Dwamena BA, et al. The prognostic power of the NOD2 genotype for complicated Crohn's disease: a meta-analysis. Am J Gastroenterol, 2011, 106: 699-712.

［19］ Abreu MT, Taylor KD, Lin YC, et al. Mutations in NOD2 are associated with fibrostenosing disease in patients with Crohn's disease. Gastroenterology, 2002, 123: 679-688.

［20］ Warnaar N, Hofker HS, Maathuis MH, et al. Matrix metalloproteinases as profibrotic factors in terminal ileum in Crohn's disease. Inflamm Bowel Dis, 2006, 12: 863-869.

［21］ Yang DH, Yang SK, Song K, et al. TNFSF15 is an independent predictor for the development of Crohn's disease-related complications in Koreans. J Crohns Colitis, 2014, 8: 1315-1526.

［22］ Dotan I. Disease behavior in adult patients: are there predictors for stricture or fistula formation. Dig Dis, 2009, 27: 206-2011.

［23］ Papp M, Altorjay I, Dotan N, et al. New serological markers for inflammatory bowel disease are associated with earlier age at onset, complicated disease behavior, risk for surgery, and NOD2/CARD15 genotype in a Hungarian IBD cohort. Am J Gastroenterol, 2008, 103: 665-681.

［24］ Gordon IO, Agrawal N, Goldblum JR, et al. Fibrosis in ulcerative colitis: mechanisms, features, and consequences of a neglected problem. Inflamm Bowel Dis, 2014, 20: 2198-2206.

［25］ Kelly JK, Preshaw RM. Origin of fistulas in Crohn's disease. J Clin Gastroenterol, 1989, 11: 193-196.

［26］ Jurgens M, Brand S, Laubender RP, et al. The presence of fistulas and NOD2 homozygosity strongly predict intestinal stenosis in Crohn's disease independent of the IL23R genotype. J Gastroenterol, 2010, 45: 721-731.

［27］ Oberhuber G, Stangl PC, Vogelsang H, et al. Significant association of strictures and internal fistula formation in Crohn's disease. Virchows Arch, 2000, 437: 293-297.

［28］ Tonelli F, Ficari F. Pathological features of Crohn's disease determining perforation. J Clin Gastroenterol, 1991, 13: 226-230.

［29］ Piscina PR, Duca I, Estrada S, et al. Effectiveness of infliximab in the treatment of perianal fistulas in ulcerative colitis: report of two cases. Ann Gastroenterol, 2013, 26: 261-263.

［30］ Hamzaoglu I, Hodin RA. Perianal problems in patients with ulcerative colitis. Inflamm Bowel Dis, 2005, 11: 856-859.

［31］ Richard CS, Cohen Z, Stern HS, et al. Outcome of the pelvic pouch procedure in patients with prior perianal disease. Dis Colon Rectum, 1997, 40: 647-652.

［32］ Froines EJ, Palmer DL. Surgical therapy for rectovaginal fistulas in ulcerative colitis. Dis Colon Rectum, 1991, 34: 925-930.

［33］ Remzi FH, Aytac E, Ashburn J, et al. Transabdominal redo ileal pouch surgery for failed restorative proctocolectomy: lessons learned over 500 patients. Ann Surg, 2015, 262: 675-682.

［34］ Morar PS, Hodgkinson JD, Thalayasingam S, et al. Determining predictors for intra-abdominal septic complications following ileocolonic resection for Crohn's disease-considerations in pre-operative and peri-operative optimisation techniques to improve outcome. J Crohns Colitis, 2015, 9: 483-491.

［35］ Telem DA, Chin EH, Nguyen SQ, et al. Risk factors for anastomotic leak following colorectal surgery: a case-control study. Arch Surg, 2010, 145: 371-376.

［36］ Li Y, Stocchi L, Rui Y, et al. Perioperative blood transfusion and postoperative outcome in patients with Crohn's disease undergoing primary ileocolonic resection in the "biological era". J Gastrointest Surg, 2015, 19: 1842-1851.

［37］ Mor IJ, Vogel JD, Luz MA, et al. Infliximab in ulcerative colitis is associated with an increased risk of postoperative complications after restorative proctocolectomy. Dis Colon Rectum, 2008, 51: 1202-1207. discussion 1207-1210.

［38］ Ding Z, Wu XR, Remer EM, et al. Association between high visceral fat area and postoperative complications in patients with Crohn's disease following primary surgery. Colorectal Dis, 2016, 18: 163-172.

［39］ Wu XR, Kirat HT, Xhaja X, et al. The impact of mesenteric tension on pouch outcome and quality of life in patients undergoing restorative proctocolectomy. Colorectal Dis, 2014, 16: 986-994.

［40］ Beaugerie L, Itzkowitz SH. Cancers complicating inflammatory bowel disease. N Engl J Med, 2015, 373: 195.

［41］ Herrinton LJ, Liu L, Levin TR, et al. Incidence and mortality of colorectal adenocarcinoma in persons with inflammatory bowel disease from 1998 to 2010. Gastroenterology, 2012, 143: 382-389.

［42］ Beaugerie L, Svrcek M, Seksik P, et al. Risk of colorectal high- grade dysplasia and cancer in a prospective observational cohort of patients with inflammatory bowel disease. Gastroenterology, 2013, 145: 166-175.

［43］ Lian L, Stocchi L, Remzi FH, et al. Comparison of endoscopic dilation vs surgery for anastomotic stricture in patients with Crohn's disease Following ileocolonic resection. Clin Gastroenterol Hepatol, 2017, 15: 1226-1231.

［44］ Chen M, Shen B. Endoscopic therapy in Crohn's disease: principle, preparation, and technique. Inflamm Bowel Dis, 2015, 21: 2222-2240.

［45］ Karstensen JG, Vilmann P, Hendel J. Successful endoscopic treatment of a 12-cm small-bowel Crohn stricture with a custom-made biode-gradable stent. Endoscopy, 2014, 46: E227-E278.

［46］ Branche J, Attar A, Vernier-Massouille G, et al. Extractible self-expandable metal stent in the treatment of Crohn's disease anastomotic strictures. Endoscopy, 2012, 44: E325-E326.

［47］ Chidi V, Shen B. Endoscopic needle knife fistulotomy technique for ileal pouch-to-pouch fistula. Endoscopy, 2015, 47: E261.

［48］ Sinh P, Shen B. Endoscopically placed guidewire-assisted seton for an ileal pouch-pouch fistula. Gastrointest Endosc, 2015, 82: 575-576.

［49］ Shen B. Exploring endoscopic therapy for the treatment of Crohn's diseaseerelated fistula and abscess. Gastrointest Endosc, 2017, 85: 1133-1143.

［50］ Sulz MC, Bertolini R, Frei R, et al. Multipurpose use of the over-the-scope-clip system ("Bear claw") in the gastrointestinal tract: Swiss experience in a tertiary center. World J Gastroenterol, 2014, 20: 16287-16292.

［51］ Haito-Chavez Y, Law JK, Kratt T, et al. International multicenter experience with an over-the- scope clipping device for endoscopic management of GI defects (with video). Gastrointest Endosc, 2014, 80: 610-622.

［52］ Raju GS. Endoscopic clip closure of gastrointestinal perforations, fistulae, and leaks. Dig Endosc, 2014, 26: 95-104.

［53］ Wu XR, Wong RC, Shen B. Endoscopic needle-knife therapy for ileal pouch sinus: a novel approach for the surgical adverse event (with video). Gastrointest Endosc, 2013, 78: 875-885.

［54］ Wu XR, Ashburn J, Shen B. Frequency, manifestations and man- agement of bezoars in ileal pouches. Dig

Endosc, 2015, 27: 596-602.

[55] Liu GL, Wu XR, Shen B. Endoscopic needle-knife treatment of mucosal bridges in the multicompartment ileal pouch. Gastrointest Endosc, 2015, 81: 1278-1279.

[56] Liu G, Shen B. Doppler US-guided endoscopic needle-knife septectomy for ileal pouch outlet obstruction. Gastrointest Endosc, 2015, 81: 1027-1028.

[57] Navaneethan U, Parasa S, Venkatesh PG, et al. Prevalence and risk factors for colonic perforation during colonoscopy in hospitalized inflammatory bowel disease patients. J Crohns Colitis, 2011, 5: 189-195.

[58] Chen M, Shen B. Comparable short- and long-term outcomes of colonoscopic balloon dilation of Crohn's disease and benign non-Crohn's disease strictures. Inflamm Bowel Dis, 2014, 20: 1739-1746.

[59] Navaneethan U, Kochhar G, Phull H, et al. Severe disease on endoscopy and steroid use 134 interventional inflammatory bowel disease: endoscopic management and treatment of complications increase the risk for bowel perforation during colonoscopy in inflammatory bowel disease patients. J Crohns Colitis, 2012, 6: 470-475.

[60] Hassan C, Zullo A, De Francesco V, et al. Systematic review: endoscopic dilatation in Crohn's disease. Aliment Pharmacol Ther, 2007, 26: 1457-1464.

[61] Wibmer AG, Kroesen AJ, Grone J, et al. Comparison of strictureplasty and endoscopic balloon dilatation for stricturing Crohn's diseasee review of the literature. Int J Colorectal Dis, 2010, 25: 1149-1157.

[62] Mukewar S, Costedio M, Wu X, et al. Severe adverse outcomes of endoscopic perforations in patients with and without IBD. Inflamm Bowel Dis, 2014, 20: 2056-2066.

[63] Couckuyt H, Gevers AM, Coremans G, et al. Efficacy and safety of hydrostatic balloon dilatation of ileocolonic Crohn's strictures: a prospective longterm analysis. Gut, 1995, 36: 577-580.

[64] Nomura E, Takagi S, Kikuchi T, et al. Efficacy and safety of endoscopic balloon dilation for Crohn's strictures. Dis Colon Rectum, 2006, 49: S59-S67.

第11章　内镜治疗准备

Abigatil Oberc, Bo Shen

IBD 通常伴随着许多并发症(包括狭窄、瘘管、吻合口漏、脓肿等)。内镜治疗对于成功处理这些并发症至关重要。成功的内镜治疗需要诸多因素协同配合,包括医护人员、实施镇静、诊疗场所、仪器设备和相关物品准备。充分的肠道清洁使操作过程更加顺利和安全。内镜操作的助手及内镜室的护士进行适当培训至关重要,对于操作流程和诊疗步骤了然于心同样也十分重要。内镜医生及其团队需要保持警惕,步调一致,以防出现操作相关的并发症。[①]

一、简　介

在过去十年里,对于炎症性肠病(IBD)而言,内镜已经成为药物及手术之外另一种有效的治疗方法。内镜治疗 IBD 相关狭窄比药物更有效,比外科手术创伤更小,对克罗恩病(CD)相关瘘管来说可能也是如此。内镜治疗在药物和手术治疗之间可以起到衔接的作用。为了帮助 IBD 患者避免或延缓手术,内镜治疗应由经验丰富的医生来实施。本章基于现有文献以及原著作者关于 IBD 内镜治疗的丰富经验,讨论 IBD 相关并发症内镜治疗的准备工作。

二、筛选合适的患者

并非所有 IBD 相关狭窄、瘘管或手术吻合漏都适合接受内镜治疗。内镜治疗的禁忌包括:①营养不良或患有严重的合并症,这样的患者一旦发生内镜并发症,就难以实施补救性外科手术;②病情紧急;③同时使用免疫抑制药物,如糖皮质激素和抗肿瘤坏死因子单克隆抗体;④怀孕;⑤患有出血性疾病或同时使用抗凝药物。

在内镜治疗前应常规询问病史并做体格检查。育龄女性患者需排外妊娠。

常规的实验室检查对预期操作的风险评估,以及协助选择适当的内镜技术很有用。美国胃肠内镜协会(ASGE)建议,根据患者用药史、体格检查和操作风险因素,应该选择性地进行术前检查,如

---

① 此段为译者加入。

170

血常规、基本生化指标、凝血功能和心电图检查。[1]

除颤器在内镜下电切和电凝时必须关闭，需使用便携式除颤器进行持续监测。

三、术前及术后的影像学检查

在诊断和评估 IBD 相关并发症中，CTE、MRE、小肠造影、钡灌肠和水溶性泛影葡胺灌肠造影等影像学检查是必不可少的，详情请参阅第 7 章。对于 CD 相关狭窄，CTE 是最常用的方法，因为它检出狭窄的敏感性很高，可广泛开展且易于实施。CTE 成像可以显示狭窄的位置、数量、长度和并发情况（如瘘管和脓肿）。然而，CTE 不能区分炎症性狭窄和纤维性狭窄。在这种情况下，MRE 可能更有效。钡灌肠和水溶性泛影葡胺灌肠常用于评估 IBD 相关的结肠和回肠储袋肛管吻合术的并发症。对于已行结肠造口术或回肠造口术的患者，可经造口灌肠显像。与 CT 相比，MRE 对 CD 相关瘘管的诊断准确性更好，据报道，其准确性在 76%～100% 不等[2-4]。

多数 CD 患者和少数 UC 患者需要外科手术干预。CD 相关的手术包括肠切除和吻合术、狭窄成形术、旁路手术（十二指肠）、瘘管切开术和脓肿引流术。这些手术常会改变 CD 及 UC 患者的肠道解剖结构，特别是狭窄成形术和旁路手术。内镜医生需要了解患者改变后的肠道解剖结构，应仔细阅读以前的内镜报告、手术报告，以及腹部和骨盆的影像学资料。

患者有可能会发生与操作相关的并发症。对可疑肠穿孔的患者，内镜医生应放宽检查指征，积极进行腹部影像检查。理想情况下，影像科应当毗邻内镜室。

四、房间布局

多数情况下，IBD 的内镜治疗在门诊进行。术后在恢复室应密切观察患者至少 30 分钟，以排除出血或穿孔。患者在医院所在市区需停留 24 小时，以防出现延迟发生的并发症。

在进行内镜下狭窄治疗时，可能需要 X 线透视检查。X 线可以显示狭窄部位的整体情况和气囊导管的整体方向。然而，使用 X 线会将患者、内镜医生和护士暴露于过量的辐射中。因此，在原著作者的中心，即使在处理严重和 / 或成角狭窄的情况下，也没有常规使用 X 线引导内镜治疗。

空气注入是保持肠腔持续可视的必要条件。然而，如果注入过多空气，那么患者可能会感到不适，尤其是对于已行长肠段切除术或肠道狭窄成形术的患者。为了减少患者的术后腹胀，推荐使用二氧化碳而不是室内空气作为气源。这是由于二氧化碳的吸收速度更快，在操作中使用二氧化碳可以促进术后恢复。然而，慢性肺部疾病的患者应避免使用二氧化碳。

内镜检查可在手术室内进行，即麻醉下的内镜检查（EUA）。EUA 对于发现远端肠道或肛周区域瘘管很有价值[4]。原著作者提倡内科医生 / 内镜医生和外科医生组成团队，在手术室为有复杂的狭窄、瘘管和肛周疾病的 CD 或有储袋的患者进行麻醉下内镜检查，目前这种方式在克利夫兰诊所已经成为常规做法。

五、肠道准备

充分的肠道准备对有效、安全的内镜操作十分重要,尤其是治疗性内镜。理想的肠道准备药物不仅应当在肠道清洁方面很可靠,而且应当安全、有效且患者耐受。磷酸钠作为清肠剂已被舍弃,因其具有急性肾损伤的副作用。多年来,标准的肠道清洁准备剂是4L聚乙二醇平衡电解质溶液。然而,因为该药太咸并且饮水量太大,许多患者尤其是伴狭窄的CD患者及有手术史的IBD患者,不能耐受这一方案。在原著作者的研究中,527g聚乙二醇(对于有回肠储袋的患者可以用250g,如Miralax®)加上1.9L运动饮料(如Gatorade®或G2®)是一种有效的替代方案。Fleets enema®灌肠剂可用于已接受结肠全切除术或储袋式肛管吻合术的患者。

对于经造口的回肠镜检查,以及直肠–回肠储袋或转流结肠的患者,内镜检查前可以不行肠道准备工作。但是,对于镇静内镜检查的患者,隔夜空腹仍然是需要的。

六、预防性使用抗生素

对于要进行治疗性内镜操作的IBD患者,不推荐预防性使用抗生素。然而,对于最近被诊断为心内膜炎、新放置心脏瓣膜或人工关节、留置中心静脉导管、有严重的合并症、营养不良或严重免疫缺陷的患者,内镜术中静脉使用抗生素可能是明智的选择。此外,正在使用糖皮质激素或生物制剂的患者可能需要术前预防性使用抗生素。

七、抗凝药的管理

一些接受内镜治疗的患者可能正在使用抗凝剂(如华法林或肝素)、抗血小板药物(如阿司匹林等非甾体抗炎药或者氯吡格雷、噻氯匹定或利伐沙班)。如果抗凝治疗是暂时性的,那么择期进行的内镜治疗应该推迟。如果需要长期的抗血栓治疗且不能推迟内镜干预,则手术前对抗血栓药物的管理需要个体化。美国胃肠内镜学会(ASGE)建议,对于所有内镜手术,阿司匹林等非甾体抗炎药都可以继续服用[5]。如果服用的是噻吩并吡啶类药物或华法林,在血栓栓塞并发症高风险的患者中,需分别改用阿司匹林和静脉肝素,肝素可在术前临时停用,术后恢复并和华法林重叠数天。血栓栓塞事件风险较低的患者,需在手术前5~10天停用抗凝药。根据术后评估,当出血风险已降至较低时,抗凝治疗就可以重新开始。由于内镜下热圈套扎、电切或电灼术后延迟出血的发生率明显高于机械治疗(冷圈套扎和球囊扩张术),应根据血栓形成的具体风险,将术后抗凝治疗至少推迟4~7天。因此,在内镜介入治疗的情况下,应充分权衡出血和血栓的各自风险。必要时,内镜医生在治疗前可咨询相关专科(如心内科)的意见来制订计划。

八、镇静监测

大多数的内镜治疗手术可以在清醒镇静的状态下在门诊进行。内镜操作可选择的镇静剂较多，包括丙泊酚、苯二氮䓬类和阿片类药物。镇静剂的选择在很大程度上取决于内镜医生的习惯、内镜手术的持续时间和侵入性，以及当地医疗机构的规定。丙泊酚作为生物半衰期短、术后恢复快的一种药物，具有良好的镇静、麻醉和催眠的作用，在过去的几十年中得到了越来越广泛的应用。苯二氮䓬类药物中，咪达唑仑和地西泮是最常用的药物，因为它们起效快，作用时间短[6]。在内镜镇静中最常用的片类药物是哌替啶和芬太尼。咪达唑仑、地西泮和美哌他定是原著作者进行 IBD 介入治疗时常用的三种镇静剂。

中重度并发症患者和接受长时间内镜手术的患者可能需要麻醉监护或气管插管全麻，例如小肠镜检查联合小肠狭窄球囊扩张术、内镜黏膜下剥离术（ESD）等。手术室内的全麻适合复杂的肠道和肛周疾病患者，由消化科医生、结直肠外科医生、内镜护士和麻醉师组成的团队共同实施。如果内镜治疗穿孔的风险很高，例如大范围炎症性肠病相关异型增生的 ESD 治疗，在手术室进行内镜治疗并同时有外科作为后援。

九、知情同意

知情同意应在手术前获得，它是一项法律要求。医生必须向患者告知与手术有关的信息，并使患者能够理解风险和获益，从而由患者授权医生进行特定的内镜治疗[6]。知情文件应包括即将进行的内镜检查操作的必要性、益处、风险和替代方案[7]。几乎所有内镜治疗的主要替代选择是外科手术治疗，故必须和患者充分讨论内镜与手术治疗的利弊，应告知患者在术中和术后发生并发症的可能性，并在术前及术后告知患者出现并发症时可能有的表现。此外，应提醒患者在镇静后 24 小时内，切勿进行任何可能对自身或他人造成伤害的活动（例如驾车）。

对于未成年人或智力异常的人士，必须告知患者代理人（父母或监护人）有关手术的风险及益处。若患方同意治疗，代理人将被要求代表患者签署知情同意书。

十、术后监测

术后监测对于减少并发症至关重要。内镜相关手术风险防控的详细信息，请参阅第 29 章。

十一、设备和用品

胃镜或结肠镜的选择主要取决于要治疗的病变部位。如用胃镜操作时患者会感到更舒适,因为胃镜更细。胃镜还有助于节省内镜医生的体力,但是胃镜比结肠镜更柔软,可能会不利于插入更深,原因在于柔软的内镜更容易结襻,特别是在多个狭窄或已行多次狭窄成形术的情况下。因此,对于有小肠和近端结肠的深部病变患者,最好选择成人或儿童的结肠镜。此外,结肠镜或可屈式乙状结肠镜可以提供更灵活的屈曲角度,即 270°(胃镜的为 180°),可以更好地显示肛门或齿状线附近的病变(如瘘管开口)。

内镜医生应与内镜护士和助手术前确认所有术中需使用的内镜治疗设备和物品均已准备就绪。内镜医生和助手需要评估所有设备和用品的功能,治疗操作可能需要的设备和用品,包括内镜球囊、针刀、IT knife 绝缘刀、导丝和喷洒器。如果需要内镜电切和内镜电灼术,那么手术室应配备二氧化碳喷射器、ERBE 机或类似的多普勒超声机。

根据长度,有两种常用的可控式膨胀球囊,长度分别为 5.5cm 和 8cm。根据狭窄的长度和性质选择合适的球囊。短球囊的优点:①容易通过内镜管道并易回收;②经儿童结肠镜可到达小肠或近端结肠深部狭窄;③配有导丝,可在狭窄部位引导顺行扩张。短球囊的主要缺点是很难将球囊固定在狭窄处,导致球囊向前或向后滑,即"手持西瓜籽"现象。球囊前滑会导致球囊前端的肠壁损伤。为防止该并发症,一旦球囊充气或注水完成后,原著作者常规将导丝从球囊头端取出。长球囊的主要优点是可以在较长狭窄的情况下应用,便于内镜将球囊位置保持在狭窄处;缺点是长球囊通常不配备导丝。

其他用品包括内镜透明帽、TTSC、镜身外内镜夹(OTSC)、染色剂、止血剂(如肾上腺素和 50% 葡萄糖)、棉塞(用于粪菌移植)、用于显示瘘管的试剂(如过氧化氢和必妥碘)、利多卡因(用于瘘管切开术或肛围脓肿切开或引流术前的局部麻醉)、细胞检查用刷(用于释放金属夹前清理局部黏膜)、鼻胃管(经肛门或吻合口放置,用于术后肠减压)、留置针(用于肠穿孔时腹腔减压)。

十二、总　结

在行内镜操作之前配齐人员,设置操作间,准备设备、用具以及外科手术的后援力量很重要。术前,内镜医生和团队应该核查患者的姓名、手术方案和患者的医疗记录(包括适应证、既往内镜检查、手术报告、影像资料等)。在手术前一天检查所有的电子设备,并在内镜操作前确保所有设备准备就绪。一旦手术开始,应尽可能避免因器械问题而造成操作中断。一定要有备选方案(B 计划),并适时启用。对正确的患者、正确的病变,在正确的时间和地点进行内镜治疗很重要。

(张　洁　译)

参考文献

［1］ Pasha SF, Acosta R, Chandrasekhara V, et al. Routine laboratory testing before endoscopic procedures. Gastrointest Endosc, 2014, 80: 28-33.

［2］ Haggett PJ, Moore NR, Shearman JD, et al. Pelvic and perineal complications of Crohn's disease: assessment using magnetic resonance imaging. Gut, 1995, 36: 407-410.

［3］ Schwartz DA, Wiersema MJ, Dudiak KM, et al. A comparison of endoscopic ultrasound, magnetic resonance imaging, and exam under anesthesia for evaluation of Crohn's perianal fistulas. Gastroenterology, 2001, 121: 1064-1072.

［4］ Anderson MA, Ben-Menachem T, Gan SI, et al. Management of antithrombotic agents for endoscopic procedures. Gastrointest Endosc, 2009, 70: 1060-1070.

［5］ Lichtenstein DR, Jagannath S, Baron TH, et al. Sedation and anesthesia in GI endoscopy. Gastrointest Endosc, 2008, 68: 205-216.

［6］ Pape T. Legal and ethical considerations of informed consent. AORN J, 1997, 65: 1122-1127.

［7］ Zuckerman MJ, Shen B, Harrison ME, et al. Informed consent for GI endoscopy. Gastrointest Endosc, 2007, 66: 213-218.

第12章　术后的内镜评估

Bo Shen

难治性炎症性肠病(IBD)或炎症性肠病相关异型增生通常需要各种方式的手术干预。克罗恩病的常规术式包括肠段切除吻合术、狭窄成形术和粪便转流性肠造口术,而溃疡性结肠炎的主要术式是全结直肠切除＋回肠储袋肛管吻合术。为了评估术后疾病情况并制定下一步治疗方案,常需要用内镜评估术后肠道。内镜医生应该熟悉肠道的解剖结构,并在内镜操作前和操作中确定肠道的各解剖标志。在为术后肠道结构存在异常改变的 IBD 患者进行狭窄和瘘管治疗时,医生常会面临特殊的挑战。①

一、简　介

据估计,20％～25％的溃疡性结肠炎(UC)患者最终需要结肠切除术,其原因包括难治性 UC、严重药物不良反应或炎症性肠病相关性肿瘤(CAN)[1-5]。对克罗恩病(CD)而言,至少 60％超过 20 年病程的患者需要接受手术[6-10]。UC 或 CD 患者的手术方法各不相同。全结直肠切除＋回肠储袋肛门吻合术是 UC 患者首选的标准术式。CD 的主要术式包括肠段切除吻合术、狭窄成形术等。炎症性肠病(IBD)的另外一个常用术式是暂时或永久性粪便转流的结肠或回肠造口术。无论 IBD 是否复发,内镜医生都会面临因患者术后肠道解剖结构的改变而带来的挑战[11,12]。IBD 患者常见的肠道部位见表 12.1。

表 12.1　IBD 术后改变的肠道部位

种类	部位	手术方式
造口术	回肠造口	襻式回肠造口术
		襻端回肠造口术
		端式回肠造口术
		可控式（Kock，Barnett）回肠造口术
	空肠造口	襻式空肠造口术
		端式空肠造口术

---

① 此段为译者加入。

176

续表

种类	部位	手术方式
造口术	结肠造口	端式结肠造口术
		黏膜瘘
		紧急结肠出口术
无功能的肠管	转流后结肠 / 直肠	
	转流后回肠储袋	
狭窄成形术	小肠	Heineke–Mikulicz 狭窄成形术
		Finney 狭窄成形术
		Michelassi 狭窄成形术
小肠移植术	小肠	端式回肠造口术
		襻式回肠造口术
肠道旁路手术	十二指肠	胃空肠吻合术
		Roux–en–Y 吻合术

IBD 患者手术后内镜检查的目的：①诊断和鉴别诊断；②监测疾病的复发情况和治疗反应；③监测异型增生；④进行内镜下治疗。

在本章，原著作者根据现有文献和个人经验讨论对这些患者进行内镜诊治的原理和技术。

二、准备工作

在内镜诊断和 / 或治疗前，内镜医生需要仔细阅读手术记录、术前的内镜和影像报告，这样才可以对患者的外科病史有全面的了解。内镜前需做相关的腹部影像检查，IBD 内镜治疗团队需要为患者做好充分准备，提供相应的场地、仪器和设备。IBD 患者内镜准备的具体内容在第 11 章中有详细描述。

（一）肠道解剖改变后的识别

内镜医生在内镜检查前很重要的一点是应该识别术后患者肠道结构的一些改变，应仔细回顾患者的内科和外科病史、手术报告、腹部影像和既往的内镜报告。极其重要的一点是需要重新回顾患者的影像检查，比如计算机断层扫描（CT）、磁共振成像（MRI）或肠道造影。此外，影像检查还可以显示肠管狭窄的数量、位置、程度和长度，还有疝气、瘘管、脓肿和结石等情况。如果有疑问，那么内镜医生应该与放射科医生和结直肠外科医生一起对影像图进行仔细阅片。

（二）患者的准备工作

术后 IBD 患者进行内镜检查需要系统的肠道准备方法。对于清醒镇静、监护性麻醉或全身麻醉下进行胃镜或结肠镜的患者,均需要告知患者隔夜禁食以避免误吸。这点对有肠道狭窄、肠段切除、狭窄成形术病史或预期内镜操作时间较长(如进行内镜治疗)的 IBD 患者尤其重要。如果是对回肠造口术或空肠造口术或转流术后的患者进行常规的诊断性内镜检查,提前一天摄入清流质饮食的肠道准备一般就足够了,大多不需要额外的肠道准备。而对以下患者,建议使用聚乙二醇(PEG)一类的口服制剂(表 12.2)进行肠道准备工作:通过结肠造口进行结肠镜检查,通过回肠造口进行内镜治疗,对 J 或 Koch 囊进行内镜检查以及在部分肠梗阻情况下进行内镜检查。为了减少肠道造影剂误吸的风险,应避免在腹部影像检查(如 CT、MRI 和小肠系列成像)后立即进行内镜检查。

表 12.2 患者肠道准备

肠道解剖	肠道准备		镇静	内镜	特别提醒
	诊断性操作	治疗性操作			
通过造口做回肠镜或空肠镜	清流质	清流质	清醒镇静	成人胃镜	误吸风险
通过造口做结肠镜	充分的肠道准备	充分的肠道准备	清醒镇静	儿童肠镜或成人胃镜	
无功能肠道	不需要	不需要		成人胃镜	活检表浅
狭窄成形术	充分的肠道准备	充分的肠道准备	清醒镇静	儿童肠镜或成人胃镜	误吸风险;气囊辅助小肠镜
小肠移植术	清流质	清流质	清醒镇静	成人胃镜	轻柔的活检表浅组织以减少大出血风险
肠道旁路手术	不需要	不需要	清醒镇静	儿童肠镜或成人胃镜	

注:充分的肠道准备指使用 PEG 制剂的全结肠镜肠道准备。

采用哪种镇静方式取决于患者合并症的情况、检查范围和位置、预计操作时间以及是否需要进行内镜治疗。例如,根据患者喜好,给造口、肠道转流或盆腔储袋的患者进行诊断性内镜检查可需要镇静,也可以不需要镇静。清醒镇静适用于通过造口进行诊断性回肠镜检查的空肠造口术或结肠造口术的患者,也适用于预期有成角或狭窄肠腔的 Kock 囊的内镜检查[1]。清醒镇静下可以安全进行大多数内镜治疗,例如通过内镜治疗钳道的球囊扩张或内镜下狭窄切开术(ES)[2,3]。如果预计检查时间较长,例如进行气囊辅助内镜(BAE)等检查,那么更合理的做法是采用监护性麻醉或全身麻醉,这样可以提高患者的舒适度。严重肛周疾病的患者可能需要在手术室全身麻醉下进行检查。

(三)设 置

透视设备对治疗是有帮助的,例如在对严重狭窄和/或成角狭窄进行球囊扩张和支架放置过程中,透视设备就很有价值。然而,大多数门诊内镜室难以配备透视设备,而且使用透视设备的医生也需要接受专门培训。此外,患者和内镜医生过度接触放射线也是一个问题[1]。在克利夫兰的介入性 IBD 中心,对 IBD 患者进行诊断或内镜治疗并不经常使用透视设备。原著作者能够进行大多数的诊断和治疗性内镜手术，包括球囊扩张、OTSC 夹，还可以用针刀进行狭窄切开术或窦道切开术[2,3,14]。当然，有实时透视成像是最理想的。

三、通过吻合口的内镜

　　肠切除术和吻合术是 IBD 的常见手术，其中最常见的是回结肠切除术（ICR）和回结肠吻合术（ICA）。ICA 可以采用侧侧吻合、端端吻合和端侧吻合。

　　为了监测 CD 的病情和内镜治疗，所有结肠镜检查都需要插入至回肠末端。但是对端侧吻合或侧侧吻合的 ICA 患者进行肠镜检查，有时肠镜会难以进入回肠末端，原因是端侧吻合可能处于切线位置，并隐藏在结肠皱褶后面（图 12.1）。原著作者建议在该部位进行内镜标记以便识别。

　　侧侧吻合术的主要目的是使用缝合技术让 ICA 吻合口更宽大。在一项荟萃分析中，有 8 项研究比较了对 CD 患者进行 ICR 用吻合钉进行的侧侧吻合（$n = 396$）和手工进行的端端吻合（$n = 425$），前者术后并发症较少[1]。但是，内镜通过侧侧 ICA 吻合口难度较大。用儿科结肠镜反转进镜可能会有所帮助（图 12.2）。一旦通过吻合口，最重要的就是确定回肠盲端的横向吻合线，这是术后吻合口漏的常见部位。当内镜保持直线化时，侧侧吻合的 ICA 的盲端通常位于视野的左上象限，而末端回肠的管腔通常位于右下象限（图 12.3）。

四、经造口的内镜

　　CD 和 UC 均可能需要造口术进行粪便转流。造口术分类有：①根据部位分为回肠造口术、空肠造口术和结肠造口术；②根据手术目的和手术期限分为临时性和永久性造口术；③根据结构分为襻

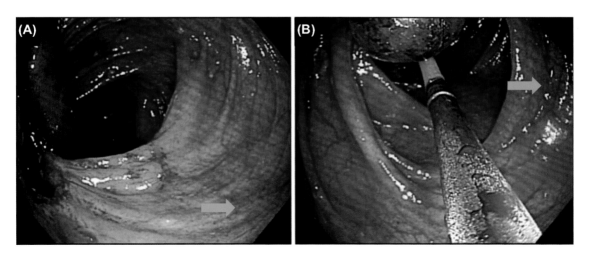

图 12.1　CD 肠段切除后的高位回结肠端侧吻合。 A & B，内镜反转后可以看到直视镜时比较难发现的吻合口狭窄，其肠壁对面为之前美兰标记的部位（绿色箭头），用球囊扩张狭窄，注意因吻合口狭窄方向而导致球囊和导管 90° 成角

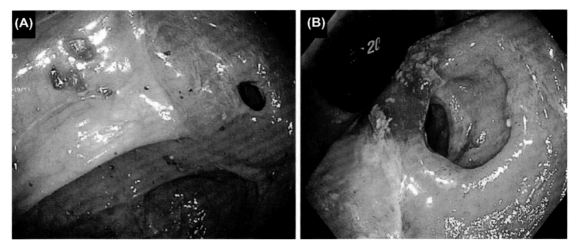

图 12.2　端侧回结肠吻合口狭窄。A，直视下狭窄的吻合口；B，内镜反转行狭窄球囊扩张

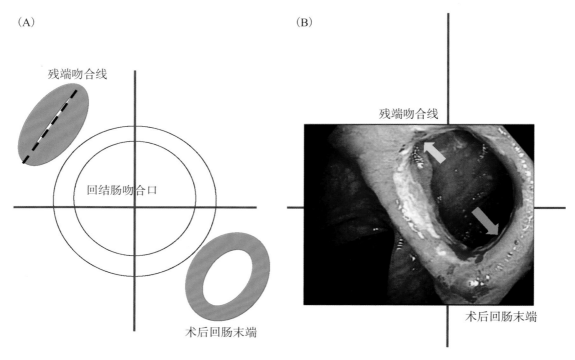

图 12.3　回结肠切除术后端端回结肠吻合的方向。A，术后解剖示意图；B，内镜下视野 – 术后回肠末端的盲端（黄色箭头）位于左上角，术后回肠末端肠腔则位于右下角（绿色箭头）

式回肠造口、襻式结肠造口、襻端回肠造口，端式回肠造口、端式结肠造口。造口术还有其他的种类，见表 12.1。不同的造口术是针对 IBD 中的各种不同类型而设计的手术方式。对伴有肛周疾病的 CD 患者或内科治疗疗效差的 CD 患者，无论是否做结肠切除，都需要根据具体情况采用终生性的回肠造口或暂时的襻式造口[6,1,2]。临时的襻式回肠造口通常作为重建性结直肠切除和 IPAA 前的临时措施。Kock 储袋和 Barnett 储袋（BCIR）这两种形式适合肛门括约肌功能较差的 UC 患者，可在做结肠切除术时采用，或在盆腔 J 型或 S 型储袋术失败后的挽救手术时采用[1]。孕期暴发性结肠炎或重症结肠炎的患者偶尔可能需要接受结肠造口术。用于严重或暴发性结肠炎的黏液瘘和小切口结肠造口

术是结肠造口术的另一式式。

CD 术后复发很常见。切除肠道后，一年内未经治疗的患者有 70％～80％会在回结肠吻合口出现内镜复发[1,6]。对于这类患者，吻合口的内镜复发很可能也预示临床复发[3,4,24]。常用的评估术后内镜复发的工具是 Rutgeerts 评分[5]。

如果给 CD 术后患者通过造口进行逆行回肠镜检查，同样也可以发现回肠有类似的复发率[13]。而且，如果对 UC 患者进行回肠储袋手术失败后行永久回肠造口术，部分患者可能会出现回肠末端的 CD[1]。需要通过内镜来评估这些患者的病情并治疗狭窄，Rutgeerts 评分同样也适用于评估这类患者的病情[2]。

术后 4 周内应该避免做经造口的回肠镜，这样有利于造口的修复。在通过造口插入内镜前，内镜医生应该仔细检查造口和周围组织，观察有无造口脱垂、回缩、狭窄、瘘管溃疡和坏疽性脓皮病等情况[1]。如果发现皮肤面有明显狭窄，内镜就可能难以插入，可以尝试用针刀切开狭窄的皮肤（图 12.4）。

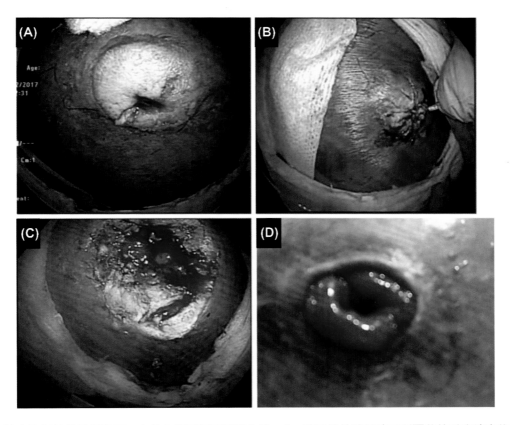

图 12.4　狭窄和回缩的结肠造口，之前内镜下气囊扩张失败。A，能回缩的结肠造口所覆盖的重度狭窄位于皮肤和皮下；B，用针刀切开狭窄部位；C，切后观；D，3 个月后切后的狭窄和造口

经造口做回肠镜或结肠镜会形成明显的肠襻，内镜助手可以压迫造口周围组织从而协助进镜。内镜操作过程中要特别注意黏膜或肠腔的任何异常。内镜医生需要重视通过肠道黏膜改变来评估有无病情活动和狭窄，比如造口附近的远端小肠或结肠（通常在造口 10cm 以内）黏膜出现红斑、易脆和

溃疡，可能是手术引起的缺血或机械性改变导致。如果活检，就应该清楚标注距离造口的距离。已经做了小肠造口的 CD 患者如果有活动性病灶，就应积极治疗，因为这些患者很可能需要再次手术，甚至继发短肠综合征。

（一）回肠造口

襻式回肠造口通常是实现粪便转流的临时手术方式。其有两种术式：一种是双管襻式造口（两个造口开口的尺寸一致），另一种是输出襻开口小而无功能的。两种术式都有输入襻和输出襻，输入襻连接近端肠道，输出襻则连接到转流的结肠远端（图 12.5）。内镜医生应该仔细区分两个襻，活动 CD 一般出现在造口术的输入襻，很少累及输出襻（图 12.6）。

襻端回肠造口一般是在端式回肠造口很难做的时候采用，比如肠系膜有张力。造口位置有两个开口，而输出襻是盲端，因此在内镜进入的时候要特别小心，不要引起局部创伤。

端式回肠造口或端式结肠都只有一个造口开口，故回肠镜比较容易操作（图 12.7）。

（二）可控式回肠造口

做结肠全切除的 UC 患者后续可能不做回肠 Brooke 端式回肠造口或盆腔储袋，而是行可控式回肠造口。Kock 储袋（K 储袋）是用小肠做成一个储袋，然后通过活瓣与腹壁连接（图 12.8）。Barnett

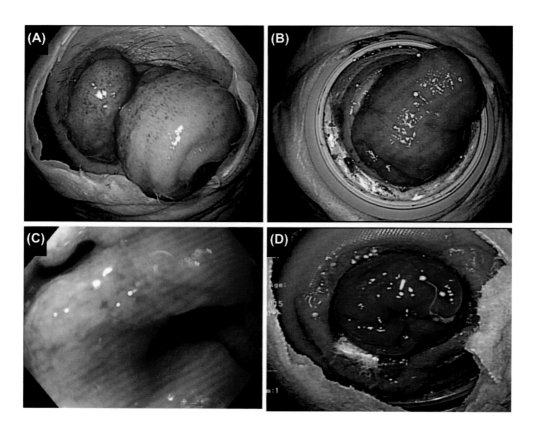

图 12.5　回肠造口。A、B、C，襻式回肠造口种类。注意在 3 个患者中，分离输入襻和输出襻的分隔均位于不同层面。D，端式回肠造口

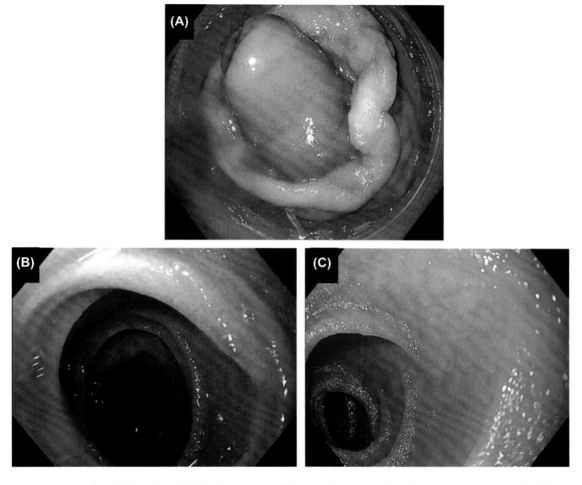

图 12.6 襻式回肠造口的输入襻和输出襻的分辨。A，襻式回肠造口；B，输入襻有胆汁附着；C，输出襻粪便转流后显示粉红色肠黏膜。CD 的复发多位于输入襻

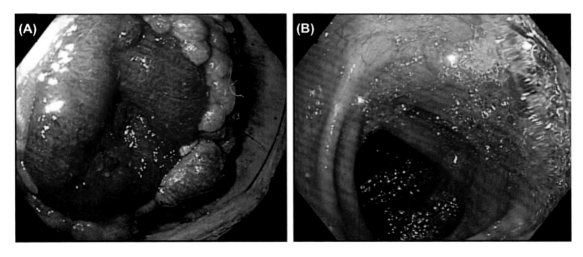

图 12.7 端式结肠造口。A，造口一般比回肠造口大；B，结肠造口术后的近端结肠

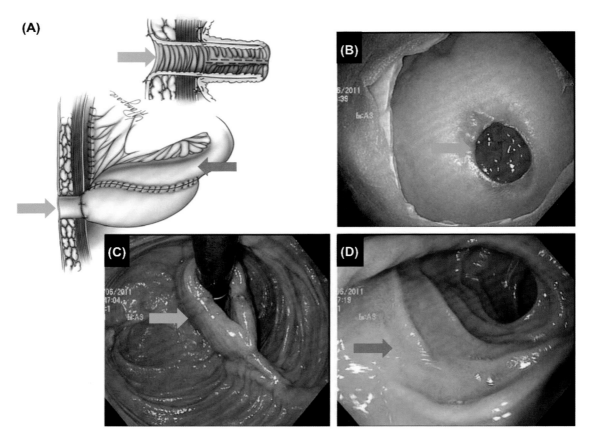

图 12.8　K 型储袋。A，活瓣（绿色箭头）和输入端（红色箭头）的示意图；B，皮肤侧看到的活瓣（绿色箭头）；C，活瓣（绿色箭头）和储袋镜下反转镜头所见到的储袋体部；D，储袋的输入端（红色箭头）

储袋（BCIR）是 Koch 的另一种术式，该术式采用一段小肠包绕来增强活瓣功能（图 12.9）。可控式回肠造口，如 Koch 储袋或 BCIR 可以并发造口旁疝、皮肤或活瓣狭窄、输入或输出袢狭窄、活瓣溃疡或瘘管形成，偶尔还有储袋炎，需要通过内镜来评估及治疗这些并发症。在插管的时候，内镜通过活瓣的长度通常是 7～10cm。完整的活瓣是 Kock 储袋或 BCIR 保持正常的关键之处。活瓣可以成角、狭窄或出现溃疡，其形成原因可能是反复损伤或疤痕。在内镜头端到达储袋体部的时候，内镜医生需要特别小心地反转内镜以全面观察活瓣，务必不要混淆储袋的输入袢和输出袢。

（三）小肠移植术后的回肠造口

短肠综合征的 IBD 患者可能会做小肠移植，这些患者通常都有回肠造口[1]。小肠移植术后的 CD 患者可能会出现急慢性排斥反应，偶尔 CD 还会复发，需要通过造口常规做回肠镜来评估病情。移植后的小肠黏膜易脆，活检后容易出血，内镜医生的操作需十分轻柔，取材不能太深。原著作者认为活检后若有出血，喷洒 50% 的葡萄糖溶液的止血效果很好（图 12.10）。

（四）结肠造口术

远端结肠病变严重或狭窄情况下主要采用结肠造口术。造口通常在腹部，可以用儿科结肠镜或

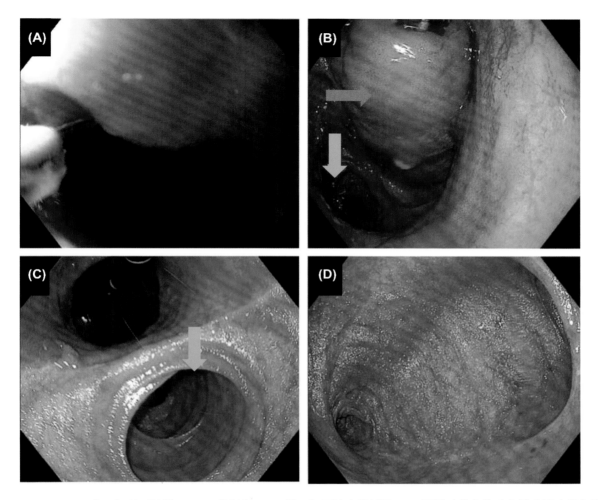

图 12.9　Barnett 出口加强型储袋 (BCIR) 的解剖。A，针刀切开狭窄的活瓣；B，活瓣（黄色箭头）被小肠（绿色箭头）；C，活瓣周围的肠襻（绿色箭头）；D，储袋入口

胃镜进行操作。如果要评估回肠末端的情况，可以经造口插入肠镜检查。结肠造口比回肠末端造口更难维护，更容易出现并发症（图 12.7 ）。

（五）黏膜瘘

结肠炎症严重的患者在回肠造口术后容易出现结肠或直肠残端瘘。外科医生会把远端结肠的近侧缝合到腹部筋膜，从而制造一个黏膜瘘。黏膜瘘容易和常见的肠皮瘘与狭窄的回肠造口混淆。内镜医生需要在内镜前仔细阅读外科手术报告。

（六）小切口结肠造口术

对暴发性和中毒性巨结肠患者而言，急诊手术切除结肠可能不安全，因此临时的襻式结肠造口可以给肠道减压。通过此方式可以将其输入襻和输出襻分别连接到近端和远端结肠。

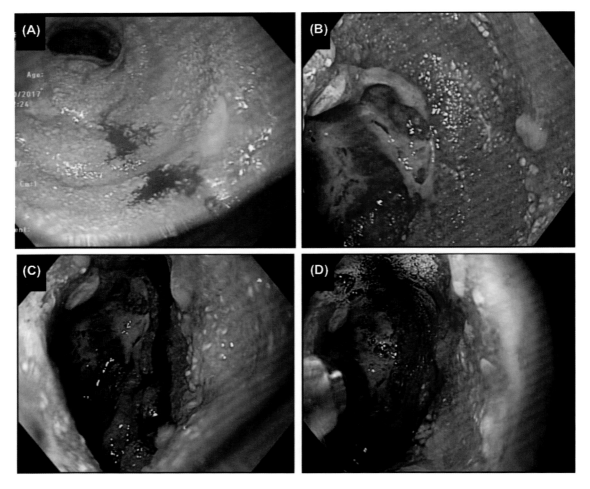

图 12.10　在内镜下评估回肠造口术后复发小肠 CD 的情况。A，轻柔的活检也可以导致黏膜明显出血；B，复发的 CD；C，轻柔的活检后黏膜出血；D，对出血面喷洒 50% 的葡萄糖溶液后出血停止

五、回肠储袋的内镜

　　切除 UC 或家族性腺瘤性息肉病（FAP）患者结肠后可有不同类型的盆腔和腹腔的储袋。不同于肠道切除和吻合后的"破坏性"外科，储袋手术是一种"重建"手术，这种手术对肠道解剖结构的改变较大。临床上，一般储袋手术多为阶段性的，即先做保护性回肠造口，然后重建储袋，最后造口回纳。常见的储袋有三种：J 型储袋、S 型储袋和 K 型储袋。

（一）J 型储袋

　　回肠储袋肛管吻合术（IPAA）是最常见的回肠储袋手术方式。该手术对折回肠末端而形成 J 型储袋，沿着中央的缝合区可见输出袢和输入袢。储袋可以采用吻合器吻合或手工吻合，直肠残端保留 2.0～2.5cm。残留直肠是否需要剥离黏膜，需要看直肠或乙状结肠是否有炎症性肠病相关异型增生。J 型储袋的标志是有直肠残端、储袋体部（有输入袢和输出袢）、J 型储袋的顶部、储袋出口、输入袢或回肠末端及前期的襻式回肠造口部位（图 12.11）。正确评估不同部位、不同类型的炎症，有助于准确判断疾病类型（如不同种类的储袋炎，储袋克罗恩病或残端炎）[1,2,3]。储袋内镜可以协助判断外科相关的其他并发症，比如狭窄、瘘管、J 顶端或吻合口漏、储袋脱垂等[4]。

（二）S 型储袋

S 型储袋主要针对肠系膜较短的患者。S 型储袋有 2 个 "U" 型，其储袋容积比 J 型储袋大。S 型储袋需要用 2～3cm 回肠作为输入襻与肛管吻合。S 型储袋没有 J 型顶端。在做储袋内镜时，内镜医生需特别重视储袋的入口和出口，因为这两个部位常由于成角或外源性肠梗阻而导致输入襻综合征或输出襻综合征（图 12.12）[1,35]。

（三）可控式储袋造口

Kock 储袋和 Barnett 储袋（BCIR）这两种手术方式在前文已有描述（图 12.8，图 12.9）。

六、转流后肠道的内镜

对于远端结直肠有病变、合并肛周疾病、狭窄或瘘风险较高的难治性 IBD 患者，临时性粪便转流或回肠储袋可以降低 IPAA 的吻合口漏的发生率。这类患者做内镜检查有时是因为出现症状，有时

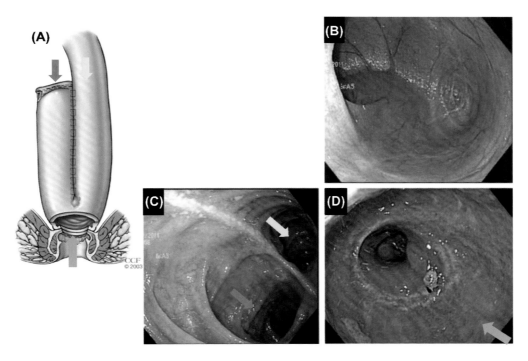

图 12.11　J 型储袋的解剖。A，模拟图：残端（绿色箭头），储袋顶部（红色箭头），储袋输入襻（黄色箭头）；B，襻式回肠造口之前的肠腔；C，储袋术后的"鹰眼"结构：一只眼睛为近端（黄色箭头）储袋输入襻，另一只眼睛为 J 型储袋的顶部（红色箭头），两者被一条缝合线分割；D，2.5cm 的直肠残端（绿色箭头）

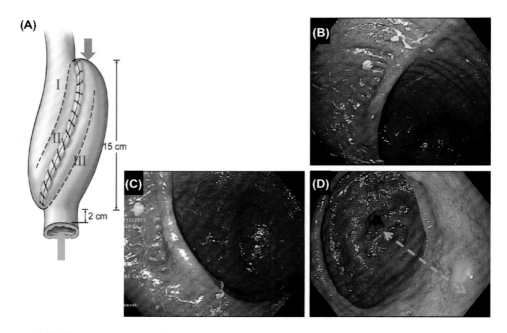

图 12.12　S 型储袋的解剖。A，S 型储袋有 2 个 "U" 型转弯，其输出袢和肛管连接（绿色箭头）；吻合后 "J" 的顶端没有结构（红色箭头）；B，S 型储袋肠腔大于 J 型储袋；C，因为 J 型储袋顶部没有结构（红色箭头），近端储袋就没有经典的 "鹰眼"；D，一段 6cm 长的输出袢（绿色虚线），可能会导致伴有梗阻症状的输出袢综合征

是需要在造口关闭之前确保没有狭窄或吻合口漏。此外，永久造口转流的 IBD 患者仍应常规监测异型增生[1,2]。

（一）转流后的大肠

转流后常见结肠炎或直肠炎。内镜检查可以发现黏膜红斑、水肿、质脆，有渗出和溃疡[1]。即使只是轻柔地注入少量二氧化碳，这类患者脆弱的黏膜也容易出血（图 12.13）。进行活检时，出血量也常常比较大。

无论是否有 IBD，长期废用的肠道都可能会出现中重度狭窄（图 12.14），这会导致出口阻塞和粪石嵌顿。要了解这些转流后肠道的情况，可尝试进行内镜下球囊扩张（EBD）或电切术（ES）（图 12.14）。

（二）转流后的回肠储袋

临时性的粪便转流通常是 IPAA 分期手术的一部分，也可以是难治性储袋炎、储袋 CD、储袋窦道和储袋阴道瘘的治疗方法。转流后的回肠储袋的内镜检查可以评估疾病活动情况，还可以进行异型增生的监测以及狭窄和吻合口窦道的治疗（图 12.13）。

对于有肛周病变的患者，内镜医生应仔细检查肛周瘘管开口、硬结和脓肿的情况，一定要对储袋进行正确定位。当患者处于左侧卧位时，储袋的前壁位于内镜视野 4 点钟或 5 点钟位置，而后壁位于 10 点钟或 11 点钟位置。储袋阴道瘘的开口通常在前壁，而骶前瘘的开口多在后壁。内镜医生

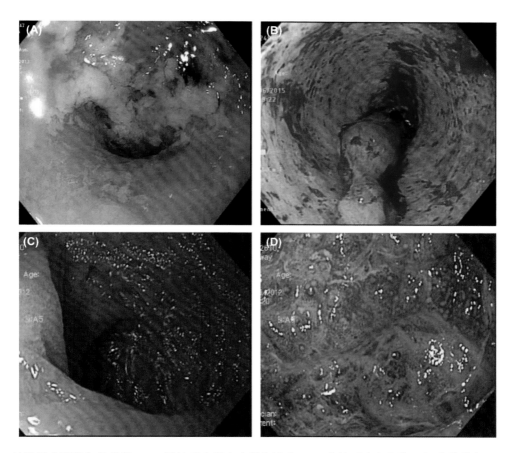

图 12.13　转流后直肠炎和储袋炎。A，转流后直肠有水肿和渗出；B，内镜时注入气体可导致黏膜出血；C，正常的转流后储袋；D，注入空气后储袋黏膜出血

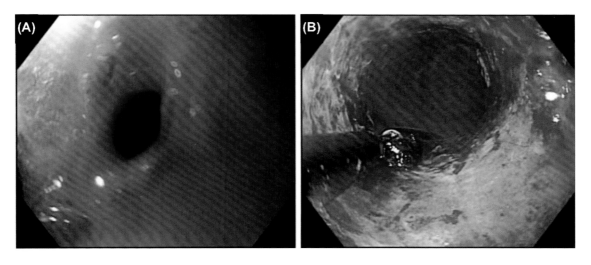

图 12.14　转流后直肠狭窄的内镜下狭窄切。A，远端直肠的针孔样狭窄；B，用针刀头端电切治疗狭窄

还应特别注意储袋的大小、炎症和狭窄的情况与程度(位置、长度、数量、程度),如果有必要,可以同时进行内镜治疗。

七、狭窄成形术后的内镜

狭窄成形术通常是为了给 CD 患者保留肠道时采用的手术方法[1]。有各种不同的狭窄成形术式。Heineke–Mikulicz 狭窄成形术适用于 10cm 以内的狭窄,Fenney 狭窄成形术适用于 10~25cm 的狭窄,Michelassi 狭窄成形术则是用于 30cm 以上的狭窄。具体可参考第 21 章。

术后 5 年狭窄的复发率约为 28%,不过大部分复发不是出现在狭窄成形的部位[40]。外科术后的 IBD 患者需要内镜随访来密切监测复发情况。狭窄成形术后的复发性狭窄需要进一步治疗。狭窄成形术的输入袢和输出袢有时候很难区别,可曲式内镜有利于区分肠道开口,可以尝试用 TTS 气囊把肠道逐步扩张到 20mm。需要注意的是,在狭窄成形术的内镜治疗过程中,要特别重视预防误吸。

八、CD 旁路手术后的内镜

上消化道受累(尤其是十二指肠受累)的 CD 患者有时需做旁路手术,常用术式是胃空肠旁路术。这类患者需接受术后内镜来监测病情,必要时还可对狭窄或出血部位进行治疗。偶尔还有一些肥胖的 IBD 患者接受了肥胖治疗手术,内镜医生需要熟悉这些患者的胃肠解剖情况。

对这类患者一般都用胃镜做检查,必要时为了评估病情和实施治疗,也可以使用儿科肠镜以便插入更深。原著作者有时使用气囊辅助小肠镜来给有胃空肠吻合术或肝管空肠吻合术的 IBD 患者做 ERCP,从而进行取石术、括约肌切开术、胆道狭窄扩张术和支架植入术[1,2]。

九、内镜治疗的独特性

IBD 相关的内镜治疗的具体方式分别在单独的章节里进行了阐述。这里,原著作者主要讨论在肠道解剖结构改变的情况下内镜治疗的独特性。

(一)狭窄的内镜治疗

CD 和非 CD 相关的狭窄都可以用 TTS 球囊扩张并取得好的效果[1,2]。Hassan 等[14]回顾了使用 BAE 治疗 CD 术后狭窄的有效性,结果显示 4cm 以内的狭窄可以用气囊扩张术成功治疗。还有很多病例报道均显示 BAE 治疗小肠远端狭窄或狭窄成形术的术后狭窄有效[2,2,3,4,6,7]。

在原著作者 IBD 内镜治疗中心,原著作者常规依次使用 18–19–20mm 球囊治疗原发或吻合口狭窄的 CD[49]。吻合口有深溃疡的患者需要特别小心。即使是儿科肠镜，都可能导致吻合口溃疡出血。原著作者一般更倾向用逆行性球囊扩张，但小孔样高度狭窄或成角狭窄可能造成内镜无法通过，此时可在导丝引导下做顺行性 TTS 球囊扩张[44,1]，也可以尝试内镜狭窄切开术（ES）[2]。

很少有资料报道回肠造口或结肠造口术后回肠的狭窄治疗效果，原著作者评价了 25 例 CD 患者 75 次（共 178 处回肠狭窄）造口术后回肠镜下球囊扩张的效果，发现 20 位患者（80%）的狭窄都位于造口 20cm 以内的术后远端回肠。狭窄数目为 2.4±1.7；狭窄长度是（1.1±0.6）cm，狭窄程度为 2.5±1.0（严重度积分 1~4），75 次治疗中有 70 次（93.3%）成功，有 2 例患者（2.7%）出现严重并发症。在平均（26±22）个月的随访期间，20 例患者（80.0%）成功避免了手术治疗[1]。原著作者认为，对腹壁筋膜水平的狭窄进行 EBD 治疗需特别小心，因为这些部位非常容易穿孔（图 12.15），而筋膜以外的术后回肠狭窄内镜治疗相对安全（图 12.16）。

狭窄成形术后的狭窄有时候很难实施内镜治疗，因为在进镜时易出现成角。如果患者同时有回肠造口，就更容易出现成角。放置外套管可能有利于消除该类情况，从而保持内镜处于直线状态（图 12.17）。

可以相对安全地在 IPAA 患者的襻式回肠造口、储袋入口和吻合口这些部位做 EBD 或 ES 治疗（图 12.18）[52,1]。对男性储袋吻合口狭窄的患者而言，球囊扩张的目标直径应该在 20mm，而女性储袋吻合口狭窄的患者的球囊扩张的直径应该不大于 18mm，这样可以减少医源性创伤导致的储袋阴道瘘。因此，原著作者喜欢用 ES 来治疗远端储袋和远端直肠狭窄（图 12.19），Kock 型储袋的狭窄部位多位于储袋入口和活瓣处，做 EBD 和 ES 治疗时需要小心操作[18,52,2,3]。

对于有回肠或结肠造口的患者，其皮肤、造口或术后小肠都会有狭窄，这些狭窄有些和 CD 相关，有些则没有关系。一般来说，有经验的医生可以顺利处理造口处或术后小肠的狭窄[18]。如前所述，对于在筋膜面的狭窄，EBD 治疗的穿孔风险大，原著作者尝试在局麻下用针刀电切治疗这样的狭窄，获得了比较好的疗效（图 12.4）。最后，移植后小肠也会出现狭窄，目前还没有内镜治疗这类狭窄的资料。这些患者经内镜治疗后出血风险很高，应该仔细权衡内镜治疗的利弊。

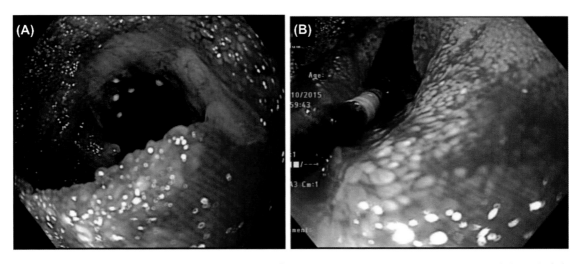

图 12.15　回肠造口术后的小肠狭窄。A，造口腹部筋膜水平 10cm 处有一个溃疡性狭窄；B，这个部位的球囊扩张容易导致穿孔

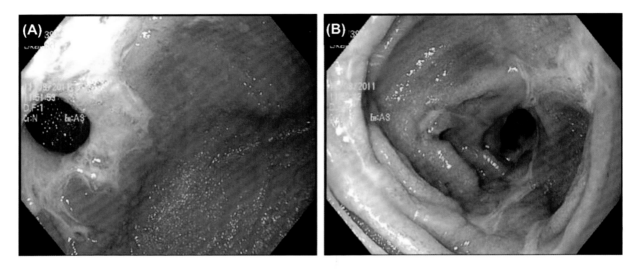

图 12.16　回肠造口术后的小肠狭窄。A，造口 25cm 处的溃疡性狭窄，此处狭窄可以用球囊或狭窄切除术进行安全治疗；B，狭窄近端的活动性 CD

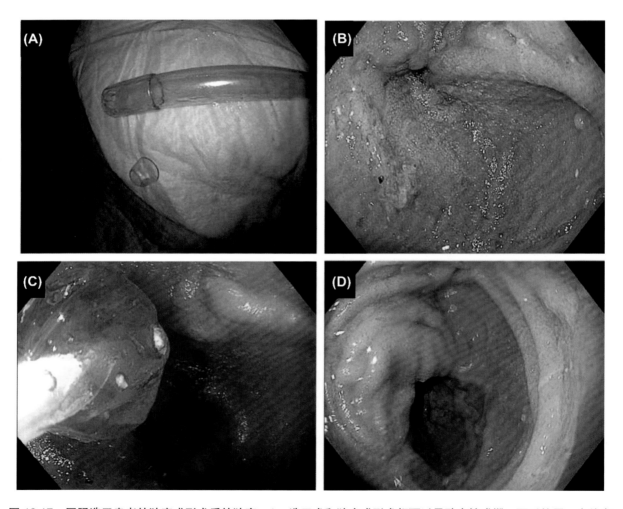

图 12.17　回肠造口患者的狭窄成形术后的狭窄。A，造口术和狭窄成形术都可以导致内镜成襻，可以使用一个外套管来保持镜子处于伸直状态；B，狭窄成形术部位的入口狭窄；C，气囊扩张；D，狭窄成形术部位肠腔的黏膜正常

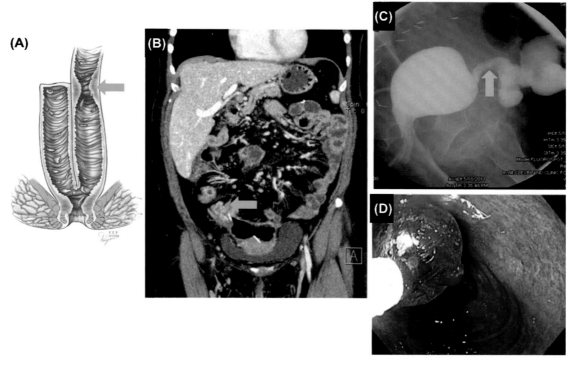

图 12.18　球囊扩张治疗回肠储袋入口狭窄。A 回肠储袋入口狭窄示意图；B 小肠 CT 成像；C 灌肠造影（绿色箭头）；
　　　　　D 狭窄处球囊扩张

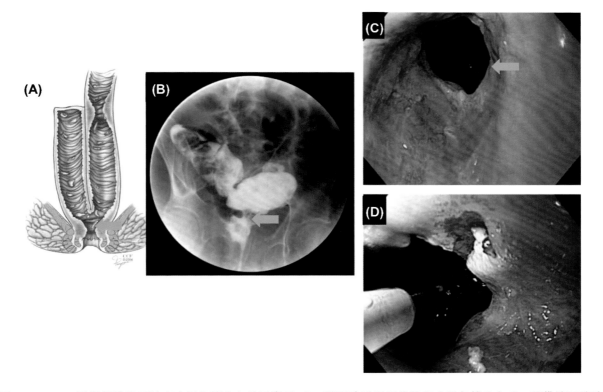

图 12.19　A，回肠储袋出口狭窄（绿色箭头）的示意图；B，灌肠造影显示的狭窄（绿色箭头）；C，储袋镜下的狭
　　　　　窄（绿色箭头）；D，针刀电切狭窄

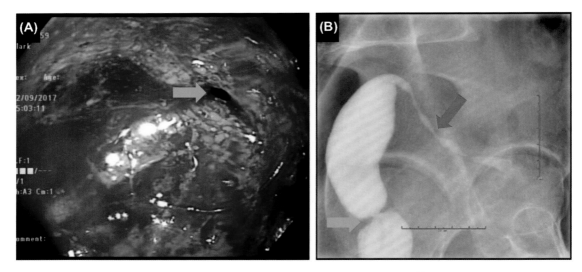

图 12.20　CD 患者回肠造口术后的结肠。A，位于远端结肠的针孔样狭窄（绿色箭头），黏膜易脆；B，一处远端结肠狭窄（绿色箭头）和降结肠的大段狭窄及其上部肠腔（红色箭头）的灌肠造影图

长期粪便转流后，远端肠管或吻合下游肠管易形成狭窄，可以是蹼状狭窄，也可以是铅笔样的长段狭窄（图 12.20）。对于这样的狭窄可以用手指、探条或内镜来进行扩张。转流后的肠腔黏膜易脆，也易出血，有时候注入少量二氧化碳后就出血。而且，在回肠储袋或远端直肠前壁有阴道、前列腺及丰富的神经系统，因此在这些部位行 ES 更加合适（图 12.19）。

（二）瘘管的内镜治疗

IPAA、ICA、ISA 和 IRA 的患者可以做内镜下瘘管切开术和脓肿引流术。具体内容请参考第 16 章。

（三）吻合口窦道的内镜治疗

原著作者用一种新的内镜下窦道切开术来治疗骶前吻合口窦道，并获得良好的疗效，具体请参考第 16 章。

（四）结石或异物的内镜下取出

肠道狭窄或解剖结构改变的 CD 患者出现结石和异物滞留，该部分内容请参考第 27 章。

十、总　结

IBD 患者一生中可能接受多种不同的手术，内镜检查可用于术后诊断、评估病情复发及治疗并发症（狭窄）等。内镜医生需要在操作前仔细回顾手术报告，必要时做影像检查，这样才可以熟悉患者术后的肠道解剖结构改变，为内镜检查做好充分的准备。针对术后 IBD 患者，应充分准备设备、空间和内镜以确保安全有效的诊治。术后肠道解剖结构改变对内镜医生是一个挑战。但是，一个有准备、有经验的团队完全可以安全、有效地完成内镜操作。

（陈 焰 译）

参考文献

［1］ Cosnes J, Gower-Rousseau C, Seksik P, et al. Epidemiology and natural history of inflammatory bowel diseases. Gastroenterology, 2011, 140: 1785-1794.

［2］ Henriksen M, Jahnsen J, Lygren I, et al. Ulcerative colitis and clinical course: results of a 5-year population-based follow-up study (the IBSEN study). Inflamm Bowel Dis, 2006, 12: 543-550.

［3］ Langholz E, Munkholm P, Davidsen M, et al. Colorectal cancer risk and mortality in patients with ulcerative colitis. Gastroenterology, 1992, 103: 1444-1451.

［4］ Leijonmarck CE, Persson PG, Hellers G. Factors affecting colectomy rate in ulcerative colitis: an epidemiologic study. Gut, 1990, 31: 329-333.

［5］ Liu ZX, Kiran RP, Bennett AE, et al. Diagnosis and management of dysplasia and cancer of the ileal pouch in patients with underlying inflammatory bowel disease. Cancer, 2011, 117: 3081-3092.

［6］ Peyrin-Biroulet L, Harmsen WS, Tremaine WJ, et al. Surgery in a population-based cohort of Crohn's disease from Olmsted County, Minnesota (1970-2004). Am J Gastroenterol, 2012, 107: 1693-1701.

［7］ Bernell O, Lapidus A, Hellers G. Risk factors for surgery and post-operative recurrence in Crohn's disease. Ann Surg, 2000, 231: 38-45.

［8］ Farmer RG, Whelan G, Fazio VW. Long-term follow-up of patients with Crohn's disease. Relationship between the clinical pattern and prognosis. Gastroenterology, 1985, 88: 1818-1825.

［9］ Michelassi F, Balestracci T, Chappell R, et al. Primary and recur- rent Crohn's disease. Experience with 1379 patients. Ann Surg, 1991, 214: 230-238. discussion 238-240.

［10］ Louis E, Collard A, Oger AF, et al. Behaviour of Crohn's disease according to the Vienna classification: changing pattern over the course of the disease. Gut, 2001, 49: 777-782.

［11］ Rutgeerts P, Geboes K, Vantrappen G, et al. Natural history of recurrent Crohn's disease at the ileocolonic anastomosis after curative surgery. Gut, 1984, 25: 665-672.

［12］ Olaison G, Smedh K, Sjodahl R. Natural course of Crohn's disease after ileocolic resection: endoscopically visualised ileal ulcers pre- ceding symptoms. Gut, 1992, 33: 331-335.

［13］ Vadlamudi N, Alkhouri N, Mahajan L, et al. Ileoscopy via stoma after diverting ileostomy: a safe and effective tool to evaluate for Crohn's recurrence of neoterminal ileum. Dig Dis Sci, 2011, 56: 866-870.

［14］ Shen B, Fazio VW, Remzi FH, et al. Endoscopic balloon dilation of ileal pouch strictures. Am J Gastroenterol, 2004, 99: 2340-2347.

［15］ Hassan C, Zullo A, De Francesco V, et al. Systematic review: endoscopic dilatation in Crohn's disease. Aliment Pharmacol Ther, 2007, 26: 1457-1464.

［16］ Ho IK, Cash BD, Cohen H, et al. Radiation exposure in gastroenterology: improving patient and staff protection. Am J Gastroenterol, 2014, 109: 1180-1194.

［17］ Atreja A, Aggarwal A, Dwivedi S, et al. Safety and efficacy of endoscopic dilation for primary and anastomotic Crohn's disease strictures. J Crohns Colitis, 2014, 8: 392-400.

［18］ Chen M, Shen B. Comparable short- and long-term outcomes of colonoscopic balloon dilation of Crohn's disease and benign non-Crohn's disease strictures. Inflamm Bowel Dis, 2014, 20: 1739-1746.

［19］ He X, Chen Z, Huang J, et al. Stapled side-to-side anastomosis might be better than handsewn end-to-end anastomosis in ileocolic resection for Crohn's disease: a meta-analysis. Dig Dis Sci, 2014, 59: 1544-1551.

［20］ Wexner SD, Taranow DA, Johansen OB, et al. Loop ileostomy is a safe option for fecal diversion. Dis Colon Rectum, 1993, 36: 349-354.

［21］ Winslet MC, Allan A, Poxon V, et al. Faecal diversion for Crohn's colitis: a model to study the role of the faecal stream in the inflammatory process. Gut, 1994, 35: 236-242.

［22］ Lian L, Fazio VW, Remzi FH, et al. Outcomes for patients under-going continent ileostomy after a failed ileal pouch-anal anastomosis. Dis Colon Rectum, 2009, 52: 1409-1414. discussion 4414-1406.

［23］ Orlando A, Mocciaro F, Renna S, et al. Early post-operative endoscopic recurrence in Crohn's disease patients: data from an Italian Group for the study of inflammatory bowel disease (IG-IBD) study on a large prospective multicenter cohort. J Crohns Colitis, 2014, 8: 1217-1221.

［24］ Regueiro M, Kip KE, Baidoo L, et al. Postoperative therapy with infliximab prevents long-term Crohn's disease recurrence. Clin Gastroenterol Hepatol, 2014, 12: 1494-1502 e1491.

［25］ Regueiro M, Schraut W, Baidoo L, et al. Infliximab prevents Crohn's disease recurrence after ileal resection. Gastroenterology, 2009, 136: 441-450; quiz 716.

［26］ Rutgeerts P, Geboes K, Vantrappen G, et al. Predictability of the postoperative course of Crohn's disease. Gastroenterology, 1990, 99: 956-963.

［27］ Du P, Sun C, Ashburn J, et al. Risk factors for Crohn's disease of the neo-small intestine in ulcerative colitis patients with total proctocolectomy and primary or secondary ileostomies. J Crohns Colitis, 2015, 9: 170-176.

［28］ Vasutakarn V, Fialho A, Lopez L, et al. Correlation of the Rutgeerts score and recurrence of Crohn's disease in patients with end ileostomy. Gastroenterol Rep (Oxford), 2016 [Epub ahead of print].

［29］ Wu XR, Shen B. Diagnosis and management of parastomal pyoderma gangrenosum. Gastroenterol Rep (Oxford), 2013, 1: 1-8.

［30］ Nyabanga C, Kochhar G, Costa G, et al. Management of Crohn's disease in the eew Era of gut rehabilitation and intestinal transplantation. Inflamm Bowel Dis, 2016, 22: 1763-1776.

［31］ Shen B. Problems after restorative proctocolectomy: assessment and therapy. Curr Opin Gastroenterol, 2016, 32: 49-54.

［32］ Wu B, Lian L, Li Y, et al. Clinical course of cuffitis in ulcerative colitis patients with restorative proc-tocolectomy and ileal pouch-anal anastomoses. Inflamm Bowel Dis, 2013, 19: 404-410.

［33］ Shen B. Crohn's disease of the ileal pouch: reality, diagnosis, and management. Inflamm Bowel Dis, 2009, 15: 284-294.

［34］ Shen B, Remzi FH, Lavery IC, et al. A proposed classification of ileal pouch disorders and associated complications after restorative proctocolectomy. Clin Gastroenterol Hepatol, 2008, 6: 145-158. quiz 124.

［35］ Mukewar S, Wu X, Lopez R, Shen B. Comparison of long-term outcomes of S and J pouches and continent ileostomies in ulcerative colitis patients with restorative proctocolectomy-experience in subspecialty pouch center. J Crohns Colitis, 2014, 8: 1227-1236.

［36］ Xie J, Itzkowitz SH. Cancer in inflammatory bowel disease. World J Gastroenterol, 2008, 14: 378-389.

［37］ Klarskov L, Mogensen AM, Jespersen N, et al. Filiform serrated adenomatous polyposis arising in a diverted rectum of an inflammatory bowel disease patient. Acta Pathol Microbiol Immunol Scand, 2011, 119: 393-398.

［38］ Ma CK, Gottlieb C, Haas PA. Diversion colitis: a clinicopathologic study of 21 cases. Hum Pathol, 1990, 21: 429-436.

［39］ Yamamoto T, Fazio VW, Tekkis PP. Safety and efficacy of strictureplasty for Crohn's disease: a systematic review and meta-analysis. Dis Colon Rectum, 2007, 50: 1968-1986.

［40］ Skinner M, Popa D, Neumann H, et al. ERCP with the overtube-assisted enteroscopy technique: a systematic review. Endoscopy, 2014, 46: 560-572.

［41］ Parlak E, Cicek B, Disibeyaz S, et al. Endoscopic retrograde cholangiography by double balloon enteroscopy in patients with Roux-en-Y hepaticojejunostomy. Surg Endosc, 2010, 24: 466-470.

［42］ Paine E, Shen B. Endoscopic therapy in inflammatory bowel diseases (with videos). Gastrointest Endosc, 2013, 78: 819-835.

［43］ Murphy SJ, Kornbluth A. Double balloon enteroscopy in Crohn's disease: where are we now and where should we go? Inflamm Bowel Dis, 2011, 17: 485-490.

［44］ Mensink PB, Aktas H, Zelinkova Z, et al. Impact of double-balloon enteroscopy findings on the management of Crohn's disease. Scand J Gastroenterol, 2010, 45: 483-489.

［45］ Di Nardo G, Oliva S, Aloi M, et al. Usefulness of single-balloon enteroscopy in pediatric Crohn's disease. Gastrointest Endosc, 2012, 75: 80-86.

［46］ Oshitani N, Yukawa T, Yamagami H, et al. Evaluation of deep small bowel involvement by double-balloon enteroscopy in Crohn's disease. Am J Gastroenterol, 2006, 101: 1484-1489.

［47］ Gill RS, Kaffes AJ. Small bowel stricture characterization and outcomes of dilatation by double-balloon enteroscopy: a single-centre experience. Ther Adv Gastroenterol, 2014, 7: 108-114.

［48］ Obusez EC, Lian L, Oberc A, et al. Multimedia article. Successful endoscopic wire-guided balloon dilatation of angulated and tight ileal pouch strictures without fluoroscopy. Surg Endosc, 2011, 25: 1306.

［49］ Lan N, Shen B. Endoscopic Stricturotomy with needle knife in the treatment of strictures from inflammatory bowel disease. Inflamm Bowel Dis, 2017, 23: 502-513.

［50］ Chen M, Shen B. Ileoscopic balloon dilation of Crohn's disease strictures via stoma. Gastrointest Endosc, 2014, 79: 688-693.

［51］ Wu XR, Mukewar S, Kiran RP, et al. Surgical stricturoplasty in the treatment of ileal pouch strictures. J Gastrointest Surg, 2013, 17: 1452-1461.

［52］ Chen M, Shen B. Endoscopic therapy for Kock pouch strictures in patients with inflammatory bowel disease. Gastrointest Endosc, 2014, 80: 353-359.

［53］ Chen M, Shen B. Endoscopic needle-knife stricturotomy for nipple valve stricture of continent ileostomy (with video). Gastrointest Endosc, 2015, 81: 1287-1288. discussion 1288-1289.

第13章　狭窄的内镜下球囊扩张

Bo Shen

狭窄是外科治疗炎症性肠病（IBD）的常见并发症。内镜下球囊扩张术（EBD）已经成为治疗这类狭窄的有效方法。EBD 在治疗器质性狭窄方面比药物更有效，侵入性比手术更小。在 EBD 治疗过程中，主要的不良事件是穿孔和出血。因此，内镜医生应经过良好的训练，始终保持谨慎，预见可能发生相关并发症，做好内镜检查中的损伤控制，并预先准备好外科支持。[注①]

一、简　介

狭窄是炎症性肠病相关手术的常见并发症。蒙特利尔分型中，CD 的疾病表型分为非狭窄性 / 非穿透性（B1）、狭窄性（B2）或穿透性（B3）[1]。一项大样本研究表明，CD 患者初次确诊时有 81% 的患者为非狭窄性 / 非穿透性疾病，4.6% 的患者有狭窄，14% 为穿透性 CD。随着时间的推移，CD 病程会有进展，大多数患者会出现狭窄或瘘。有报道指出，CD 患者狭窄或瘘管的累积发生率在 5 年内会从 34% 增加到 52%，而在诊断后的 10 年会从 40% 上升到 70%[2,3,4]，大多数患者最终都需要手术治疗。

治疗 CD 患者狭窄的方法包括药物、内镜和手术，以及联合应用这些方法。完全的纤维化狭窄是罕见的，炎症性狭窄可通过抗炎和免疫抑制药物治疗而改善，但纤维化占主导地位的狭窄通常不适合药物治疗[5]。事实上，在大多数已发表的随机对照研究中，具有显著性狭窄或梗阻症状的 CD 患者均被排除在抗肿瘤坏死因子（TNF）、抗整合素或抗白细胞介素的研究之外。手术治疗狭窄是有效的，包括肠切除吻合术和狭窄成形术。然而，它常伴随着高风险的术后并发症、短肠综合征和狭窄复发[6,7]。

介于药物和手术治疗之间，内镜治疗近来成为处理 IBD 并发症的有效方法。在这一章中，根据目前的文献和克利夫兰诊所的经验，原著作者将讨论 CD 相关狭窄及瘘管的内镜下处理原则、内镜下治疗准备和相关治疗技术。

---

① 此段为译者加入。

198

二、适 应 证

在 2013 年，根据病因、长度、严重程度、数量、性状和复杂性，原著作者提出了 IBD 相关狭窄分类体系[8]。IBD 相关狭窄可分为以下几类：①原发性（疾病相关）vs 继发性（如吻合、非甾体类抗炎药、缺血）；②长度：短段（≤ 4cm）vs 长段（＞ 4cm）；③单发 vs 多发；④轻度 vs 中度 vs 重度；⑤直线型 vs 成角型；⑥有或没有狭窄近端的肠段扩张；⑦炎症性狭窄 vs 纤维性狭窄 vs 混合性狭窄；⑧溃疡 vs 非溃疡；⑨简单 vs 复杂（并发瘘或脓肿）。具体狭窄分类，请参阅第 7 章。

提出这种分类的主要目的是希望能以最佳方式去治疗最合适的病变。EBD 治疗 CD 狭窄的最佳适应证包括：①短节段狭窄（＜ 4cm）；②单发和直线型狭窄；③无近端肠段扩张的狭窄；④纤维性狭窄，未合并显著炎症（表 13.1）。

表 13.1　适合和不适合 EBD 治疗的狭窄

适合的病灶	不适合的病灶
短节段狭窄（＜ 4cm）	长节段狭窄（≥ 4cm）
蹼样狭窄	梭形狭窄
单发或多发狭窄但肠腔较直	成角狭窄；多发狭窄伴成角；邻近脓肿的狭窄

三、技　　术

狭窄是 IBD 手术患者常见的并发症。内镜治疗 CD 狭窄的主要方式是内镜下球囊扩张术（EBD）和针刀狭窄切开术（请参见第 14 章）。内镜治疗狭窄的即刻成功率的定义为经过治疗后，内镜能够顺利通过治疗前原本狭窄的肠管。在早期的小样本研究中，成功率达到 45％，而在随后大样本的研究中即刻成功率接近 100％。大多数患者在随访结束时仍然不需要手术治疗[9-26]。

内镜医生需要经过适当的培训才能胜任 EBD 这项工作。此外，内镜治疗团队需要进行术前准备、布置手术房间、准备设备和器材。内镜医生需要根据患者的病史、既往内镜和手术报告以及术前腹部影像，在插镜前就准确掌握狭窄病变的性质及部位。患者必须严格进行肠道准备。检查时必须注意对狭窄和部分肠梗阻患者进行气体抽吸。EBD 的技术部分讨论如下。

（一）透视引导

推荐在透视引导下进行 EBD。使用透视有利于定位狭窄部位，引导内镜和球囊导管的插入方向。然而，即使有个人防护设备，透视检查仍会使患者、内镜医生和内镜检查护士暴露于电离辐射之下。此外，并非所有的地方都有透视条件，尤其是在门诊。因此，透视引导的 EBD 多用于严重的、成角的狭窄或具有内镜难以通过的多发狭窄，以及深部肠段的狭窄。

（二）逆行 vs 顺行扩张

通过内镜置入水囊治疗 CD 或非 CD 相关的狭窄，是常见的方法。EBD 有两种方式，即逆行性和顺行性，分别应用于内镜可通过和无法通过的狭窄。逆行 EBD 通常使用较多，因为内镜医生可以直观地看到狭窄的性质，以及狭窄附近肠段的管腔和黏膜。逆行 EBD 时，内镜通过狭窄肠段时通常会有一些阻力，然后在内镜直视下置入球囊，内镜带着球囊后退。一旦球囊的腰部越过狭窄，就随即扩张球囊。扩张后一般会有一定程度的出血（图 13.1）。

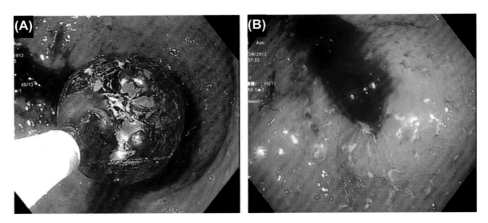

图 13.1　A，无法通过充盈球囊直视狭窄部位的球囊扩张；B，扩张后的损伤出血

内镜不能通过的重度狭窄或者成角狭窄，对于 EBD 是具有挑战性的。其中一个问题是，非直视下球囊通过紧实的狭窄，球囊尖端可能会导致狭窄段损伤，甚至导致穿孔。导丝交换技术有助于减少损伤。内镜医生可以尝试顺行进行导丝交换。顺行的导丝交换技术是由护士将软导丝小心地穿过球囊，同时内镜医生保持内镜稳定，将球囊尖端对准狭窄段肠腔。如果护士告知在通过狭窄时导丝没有阻力，内镜医生则可以估计导丝已经位于肠腔内，于是便推动球囊导管向前，同时护士后拉导丝。球囊导管和导丝线在狭窄处交换。一旦球囊成功通过狭窄段，内镜医生通过左手手指固定镜身，再次将导丝从球囊尖端向前推进，这样有助于阻止短球囊在充盈时向前滑动或球囊尖端所致穿孔的发生。

（三）逐级 vs 非逐级扩张和球囊充盈的持续时间

球囊可以逐级或非逐级注水充盈。为了最大限度减少穿孔风险，原著作者通常以逐级的方式进行扩张，从 16～18mm 球囊开始，逐渐扩张到更大的尺寸。CRE 球囊（波士顿科技公司，马尔伯勒，马萨诸塞州）具有逐级充盈扩张的能力，是原著作者的首选。基于狭窄的程度、长度和纤维化来确定球囊扩张的持续时间，一般持续 5～20s。

（四）短球囊 vs 长球囊

通常使用 5.5cm 和 8cm 这两种类型的球囊。根据狭窄的程度、长度和性质，选择合适的球囊大小和长度。两种球囊各有利弊。短气囊的优点：①易于在内镜钳道里推送和回收；②更容易通过小儿结肠镜到达深部小肠狭窄部位；③配备的导丝允许在紧实的狭窄处进行导丝引导的顺行扩张。短球囊的主要缺点是球囊较难安全通过狭窄肠段,特别是长段狭窄,球囊有滑脱的危险,内镜医生有类似手握西瓜籽的"滑溜感"。

长球囊的优点是能够应用于长段狭窄,并且内镜医生容易控制其通过狭窄部位。长球囊的主要缺点是缺少导丝引导和难以通过活检通道,尤其是在操作细径内镜时。

（五）扩张中和扩张后对狭窄的观察

一些内镜医生觉得如果在直视下扩张狭窄段,则扩张所致肠壁损伤的风险更小（图 13.2）。但这种方法在狭窄肠段较长而球囊较短时,可能存在球囊向前滑动的问题。而另一些内镜医生认为,为了更好地保证球囊的位置,在球囊扩张时应避免直视狭窄段（图 13.2）。目前,尚无公开发表的数据来比较这两种方法的疗效和安全性,多依赖于内镜医生的个人经验。

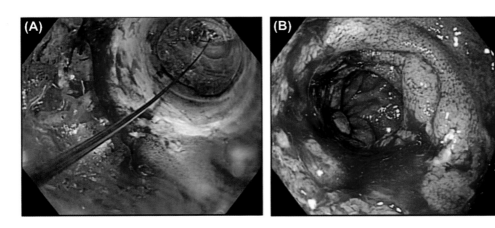

图 13.2　A,通过充盈球囊直视狭窄部位的球囊扩张;B,扩张后的效果

在 EBD 扩张完成后,原著作者倾向于再观察一下。再次观察的优点是评估 EBD 成功与否（例如镜身是否容易通过扩张后的狭窄段）,观察顺行扩张后原来狭窄处的情况,可立刻识别和处理手术相关的并发症（出血和穿孔）,以及确认近侧肠管是否还有其他狭窄部位,以便进行相应的治疗。然而,再次观察可能会导致额外的损伤甚至引起并发症。因此,内镜医生应格外谨慎。

（六）狭窄部位的活检

首次进行诊断性或治疗性内镜操作时,对于原发性狭窄或肠道肿瘤切除术后的吻合口狭窄,应进行活检以排除恶性肿瘤。此外,对于那些难治性的原发性狭窄或 EBD/内镜狭窄切开术后的继发性狭窄,应定期活检。不幸的是,对于区分炎症性狭窄与纤维性狭窄,以及明确吻合口狭窄有无缺血性因素,组织学评估经常不可靠。蹼样狭窄通常是由 NSAIDs、胰酶制剂和氯化钾等药物引起。活检可显示黏膜损伤的特点,有别于克罗恩病。

（七）远端肠段狭窄和肛门狭窄

肛管直肠区域是内镜治疗的特殊部位。该处有丰富的神经和血管,以及容易受损的器官,如膀胱、阴道和前列腺。因此，远端直肠、远端回肠储袋和肛管狭窄的内镜治疗是极具挑战性的。在内镜检查时，内镜医生应熟悉肛门直肠的解剖结构。在内镜直视下，患者在左侧卧位时，直肠或储袋前壁位于 4 或 5 点位置，后壁位于 10 或 11 点位置。手术患者处于仰卧位或截石位时，前后壁的定位则不一样。通过活检通道注水可明确重力区域，这将有助于内镜定位。

EBD 或探条扩张可导致直肠、储袋前壁或邻近器官（膀胱和阴道）的医源性损伤，导致直肠阴道瘘（RVF）或储袋阴道瘘（PVF）。这是 EBD 或探条扩张的一个主要缺点，因为扩张在一定程度上是不可控的，内镜医生并不能控制狭窄部位撕裂的位置和深度。相反，内镜下狭窄切开术可以解决这个问题，因为该技术可以定向切开并控制切开深度。为了确保治疗安全，内镜下狭窄切开术最好在靠近骶前间隙的后壁进行。此外，在患者耐受性方面，内镜下狭窄切开术优于 EBD 或探条扩张术。

在 EBD 治疗前，通过药物治疗控制直肠或肛管的炎症很重要。这有助于增加该区域狭窄的纤维性成分，以减少内镜治疗时炎性因素导致的出血。EBD 需要非常精细地操作。女性患者的球囊扩张直径（16～18mm）应该小于男性患者（18～20mm），以降低医源性 RVF 或 PVF 的风险。为减少不适，在 EBD 治疗前需要使用镇静药物和利多卡因进行局部麻醉。在充盈球囊时，内镜医生会在镜身远端与球囊近端之间（肛门括约肌的位置）留下一个小的空间。这么做的目的是尽量减少肛门括约肌的损伤，并减轻不适感。内镜透明帽有助于减轻在球囊充盈期间由于肛管肌肉收缩引起的视野不清。

（八）特殊情况下的吻合口狭窄

肠段切除和吻合术是 CD 最常用的手术方式。吻合口可以位于胃 – 空肠，小肠，回肠 – 结肠，结肠 – 结肠，结肠 – 直肠。吻合形式分为端端吻合、端侧吻合、侧端吻合和侧侧吻合。

行回结肠吻合（ICA）的回结肠切除术（ICR）是 CD 患者最常用的手术方式，其中能够增加吻合口面积的侧侧吻合是最常用的吻合方式。在这种情况下，插管通过回结肠吻合口有一定的难度，因为吻合口常位于切线位置，这就导致 EBD 治疗 ICA 狭窄较为困难。"90° 反转技术"适用于 ICA 吻合口狭窄。吻合后的末端回肠和侧侧吻合口之间会形成 90°，这些促使原著作者发展了"90° 反转技术"。该技术在顺行或逆行扩张中都可得到运用，具体手法是当球囊通过成角的狭窄部位时，内镜医生将球囊向前推进，使球囊和球囊导管形成 90°。需要记住的是，位于回肠末端盲端的残端吻合钉容易造成损伤或穿孔。

（九）狭窄合并瘘

肠 – 肠瘘（EEF），如回肠 – 乙状结肠瘘，常与原发性瘘管内口的远端肠道狭窄有关。合并 EEF 的狭窄是否可行扩张治疗取决于狭窄和瘘管内口之间的距离。如果两者之间距离较远（＞5cm），则可尝试对狭窄部位进行适度的球囊扩张治疗，以减轻肠腔内压力，并减少 EEF 瘘管的引流量。如果狭窄接近瘘管内口（＜5cm）或邻近脓肿，则不应进行内镜扩张，以避免瘘管两端均发生肠穿孔（double perforation）。

直肠远端、末端回肠储袋、肛管等部位的狭窄可出现在瘘管附近（如 RVF、PVF 和肛瘘），或是位于盆腔脓肿、肛周脓肿附近。这类患者不宜进行 EBD 治疗，因为这会导致患者（特别是门诊患者）不适，组织损伤以及医源性瘘和脓肿形成。

（十）联合其他治疗方式

EBD 可与其他治疗方式联合使用，如内镜下狭窄切开术。对于毗邻重要器官的狭窄，如女性患者的远端直肠或末端回肠储袋部位的狭窄，原著作者可以在 EBD 治疗的基础上，联合应用内镜下狭窄切开术。即 EBD 后在直肠或储袋后壁用针刀进行轻度切开，切开的部位是气囊扩张撕裂的部位。联合电力（如针刀）和机械力（即 EBD）可以降低由电刀引起的出血风险。此外，还可以在狭窄部位的球囊撕裂处放置钛夹，以防止狭窄复发（图 13.3）。

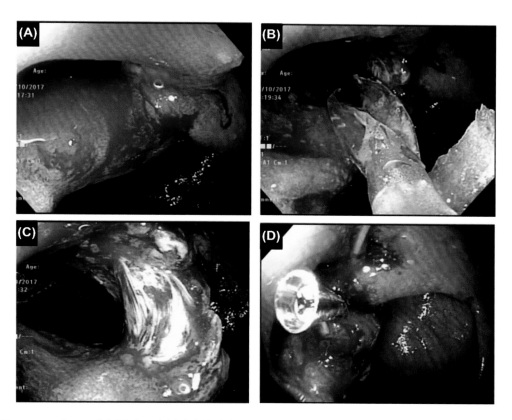

图 13.3　A 和 B，克罗恩病回盲瓣狭窄的球囊扩张；C，肌层撕裂；D，放置钛夹以防止穿孔和出血

四、EBD 疗效的相关因素

不同研究之间疗效的差异性可能源于狭窄本身的异质性（短段狭窄 vs 长段狭窄，单发狭窄 vs 多发狭窄，原发性狭窄 vs 继发性狭窄 / 吻合口狭窄）、全身因素、球囊的尺寸以及内镜医生的技术水平。

（一）非 CD 狭窄 vs CD 狭窄

以往认为 EBD 对于非 CD 的良性消化道狭窄疗效应该优于 CD 狭窄，这是因为后者有复发倾向，炎症常持续存在。然而，原著作者最近发表的病例对照研究表明，在 CD 狭窄和非 CD 的良性狭窄患者中，EBD 治疗后的免除手术率类似[27]。原著作者共纳入 90 例患者：30 例（33.3%）非 CD 狭窄（如憩室炎）和 60 例（66.7%）CD 狭窄，分别进行了 66 次和 151 次内镜球囊扩张术来治疗 80 个非 CD 狭窄和 180 个 CD 狭窄，内镜下球囊扩张治疗非 CD 和 CD 狭窄的球囊直径之间无统计学差异（17mm vs 20mm，$P = 0.45$）。两组的操作成功率也相当，即扩张术后内镜通过率无差异（94% vs 93.9%）。随访期间，两组患者的免除手术率和无额外干预率的累积结果是相近的，两组之间无统计学差异[27]。因此，EBD 在治疗 CD 的原发性或继发性狭窄患者中的地位与治疗非 CD 良性狭窄相当。

（二）狭窄的长度

影响 EBD 疗效和预后的最重要因素可能是狭窄的长度。一项荟萃分析纳入了 1463 例 CD 患者，共进行了 3213 次 EBD，其中 99% 患者有回肠狭窄，62% 患者有吻合口狭窄。在对 676 名符合条件的患者开展的多变量分析中，狭窄长度不高于 5cm 的患者有着更高的无手术生存率。事实上，狭窄长度每增加 1cm，需要手术的危险增加 8%[28]。原著作者及其他研究人员提议，如果狭窄长度在 5cm 以上，则应首选外科手术干预[29]。

（三）原发性 vs 继发性的狭窄

根据原著作者的经验，对于原发性 CD 狭窄，理论上 EBD 或其他内镜治疗效果可能不理想。然而，原著作者早期的一项研究纳入了 128 例 CD 狭窄患者，对其中 169 个狭窄（其中有 88 个原发性狭窄、81 个吻合口狭窄）进行了共 430 次的 EBD 扩张治疗。结果发现，原发性狭窄和吻合口狭窄在手术需要率（34.1% vs 29.6%）、再扩张率（59.1% vs 58%）和总干预率（手术和再扩张，71.6% vs 72.8%）方面，均没有统计学差异[22]。因此，只要没有禁忌证，原发性或继发性 CD 狭窄患者都应尝试进行 EBD 治疗。

（四）狭窄近段肠管扩张

狭窄近段肠管扩张提示病程较长，患者通常需要手术干预。在 EBD 治疗原发性 CD 狭窄时，对于伴有近端肠管扩张和不伴有近端肠管扩张患者之间的疗效是否有差异，目前还没有这方面公开的研究数据。我们最近对 EBD 治疗 CD 相关 ICA 狭窄的研究表明，伴有近段肠管扩张的患者的 EBD 的疗效较差[24]。因此，在原著作者的临床实践中，原发性或手术后继发性狭窄的 CD 患者一旦合并近端肠管的扩张，将不可避免地面临手术。

（五）球囊的尺寸

各种尺寸的球囊都已被用于治疗 CD 相关狭窄。一项荟萃分析共纳入 13 项研究，共 347 位 CD 患者，球囊的最大口径从 18mm 到 25mm 不等，结果提示球囊大小与即时成功率（定义为内镜能够无阻力地通过治疗后的狭窄肠管)不相关[30]，最大口径的球囊和球囊扩张后的长期疗效(定义为在随访期间无须再扩张或再手术)之间也无相关性。然而，最近一项关于 88 例 CD 狭窄患者的研究却表明，EBD 治疗用的球囊尺寸可能会影响后续再手术的可能性[31]。值得注意的是，25mm 的球囊可能也伴随着更高的穿孔风险。在原著作者的 IBD 中心，不同尺寸的球囊(18～20mm)都被用于 EBD 治疗原发性狭窄及吻合口狭窄，具体选择何种型号的球囊是由多个因素决定的，例如狭窄位置、程度和长度。

(六)合并炎症及炎症的全身治疗

目前已经明确是否合并炎症或是否进行系统性的抗感染治疗，可显著影响 EBD 的疗效。最近的一项英国多中心研究纳入了 79 例患者，包括 48 例 ICA 狭窄和 31 例原发性狭窄，结果显示治疗前 C 反应蛋白水平会影响 EBD 治疗后无手术生存率[32]。早期的一项研究纳入了 34 例合并原发性或继发性狭窄的 CD 患者，发现活动性溃疡和吸烟往往预示 EBD 疗效更差[33]。最近对 54 例来自英国的 CD 吻合口狭窄的研究表明，在 EBD 治疗的同时，应用抗 TNF 治疗和免疫调节剂治疗可降低内镜下再扩张的风险[26]。该研究应用 Rutgeert 评分，还发现吻合口近端回肠存在活动性炎症的患者的手术风险较高[26]。另外，也有研究表明，EBD 治疗时是否同时存在肠道活动性炎症，是否同时进行全身抗感染治疗，对内镜治疗效果的影响很小[28,31]。相反，有人认为全身应用糖皮质激素会增加 EBD 相关的穿孔风险[34,35]，而穿孔对预后会产生负面影响[36]。原著作者认为，狭窄合并溃疡并不是 EBD 的禁忌证，但应高度重视免疫抑制剂尤其是糖皮质激素的应用。合并活动性炎症可能不会影响 EBD 的疗效，但在治疗过程中会使患者更容易出血。原著作者发现局部喷洒 50% 葡萄糖溶液有助于控制出血。

目前还不清楚扩张后药物治疗是否可以防止狭窄复发。一项病例对照研究在 30 例回结肠狭窄患者中观察了单纯 EBD 或是 EBD 联合口服布地奈德和硫唑嘌呤(AZA)治疗的效果，结果显示后者的 1 年复发率更低(53% vs 20%)[37]。然而，另一项对 53 例患者开展的研究结果则相反，发现使用硫唑嘌呤并不会影响扩张后的疗效。还有一项针对 38 例患者的研究结果也发现，EBD 后是否使用免疫抑制剂或糖皮质激素，与患者术后是否需要内镜下再扩张无关[43]。此外，一项 31 例患者的小样本研究显示，EBD 术后使用免疫调节剂或生物制剂并不能预测手术干预或 EBD 再扩张的风险。然而，有趣的是，一项包括 138 例患者的研究则发现，与对照组相比，EBD 后使用抗 TNF 治疗反而增加了内镜下再扩张或手术的风险(6% vs 14%)。最近的一项随机对照研究比较了 23 例有回结肠狭窄症状的患者，分别采用单纯 EBD 治疗或是 EBD 和 IFX 联合治疗，平均随访 3 年，结论是联合治疗具有更持久的应答，较低的再扩张率(55% vs 33%)，且这类患者的肠切除手术率为 0。

深部小肠狭窄对内镜治疗提出了一定的挑战，原因主要是内镜难以到达，以及并发症风险较高。鲜有研究观察小肠镜治疗 CD 狭窄的效果。有一项研究评估了小肠镜对 10 例患者进行 EBD 的疗效，结果 8 例(80%)成功，平均随访 10 个月，其中 6 例(60%)一直保持无手术状态[39]。另一项是对 9 例患者进行双气囊小肠镜 EBD 疗效的报道，其中 8 例成功，1 例穿孔，平均随访 21 个月，所有 9 例患者未再进行手术治疗[40]。上述两项研究中狭窄位置均在空肠或回肠。原著作者认为，对于那些深部小肠的单发、直线、短节段的狭窄，可以尝试在小肠镜下行 EBD 治疗。

（七）病变局部注射糖皮质激素或抗 TNF 生物制剂

扩张狭窄肠管会导致炎症性、纤维性狭窄部位的撕裂，而这会刺激该部位进一步发生炎症和纤维化，导致狭窄复发。病变局部注射长效糖皮质激素，目的是延长 EBD 治疗后的维持时间。然而，目前已发表的研究结果却并不一致。一些研究表明，EBD 术后局部注射激素能有效减少再扩张率和手术率[12,41,42]，而另一些研究却未发现明确效果[31]。有两个小样本的随机对照试验，研究了局部注射糖皮质激素对 EBD 治疗 CD 狭窄的疗效。第一项随机对照试验包括 13 例 CD–ICA 狭窄患者（实验组：7 例，对照组：6 例），显示局部注射并没有缩短 EBD 术后再扩张的间隔[43]，在意向性分析中，实验组中的 5 例和对照组中的 1 例需要再次扩张[43]。第二个随机对照实验包括 29 例并发原发性狭窄或吻合口狭窄的 CD 儿童患者，其中局部注射组 15 例，对照组 14 例，术后随访监测方法包括临床症状、小肠超声增强造影、MR 小肠造影检查；所有患者在扩张后的第 12 个月行结肠镜检查。与对照组相比，局部注射组的无扩张持续时间和非手术持续时间明显较长[42]。这两个随机对照试验的结果截然相反，推测可能与下列混杂因素有关：样本量、患者群体（成人 vs 儿童）、狭窄部位（吻合口狭窄 vs 原发狭窄和吻合口狭窄两者都有）。一项荟萃分析纳入了 12 项 EBD 治疗 CD 狭窄的研究，结果表明，局部注射糖皮质激素对 EBD 疗效没有影响[28]。根据目前文献，并结合克利夫兰诊所 IBD 中心的经验，原著作者认为局部注射激素并不能提高 EBD 的疗效。

有一些小样本研究报道了 EBD 术后局部注射抗 TNF 药物的疗效。在一项纳入 6 例 CD 炎症性狭窄患者的病例报道中，研究人员在连续 EBD 治疗后于黏膜下注射 40mg 英夫利西单抗，随访 6 个月后，所有患者的 CD 内镜简化评分均有降低[44]。该研究结果和早期的一项 3 例 CD 结肠狭窄的研究结果一致。原著作者也尝试过进行单独或联合 EBD 在病灶局部注射英夫利西单抗或赛妥珠单抗的治疗，发现局部注射可能有助于治疗长期、炎症性、原发性 CD 狭窄（未发表资料）。

五、总　结

EBD 已成为 CD 相关狭窄的标准疗法。EBD 在技术上具有挑战性，尤其是对多发、成角和长段狭窄。大多数接受 EBD 的患者最终还是需要手术治疗。EBD 治疗的主要目标是缓解症状，减少手术干预。目前，EBD 在技术、设备和策略等方面都有进一步改进的余地。可以预见的是，联合应用内镜技术，如 EBD 结合内镜下狭窄切开术将会提高治疗的有效性和安全性。

（唐　文　译）

参考文献

［1］ Silverberg MS, Satsangi J, Ahmad T, et al. Toward an integrated clinical, molecular and serological classification of inflammatory bowel disease: report of a Working Party of the 2005 Montreal World Congress of Gastroenterology. Can J Gastroenterol, 2005, 19 Suppl A: 5A-36A.

［2］ Thia KT, Sandborn WJ, Harmsen WS, et al. Risk factors associated with progression to intestinal complications of Crohn's disease in a population-based cohort. Gastroenterology, 2010, 139: 1147-1455.

［3］ Tarrant KM, Barclay ML, Frampton CM, et al. Perianal disease predicts changes in Crohn's disease phenotype-results of a population-based study of inflammatory bowel disease phenotype. Am J Gastroenterol, 2008, 103: 3082-3093.

［4］ Louis E, Collard A, Oger AF, et al. Behaviour of Crohn's disease according to the Vienna classification: changing pattern over the course of the disease. Gut, 2001, 49: 777-782.

［5］ Bouguen G, Trouilloud I, Siproudhis L, et al. Long-term outcome of non-fistulizing (ulcers, stricture) perianal Crohn's disease in patients treated with infliximab. Aliment Pharmacol Ther, 2009, 30: 749-756.

［6］ Dietz DW, Laureti S, Strong SA, et al. Safety and longterm efficacy of strictureplasty in 314 patients with obstructing small bowel Crohn's disease. J Am Coll Surg, 2001, 192: 330-337, discussion 337-338.

［7］ Scarpa M, Angriman I, Barollo M, et al. Risk factors for recurrence of stenosis in Crohn's disease. Acta Biomed, 2003, 74 Suppl 2: 80-83.

［8］ Paine E, Shen B. Endoscopic therapy in inflammatory bowel diseases (with videos). Gastrointest Endosc, 2013, 78: 819-835.

［9］ Stienecker K, Gleichmann D, Neumayer U, et al. Long-term results of endoscopic balloon dilatation of lower gastrointestinal tract strictures in Crohn's disease: a prospective study. World J Gastroenterol, 2009, 15: 2623-2627.

［10］ Couckuyt H, Gevers AM, Coremans G, et al. Efficacy and safety of hydrostatic balloon dilatation of ileocolonic Crohn's strictures: a prospective longterm analysis. Gut, 1995, 36: 577-580.

［11］ Ramboer C, Verhamme M, Dhondt E, et al. Endoscopic treatment of stenosis in recurrent Crohn's disease with balloon dilation combined with local corticosteroid injection. Gastrointest Endosc, 1995, 42(3): 252-255.

［12］ Brooker JC, Beckett CG, Saunders BP, et al. Long-acting steroid injection after endoscopic dilation of anastomotic Crohn's strictures may improve the outcome: a retrospective case series. Endoscopy, 2003, 35(4): 333-337.

［13］ Blomberg B, Rolny P, Jarnerot G. Endoscopic treatment of anastomotic strictures in Crohn's disease. Endoscopy, 1991, 23(4): 195-198.

［14］ Singh VV, Draganov P, Valentine J. Efficacy and safety of endoscopic balloon dilation of symptomatic upper and lower gastrointestinal Crohn's disease strictures. J Clin Gastroenterol, 2005, 39: 284-290.

［15］ Ferlitsch A, Reinisch W, Puspok A, et al. Safety and efficacy of endoscopic balloon dilation for treatment of Crohn's disease strictures. Endoscopy, 2006, 38: 483-487.

［16］ Dear KL, Hunter JO. Colonoscopic hydrostatic balloon dilatation of Crohn's strictures. J Clin Gastroenterol,

2001, 33: 315-318.

［17］ Sabate JM, Villarejo J, Bouhnik Y, et al. Hydrostatic balloon dilatation of Crohn's strictures. Aliment Pharmacol Ther, 2003, 18: 409-413.

［18］ Matsui T, Hatakeyama S, Ikeda K, et al. Long-term outcome of endoscopic balloon dilation in obstructive gastroduodenal Crohn's disease. Endoscopy, 1997, 29: 640-645.

［19］ Thomas-Gibson S, Brooker JC, Hayward CM, et al. Colonoscopic balloon dilation of Crohn's strictures: a review of long-term outcomes. Eur J Gastroenterol Hepatol, 2003, 15: 485-488.

［20］ Morini S, Hassan C, Lorenzetti R, et al. Long-term outcome of endoscopic pneumatic dilatation in Crohn's disease. Dig Liver Dis, 2003, 35: 893-897.

［21］ Thienpont C, D'Hoore A, Vermeire S, et al. Long-term outcome of endoscopic dilatation in patients with Crohn's disease is not affected by disease activity or medical therapy. Gut, 2010, 59: 320-324.

［22］ Atreja A, Aggarwal A, Dwivedi S, et al. Safety and efficacy of endoscopic dilation for primary and anastomotic Crohn's disease strictures. J Crohns Colitis, 2014, 8: 392-400.

［23］ Lian L, Stocchi L, Shen B, et al. Prediction of need for surgery after endoscopic balloon dilation of ileocolic anastomotic stricture in patients with Crohn's disease. Dis Colon Rectum, 2015, 58: 423-430.

［24］ Lian L, Stocchi L, Remzi FH, et al. Comparison of endoscopic dilation vs surgery for anastomotic stricture in patients with Crohn's disease following ileocolonic resection. Clin Gastroenterol Hepatol, 2017, 15: 1225-1231.

［25］ Li Y, Stocchi L, Shen B, et al. Salvage surgery after failure of endoscopic balloon dilatation versus surgery first for ileocolonic anastomotic stricture due to recurrent Crohn's disease. Br J Surg, 2015, 102: 1418-1425, discussion 1425.

［26］ Ding NS, Yip WM, Choi CH, et al. Endoscopic dilatation of Crohn's anastomotic strictures is effective in the long term, and escalation of medical therapy improves outcomes in the biologic era. J Crohns Colitis, 2016, 10: 1172-1178.

［27］ Chen M, Shen B. Comparable short- and long-term outcomes of colonoscopic balloon dilation of Crohn's disease and benign non-Crohn's disease strictures. Inflamm Bowel Dis, 2014, 20: 1739-1746.

［28］ Bettenworth D, Gustavsson A, Atreja A, et al. A pooled analysis of Efficacy, safety, and long-term outcome of endoscopic balloon dilation therapy for patients with stricturing Crohn's disease. Inflamm Bowel Dis, 2017, 23: 133-142.

［29］ Bharadwaj S, Fleshner P, Shen B. Therapeutic armamentarium for stricturing Crohn's disease: medical versus endoscopic versus surgical approaches. Inflamm Bowel Dis, 2015, 21: 2194-2213.

［30］ Hassan C, Zullo A, De Francesco V, et al. Systematic review: Endoscopic dilatation in Crohn's disease. Aliment Pharmacol Ther, 2007, 26(11-12): 1457-1464.

［31］ Krauss E, Agaimy A, Gottfried A, et al. Long term follow up of through-the-scope balloon dilation as compared to strictureplasty and bowel resection of intestinal strictures in crohn's disease. Int J Clin Exp Pathol, 2014, 7: 7419-7431.

［32］ Bhalme M, Sarkar S, Lal S, et al. Endoscopic balloon dilatation of Crohn's disease strictures: results from a large United kingdom series. Inflamm Bowel Dis, 2014, 20: 265-270.

［33］ Hoffmann JC, Heller F, Faiss S, et al. Through the endoscope balloon dilation of ileocolonic strictures: prognostic factors, complications, and effectiveness. Int J Colorectal Dis, 2008, 23: 689-696.

［34］ Navaneethan U, Kochhar G, Phull H, et al. Severe disease on endoscopy and steroid use increase the risk for bowel perforation during colonoscopy in inflammatory bowel disease patients. J Crohns Colitis, 2012, 6: 470-475.

［35］ Navaneethan U, Parasa S, Venkatesh PG, et al. Prevalence and risk factors for colonic perforation during colonoscopy in hospitalized inflammatory bowel disease patients. J Crohns Colitis, 2011, 5: 189-195.

［36］ Mukewar S, Costedio M, Wu X, et al. Severe adverse outcomes of endoscopic perforations in patients with and without IBD. Inflamm Bowel Dis, 2014, 20: 2056-2066.

［37］ Raedler A, Peters I, Schreiber S. Treatment with azathioprine and budesonide prevents reoccurrence of ileocolonic stenoses after endoscopic dilatation in Crohn's disease. Gastroenterology, 1997, 112: A1067.

［38］ Mastronardi M, Giorgio P, Di Matteo G, et al. Local infliximab treatment followed by endoscopic dilation reduces ileocolonic anastomotic Crohn's disease recurrence. J Crohns Colitis, 2013: A443.

［39］ Pohl J, May A, Nachbar L, et al. Diagnostic and therapeutic yield of push-and-pull enteroscopy for symptomatic small bowel Crohn's disease strictures. Eur J Gastroenterol Hepatol, 2007, 19: 529-534.

［40］ Despott EJ, Gupta A, Burling D, et al. Effective dilation of small-bowel strictures by double-balloon enteroscopy in patients with symptomatic Crohn's disease (with video). Gastrointest Endosc, 2009, 70: 1030-1036.

［41］ Di Nardo G, Oliva S, Passariello M, et al. Intralesional steroid injection after endoscopic balloon dilation in pediatric Crohn's disease with stricture: a prospective, randomized, double-blind, controlled trial. Gastrointest Endosc, 2010, 72: 1201-1208.

［42］ East JE, Brooker JC, Rutter MD, et al. A pilot study of intrastricture steroid versus placebo injection after balloon dilatation of Crohn's strictures. Clin Gastroenterol Hepatol, 2007, 5: 1065-1069.

［43］ Hendel J, Karstensen JG, Vilmann P. Serial intralesional injections of infliximab in small bowel Crohn's strictures are feasible and might lower inflammation. United European Gastroenterol J, 2014, 2: 406-412.

［44］ Swaminath A, Lichtiger S. Dilation of colonic strictures by intralesional injection of infliximab in patients with Crohn's colitis. Inflamm Bowel Dis, 2008, 14:213-216.

第14章 内镜下狭窄切开术

Bo Shen

内镜下狭窄切开术（ES）是治疗炎症性肠病（IBD）原发狭窄（即疾病相关）或继发狭窄（即吻合口狭窄）的有效治疗手段。经过适当培训、有经验的 IBD 医生将内镜下狭窄切开术作为目前常规治疗方式（包括内镜下球囊扩张术、手术切除狭窄肠段和狭窄成形术）的一种补充手段。对于治疗 IBD 相关的狭窄而言，内镜下狭窄切开术比内镜下球囊扩张更有效、穿孔风险更低，能更精确地控制切口部位及深度，但较球囊扩张治疗即刻出血或迟发出血的风险均高。所以，接受内镜下狭窄切开术治疗的患者需密切随诊观察至少 5 天。①

一、简　介

炎症性肠病（IBD）患者容易形成狭窄，包括原发病直接导致的原发性狭窄和手术相关的继发性狭窄。药物疗法对纤维性狭窄的疗效有限，内镜下球囊扩张治疗术（EBD）已经成为 IBD 患者原发性或继发性狭窄的标准治疗选择之一，可替代或联合外科手术[1]。经验丰富的 IBD 医生采用 EBD 处理 IBD 患者的狭窄被证实是安全有效的，可避免手术或推迟手术干预的时间。但是，EBD 治疗后狭窄易复发，EBD 治疗失败的患者再行手术治疗所面临的手术并发症风险较未经 EBD 治疗而直接进行手术治疗的患者高[2]。另外，手术切除狭窄病灶或狭窄成形术治疗 IBD 相关的狭窄也面临狭窄复发及手术并发症的问题。原著作者团队长期致力于探索除 EBD 和手术之外的其他处理 IBD 患者难治性或复发性狭窄的方法。利用电切或电灼行内镜下狭窄切开术（ES）成为一种有效的备选方法，这种方法也被用于处理胆系或上消化道狭窄。目前，有关用 ES 这项技术治疗肠道狭窄的文献报道非常少，本章所阐述的 ES 原理、原则和技术主要基于原著作者自己的经验。

二、内镜下狭窄切开术的原理

原著作者认为 ES 较 EBD 治疗 IBD 相关狭窄更有效，两者的安全性相当。但是与 EBD 相比，ES

---

① 此段为译者加入。

有自身的优势和不足。

（一）内镜下狭窄切开术的优势

内镜下狭窄切开术对 IBD 相关狭窄的治疗更有效（图 14.1）。EBD 的疗效取决于径向力，而探条扩张的疗效取决于剪切力。EBD 和探条扩张的实施都比 ES 简单。但是，EBD 和探条扩张的主要局限性在于：①无法控制治疗的深度；②无法控制环周狭窄撕裂发生的位置；③较长或梭形狭窄治疗反应差；④直肠远段或肛管狭窄扩张治疗时不适感明显。由于这些内在的局限性，EBD 或探条扩张导致毗邻器官，如阴道（直肠阴道瘘或储袋阴道瘘）和膀胱（直肠膀胱瘘或储袋膀胱瘘）医源性或非有意性气压伤的风险增高。因此，内镜医生在使用 EBD 治疗以下部位狭窄时应尤其谨慎，比如直肠远端、储袋远端、肛门、吻合口处。对女性患者的治疗应更加谨慎。出于对医源性直肠阴道瘘（RVF）或储袋阴道瘘（PVF）风险的考虑，用于女性患者扩张治疗的球囊（直径为 16～18mm）较男性患者（直径为 18～20mm）小。

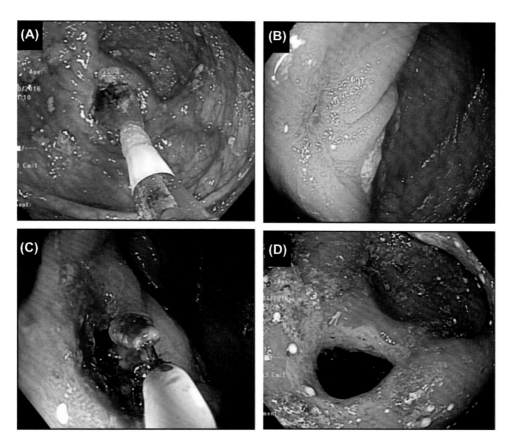

图 14.1　内镜下治疗克罗恩病患者回结肠吻合口狭窄。A，初始球囊扩张；B，球囊扩张治疗 3 个月后狭窄复发；C，针刀狭窄切开术；D，针刀狭窄切开术后 3 个月吻合口通畅，溃疡形成

与 EBD 和探条扩张相比，ES 的最大优势在于内镜医生完全可以控制切开治疗的深度和部位。消化道存在一些易损部位，这些部位出现操作相关穿孔的风险高。例如，远端直肠前壁或远端回肠储袋的损伤可导致与毗邻器官（如阴道、前列腺或膀胱间）形成瘘管（图 14.2）。

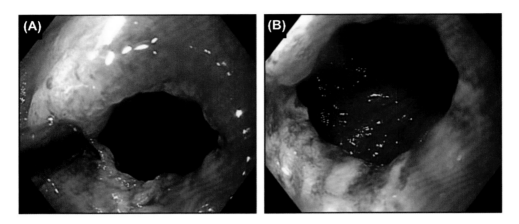

图 14.2　用内镜下狭窄切开术治疗一例女性患者储袋 – 肛管吻合口狭窄。A 和 B，正在使用 IT 刀，应注意避免损伤狭窄肠管前壁。当患者处于左侧卧位时，前壁及其毗邻的阴道在四五点方向上

狭窄的内镜治疗一旦出现医源性损伤，可导致游离穿孔并发腹膜炎，或穿孔发生在肠系膜从而形成肠系膜脓肿。肠系膜脓肿的危害较腹膜炎更大。EBD 治疗时医源性损伤的模式是不受内镜操作者控制的。但内镜医生在实施 ES 时可尽量识别并避开以上所述的消化道易损部位。在实施 ES 时，内镜医生可以在设计好的部位进行操作，注意避开容易出现医源性损伤的部位，比如直肠或回肠储袋的前壁和回结肠吻合口肠系膜侧。为了保证远端肠道狭窄 ES 治疗的安全性，内镜操作应在毗邻骶前间隙的后壁进行。

EBD 治疗时给狭窄的肠腔环周施加了一个径向力，这是以肠狭窄在纵轴和径向平面上都是对称的假设为基础。这种适合 EBD 治疗的"理想模式"的狭窄，类似隔膜环绕肠腔全周，比如非甾体类消炎药（NSAID）所致肠腔狭窄、食管远端的舍茨基环。但是，IBD 患者的肠狭窄无论在纵轴还是径向上通常都是不对称的。比如，回结肠吻合口狭窄在纵轴方向上是不对称的，吻合口小肠端相对较细，而吻合口大肠端相对较粗。IBD 相关的原发性肠狭窄在径向上也不对称。根据原著作者的经验，这些不对称的狭窄部位在实施 EBD 时更容易出现穿孔，而此时 ES 则是一种更安全的选择。长期使用生物制剂治疗的患者易有梭形狭窄，狭窄的表面覆盖有正常黏膜，里层则是易损伤的纤维组织。对这类患者，EBD 易出现穿孔，风险较高；ES 治疗时内镜医生可以控制电切深度（图 14.3），以便进行更好的选择。

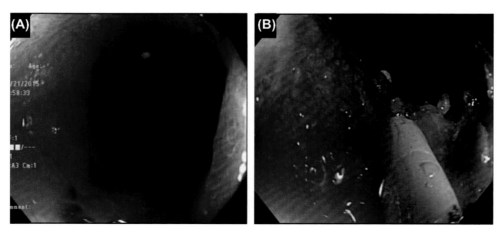

图 14.3　A，一例克罗恩病患者的肠道梭形狭窄；B，对于狭窄部位，用儿童结肠镜不能通过，对其实施针刀切开术

由临床经验可知，ES 这种治疗方式较 EBD 更有效，故 ES 在 IBD 狭窄治疗方面不断取得进展。虽然目前尚无相关的随机对照研究报道，原著作者的回顾性队列研究已经证实用内镜下针刀或尖端绝缘（IT）刀（图 14.4）电切治疗 IBD 相关或非 IBD 相关的胃肠道低位狭窄较 EBD 更有效，而安全性相当[3]。

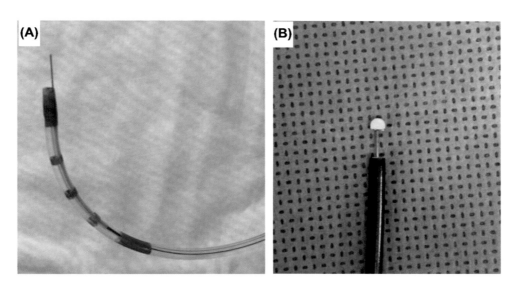

图 14.4　常用于内镜下狭窄切开术的电刀。A，针刀；B，IT（尖端绝缘）刀

（二）内镜下狭窄切开术的局限性

与内镜下黏膜切除术（EMR）治疗黏膜层和内镜黏膜下剥离术（ESD）治疗黏膜下层的不典型增生不同，ES 切割深度尚无标准。狭窄肠段肠壁结构复杂，目前尚无已发表的数据、共识或指南对 ES 治疗时切割深度做出规定，比如应切至黏膜层、黏膜肌层、黏膜下层或固有肌层。CD 患者狭窄肠段的 5 层结构通常紊乱，肠壁纤维化呈透壁性（图 14.5）。内镜下狭窄治疗的目标是恢复肠腔的通畅性。如治疗成功，内镜医生则应该可以无阻力地推进内镜镜身通过病变肠段。对行 EMR 或 ESD 的患者，意外切至固有肌层可能预示即刻或迟发穿孔，内镜医生应采取相应的补救措施。但 EBD 或 ES 治疗狭窄则不同，因为纤维组织通常交织于黏膜肌层、黏膜下层或固有肌层。

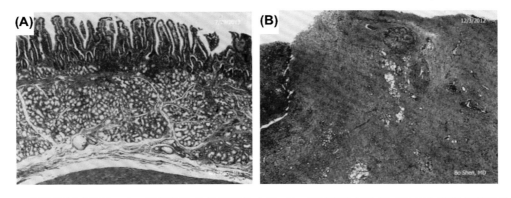

图 14.5　肠壁的层次结构。A，肠壁层次结构清晰的小肠；B，肠壁层次结构被 CD 相关纤维化破坏的小肠

内镜医生在进行有创操作时对内镜前端移动的完全控制非常重要。内镜医生应确保目标狭窄区域位于正面视野中,有时候需要相对硬的内镜或使用内镜帽辅助。如狭窄位于侧面视野时可适宜行EBD治疗,但不适宜行ES治疗。当狭窄肠段位于胃肠道深部时,例如右半结肠、回盲瓣、回盲肠吻合口、空肠、末段回肠,内镜医生可能很难准确控制内镜前端的移动或接近目标狭窄区域。深部小肠狭窄且行造口术的患者行ES难度更大。即使内镜医生可以施行ES,但他/她不一定能在穿孔或出血后实施补救措施。因此,ES不适用于以上这些狭窄。

(三)内镜下切开术与球囊扩张术之间的选择

许多因素决定了内镜下治疗IBD相关狭窄的应用。ES要求内镜医生接受更强的训练、具备更丰富的经验。此外,狭窄所在部位及其特点也是一些需考量的因素(表14.1)。

表14.1　适于不同内镜治疗方式的狭窄特点

内容	内镜下狭窄切开术	内镜下球囊扩张术
内镜医生的培训	大量、高级	高级
狭窄部位	肛管(不能使用电灼术)、肠道远端、食管、胃,要求内镜镜身保持直线,内镜前端可完全被掌控	消化道较深部位的狭窄
施行操作时狭窄在内镜下的视角	正面观	正面观或侧视观
狭窄长度	< 7cm	< 4cm
狭窄形状	对称或不对称的狭窄	对称的狭窄
成角的狭窄	不推荐	可以尝试
多发狭窄	不推荐	可以尝试

在第22章中原著作者提出内镜下IBD狭窄的治疗流程图(图22.1)。

图14.6为回肠储袋入口处狭窄的放射状切开。

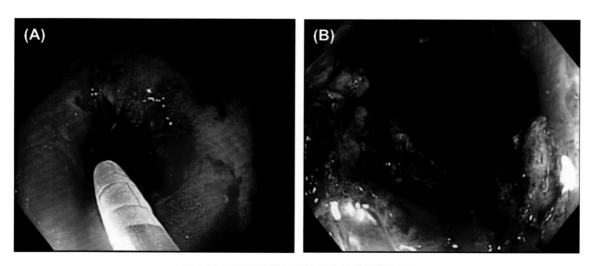

图14.6　回肠储袋入口处狭窄的放射状切开

三、技　术

内镜下狭窄切开术可以通过两种方式完成：使用标准的针刀或改良的针刀（例如 IT 刀）电切和电灼。两者各有优缺点。

（一）内镜下电切术

针刀（NK）（Microvasive，Boston Scientific，Marlborough，MA）是在内镜逆行胆胰管造影时，在采用常规导管胆管插管不成功时，行乳头括约肌预切开时所使用的工具。它也被用于上消化道狭窄的治疗，如食管狭窄[4]、食管胃吻合口狭窄[5,6]、幽门狭窄[7]。NK 电切也已经被广泛用于其他先进的内镜操作中，例如幽门肌切开术、ESD、经口内镜下肌切开术。原著作者在 2009 年开始将 NK 电切用于 IBD 或非 IBD 相关低位胃肠道狭窄的治疗中[8,9]。

除了 NK，内镜医生还有多种类型的刀可供选择，包括 IT 刀、三角刀、钩刀、带或不带球尖的冲洗刀、dual 刀、带球尖的 B 刀。最近，原著作者也开始使用 IT 刀（Olympus，Tokyo，Japan）。IT 刀相较普通刀有以下优势：①避免刀尖灼伤消化道；②向后切割组织以避免近端边缘完整；③出血或穿孔风险可能更低。

NK 或 IT 刀电切已经被用于 IBD 或非 IBD 患者回结肠[7]、回肠 J 型储袋[2]和 Kock 型储袋狭窄的治疗中[10,11]。最近，原著作者发表的一篇系列报道纳入了 85 例在不同部位存在狭窄性病变的 IBD 患者[12]，其中 30 例（35.3%）患者存在多灶狭窄且共计 127 处狭窄被处理。被治疗的狭窄病灶中位长度为 1.5cm，52（41.6%）处可由狭窄内镜通过。这 127 处狭窄中，有 12（9.4%）处病灶位于末段回肠，8（6.3%）处于回盲瓣，22（17.3%）处位于回结肠吻合口，2（1.6%）处位于回直肠吻合口，22（17.3%）处位于储袋入口，25（19.7%）处位于储袋输入袢。以上病灶 NK 电切治疗即刻成功率（即内镜可通过狭窄病灶）达到 100%。在为期 0.9 年（四分间距 0.3～1.8 年）的中位随访期内，72（84.7%）例患者无须手术。76（60.6%）处狭窄病灶需要再次行 NK 狭窄切开术和 / 或 EBD[13]。一共有 48 处狭窄病灶在 NK 狭窄切开术之前或之后接受 EBD 治疗。NK 狭窄切开术前 EBD 至 NK 狭窄切开术之间的平均时间间隔（4.8 个月 ±3.7 个月）较初始接受 NK 狭窄切开术至术后需要再次治疗的平均时间间隔（6.8 个月 ±7.2 个月）短，差异具有统计学意义（$P = 0.08$）[13]。

ES 可能比 EBD 更有效，但其具有侵入性且风险性更高，而且 ES 技术性强，这要求操作者具备更强的训练力度和更丰富的经验。ES 操作的关键点在于内镜医生应能够保持镜身的取直状态并完全控制内镜前端的移动。在切开狭窄前，内镜医生可以经活检钳道应用一次性多普勒超声探头扫描病灶，以确认狭窄部位没有丰富的血供。之后，在参数设置为"电切"模式下，放射状或环形切开狭窄部位纤维组织。目前，尚无有关放射状与环形两种电切方式的疗效与安全性比较的循证医学证据。理论上，放射状电切比环状电切切得更深，故前者可以用于肠壁较厚的部位，如幽门、回盲瓣和回肠储袋入口处的狭窄（图 14.6）。为了增强放射状电切的疗效、降低出血风险，可在电切部位放置钛夹（图 14.6）。详细情况见图 14.7、图 14.8。

目前，放射状电切已发展出几种变式。邻近某些特定解剖部位如回盲瓣、回结肠吻合口和回肠

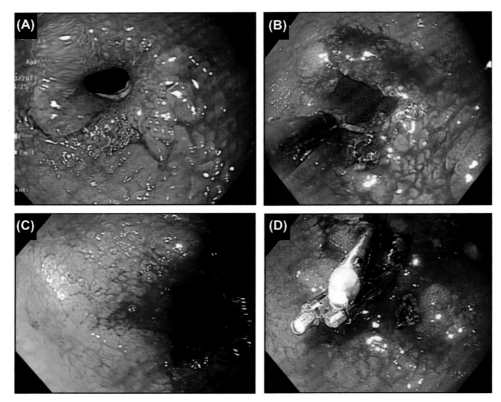

图 14.7 放射状切开克罗恩病原发性狭窄。A，溃疡性狭窄；B，使用 IT 刀；C，三角式电切；D，在切割处放置钛夹

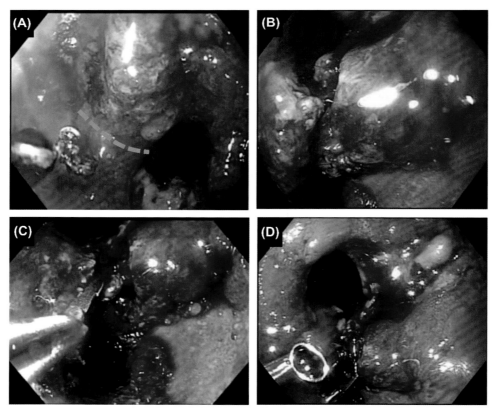

图 14.8 内镜下储袋入口狭窄切除术。A，临近储袋近端边缘的储袋开口处狭窄，形成隔膜样结构（绿色虚线）；B，IT 刀隔膜切开术；C 与 D，放置钛夹

储袋入口处的狭窄可在狭窄肠段之间形成隔膜样结构。内镜下隔膜电切术可以安全施行（图 14.8 和图 14.9）。如果在狭窄肠段与其毗邻肠段之间存在较薄（＜2cm）的隔膜，内镜下"隔膜切开术"后置入钛夹可以达到最佳的疗效与安全性。使用 NK 或者 IT 刀电切均可。狭窄切开术的另一种变式是狭窄切除术，即内镜下切除部分狭窄。

环形电切尤其适用于位于肛门或其附近的狭窄性病变，该术式可以最大程度避免肛门括约肌损伤。在肛门附近实施内镜下治疗（包括 EBD 和 ES）均存在损伤肛门括约肌的风险。内镜下环形电切术切口方向与环状的肛门括约肌平行，可以降低损伤肛门括约肌的风险（图 14.10）。环形切开方向和大肠及小肠肠壁血管走形一致，但 CD 患者狭窄部位的血管走形已经改变。因此，放射状或环形切开的出血风险哪种更低目前尚不明确。有趣的是肠道受到缺血打击后，供血血管走形会变为垂直方式。同理适用于吻合口狭窄，因吻合口狭窄被认为与手术缺血损伤密切相关。这为使用放射状切开方式处理 IBD 或非 IBD 患者的吻合口狭窄提供了理论依据。

内镜下电切治疗时，可使用活检钳清除治疗区域脱落的组织，并送组织病理学检查，以排除肿瘤。患者通常需要反复多次进行内镜下治疗。内镜医生可能会在先前治疗过的狭窄部位或其周围发现肉芽组织。这些肉芽组织偶尔会引起出血或不全肠梗阻。故建议用内镜下圈套器切除的方式去除这些肉芽组织。

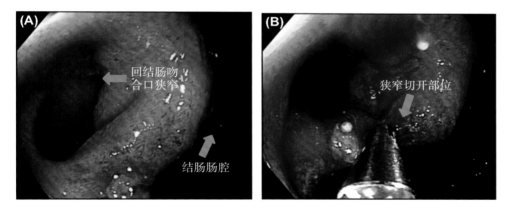

图 14.9　回结肠吻合口狭窄在回肠肠腔和结肠肠腔之间形成隔膜。A，采用针刀行狭窄切开术，之后放置内镜止血夹以保证经治疗后的肠腔通畅（B）

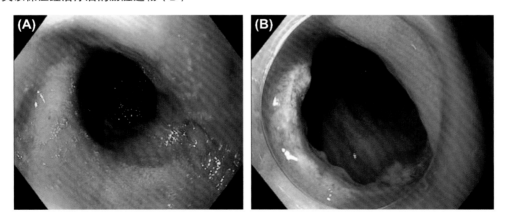

图 14.10　应用透明帽行回肠储袋肛管狭窄环切术（A、B）

217

（二）电灼术

内镜下电灼术已被描述用于治疗消化性狭窄[13]、胰腺、胆系狭窄[14]和结肠吻合口狭窄[15]。所需设备包括氩等离子凝固仪、NK 和 IT 刀。内镜下电灼术还没有被报道用于 IBD 相关的狭窄病灶的治疗中。

内镜下电切术最主要的顾虑之一是出血风险，即便使用最小的电切功率、最大的电灼功率也存在出血风险。电灼术可在相同的设置（如喷雾切割）下使用或不使用电切割来执行烧灼的形式。相同的设备，如 NK，可用于 ERCP Endocut 设置下电切或喷雾凝固／切割设置下电灼。原著作者已经发现了它在 IBD 或 IBD 术后发挥的长和／或厚的狭窄病灶中的作用。EBD 或内镜下电切术治疗无效的患者可考虑使用内镜下电灼术（图 14.11）。这种治疗方式在原发或继发狭窄中均有效，且其出血或穿孔风险低。

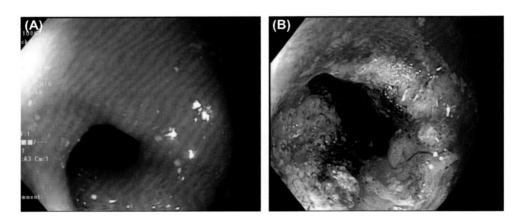

图 14.11　A，非溃疡性原发回盲瓣狭窄；B，采用电灼术治疗

（三）内镜下联合疗法

需要指出的是，EBD 和 ES 并不相互排斥，两者可以联合应用（图 14.12）。除了以上提到的内镜下电切与电灼术的联合，还有其他的联合治疗方式。比如，有研究者曾经联合电切和息肉切除圈套技术，之后予氩等离子电凝（APC）治疗食管和结肠吻合口处的狭窄，这些病灶通常呈短节段或膜状[16]。

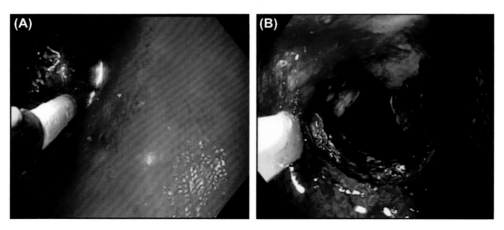

图 14.12　A，内镜下气囊扩张治疗储袋入口狭窄；B，APC 电灼术

ES 也可以与 EBD 或使用活检钳行组织清创术等机械性疗法联合应用。事实上，EBD 联合内镜下电灼术已经被报道用于幽门狭窄的治疗[17]。原著作者已经使用 NK 或 IT 刀或 APC 行内镜下电切或电灼术联合 EBD 治疗原发或继续狭窄。

四、操作相关并发症及其预防

内镜下狭窄切开术治疗 IBD 相关狭窄较 EBD 更有效，但技术难度高，要求内镜医生经过大量的训练和具备灵活处理术中各种问题的能力，术前进行充分的准备。所有内镜下治疗均可能出现并发症，主要包括大出血和穿孔。估测 EBD 相关穿孔或大出血的发生率为 3%～5%（每人）。相比而言，原著作者一项纳入了 85 例 IBD 患者、共计接受 ES 治疗 272 次的研究显示，操作相关出血的发生率是 10.6%（每人），穿孔发生率为 1.2%（每人）。由此可见，ES 较 EBD 的出血风险更高，而穿孔风险低。这个结果并不意外，类似于相比热圈切除或热活检技术，采用冷圈切除行内镜下息肉切除术。内镜下治疗相关的迟发出血通常是与热能或电凝的应用相关，而不是与机械力或气压伤相关。原著作者正致力于应用不同的改良 NKSt 技术，比如使用尖端绝缘刀。

与其他进阶内镜技术类似，ES 也要求对患者、操作室、设备及装置进行适当的术前准备。内镜医生对可能出现的现场的、即刻的和迟发的并发症应有预案。接受内镜下治疗的患者应密切观察至术后第 5 天。

内镜下治疗的 IBD 患者的术前准备在第 11 章里详细阐述。

五、总　结

经验丰富的内镜医生开展内镜下狭窄切开术为治疗 IBD 相关的胃肠道狭窄性病灶提供了除 EBD 和手术之外的新的治疗方式。内镜下狭窄切开术也可与药物、手术和其他内镜下治疗方法联合应用。与 EBD 类似，狭窄病灶 ES 治疗后复发很常见。今后的研究方向包括阐明 IBD 和手术相关狭窄的发生机制、病灶内注射长效糖皮质激素的作用和狭窄治疗后复发的预测因素。亟待发起比较内镜下治疗或手术这两种不同的方式来处理 IBD 和非 IBD 相关狭窄的注册研究。推荐狭窄治疗流程图（图 22.1）。

（李　玥　译）

参考文献

［1］ Li Y, Stocchi L, Shen B, et al. Salvage surgery after failure of endoscopic balloon dilatation versus surgery first for ileocolonic anastomotic stricture due to recurrent Crohn's disease. Br J Surg, 2015, 102: 1418-1425. Discussion 1425.

［2］ Wu XR, Mukewar S, Kiran RP, et al. Surgical stricturoplasty in the treatment of ileal pouch strictures. J Gastrointest Surg, 2013, 17: 1452-1461.

［3］ Lan N, Shen B. Endoscopic stricturotomy with needle knife in the treatment of strictures from inflammatory bowel disease. Inflamm Bowel Dis, 2017, 23: 502-513.

［4］ Samanta J, Dhaka N, Sinha SK, et al. Endoscopic incisional therapy for benign esophageal strictures: technique and results. World J Gastrointest Endosc, 2015, 7: 1318-1326.

［5］ Singhal S, Hasan SS, Cohen DC, et al. Multi-disciplinary approach for management of refractory benign occlusive esophageal strictures. Ther Adv Gastroenterol, 2013, 6: 365-370.

［6］ Canhoto M, Arroja B, Silva F, et al. Needle-knife incisional treatment of refractory esophagic caustic stenosis. Endoscopy, 2011, 43. UCTN: E386.

［7］ Ibarguen-Secchia E. Endoscopic pyloromyotomy for congenital pyloric stenosis. Gastrointest Endosc, 2005, 61: 598-600.

［8］ Shen B. Crohn's disease of the ileal pouch: reality, diagnosis, and management. Inflamm Bowel Dis, 2009, 15: 284-294.

［9］ Li Y, Shen B. Doppler ultrasound-guided endoscopic needle-knife treatment of an anastomotic stricture following subtotal colectomy. Endoscopy, 2011, 43. UCTN: E343.

［10］ Chen M, Shen B. Endoscopic needle-knife stricturotomy for nipple valve stricture of continent ileostomy (with video). Gastrointest Endosc, 2015, 81: 1287-1288. Discussion 1288-1289.

［11］ Chen M, Shen B. Endoscopic therapy for Kock pouch strictures in patients with inflammatory bowel disease. Gastrointest Endosc, 2014, 80: 353-359.

［12］ Hordijk ML, van Hooft JE, Hansen BE, et al. A randomized comparison of electrocautery incision with Savary bougienage for relief of anastomotic gastroesophageal strictures. Gastrointest Endosc, 2009, 70: 849-855.

［13］ Gao DJ, Hu B, Pan YM, et al. Feasibility of using wire-guided needle-knife electrocautery for refractory biliary and pancreatic strictures. Gastrointest Endosc, 2013, 77: 752-758.

［14］ Kwon JH, Han KH, Kim MH, et al. Two cases of electrocautery incision therapy using an insulated-tip knife for treatment of symptomatic benign short-segment colonic stenosis following colonic resection. Korean J Gastroenterol, 2014, 64: 164-167.

［15］ Schubert D, Kuhn R, Lippert H, et al. Endoscopic treatment of benign gastrointestinal anastomotic strictures using argon plasma coagulation in combination with diathermy. Surg Endosc, 2003, 17: 1579-1582.

［16］ Chao HC, Luo CC, Wang CJ. Elimination of postoperative pyloric stricture by endoscopic electrocauterization and balloon dilatation in an infant with congenital antral web. Pediatr Neonatol, 2011, 52: 106-109.

［17］ Bharadwaj S, Fleshner P, Shen B. Therapeutic armamentarium for stricturing Crohn's disease: medical versus endoscopic versus surgical approaches. Inflamm Bowel Dis, 2015, 21: 2194-2213.

第15章 克罗恩病的内镜下支架治疗

Saeed Ali, Udayakumar Navaneethan

由肠道狭窄导致肠梗阻是克罗恩病(CD)的已知并发症。因术后复发率高,手术治疗并非 CD 相关肠道狭窄的理想治疗手段。内镜下球囊扩张术(EBD)目前已成为 CD 短狭窄的一个治疗选择。然而,EBD 并非适用于所有患者且伴有副作用的发生。内镜下置入支架(自膨式金属支架或生物降解支架)可作为重复多次进行 EBD 或手术治疗的微创替代疗法,初步疗效令人鼓舞。本章将基于公开文献,探讨内镜下支架置入治疗 CD 相关的肠道狭窄的安全性及有效性。将对支架的类型、适应证、安全性及临床应用进行讨论。①

一、简 介

克罗恩病(CD)是一种肠道炎症性疾病,蒙特利尔分型将其分为狭窄性、穿透性及非狭窄/穿透性[1]。狭窄指慢性炎症背景下的肠腔缩窄,伴有进行性纤维组织增生。肠道狭窄的发生率随 CD 病程延长而增加,可逐渐由轻度狭窄发展至完全梗阻或全周狭窄。经观察,在 CD 病史 10 年内和 10 年以上 20 年以内的患者中,手术率分别为 30%~35% 和 70%~80%[2]。当肠腔存在明显狭窄且伴有梗阻或狭窄前段肠管扩张时,可出现与肠道狭窄相关的临床症状,内镜及影像学方法为其主要的诊断手段[3]。

80% 的 CD 患者术后一年内存在内镜复发[4]。超过 50% 的患者在 15 年后需要再次进行手术。超过 40% 的患者在术后 4 年后出现再狭窄症状,而且从长远来看,这些患者有可能需要接受重大外科手术治疗[5,6,7]。

无论是否伴有病变近端肠管的扩张,伴随临床症状的肠道狭窄都需要针对性治疗。目前,对于长度不到 4~5cm 的 CD 相关性短狭窄,推荐 EBD 联合药物治疗。这可以作为手术治疗的替代方法,有良好的安全性及有效性,其发生严重不良反应(如穿孔)的风险约为 2%,总体成功率为 44%~67%[8,9]。然而,50%~75% 的患者在 EBD 术后 1 年内发生再狭窄。此时,可选用自膨式金属支架(SEMS)置入这一微创技术替代反复 EBD 或外科手术[10,12]。

迄今为止,SEMS 已显示较好的应用前景,然而报道显示其不良事件的发生率较高。在支架置入

---

① 此段为译者加入。

后的 1 个月内需将支架取出,以避免肠内嵌塞[8,13,14]。近年来投入临床应用的生物可降解支架可克服这些不足。生物可降解支架的有效性在一系列病例报道中得到证实,而且不会引起肠黏膜增生。不过,上述部分研究因纳入了初次接受 EBD 治疗的患者而受到质疑[15,16]。

接下来将对金属支架及生物可降解支架的安全性、有效性、分类、适应证及其在 CD 的临床应用进行讨论。

二、支架的类型

从材料的角度可将支架分为三大类:金属支架、塑料支架及生物可降解支架。SEMS 的主体为桶状编织金属丝网,可逐渐膨大至其最大固定直径。SEMS 由不锈钢、合金(如 Elgiloy 非磁性合金和镍钛合金)或镍钛合金与硅酮的混合物组成。Elgiloy 非磁性合金是一种由钴、镍和铬组成的合金,可产生很高的径向力。镍钛合金由镍、钛两种元素组成,增加了金属的可塑性,并有助于以较小的径向力支撑锐利的转角。此外,SEMSs 在支架近端和 / 或远端形成扩口,以此将支架固定于肠壁,防止支架移位[13-16]。现在,通过对支架进行完全或部分塑料膜或硅树脂覆盖,避免组织长入金属支架空隙。根据覆膜范围的不同,支架分为完全覆盖 SEMS(FCSEMS)或部分覆盖 SEMS(PCSEMS)。与 FCSEMS 相比,PCSEMS 两端均有裸露部分以锚定组织,降低了支架移位的风险(图 15.1)。

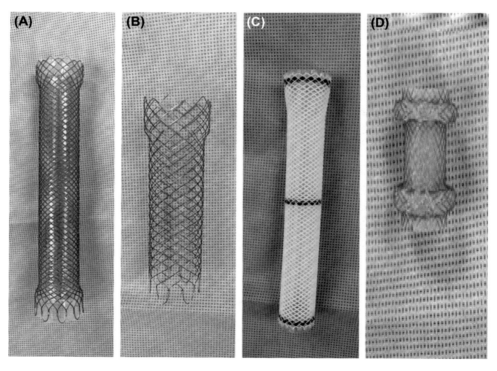

图 15.1　各种类型的支架。A,全覆膜金属支架;B,未覆膜金属支架;C,全覆膜塑料支架;D,短覆膜支架

生物可降解支架由聚对二氧环己酮单丝组成,预期在支架降解前保证支架的完整性并维持 6～8 周的径向力,支架可在 10～12 周内自发降解[16]。

（一）自膨式金属支架（SEMS）

对于 SEMS 应用于 CD 相关肠道狭窄的安全性及有效性，目前文献提供的信息较为有限，仅有 12 篇病例报道[17-25]及 4 个小型病例系列发表（表 15.1）[8,13,14,26]。

表 15.1　自膨式支架治疗克罗恩病的相关研究

作者 / 年份	患者数量	病变部位	前期治疗	技术成功	临床成功	结果
Matsuhashi 等，1997/2000	2	结肠及回结肠吻合口	EBD	是	是	症状解除 3 年 /4.5 年
Whole，1998	1	结肠	无	是	是	为外科手术做准备
Suzuki，2004	2	结肠	—	是	是	手术治疗
Wada，2005	1	结肠	无	是	是	穿孔和瘘管
Bickston，2005	1	回结肠	EBD	是	是	症状解除 2 个月
Dafnis，2007	1	结肠	无	是	是	死于肺癌
Martinez，2008	1	回结肠	EBD	是	是	为外科手术做准备
Small，2008	1	直肠	无	是	是	为外科手术做准备
Keranen，2010	2	吻合口	无	是	是	为外科手术做准备；穿孔
Levin，2012	5	回结肠吻合口	EBD	是	是	80% 的患者解除症状
Attar，2012	11	回结肠吻合口及末端回肠	EBD	是	是	4 例症状解除 1 年以上；2 例不良事件
Branche，2012	7	回结肠吻合口	EBD	是	是	5 例症状解除，平均随访随访 10 个月
Loras，2012	17	回结肠吻合口及结肠	EBD	是	是	11 例症状解除，平均随访 67 周；1 例不良事件

SEMS 在 CD 的初期应用以病例报道的形式发表[17-24,27]，共涉及 12 个病例及 20 个支架。但是，在这些文献中，患者的基线资料及支架类型存在较大的异质性。同时，其中 50% 的病例以支架置入作为与手术治疗衔接的桥梁，故难以评价支架的长期疗效。

在 SEMS 应用于 CD 的第一篇回顾性系列报道中，共对 5 例行回结肠手术后吻合口狭窄的难治性患者进行了分析。5 例患者均应用未覆膜支架，故未进行移除。在该病例系列中，共有 4 例患者确认治疗成功，并对其中的 2 人进行了长期随访。第 5 例患者出现了迟发性支架闭塞，并随即对支架进行了手术移除[26]。

随后，有学者进行了一项关于 FCSEMS 置入的研究，共纳入 11 例患者，其中 9 例有既往回结肠或回盲部手术史，另 2 例为首次接受手术治疗。在该项研究中，仅有 1 例取得理想的治疗结果（取出支架且梗阻症状消失）；3 例发生支架移位，但患者在超过 1 年的时间内无临床症状；2 例发生支架移位且需行急诊手术[13]；支架移位可导致嵌塞、穿孔而被迫实施相应的手术治疗，这表明减少支架移位可有效降低相关风险[9]。

考虑到支架移位的不良后果,该课题组又针对 PCSEMS 进行了研究[14]。该研究共纳入 7 例既往回结肠吻合术(狭窄长度 < 5cm)的患者,行 PCSEMS 置入术并于术后第 7 日取出。约 72% 的患者在中位数为 10 个月的术后随访中无临床症状,也未见支架移位或粘连。近期,一项迄今为止样本量最大的来自西班牙回顾性研究,共有 6 个中心参与。对于药物或常规内镜处理困难的 CD 相关肠道狭窄,该研究评估了 SEMS 治疗的安全性和有效性。研究纳入结肠狭窄(长度 < 8cm)且有回结肠吻合术史的患者 17 名,共置入支架 25 个(4 个 PCSEMS,21 个 FCSEMS);其中,13 名患者在支架置入前曾行手术治疗,14 名患者有失败的内镜下扩张术史。临床治疗成功的定义是术后至少 1 年的随访期内不出现狭窄症状或严重并发症。在平均 67 周的随访中,11/17(64.7%)患者的临床治疗是成功的[11-27];置入的 25 个支架中有 23 个达到技术成功(92%);4 个 PCSEMS 中的 2 个(50%)以及 21 个 FCSEMS 中的 2 个(9.5%)难以取出,其置入时间分别为 8 周和 16 周,置入时间较长可能是支架难以取出的原因;25 个支架中共 13 个支架发生了自发性移位(52%),在 13 名患者中有 11 名患者支架移位的原因可能是狭窄已解除(84.6%)。1 名患者因在支架置入时发生近段支架移位而出现严重并发症,因结肠成角的原因,移位支架无法通过内镜取出,内镜医生随之使用相同方法置入了另一个支架。4 个月后经外科手术取出支架,并且这段时间中患者未出现相关的临床症状[28]。

(二)生物降解支架

生物可降解的聚二恶烷酮支架最早被开发和应用于难治性良性食管狭窄[29-32]。在一项纳入 21 例食管狭窄患者的研究中,在平均 53 周的随访时间内,生物降解支架对 9 例患者有效,有效率达 43%[25-28]。尽管生物降解支架最开始只限用于左半结肠,但现在利用定制系统亦可将支架较方便置入近端结肠、回肠或十二指肠[16]。到目前为止,生物降解支架鲜少应用于 CD 患者,仅有一篇 11 例患者的病例系列[33]和 2 篇病例报道[34,35]发表。

在这项纳入 11 例 CD 患者的研究中,患者狭窄肠段较短(< 50mm),但位置(小肠、结肠、回结肠吻合口)多变。置入生物降解支架手术后,11 例患者中 1 例放置失败,3 例支架移位(其中 2 例发生在术后 2 天内),1 例支架缩短,1 例术后 4 个月复发且需要重新置入支架。另外 5 例患者体内支架的平均降解时间为 4 个月。该研究中未出现急性不良事件(如穿孔)[33]。在中位数为 17 个月(12～29 个月)的随访中,生物降解支架治疗的总体成功率为 54%～63%[33]。

在新近发表的一项病例报道中,生物可降解支架被成功应用于一位患有 CD 且伴 6cm 结肠狭窄的女性患者[34]。同样,一位男性患者的 J 型回肠储袋肛管吻合输入袢小肠段有 12cm 的炎症性狭窄,行生物降解支架置入后取得良好效果[35]。在 Karstensen 等的研究中,共纳入 6 例 CD 患者,其中 3 例有原发性狭窄,1 例有回肠结肠术后狭窄,2 例有十二指肠或结肠切除术后狭窄。在平均 5.5 次球囊扩张术后,6 例患者使用生物降解支架治疗,5 例置入成功,但无 1 例获得临床缓解,其中 1 例发生了支架移位[16]。

在食管狭窄的治疗中,有生物降解支架置入后发生黏膜增生从而导致再狭窄的报道。但目前为止,这一不良事件在肠道梗阻的治疗中尚未出现。这种黏膜增生导致再狭窄可应用单次球囊扩张进行治疗,支架降解后这一问题也可得到解决[34]。

总之,生物降解聚二恶烷酮支架可作为 EBD 治疗不成功的 CD 患者或难治性复发性肠腔狭窄患者的又一治疗选择。对于生物降解支架的应用需进一步的研究,以充分评估其长期疗效和安全性。

(三)肠道狭窄的支架治疗

目前来看,内镜下支架置入应用于 CD 的治疗还存在许多问题,其主要缺点之一是目前可用的支架并不是专门针对 CD 相关肠道狭窄。FCSEMS 可以防止黏膜黏附,更容易取出支架,但也增加了支架远端移位的可能性。相比之下,PCSEMS 由于其能更好地黏附于黏膜,故可以防止支架移位,但也使取出支架更为困难。任何种类的支架都需要在置入的 4～6 周内移除。此外,美国无生物降解支架。与 EBD 相比,使用 SEMS 或生物降解支架治疗的费用更为昂贵。置入支架与 EBD 的成本效益比较尚不清楚[28]。

内镜下治疗 CD 肠道短狭窄可避免或推迟手术。从微创疗法角度来说,应考虑 EBD 和 SEMS 作为术前治疗方案。相较于 EBD 而言,置入支架可在更长的时间内持续扩张肠腔,理论上的疗效可能更好,但目前还没有研究来比较这两种治疗方法。置入支架是 EBD 的一种替代性治疗方案,并且对 EBD 难治性短狭窄有效。对于肠道狭窄长度超过 4cm 或复杂狭窄且不宜手术者,EBD 通常难以奏效,可将置入支架视为这类患者的一线疗法。

三、吻合口漏和克罗恩病相关瘘管的支架治疗

FCSEMS 可用于内镜下治疗手术后发生的吻合口漏。但是,几乎所有的研究均在非 IBD 患者中开展。在 DiMaio 等的研究中[36],5 例非 IBD 患者术后发生结直肠吻合口漏并行 FCSEMS 置入。该研究中,4 例(80%)患者获得了临床成功,其内镜和放射学表现得到改善。然而,这 4 例患者中有 1 例患者在 1 周后出现支架移位。在另一项研究中,13 例手术后瘘患者行内镜治疗,其中 6 例患者接受内镜下清创术并被放置覆膜式自膨塑料支架,平均置入时间为 9 天[37]。在这项研究中,与手术组相比,内镜组吻合口漏的愈合时间更短。虽然在 IBD 患者中使用支架治疗内瘘的文献相对较少,但使用类似的治疗方法有望在这类人群中取得良好的结果,进一步的研究将阐明支架置入在 IBD 伴内瘘患者中的作用。

瘘管是在上皮化区域之间形成的一种慢性管道,管道的两端开放形成内口和外口。目前,几乎所有的研究都集中于 FCSEMS 在非 IBD 相关良性结肠瘘管和恶性瘘管患者中的应用[38-42]。FCSEMS 已用于封闭结肠阴道瘘、结肠皮肤瘘和结肠膀胱瘘[38-42]。FCSEMS 可以将结肠与阴道或膀胱等其他器官隔离,能有效缓解瘘管的症状,需要进一步的研究来阐明它们在 CD 相关瘘管中的作用。

四、总　结

　　内镜下支架置入为内镜治疗 CD 狭窄提供了另一种选择。然而，鉴于在使用 PCSEMS 时存在支架黏附的风险，并且美国不能使用生物降解支架，原著作者只推荐使用 FCSEMS。但是，考虑到支架移位的风险，支架置入不应作为 CD 狭窄的一线治疗方案。对于 EBD 术后再狭窄的患者，使用 FCSEMS 在更长时间内持续扩张肠腔或许可以作为手术的替代方法。原著作者建议在支架置入后 4 周内移除支架，以降低支架移位的风险。随着支架工艺技术的改进以及未来生物降解支架的广泛应用，支架可能成为 CD 相关肠道狭窄的一线治疗方案。同样，随着支架设计的改进，支架置入也将成为 CD 相关内瘘和瘘管的一线治疗选择之一。

（葛文松　译）

参考文献

［1］ Silverberg MS, Satsangi J, Ahmad T, et al. Toward an integrated clinical, molecular and serological classification of inflammatory bowel disease: report of a Working Party of the 2005 Montreal World Congress of Gastroenterology. Canadian Journal of Gastroenterology and Hepatology, 2005, 19(Suppl A): 5A-36A.

［2］ Cosnes J, Cattan S, Blain A, et al. Long-term evolution of disease behavior of Crohn's disease. Inflammatory bowel diseases, 2002, 8(4): 244-250.

［3］ Paine E, Shen B. Endoscopic therapy in inflammatory bowel diseases (with videos). Gastrointestinal endoscopy, 2013, 78(6): 819-835.

［4］ Rutgeerts P, Geboes K, Vantrappen G, et al. Natural history of recurrent Crohn's disease at the ileocolonic anastomosis after curative surgery. Gut, 1984, 25(6): 665.

［5］ Rutgeerts P, Geboes K, Vantrappen G, et al. Predictability of the postoperative course of Crohn's disease. Gastroenterology, 1990, 99(4): 956-963.

［6］ Singh VV, Draganov P, Valentine J. Efficacy and safety of endoscopic balloon dilation of symptomatic upper and lower gastrointestinal Crohn's disease strictures. Journal of clinical gastroenterology, 2005, 39(4): 284-290.

［7］ Dignass A, Van Assche G, Lindsay J, et al. The second European evidence-based consensus on the diagnosis and management of Crohn's disease: current management. Journal of Crohn's and Colitis, 2010, 4(1): 28-62.

［8］ Loras C, Pérez-Roldan F, Gornals J, et al. Endoscopic treatment with self-expanding metal stents for Crohn's disease strictures. Alimentary pharmacology & therapeutics, 2012, 36(9): 833-839.

［9］ Navaneethan U, Lourdusamy V, Njei B, et al. Endoscopic balloon dilation in the management of strictures in Crohn's disease: a systematic review and meta-analysis of non-randomized trials. Surg Endosc, 2016, 30: 5434-5443

［10］ Thienpont C, D'Hoore A, Vermeire S, et al. Long-term outcome of endoscopic dilatation in patients with

Crohn's disease is not affected by disease activity or medical therapy. Gut, 2010, 59(3): 320-324.

[11] Karstensen JG, Hendel J, Vilmann P. Endoscopic balloon dilatation for Crohn's strictures of the gastrointestinal tract is feasible. Dan Med J, 2012, 59(7): A4471.

[12] Ferlitsch A, Reinisch W, Püspök A, et al. Safety and efficacy of endoscopic balloon dilation for treatment of Crohn's disease strictures. Endoscopy, 2006, 38(05): 483-487.

[13] Attar A, Maunoury V, Vahedi K, et al. Safety and efficacy of extractible self-expandable metal stents in the treatment of Crohn's disease intestinal strictures: a prospective pilot study. Inflammatory bowel diseases, 2012, 18(10): 1849-1854.

[14] Branche J, Attar A, Vernier-Massouille G, et al. Extractible self-expandable metal stent in the treatment of Crohn's disease anastomotic strictures. Endoscopy, 2012, 44(S 02): E325-E326.

[15] Saritas U, Ustundag Y. Biodegradable stents: another big step in the field of non-surgical therapy for fibrostenotic Crohn's disease. Endoscopy, 2012, 44(04): 435-436.

[16] Karstensen JG, Christensen KR, Brynskov J, et al. Biodegradable stents for the treatment of bowel strictures in Crohn's disease: technical results and challenges. Endoscopy international open, 2016, 4(3): E296-E300.

[17] Matsuhashi N, Nakajima A, Suzuki A, et al. Long-term outcome of non-surgical strictureplasty using metallic stents for intestinal strictures in Crohn's disease. Gastrointestinal endoscopy, 2000, 51(3): 343-345.

[18] Wholey MH, Levine EA, Ferral H, et al. Initial clinical experience with colonic stent placement. The American journal of surgery, 1998, 175(3): 194-197.

[19] Suzuki N, Saunders BP, Thomas-Gibson S, et al. Colorectal stenting for malignant and benign disease: outcomes in colorectal stenting. Diseases of the colon & rectum, 2004, 47(7): 1201-1207.

[20] Wada H, Mochizuki Y, Takazoe M, et al. A case of perforation and fistula formation resulting from metallic stent for sigmoid colon stricture in Crohn's disease. Techniques in coloproctology, 2005, 9(1): 53-56.

[21] Dafnis G. Repeated coaxial colonic stenting in the palliative management of benign colonic obstruction. European journal of gastroenterology & hepatology, 2007, 19(1): 83-86.

[22] Martines G, Ugenti I, Giovanni M, et al. Anastomotic stricture in Crohn's disease: bridge to surgery using a metallic endoprosthesis. Inflammatory bowel diseases, 2008, 14(2): 291-292.

[23] Small A, Young-Fadok TM, Baron TH. Expandable metal stent placement for benign colorectal obstruction: outcomes for 23 cases. Surgical endoscopy, 2008, 22(2): 454-462.

[24] Keränen I, Lepistö A, Udd M, et al. Outcome of patients after endoluminal stent placement for benign colorectal obstruction. Scandinavian journal of gastroenterology, 2010, 45(6): 725-731.

[25] Bickston S, Foley E, Lawrence C, et al. Terminal ileal stricture in Crohn's disease: treatment using a metallic enteral endoprosthesis. Diseases of the colon & rectum, 2005, 48(5): 1081-1085.

[26] Levine RA, Wasvary H, Kadro O. Endoprosthetic management of refractory ileocolonic anastomotic strictures after resection for Crohn's disease: report of nine-year follow-up and review of the literature. Inflammatory bowel diseases, 2012, 18(3): 506-512.

[27] Rockoff TA, Bickston SJ, Yeaton P, et al. Terminal ileal stricture in Crohn's disease: treatment using a metallic enteral endoprosthesis. The American Journal of Gastroenterology, 2000, 95(9): 2602.

[28] Alastruey CL, Murcia XA, Comas ME. The role of stents in the treatment of Crohn's disease strictures. Endoscopy international open, 2016, 4(03): E301-E308.

［29］ Fry SW, Fleischer DE. Management of a refractory benign esophageal stricture with a new biodegradable stent. Gastrointestinal endoscopy, 1997, 45(2): 179-182.

［30］ Tanaka T, Takahashi M, Nitta N, et al. Newly developed biodegradable stents for benign gastrointestinal tract stenoses: a preliminary clinical trial. Digestion, 2007, 74(3-4): 199-205.

［31］ Repici A, Vleggaar FP, Hassan C, et al. Efficacy and safety of biodegradable stents for refractory benign esophageal strictures: the BEST (Biodegradable Esophageal Stent) study. Gastrointestinal endoscopy, 2010, 72(5): 927-934.

［32］ Stivaros S, Williams L, Senger C, et al. Woven polydioxanone biodegradable stents: a new treatment option for benign and malignant oesophageal strictures. European radiology, 2010, 20(5): 1069-1072.

［33］ Rejchrt S, Kopacova M, Brozik J, et al. Biodegradable stents for the treatment of benign stenoses of the small and large intestines. Endoscopy, 2011, 43(10): 911-917.

［34］ Rodrigues C, Oliveira A, Santos L, et al. Biodegradable stent for the treatment of a colonic stricture in Crohn's disease. World journal of gastrointestinal endoscopy, 2013, 16: 265-269.

［35］ Karstensen JG, Vilmann P, Hendel J. Successful endoscopic treatment of a 12-cm small-bowel Crohn stricture with a custom-made biodegradable stent. Endoscopy, 2014, 46(S 01): E227-E228.

［36］ DiMaio CJ, Dorfman MP, Gardner GJ, et al. Covered esophageal selfexpandable metal stents in the non-operative management of postoperative colorectal anastomotic leaks. Gastrointest Endosc, 2012, 76: 431-435.

［37］ Chopra SS, Mrak K, Hunerbein M. The effect of endoscopic treatment on healing of anastomotic leaks after anterior resection of rectal cancer. Surgery, 2009, 145: 182-188.

［38］ Baron TH, Yates MR. Treatment of a radiation-induced sigmoid stricture with an expandable metal stent. Gastrointest Endosc, 1999, 50(3): 422-426.

［39］ Paul L, Pinto I, Gomez H, et al. Metallic stents in the treatment of benign diseases of the colon: preliminary experience in 10 cases. Radiology, 2002, 223(3): 715-722.

［40］ Forshaw MJ. Self-expanding metallic stents in the treatment of benign colorectal disease: indications and outcomes. Colorectal Dis, 2006, 8(2): 102-111.

［41］ Laasch HU. Treatment of colovaginal fistula with coaxial placement of covered and uncovered stents. Endoscopy, 2003, 35(12): 1081.

［42］ Jeyarajah AR, Shepherd JH, Fairclough PD, et al. Effective palliation of a colovaginal fistula using a self-expanding metal stent. Gastrointest Endosc, 1997, 46(4): 367-368.

第16章　炎症性肠病瘘管、窦道和脓肿的内镜治疗

Bo Shen

炎症性肠病（IBD）包括克罗恩病（CD）和溃疡性结肠炎（UC），这两种疾病都可能因形成瘘和脓肿而变得复杂。此外，CD 或 UC 的手术治疗会产生急慢性吻合口漏、瘘管或脓肿等并发症。以往IBD 相关或 IBD 手术相关的瘘管和脓肿的治疗方式是采用药物和手术治疗，但得益于近来对 IBD 发病机制、自然病史和治疗原则的深入理解和内镜技术的进步，IBD 的内镜治疗有了很大进展。瘘管型炎症性肠病的内镜治疗需遵循一定的原则。对于瘘管，应尝试暂时或永久性地关闭瘘管内口并开放瘘管外口。相反，吻合口窦道的开口应该打开。瘘管型 IBD 的内镜治疗的常用技术包括瘘管切开术、窦道切开术、瘘管闭合术、内镜引导下引流管置入术。对于与 IBD 本身相关的瘘管，通常需要联合药物治疗。对于复杂的瘘管和脓肿，需要多学科协作治疗。自膨式金属支架在瘘管治疗中的作用尚待研究。①

一、简　介

瘘管和脓肿可由克罗恩病（CD）、溃疡性结肠炎（UC）或这两种疾病相关的手术引起。与疾病引起的炎症性或纤维性狭窄相比，瘘和脓肿是 CD 最复杂的并发症，其对疾病预后、患者健康和生活质量具有重大影响。在大多数 CD 患者中，瘘继发于肠道持续透壁性炎症及肠道狭窄，支持这一观点的证据来自于队列研究，以及炎症、狭窄和瘘管往往共存这一事实。抗生素、免疫调节剂、抗肿瘤坏死因子（TNF）、抗整联蛋白或抗白细胞介素（IL）12/IL-23 试剂在内的药物治疗可有效减少瘘管引流，尤其是在合并肠道炎症的情况下[1-4]。肛周瘘管的药物治疗效果有限，肠皮瘘（ECF）的药物疗效更为不佳。一般认为，药物对空腔脏器之间的瘘管的作用往往甚小，如直肠膀胱瘘、直肠阴道瘘（RVF）、回肠储袋-阴道瘘（PVF）、肠间瘘（EEF）和 CD 的胃结肠瘘。目前，空腔脏器之间的瘘管的标准治疗方式仍是手术治疗。手术治疗的主要缺点是其侵袭性和复杂性，造成术后感染和相关并发症风险增加、疗效有限以及术后复发率高。相对于非 IBD 结直肠疾病患者的手术治疗，IBD 手术患者发生手术相关狭窄、吻合口漏、窦道、瘘管和脓肿的风险更高。此外，疾病相关并发症与手术相关并发症之间的区别很困难，原因在于这两种情况具有相似的临床、内镜和影像学特征。

---

① 此段为译者加入。

229

在过去的十年里，内镜治疗已经成为 IBD 治疗的有效手段。内镜下球囊扩张（EBD）已成为 IBD 相关或 IBD 手术相关狭窄的常规治疗方法。尽管内镜治疗先应用在上消化道（GI）和胰胆管系统疾病方面，然后才在 IBD 中得到运用，但在 CD 瘘管和 IBD 手术相关瘘管方面，内镜治疗也有一定的进展。IBD 内镜治疗问世较晚，原因可能是操作者对疾病的认识和兴趣不够、操作技术欠缺以及操作过程的监管不到位。目前，IBD 的内镜治疗日益受到关注，逐渐成为三级医院多学科诊疗的重要组成部分（表 16.1）。

表 16.1　内镜治疗 IBD 相关瘘管、窦道和脓肿的适应证和注意事项

项目	适应证	注意事项
内镜下瘘管切开术	短，表浅，单条瘘管	避免在肛门括约肌内外侧区域、远端肠道的前壁、长而深的瘘管中操作
纤维蛋白胶和塞子填充	切实可行	疗效和安全性尚待证实
干细胞或基质细胞的局部治疗	理论上可行	疗效和安全性尚待证实
内镜引导下挂线疗法	对单纯性肛瘘是可行的和有效的	对复杂或分支瘘管不可行
猪尾支架的放置	对开口在肠壁的腹腔或盆腔脓肿可行；尤其适用于因肠套叠而不能行放射辅助下介入引流的脓肿治疗	首选带有超声内镜或其他成像方式的设备进行操作
TTSC 吻合夹	急性肠穿孔；小、新发的瘘管	对于长和/或纤维化瘘管无效
OTSC 吻合夹	急性或慢性肠穿孔/渗漏；肠外瘘，尤其是与手术吻合口漏有关	对大的慢性瘘管，特别是与克罗恩病有关的瘘管无效
内镜下缝合	急性或慢性肠穿孔或缺损	对 CD 相关瘘管的疗效可疑
内镜自膨式金属支架	急性吻合口漏	对 CD 相关瘘管、阴道瘘的疗效可疑

二、瘘管型炎症性肠病的内镜治疗原则

　　IBD 内镜治疗的一般原则在第 10 章中讨论。如同所有疾病的管理计划，决定治疗有效性的关键在于治疗原则的指导、治疗技术的发展以及治疗工具、设施的正确使用。因此，该领域的指导方针应该是"首先确定治疗原则，其次选择治疗技术，最后才是应用治疗工具和设备"。

　　我们应该对 IBD 的发病机制、疾病过程和自然病史有深入的了解。一句话概括 CD 的自然病程："没有炎症就没有狭窄，没有狭窄就没有瘘管，没有瘘管就没有脓肿（No inflammation，no stricture；No stricture，no fistula；No fistula，no abscess）"。深入理解这句话有助于合理治疗 IBD 各种并发症。此外，应该了解药物、内镜和手术治疗各自的优缺点。目前，CD 治疗的目标是控制炎症，预防狭窄进一步发展，减少瘘和脓肿的发生，预防术后疾病复发。CD 手术治疗的主要目标是解除机械性梗阻、修复或切除瘘管、清除脓肿。一般来说，IBD 的药物治疗效果不如外科手术，但外科手术的侵袭性大于药物治疗。内镜治疗可以充当药物和手术治疗之间的过渡。

内镜治疗侵袭性小于手术,但疗效可能优于药物,特别是对于 IBD 相关狭窄。内镜治疗是 IBD 药物和手术治疗的重要补充。作为内镜医生,我们应该观看外科手术,参与肠切除标本的组织病理学检查,亲身了解 IBD 机械并发症的第一手知识。我们还应该掌握 IBD 的内镜治疗的适应证、禁忌证和局限性。当实施 IBD 相关瘘和脓肿的内镜治疗时,我们还应该使用适当的药物来治疗并发的肠道炎症,使用内镜球囊扩张术(EBD)或内镜狭窄切开术来解决并发的肠道狭窄,同时,并发的腹腔或肛周脓肿也可以用放射介入、内镜或手术引流来治疗。

瘘管和脓肿可由克罗恩病(CD)、溃疡性结肠炎(UC)或这两种疾病相关的手术引起。在开始药物、内镜或手术治疗前,弄清楚瘘管和脓肿的解剖学走行和性质很重要。这需要结合临床、内镜、影像学和组织病理学特征进行综合评估。我们需要评估瘘管的位置、数量、长度和复杂性,评估脓肿的数量、大小和脓肿间的关系,评估是否合并肠道炎症和狭窄。此外,我们应仔细查阅患者的既往检查报告,同时需要与胃肠道专科病理医生、胃肠道专科影像医生和外科医生交流合作,尤其在遇到复杂的病例时。

IBD 瘘管的内镜治疗主要原则是:①尽可能地开放瘘管,如瘘管切开术;②关闭瘘管的入口,开放出口;③使用各种材料,如干细胞、纤维蛋白胶或塞子,填充或注射于瘘管中。我们需要确保瘘管在出口闭合之前先闭合入口,或至少同时闭合出入口。如果顺序颠倒,即在入口闭合之前就闭合出口,则可能会进展为脓肿,或会促使简单瘘管发展为复杂瘘管。根据瘘口部分或完全关闭、瘘管引流液消失,瘘管瘢痕形成,以及预防脓肿或复杂性瘘管的发生等方面来判断内镜治疗的效果。

把握以上原则,有助于发展和实施 IBD 相关瘘管、窦道和脓肿的内镜治疗,同时也有助于 IBD 手术相关瘘、吻合口漏或脓肿的治疗技术发展,详见下文。

三、内镜下瘘管切开术

内镜下瘘管切开术(endoscopic fistulotomy)的定义为通过内镜实施的切开术,或者在内镜中心应用内镜器械实施的切开术。与其他治疗手段相比,内镜下瘘管切开术彻底打开瘘管的疗效最佳。然而,并非所有的瘘管都适合内镜下切开治疗。在下列情况下可尝试进行内镜下瘘管切开术:①远端肠管缝合线或吻合口漏,导致肠间瘘;②瘘管表浅且较短。远端肠道的短瘘通常与该区域的既往手术有关,如回肠储袋肛管吻合术(IPAA)、结肠肛管吻合术和结直肠吻合术。非常重要的是,通过影像技术以及内镜用软导丝来测量瘘管长度及瘘管处肠壁厚度,原著作者在远端肠间瘘(包括回肠袋间瘘)患者中获得了一些内镜瘘管切开术的经验。使用内镜切开更深的瘘管后,可能需要沿切缘放置金属夹,以防瘘管复发[5](图 16.1)。

内镜下治疗肛周瘘管更为复杂。对于不经过肛门外括约肌的表浅肛周瘘管患者,即非肛门外括约肌瘘患者,可以安全地进行完整的瘘管切开术(图 16.2)。部分瘘管切开术可以在肛周瘘管较长的患者中进行,这时候的瘘管外口往往位于肛门外括约肌以外的地方(图 16.3)。在适当的局部麻醉下,使用内镜针刀治疗较传统的外科手术治疗更具优势,出血风险更小。

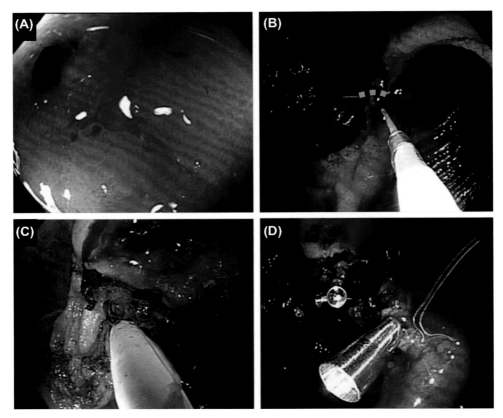

图 16.1 克罗恩病回结肠吻合术漏的内镜下瘘管切开术。A，瘘管存在于新形成的回肠末段远端处；B，导丝探查到的由回肠末段到近端结肠的瘘管走行（绿点线）；C，针刀瘘管切开术；D，夹闭切割的肠壁边缘以防瘘管的复发（Shen B. Gastrointest Endosc. 2017；85:1133-1143）

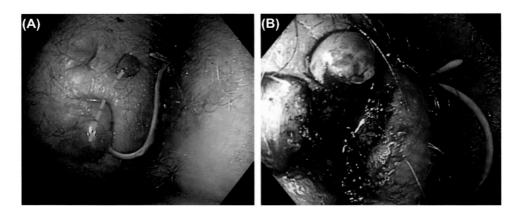

图 16.2 克罗恩病相关的不经过肛门外括约肌的肛周瘘管的内镜瘘管切开术。A，使用挂线疗法获得瘘管走行（绿点线处）；B，针刀瘘管切开术后的图像（Shen B. Gastrointest Endosc. 2017；85:1133-1143）

内镜下瘘管切开术可以与其他内镜治疗方式结合使用，例如吻合口漏的闭合（图 16.4）、狭窄扩张、针刀狭窄切开术等。

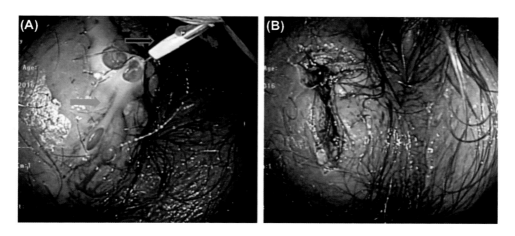

图 16.3　内镜下治疗肛周脓肿 / 瘘管：A，使用内镜针刀技术（红色箭头）排出脓肿（绿色箭头）并切开瘘管；B，治疗后图片（Shen B. Gastrointest Endosc. 2017；85:1133-1143）

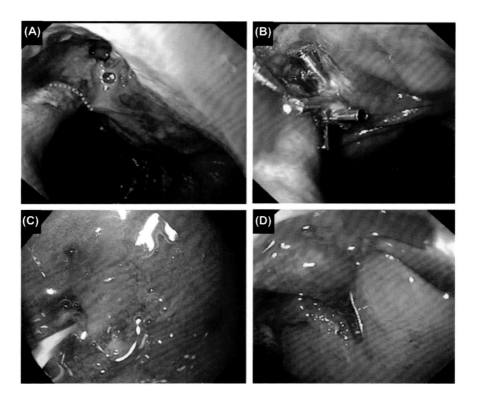

图 16.4　内镜下瘘管切开术和 J 型储袋顶端漏的关闭，肛瘘挂线置入。A，在 J 型储袋顶端漏旁的瘘管（绿点线处）；B，完成针刀切开，并放置夹子；C，用导丝探查 J 型储袋顶端漏；D，放置 OTSC 吻合夹来关闭漏口

四、内镜下窦道切开术

　　CD 和 UC 术后吻合口漏较常见。吻合口漏可以是急性发生，也可以是慢性长期存在。急性吻合口漏可导致腹部和盆腔脓肿，可以通过药物、内镜和手术得到控制（见下文）。慢性吻合口漏可形成窦道。发生窦道最常见的部位是骶前区，这在 IPAA 中的报道较多。窦道的定义是由慢性袋口 – 肛门吻

合口漏或缝合线 / 钉线漏等所致的盲管[6]，在 IPAA 患者中的发生率为 2.8%～8%[7,8,9]。大多数患者需要外科手术干预以切开引流、清创、去顶、进行纤维蛋白胶封闭治疗，甚至需袋口改道或袋口重造[7-12]。

原著作者使用了新型的内镜针刀窦道切开术（NKSi）来治疗窦道，疗效显著。在首批接受此项治疗的 65 例患者中，窦囊平均深度为（4.4±1.8）cm。20 例患者（30.8%）存在复杂的窦囊。在使用中位数为 2.0 次的针刀疗法［四分位间距（IQR）：1.5～3.5 次］治疗并随访 1.1 年（IQR：0.4～2.8）后，28 例患者（43.1%）窦囊完全愈合，27 例患者（41.5%）部分愈合，且并发症的风险很低。内镜 NKSi 的原理是在窦道旁的后囊体壁做切口，使后者成为囊的一部分并最终形成窦腔上皮化。成功的关键是沿着窦道的切口边缘放置金属夹[13]（图 16.5）。

五、内镜下瘘管内注射填充剂

可使用瘘管内注射填充剂的方式治疗 IBD 或非 IBD 患者的肛瘘，通常需要在手术室麻醉下进行。理论上，瘘管内药物注射可以通过内镜进行。

（一）纤维蛋白胶注射

纤维蛋白胶注射具有简单和可重复的优点，已被广泛应用于手术室治疗肛瘘。在一项纳入 30 例复杂性肛瘘患者的研究中，患者在肛瘘挂线后 8 周进行瘘管内纤维蛋白胶注射治疗。随访 1 个月后

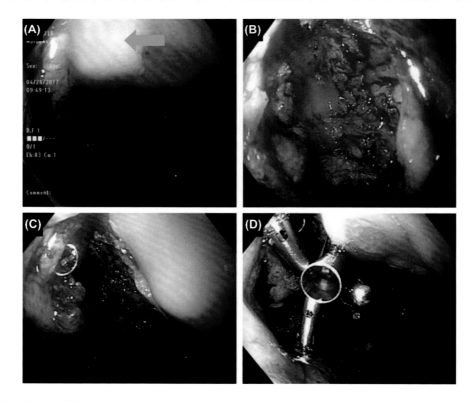

图 16.5　内镜下针刀窦道切开术。A，一个骶前脓性窦道（绿色箭头标示）；B，内镜下完成针刀窦道切开；C & D，沿窦道切口置入夹子

观察到 17 例患者(57%)达到瘘管完全闭合。平均随访 12 个月后,15 例(50%)患者达到瘘管治愈[14]。一项随机对照试验表明,与瘘管切开术、瘘管挂线术、皮瓣前移法相比,瘘管内注射纤维蛋白胶对单纯性瘘管的疗效欠佳,但在治疗复杂性瘘管方面更有效[15]。

无论患者原发病是否为 CD,纤维蛋白胶注射治疗成功率似乎没有差别[3]。目前,只在样本量较小的 CD 相关瘘管患者中进行了瘘管内注射纤维蛋白胶的研究。在一项纳入 14 例 CD 相关肛瘘患者的研究中,患者均在 EUA 下行超声内镜引导的瘘管内纤维蛋白胶注射,在其后 3 个月的随访中,10 例患者(71%)瘘口完全停止引流,1 例(7%)患者瘘口的引流量减少。在平均 23 个月的随访中,8 例患者(57%)瘘管最终消失[15]。在一项共纳入 39 例患者的纤维蛋白胶注射治疗复杂性肛瘘的回顾性研究中,肛瘘类型包括隐窝腺感染的肛瘘、CD 相关肛瘘、结肠肛管吻合口漏、回肠袋 – 肛管吻合口漏、经过深部肛门括约肌的肛瘘、经过表浅肛门括约肌的肛瘘、高位肛瘘和直肠阴道瘘。大多数患者早期可达到瘘管闭合,但复发率较高,仅在 12 例患者(31%)中证实瘘管持久愈合[17]。在患有低位直肠肛门和会阴阴道间瘘管的 CD 患者中进行了一项多中心开放随机对照试验。将患者分为单纯瘘管组和复杂瘘管组,在肛瘘挂线拆除后,患者被随机分配到接受纤维蛋白胶注射治疗组($n=36$)和仅观察不做治疗的对照组($n=41$)。比较两组患者在第 8 周的临床缓解率,纤维蛋白胶治疗组为 13/34(38%),对照组为 6/37(16%)[18]。

纤维蛋白胶注射治疗直肠肛管瘘和肛周瘘管的疗效难以令人满意。多种因素可导致远期预后不良,包括瘘管位置、长度和复杂性,以及当前应用的药物和内镜治疗(例如狭窄的内镜下球囊扩张)。潜在的异物反应也可能是危险因素。对于 CD 相关瘘管,单独使用纤维蛋白胶注射治疗可能不足以治愈该病,需与药物治疗、内镜治疗和外科皮瓣修复治疗相结合。在一项随机对照试验中,纳入了 58 例存在肛门括约肌间瘘患者。在这些患者中,无论肛瘘是否为 CD 引起,单纯修复治疗组与修复加纤维蛋白胶注射治疗组的复发率分别为 20% 和 46%[19]。

内镜下注射纤维蛋白胶在技术上是可行的。纤维蛋白胶可以通过内镜的操作钳道注射。纤维蛋白胶注射治疗肛周瘘管是有效的,这是内镜下注射纤维蛋白胶疗法的依据之一。EUS 可用于指导内镜下操作,同时也可作为判断疗效的手段。原著作者也使用过高渗葡萄糖(50%)和强力霉素作为填充剂来治疗表浅长瘘管和慢性吻合口漏[20]。原著作者还曾经尝试通过内镜下瘘管内填塞 2- 氰基丙烯酸正丁酯来治疗非 CD 性难治性与结直肠手术相关的吻合口漏和瘘管,但成功率很低。这与此项技术应用在肠瘘或胆瘘中的研究所得出的结论不一致[21]。

(二)生物塞

目前,已经开发出了各种类型的塞子(plug),比如可修复生物假体塞(Surgisis®, Cook Surgical, Inc.)。塞子一般通过瘘管的入口处塞入。对 25 例非 CD 高位经肛门括约肌瘘的患者进行了前瞻性研究,比较纤维蛋白胶注射治疗与生物塞栓塞治疗的效果,发现可缝合的塞子闭合瘘管的效果更好[22]。对 93 例非 CD 复杂性经肛门括约肌瘘患者进行了前瞻性多中心研究,在剔除 13 例失访者和 21 例更改治疗方案的患者后,使用瘘管塞治疗 6 个月和 12 个月的瘘管愈合率分别为 41% 和 49%[23]。有研究探索了瘘管塞应用在 CD 相关肛管直肠瘘关闭方面的功效和安全性。一项前瞻性研究共纳入含有 36

处瘘管的 20 例患者，20 例患者中有 16 例（80%）在最后一次随访时成功闭合了瘘管。瘘管的成功闭合与使用挂线疗法或使用抗 TNF 制剂相关[24]。通常，瘘管塞疗法常是由外科医生在手术室中实施，实际上在内镜下操作也是可行的。

（三）基质细胞或干细胞的局部治疗

使用骨髓来源的间质细胞或脂肪间充质干细胞治疗 CD 患者肛瘘，正受到越来越多的关注。一项随机安慰剂对照研究纳入了 21 例使用同种异体骨髓间充质细胞来治疗肛瘘，结果发现试验组的愈合率高于对照组[25]。最近一项多中心随机安慰剂对照研究共纳入了 212 例患者，试验组使用同种异体脂肪间充质干细胞治疗，意向性分析（intention to treat analysis）显示试验组的缓解率[53/107（50%）]高于对照组[36/105（34%）]。这项操作技术最常见的副作用是肛周脓肿[26]。干细胞治疗一般是在手术室把干细胞注射到瘘管壁上。就技术层面而言，筛选出合适的患者后，该操作也可以由经验丰富的医生在内镜下实施。CD 瘘管的干细胞疗法将在第 18 章中讨论。

六、脓肿的内镜下引流

脓肿是 CD 或 IBD 手术的常见并发症。所有确诊或疑似脓肿的患者均应首先选用抗生素治疗，引流是在药物基础上的治疗手段，通常由介入科医生或结直肠外科医生完成。理想情况下，应尽量避免实施急诊外科手术以引流脓肿，因其术后并发症风险较高。择期脓肿引流手术通常和其他的操作一起实施，例如肠切除术、狭窄成形术等。因此，非手术引流应被确立为脓肿的一线治疗手段。CD 的腹腔或盆腔脓肿的首选治疗是在射线透视辅助下引流。在清醒镇静的状态下，可应用内镜针刀技术在内镜室实施脓肿切开和引流（图 16.3）。

（一）猪尾支架

在影像学引导下进行复杂脓肿引流，并不适合所有的患者。这是因为在针或导管的皮肤入口处与目标脓肿之间存在肠襻。脓肿也可以存在于两个相邻盆腔器官之间，例如，直肠或回肠袋与膀胱或阴道之间。这种类型的脓肿可能是吻合口或肠道手术缝线漏的结果，通常需要手术干预，或长期使用抗生素联合禁食（全肠外/半肠外营养）来处理。在这种情况下，内镜医生可通过内镜从肠道一侧进入到脓腔。如果计划排空和治愈脓肿，那么应进行分期手术。第一步，经缝合线或吻合线漏口送入导丝，到达脓腔，经导丝放置一个猪尾支架。支架的型号和长度取决于脓肿的位置和大小。该过程可在透视引导下进行。随后，需要进行多次的影像学检查来评估脓肿是否在 4 周内完全排空。如果有脓肿残留，那么可以在内镜下调整支架位置。如果脓肿完全排空并有瘘管残留，则可尝试进行内镜下瘘管的夹闭（图 16.6）。移除猪尾管，并且通过内镜夹进一步处理缺损部位[27]，充分引流可以使患者免于手术。

应该指出的是，相对于由远端直肠或远端肠道吻合口漏形成的骶前窦腔而言，那些游离的腹腔和盆腔脓肿几乎不会形成慢性脓腔或窦腔。因此，内镜针刀技术对于后者的治疗不可行。

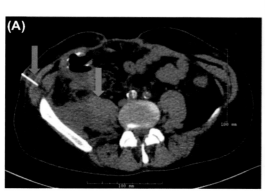
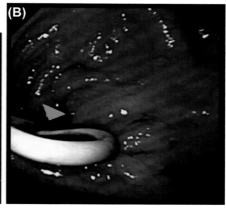

图 16.6　克罗恩病的回结肠吻合口漏 / 脓肿的内镜引流。A，尝试经皮（红色箭头处）穿刺引流由吻合口漏（绿色箭头处）造成的腰大肌前方的脓肿；B，使用内镜在吻合口漏（绿色箭头）处放置猪尾支架（Shen B. Gastrointest Endosc. 2017；85:1133-1143）

（二）挂线和蕈形导管引流

IBD 或非 IBD 患者的瘘管相关肛周脓肿的治疗，常采用挂线疗法或置入蕈形导管进行引流。治疗的主要目标是引流脓液、防止形成新的瘘管和防止单纯瘘管进展为复杂性瘘管。使用挂线疗法和使用抗 TNF 药物治疗 CD 相关的肛瘘的疗效似乎一样。在 CD 患者中，与单独使用生物制剂治疗相比，挂线疗法和生物制剂的联合应用已被证明具有更多益处。

在 EUA 的情况下，由直肠外科医生在手术室常规行挂线治疗并置入蕈形导管进行引流。对于简单的肛周或远端肠瘘，可以通过内镜操作置入[29]。首先，使用软尖导丝探查出瘘管的出入口。然后，由内镜医生确定是否可在内镜下操作。再之后，使用活检钳抓住导线的尖端并用缝合线使其与挂线捆绑在一起。导丝与挂线一起在瘘管中拉动。最后，挂线需要打结（图 16.7）。通过内镜和软尖导丝进行挂线治疗具有明显的优势，与传统手术相比内镜治疗的侵入性更小，成本更低。

七、瘘管和吻合口漏的内镜封堵

在手术中使用黏膜、肌肉瓣或套管封闭瘘管入口的瘘管治疗理念同样适用于在内镜下治疗瘘管型 IBD。有关 CD 相关的 EEF、ECF 或肛瘘的内镜下夹闭治疗的文献数量有限。原著作者已经使用了 TTSC 吻合夹系统和 OTSC 吻合夹系统来治疗 CD 和 IBD 手术相关的瘘管或吻合口漏，并取得了一定的成功。有人认为，内镜治疗的成功取决于出入口区域肠壁或瘘管壁的厚度（越薄越好）、瘘管的长度（越短越好）、瘘管存在时间（较短越好）和入口周围区域的炎症或溃疡（越接近正常状态越好）。

（一）TTSC 吻合夹系统

目前，关于使用 TTSC 吻合夹系统治疗肛瘘、EEF、ECF、RVF 或 PVF 的研究较少。起初，TTSC 的使用指征是消化道出血。TTSC 也被用于治疗非 IBD 患者的吻合口或缝合线渗漏[30]。原著作者已

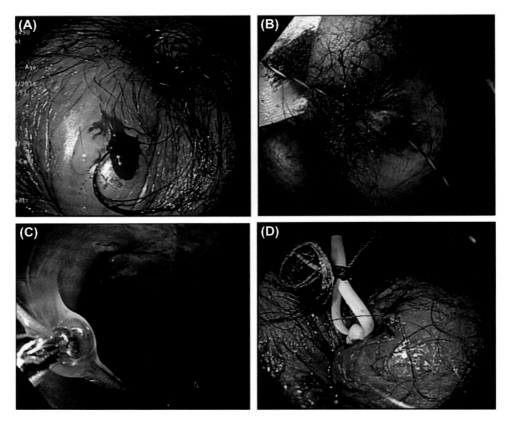

图 16.7　内镜下挂线治疗。A，从瘘管的开口处退出；B，瘘管中引入软尖导丝；C，用内镜活检钳抓住导丝尖端；D，使导丝与挂线捆绑在一起，导丝与挂线一起在瘘管中拉动，挂线打结

经报道了在 IPAA 患者中由于 J 型储袋顶端漏而引起 ECF，采用 TTSC 夹闭系统关闭了 ECF 内孔的案例[31]（图 16.8）。为了暂时减少阴道引流（图 16.9），原著作者曾经使用了 TTSC 系统来治疗多次手术失败后的复发性 RVF 或 PVF 的非 CD 患者。

（二）OTSC 吻合夹系统

OTSC 吻合夹提供了更强大的抓取功能，用于封闭消化道的缺损。目前，已有许多的病例报告证实了其可行性、有效性和安全性。一项大型多中心回顾性研究显示，在接受 OTSC 治疗的 188 例患者中（108 例瘘管，48 例穿孔，32 例吻合口漏），在中位随访期为 146 天中，60% 的患者获得了长期持续的疗效。该研究还显示 OTSC 吻合夹系统治疗穿孔的闭合率（90%）和治疗漏出的成功率（73%）明显高于治疗瘘管的成功率（43%）。OTSC 作为初始治疗方案的长期成功率（69%）显著高于其作为补救治疗方案时的成功率（47%）。OTSC 吻合夹系统可有效治疗急性医源性穿孔（包括由内镜或手术引起）、吻合口或缝线漏，并可能对某些类型的瘘管也有治疗作用。原著作者曾在克里夫兰诊所使用OTSC 吻合夹成功地治疗了约 65% 的 IPAA 术后 J 型储袋顶端漏的患者（图 16.10）。

OTSC 对 CD 相关瘘管进行内镜治疗可能更具挑战性。关于在 CD 瘘管中使用 OTSC 的数据很少。一项对 10 例难治性肛瘘患者进行的回顾性单中心研究中有 6 例患有 CD 相关肛瘘。为期 72 天的中位随访中，有 7（70%）例患者达到瘘管的永久性闭合[34]。OTSC 在治疗 CD 瘘管中的作用还有

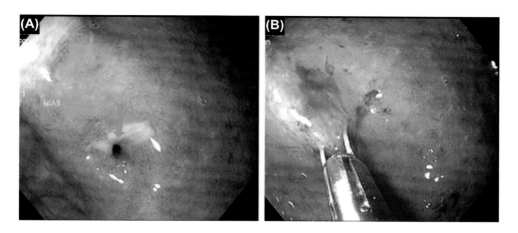

图 16.8　回肠 J 型储袋顶端漏的内镜下夹闭（绿色箭头）。A，漏口；B，用夹子夹闭（Shen B. Gastrointest Endosc. 2017；85:1133-1143）

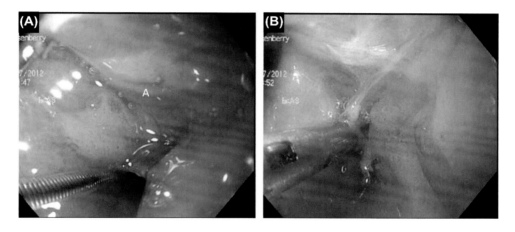

图 16.9　肠袋 – 阴道瘘的内镜下夹闭。A，用导丝探查出远端肠袋的瘘管开口；B，内镜下夹闭（Shen B. Gastrointest Endosc. 2017；85:1133-1143）

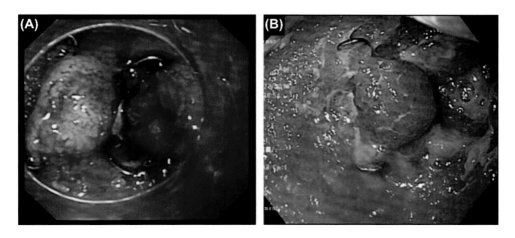

图 16.10　使用 OTSC 治疗回肠 J 型储袋顶端漏。A，用夹子处理漏口；B，随访 3 个月后达到治愈（Shen B. Gastrointest Endosc. 2017；85:1133-1143）

待进一步探讨。基于 IBD 介入治疗(i-IBD)的丰富经验,原著作者认为 OTSC 在 CD 手术相关的急性吻合口漏(图 16.11)方面的效果良好,但对 CD 疾病本身所致的瘘管上效果不太好,可能是由于疾病本身合并炎症、纤维化、瘘管上皮化、瘘管入口处炎症等复杂情况。原著作者试图在 11 例患者中使用 OTSC 来关闭 ECF(即从慢性缝线漏到皮肤的瘘管),但结果不理想(来源于原著作者未发表的数据)。由于远端直肠或回肠袋与阴道或前列腺之间的壁较薄,因此在 RVF 或 PVF 患者身上需避免使用 OTSC 治疗。

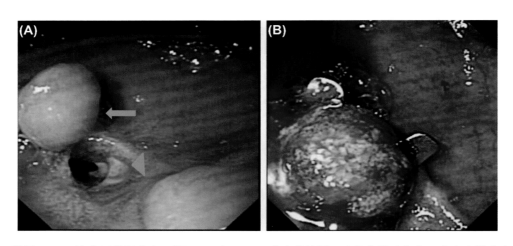

图 16.11　使用 OTSC 治疗回结肠吻合口漏。A,在 OTSC 治疗前的漏口(绿色箭头)和一个息肉样病变(绿色细箭头); B,置入大型 OTSC 吻合夹。(Shen B. Gastrointest Endosc. 2017; 85:1133-1143)

（三）内镜下缝合

目前,已经开发出各种内镜下缝合装置来关闭消化道中与疾病相关或由医源性因素引起的缺损。这些设备包括 Sefestitch®(Safestitch Medical Inc, Miami, FL)、Apollo OverstitchSystem®(Apollo Endosurgery, Austin, TX)、EndoCinch SuturingDevice®(CR Bard, Inc, Boston, MA)和 Medical PowerSystem® Medical Interventions, Longtrome, PA)。内镜缝合装置适用于非 IBD 患者的穿孔、吻合口漏和瘘管的治疗[35,36]。疾病或手术导致肠道解剖结构的改变、炎症和纤维化等。因此,IBD 患者使用内镜缝合装置治疗在技术层面上更具挑战性。目前,关于应用内镜缝合治疗 IBD 相关并发症的研究资料很少。尽管缺乏有关瘘管的性质和治疗结局这些详细信息,但最近有使用内镜缝合治疗 3 例 IBD 相关瘘管的病例报道发表[25]。与 OTSC 类似,这些装置可能并不适用于大多数 CD 相关瘘管的治疗,包括 RVF 或 PVF。

（四）支架置入

自膨式金属支架(SEMS)已被用于治疗胃肠道病变,特别是上消化道吻合口漏或穿孔[37]。关于 SEMS 在结直肠术后吻合口漏中的应用仅有散在的一些报道[38,39],鲜有关于使用 SEMS 治疗阴道瘘的大宗病例[30,31]。将 SEMS 应用于 IBD 相关瘘管的治疗疗效和安全性仍有待探索。SEMS 可以尝试在术后浅表渗漏患者中使用。例如，从造口部位到筋膜的瘘管可以用覆膜式自膨金属支架进行治疗（图 16.12）。根据原著作者的经验，使用 SEMS 治疗 CD 或 IBD 相关瘘管的效果有限，这是由于支架移位和小肠可嵌入支架近端从而导致肠套叠（图 16.12）。

八、超声内镜引导下治疗肛瘘

诸如计算机断层扫描（CT）和磁共振成像（MRI）之类的腹部成像技术已被广泛用于指导 CD 瘘管的药物和外科治疗，即提供所谓的"路线图"。然而，CT 或 MRI 图像不能实时用于指导内镜或手术治疗。超声内镜（EUS）的正确使用可能会弥补这点不足。

经验丰富的医生在患者处于适当镇静的状态下实施 EUS 可有助于指导肛瘘的内镜治疗，除了实施治疗操作外，还可以进行如放置导丝、置入引流支架或单纯支架等操作，EUS 已被证实可用于指导肛瘘或脓肿的药物和外科治疗。EUS 可以提供准确的肛瘘解剖学情况。EUS 可有助于区分 CD 相关的肛瘘与隐窝腺感染的肛瘘。这种区分在临床上很重要，因为管理策略、治疗结果和长期预后是不同的。对 20 例患者进行了一项小规模随机试验，比较了直肠 EUS 引导与非 EUS 引导下的瘘管治疗。在 24 周的随访中，EUS 指导组中的 9 例中就有 7 例（78％）瘘管渗液消失，对照组中的 11 例有 3 例（27％）渗液消失[41]。一项对 52 例肛瘘患者的回顾性研究表明，EUS 发现的信息对治疗决策产生影响。EUS 发现的信息影响了 86％患者的治疗管理[42]。第 17 章将详细讨论内镜检查或 EUS 引导下肛瘘和脓肿治疗的细节。

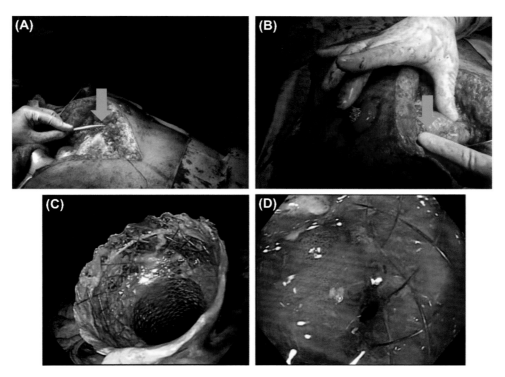

图 16.12 使用金属支架治疗瘘管。A，起源于靠近筋膜的回肠造口处的肠外瘘；B，置入覆膜式金属支架；C，支架移位，从瘘管的开口处脱出；D，小肠嵌入支架近端从而导致肠套叠。绿色箭头指出处为瘘管筋膜水平的原发孔

九、与内镜操作相关的常见并发症及其预防

IBD 患者的诊断或治疗性内镜操作有较高的操作相关并发症（PAC）风险,主要是医源性穿孔。据报道,与 IBD 患者的内镜下球囊扩张（EBD）相关的肠穿孔危险因素包括合并黏膜的活动性炎症、糖皮质激素的使用、回肠乙状结肠吻合或回直肠吻合狭窄、原发狭窄等。原著作者发现使用糖皮质激素者行肠镜操作后,发生操作相关并发症的风险会增高,包括需进入 ICU 治疗、接受结肠切除及造口术和死亡风险增加等。目前尚没有关于出血、误吸、操作后肠梗阻等危险因素的对照研究发表。由于 IBD 相关瘘管或脓肿的内镜治疗是临床新领域,因此与 PAC 相关的危险因素尚未明确。据原著作者个人经验,与 CD 相关瘘管或脓肿的内镜治疗相关的主要并发症是肠穿孔和出血,尤其是在进行内镜下瘘管切开术和内镜窦道切开术的患者中。多普勒超声引导下针刀切开术已成为治疗 IPAA 患者的骶前吻合口漏的手段[49]。使用多普勒超声可有助于检测出血供丰富的区域,这可使我们避免在此区域行电切术操作,包括行内镜狭窄切开术和内镜瘘管切开术。防止 PAC 的最佳方法是做好预防工作。例如,对于位置较深、长度较长的 CD 相关瘘管,应避免行内镜下瘘管切除术,尤其是要避免在内镜医生难以自如控制内镜的右半结肠的情况下进行操作。在内镜瘘管切开术和窦道切开术中使用电切术与电灼术各有优缺点。原著作者认为,电切术和电灼术具有相似的手术相关穿孔的风险,前者在手术过程中出现即时出血的风险较高,而后者发生迟发性出血（延迟几小时或几天）的风险更大。原著作者认为,在内镜治疗过程中使用导丝探查瘘管或窦腔是减少手术相关穿孔发生的关键。内镜医生应随时备好 TTSC 和 OTSC,并准备好血管收缩剂（如肾上腺素）,以便及时处理穿孔或出血。

在内镜治疗瘘管期间医源性脓肿的发生也得到了关注。内镜医生首先应该掌握原理,即掌握疾病本质、病理生理学和疾病发生发展的相关知识,掌握内镜治疗的优势和局限,其次是需要掌握相应的技术和设备的应用。我们要清楚,即使我们有一把金锤子,也并非一切都是钉子。内镜医生应充分把握好指征,知道如何安全有效地完成怎样的操作,以及应该避免进行哪些操作,例如,急性吻合口漏或慢性吻合口漏（即窦道）的治疗原则是不同的。对于急性吻合口漏,应尝试进行内镜下闭合治疗,而对于后者需进行内镜下引流（即切开术）。瘘管和窦道的治疗原则也不同。对于瘘管,应关闭内口,尽量减少外引流,并打开外口[30]。当外口关闭时,不恰当地打开瘘管的内口可导致脓肿的形成。同样,不恰当地关闭窦道也可导致脓肿。

应该指出的是,人体骨盆中存在多个重要器官,这些器官易发生医源性损伤。例如,远端直肠或远端回肠袋的内镜下瘘管切开可能会导致医源性阴道瘘的发生。对于内镜医生而言,由于肠道和阴道之间的间隔组织较薄,因此远端直肠或远端回肠袋的前壁可能是瘘管切开和窦道切开术的"禁区"。在大多数情况下,RVF 和 PVF 的主要开口位于肛管或齿状线的前壁。虽然 TTSC 是治疗 RVF 或 PVF 的临时手段,以减少瘘管的引流为目的,但从理论上讲,使用 OTSC 治疗会加重瘘管和肛周不适症状,因此原著作者不建议使用 OTSC 治疗 RVF 或 PVF。这对于原发疾病为 CD 的患者尤为适用。相反,直肠后壁和回肠袋的骶前空间可被视为内镜医生操作的"适宜区",在这个区域内可以安全地进行操作治疗,例如内镜窦道切开术。

在使用内镜微创手段治疗肛瘘和脓肿的同时，人们也关注操作对肛门括约肌造成损伤的风险。IBD 患者的内镜治疗原则已在另一章中详细讨论[49]。就像许多其他先进的内镜手术一样，对 CD 相关瘘管和脓肿进行内镜治疗前也需要细致的准备，包括术前腹部影像学检查、实验室检查、适当的麻醉深度、操作房间、设备与辅助设施、受过专业培训的人员和备用术式。内镜医生应时常警惕 PAC 的发生，而且需及时评估是否发生了 PAC（例如通过腹部影像学检查）并及时进行干预。

十、总　结

手术的机械性和缺血性因素或潜在的 IBD 相关因素可导致瘘管和脓肿。大多数情况下，瘘管与疾病本身发展过程相关。对疾病炎症的药物治疗是预防或阻止 IBD 相关并发症（包括狭窄和瘘管）发展的关键。另外，肠道纤维化和穿透性的特点降低了机械设备（如内镜夹闭）和内镜缝合的疗效及安全性。尽管如此，在 IBD 患者中，这些设备仍可尝试用于处理医源性肠穿孔、吻合口漏及缝合线漏。无论通过手术还是内镜，瘘管切开术都应该视为一线治疗手段，因其疗效良好。目前，内镜下支架放置可以有效治疗吻合口相关脓肿。内镜引导下挂线、内镜下注射纤维化剂、内镜下栓塞或注射基质干细胞的效果仍需进一步研究。本文详细描述了 IBD 相关瘘管和脓肿的各种内镜疗法的适应证和注意事项。我们仍需进一步探索联合应用药物和 / 或手术对 CD 内镜治疗的影响。内镜和手术相结合来治疗 CD，可获得比单独使用这些治疗方法更好的临床结局。

（郅　敏　译）

参考文献

［1］ Present DH, Rutgeerts P, Targan S, et al. Infliximab for the treatment of fistulas in patients with Crohn's disease. N Engl J Med, 1999, 340: 1398-1405.

［2］ Lichtiger S, Binion DG, Wolf DC, et al. The CHOICE trial: adalimumab demonstrates safety, fistula healing, improved quality of life and increased work productivity in patients with Crohn's disease who failed prior infliximab therapy. Aliment Pharmacol Ther, 2010, 32: 1228-1239.

［3］ Sandborn WJ, Feagan BG, Rutgeerts P, et al. Vedolizumab as induction and maintenance therapy for Crohn's disease. N Engl J Med, 2013, 369: 711-721.

［4］ Feagan BG, Sandborn WJ, Gasink C, et al. UNITIeIM-UNITI Study Group. Ustekinumab as in- duction and maintenance therapy for Crohn's disease. N Engl J Med, 2016, 375:1946-1960.

［5］ Chidi V, Shen B. Endoscopic needle knife fistulotomy technique for ileal pouch-to-pouch fistula. Endoscopy, 2015, 47 Suppl 1: E261

［6］ Shen B, Remzi FH, Lavery IC, et al. A proposed classification of ileal pouch disorders and associated complications after restorative proctocolectomy. Clin Gastroenterol Hepatol, 2008, 6: 145-158.

［7］ Akbari RP, Madoff RD, Parker SC, et al. Anastomotic sinuses after ileoanal pouch construction: incidence, management, and outcome. Dis Colon Rectum, 2009, 52: 452-455.

［8］ Whitlow CB, Opelka FG, Gathright JB, et al. Treatment of colorectal and ileoanal anastomotic sinuses. Dis Colon Rectum, 1997, 40: 760-763.

［9］ Nyam DC, Wolff BG, Dozois RR, et al. Does the presence of a pre-ileostomy closure asymptomatic pouch-anastomotic sinus tract affect the success of ileal pouch-anal anastomosis? J Gastrointest Surg, 1997, 1: 274-277.

［10］ Korsgen S, Nikiteas N, Ogunbiyi OA, et al. Results from pouch salvage. Br J Surg, 1996, 83: 372-374.

［11］ Arumainayagam N, Chadwick M, Roe A. The fate of anastomotic sinuses after total mesorectal excision for rectal cancer. Colorectal Dis, 2009, 11: 288-290.

［12］ Swain BT, Ellis CN. Fibrin glue treatment of low rectal and pouch-anal anastomotic sinuses. Dis Colon Rectum, 2004, 47: 253-255.

［13］ Wu XR, Wong RC, Shen B. Endoscopic needle-knife therapy for ileal pouch sinus: a novel approach for the surgical adverse event (with video). Gastrointest Endosc, 2013, 78: 875-885.

［14］ Parades V, Far HS, Etienney I, et al. Seton drainage and fibrin glue injection for complex anal fistulas. Colorectal Dis, 2010, 12: 459-463.

［15］ Lindsey I, Smilgin-Humphreys MM, Cunningham C, et al. A randomized, controlled trial of fibrin glue vs. conventional treatment for anal fistula. Dis Colon Rectum, 2002, 45: 1608-1615.

［16］ Vitton V, Gasmi M, Barthet M, et al. Long-term healing of Crohn's anal fistulas with fibrin glue injection. Aliment Pharmacol Ther, 2005, 21: 1453-1457.

［17］ Loungnarath R, Dietz DW, Mutch MG, et al. Fibrin glue treatment of complex anal fistulas has low success rate. Dis Colon Rectum, 2004, 47: 432-436.

［18］ Grimaud JC, Munoz-Bongrand N, Siproudhis L, et al. Groupe d'Etude Thérapeutique des Affections Inflammatoires du Tube Digestif. Fibrin glue is effective healing perianal fistulas in patients with Crohn's disease. Gastroenterology, 2010, 138: 2275-2281

［19］ Ellis CN, Clark S. Fibrin glue as an adjunct to flap repair of anal fistulas: a randomized, controlled study. Dis Colon Rectum, 2006, 49: 1736-1740.

［20］ Nyabanga CT, Obusez EC, Purysko A, et al. Healing of a chronic anal stump sinus after administration of combined high-concentration dextrose and doxycycline solution. Int J Colorectal Dis, 2016, 31: 775-776.

［21］ Bae JH, Kim GC, Ryeom HK, et al. Percutaneous embolization of persistent biliary and enteric fistulas with Histoacryl. J Vasc Interv Radiol, 2011, 22: 879-883.

［22］ Johnson EK, Gaw JU, Armstrong DN. Efficacy of anal fistula plug vs. fibrin glue in closure of anorectal fistulas. Dis Colon Rectum, 2006, 49: 371-376.

［23］ Stamos MJ, Snyder M, Robb BW, et al. Prospective multicenter study of a synthetic bioabsorbable anal fistula plug to treat cryptoglandular transsphincteric anal fistulas. Dis Colon Rectum, 2015, 58: 344-351.

［24］ O'Connor L, Champagne BJ, Ferguson MA, et al. Efficacy of anal fistula plug in closure of Crohn's anorectal fistulas. Dis Colon Rectum, 2006, 49: 1569-1573.

［25］ Molendijk I, Bonsing BA, Roelofs H, et al. Allogeneic bone marrow-derived mesenchymal stromal cells promote healing of refractory perianal fistulas in patients with Crohn's disease. Gastroenterology, 2015, 149:

918-927.

［26］ Panés J, García-Olmo D, Van Assche G, et al. ADMIRE CD Study Group Collaborators.Expanded allogeneic adipose-derived mesenchymal stem cells (Cx601) for complex perianal fistulas in Crohn's disease: a phase 3 randomised, double-blind controlled trial. Lancet, 2016, 388: 1281-1290.

［27］ Shen B, Remer E. Endoscopic stent drainage of peripouch abscess. Images of Month. Am J Gastroenterol, 2013, 108: 1833.

［28］ de Groof EJ, Sahami S, Lucas C, et al. Treatment of perianal fistula in Crohn's disease: a systematic review and meta-analysis comparing seton drainage and anti-tumour necrosis factor treatment. Colorectal Dis, 2016, 18: 667-675.

［29］ Sinh P, Shen B. Endoscopically placed guidewire-assisted seton for an ileal pouch-pouch fistula. Gastrointest Endosc, 2015, 82: 575-576.

［30］ Ritter LA, Wang AY, Sauer BG, et al. Healing of complicated gastric leaks in bariatric patients using endoscopic clips. JSLS, 2013, 17: 481-483.

［31］ Chen M, Shen B. Endoscopic therapy in Crohn's disease: Principle, preparation, and technique. Inflamm Bowel Dis, 2015, 21: 2222-2240.

［32］ Haito-Chavez Y, Law JK, Kratt T, et al. International multicenter experience with an over-the-scope clipping device for endoscopic management of GI defects (with video). Gastrointest Endosc, 2014, 80: 610-622.

［33］ Lian L, Shen B. Closure of leak at the tip of the "J" after ileal pouch-anal anastomosis using a novel over-the-scope clipping system. J Coloproctol, 2014, 34: 120-123.

［34］ Mennigen R1, Laukötter M, Senninger N, et al. The OTSC(®) proctology clip system for the closure of refractory anal fistulas. Tech Coloproctol, 2015, 19: 241-246.

［35］ Sharaiha RZ, Kumta NA, DeFilippis EM, et al. A large multicenter experience with endoscopic suturing for management of gastrointestinal defects and stent anchorage in 122 patients: A retrospective Review. J Clin Gastroenterol, 2016, 50: 388-392.

［36］ Mukewar S, Kumar N, Catalano M, et al. Safety and efficacy of fistula closure by endoscopic suturing: a multi-center study. Endoscopy, 2016, 48: 1023-1028.

［37］ El Hajj II, Imperiale TF, Rex DK, et al. Treatment of esophageal leaks, fistulae, and perforations with temporary stents: evaluation of efficacy, adverse events, and factors associated with successful outcomes. Gastrointest Endosc, 2014, 79: 589-598.

［38］ Cereatti F, Fiocca F, Dumont JL, et al. Fully covered self-expandable metal stent in the treatment of postsurgical colorectal diseases: outcome in 29 patients. Therap Adv Gastroenterol, 2016, 9: 180-188.

［39］ Lamazza A, Sterpetti AV, De Cesare A, et al. Endoscopic placement of self-expanding stents in patients with symptomatic anastomotic leakage after colorectal resection for cancer: long-term results. Endoscopy, 2015, 47: 270-272.

［40］ Blom J, Nyström PO, Gunnarsson U, et al. Endoanal ultrasonography may distinguish Crohn's anal fistulae from cryptoglandular fistulae in patients with Crohn's disease: a cross-sectional study. Tech Coloproctol, 2011, 15: 327-330.

［41］ Wiese DM, Beaulieu D, Slaughter JC, et al. Use of endoscopic ultrasound to guide adalimumab treatment in perianal Crohn's disease results in faster fistula healing. Inflamm Bowel Dis, 2015, 21: 1594-1599.

［42］ Lahat A, Assulin Y, Beer-Gabel M, et al. Endoscopic ultrasound for perianal Crohn's disease: disease and fistula characteristics, and impact on therapy. J Crohns Colitis, 2012, 6: 311-316.

［43］ Mukewar S, Costedio M, Wu X, et al. Severe adverse outcomes of endoscopic perforations in patients with and without IBD. Inflamm Bowel Dis, 2014, 20: 2056-2066.

［44］ Singh VV, Draganov P, Valentine J. Efficacy and safety of endoscopic balloon dilation of symptomatic upper and lower gastrointestinal Crohn's disease strictures. J Clin Gastroenterol, 2005, 39: 284-290.

［45］ Navaneethan U, Parasa S, Venkatesh PGK, et al. Prevelance and risk factor of colonic perforation in hospitalized inflammatory bowel disease patients. J Crohns Colitis 2011, 5: 189-195.

［46］ Couckuyt H, Gevers AM, Coremans G, et al. Efficacy and safety of hydrostatic balloon dilatation of ileocolonic Crohn's strictures: a prospective longterm analysis. Gut, 1995, 36: 577-580.

［47］ Nomura E, Takagi S, Kikuchi T, et al. Efficacy and safety of endoscopic balloon dilation for Crohn's strictures. Dis Colon Rectum, 2006, 49(10 Suppl): S59-S67.

第17章 肛周克罗恩病内镜评估与处理

Ann Honor, David A. Schwartz

肛周病变是克罗恩病最具致残性的疾病表型之一。17%～43%的患者存在肛周受累，尤其是伴有直肠炎的患者[1]。以往对于肛周克罗恩病的治疗仅限于单纯药物治疗（如抗生素、免疫调节剂），或者是单纯手术治疗（如切开引流术、挂线或瘘管切开术）。随着药物（抗肿瘤坏死因子 α 药物）和内镜技术（内镜超声）的发展，肛周克罗恩病已成为涉及消化内科医生和外科医生的多学科协作领域。本章将阐述肛周克罗恩病内镜评估与治疗的进展。①

一、简　介

肛周克罗恩病同时影响盆底肌肉和消化道。肛管由上皮层、皮下组织、支撑结构，以及盆底肌和肛门括约肌复合体组成（图 17.1 ）[2]。肛管上端由移行上皮和柱状上皮覆盖，在包含有肛柱和肛隐窝

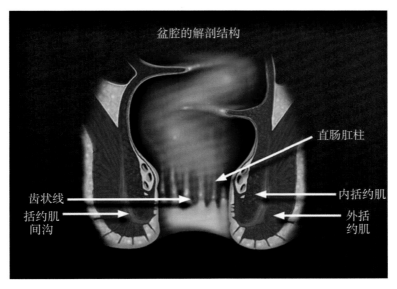

图 17.1　肛管重要解剖结构

---

① 　此段为译者加入。

的齿线部延续为肛管鳞状上皮[2]。肛瘘通常发生在这个区域,远端结肠受累时肛瘘的发生风险显著增加。一项关于克罗恩病疾病进程研究的结果显示,92％的直肠受累患者最后形成肛瘘[3]。肛瘘形成有多种理论。一种理论认为,排便时的压力导致粪便进入肛管或直肠穿透性溃疡,随着时间的推移,深溃疡逐渐进展为肛瘘[4]。另一种理论认为克罗恩病肛瘘可能是由肛腺感染或脓肿导致的[5]。

根据肛瘘解剖形态的分类方法能使消化科医生、内镜医生和外科医生在描述肛瘘解剖时采用通用的术语。目前,有多种分类方法来描述肛瘘的病变范围。一种分类是依据瘘管与齿线的关系把肛瘘分为高位或低位[2]。肛瘘内口位于齿线上方的直肠为高位肛瘘,位于齿线下方的为低位肛瘘。另一种分类是 Parks 分类:1976 年 Parks 依据肛瘘所涉及的肛门括约肌范围将其分为五类:括约肌间瘘、经括约肌肛瘘、括约肌上方瘘、括约肌外侧瘘和皮下瘘(图 17.2A)[6]。括约肌间瘘不涉及肛门外括约肌,因此被称为"低位肛瘘";经括约肌肛瘘穿过肛门外括约肌;括约肌上方瘘跨过外括约肌上方并穿过盆底肌;括约肌外侧瘘在外括约肌复合体的外侧穿过直肠壁、盆底肌和坐骨直肠间隙;皮下瘘不涉及肛门内外括约肌[6]。2003 年美国胃肠病学会(AGA)肛瘘技术审查委员会结合查体和内镜检查提出第三种分类方法,将瘘管定义为简单或复杂(图 17.2B)[7]。简单肛瘘:肛瘘位于肛管下端,只有一个外口,没有肛周脓肿,直肠阴道瘘或肛管直肠狭窄。复杂肛瘘:肛瘘位于齿状线以上,涉及肛

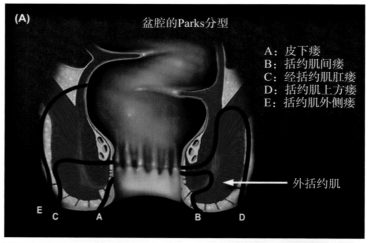

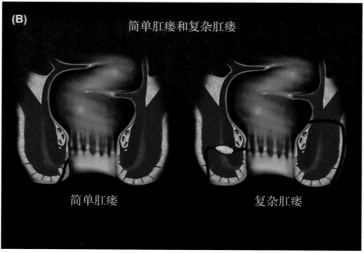

图 17.2　A,Parks 肛瘘分类;B,美国胃肠病学会技术审查委员会肛瘘分类

门外括约肌,有多个外口,存在疼痛、肛周脓肿、直肠阴道瘘、狭窄,以及内镜下有直肠活动性疾病[7]。随着肛周克罗恩病这些新的分类方法的提出,先进的影像学检查方法对描述瘘管解剖结构至关重要。直肠腔内超声(EUS)能显示瘘管范围和涉及的括约肌复合体,可区分除了肛瘘或脓肿之外的其他导致会阴部疼痛的原因,并提供肛瘘范围的解剖学信息,还可以用来评估炎症的程度,并监测治疗的最终反应[8,9]。

二、内镜检查

内镜检查通常用纤维乙状结肠镜或结肠镜,可评估疾病的活动程度,确定是否存在直肠肿块,并评估肠道准备是否充分。对患者个人而言,直肠炎是决定最佳药物治疗和手术方案的关键因素之一。通过普通内镜评估黏膜炎症之后再做直肠超声内镜以确定肛瘘的解剖形态。这样就能在同一时间段高效完成两项检查。在此之前,肛瘘诊断的金标准是外科医生麻醉下探查(EUA)。然而,由于肛周克罗恩病患者常有不同程度的炎症和瘢痕,探查结果可能并不准确。以往的研究显示,直肠指诊诊断肛瘘的准确率仅为 62%[11]。

尽管计算机断层扫描(CT)已经被应用于评估肛周克罗恩病,但由于其难以鉴别炎症和瘘管,因此结果并不可靠[12]。Schrtter-Sehn 报道的一项研究中,纳入的 25 例患者中 17 例存在肛瘘,而 CT 扫描仅能分辨 24% 的瘘管[12]。但内镜检查能够评估活动性炎症并影响手术选择。

核磁共振成像(MRI)能够有效显示肛瘘病变范围、涉及的括约肌复合体,并区分肛瘘和其他会阴部感染[13]。Beets-Tan 等研究报道显示,经过初始的麻醉下探查,MRI 影像结果改变了 12/56 例(21%)患者的手术方式[14]。MRI 与麻醉下探查相比,MRI 确定肛瘘及其走向的特异性为 76%~100%。一项前瞻性研究比较了 MRI、EUS 和 EUA,盆腔 MRI 正确分辨了 26/30 例(87%)患者的肛瘘。MRI 为准确诊断肛周克罗恩病提供了另一种检查方法。

(一)内镜超声检查

直肠内镜超声检查评估肛瘘时通常应用环扫内镜超声。内镜被推进到直肠乙状结肠交界处,然后回撤时扫描。检查时需要特别注意耻骨直肠肌、内括约肌和外括约肌。肛瘘通常表现为黑色,或者是低回声区内有局灶性高回声,这是在炎症性瘘管(低回声轨迹)内存在空气所致(局灶性高回声)(图 17.3A)[10]。一旦肛瘘愈合,瘘管低回声减少,表现为更多的混杂信号,并且低回声信号的直径缩小(图 17.3B)。内镜超声检查有助于做出瘘管分型,确定脓腔,并评估瘘管周围活动性炎症程度,从而指导药物和手术治疗[16,17]。准确描述肛周病变特征和解剖结构极其重要,如果评估不正确,则可能会导致肛瘘愈合不全、肛瘘复发,甚至医源性肛门括约肌损伤[10]。

已证实应用内镜超声检查有助于描述肛瘘的解剖结构,辅助完成临床评估和麻醉下探查,指导瘘管切开、挂线引流或药物联合治疗[18]。一项历时 16 个月、包含 18 例患者的研究显示,内镜超声检查能够有效寻找肛瘘内口、确定瘘管高度、明确瘘管与肛门括约肌的关系(括约肌间、经括约肌或括

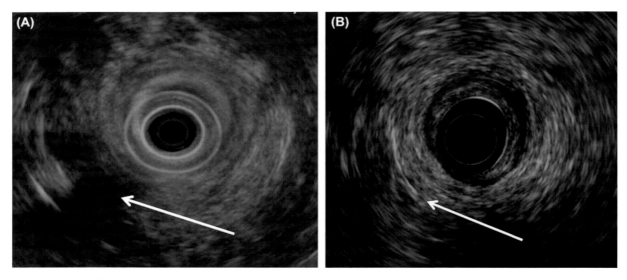

图 17.3　A，内镜超声显示的活动性肛瘘／脓肿（箭头）；B，同一例患者生物治疗 2 年后。内镜超声显示原来脓肿
区域已形成疤痕（箭头）

约肌外），以及显示脓腔的位置[18]。在这项研究中，内镜超声确定了 14 例复杂性肛瘘患者存在 2 条以上的瘘管或其他并发症（如马蹄形肛瘘），如果仅依靠麻醉下探查，则可能会遗漏这些病灶[18]。

　　Lindsey 等进行的一项研究显示，38％准备手术的克罗恩病肛瘘患者因为术前的超声检查而转为保守治疗[19]。一所大型学术中心研究了内镜超声在儿童群体中的应用，纳入 2002—2007 年期间 25 例接受挂线治疗或内镜超声检查的儿童[20]。这组患者共进行了 42 次内镜超声检查，其中 28 次是用于评估可疑的肛周疾病，15 例（54％）患者被确诊为有需要挂线治疗的复杂性肛瘘；14 次内镜超声用于监测瘘管的持续愈合情况，其中 7 例（50％）患者被确定挂线期间仍有持续存在的炎症而需要长期挂线引流。在接受内镜超声检查并随访的患者中，因炎症持续存在而被迫接受生物制剂治疗的比例为 57％，而不需要内镜超声随访的患者接受生物制剂治疗的比例为 0[20]。这项研究结果表明，内镜超声检查是指导治疗和准确评估肛周病变持续存在的可行方法[20]。

（二）内镜超声评估与其他影像学比较

　　Schratter-Sehn 等研究显示，内镜超声检查对肛瘘诊断优于 CT。他们研究了 25 例有临床症状的肛周克罗恩病患者，这些症状为内镜超声有直肠活动性疾病，肛管直肠周围疼痛，肛周可见炎症，肛外或内镜下可以看到肛瘘开口[12]。结果证实 25 例患者中 17 例被诊断为肛瘘，内镜超声发现了 14 例（82％）肛瘘，而 CT 仅诊断了其中的 4 例（24％）[12]。肛瘘等肛周病变在内镜超声下表现为有分支的低信号改变，内部可能存在液体或气体[12]。CT 扫描评估肛周病变只有在应用造影剂或空气对比时才能将病变区域识别为致密的线状条纹，但敏感性不高[12]。内镜超声已经成为克罗恩病肛周病变诊断的首选检查方法，它具有无电离辐射和在需要手术治疗时帮助定位瘘管的优点。内镜超声也可以通过注射亚甲蓝或双氧水来进行超声成像，局部产生的气泡有助于瘘管定位[1]。

　　有几项研究比较了内镜超声和 MRI 评估克罗恩病肛瘘的价值。一项包括 34 例患者的研究对内镜超声、MRI 和麻醉下探查评估肛周克罗恩病进行了比较，结果显示三者之间无差异，准确率分别是

91％、87％和 91％[15]。当这些方法联合使用时准确率可达到 100％[15]。

MRI 对复发性肛瘘有以下优点：在冠状面和矢状面均能观察到瘘管，从而更好描述解剖标志和病变位置[21,22]。与 MRI 相比，内镜超声的不足主要是外括约肌外侧病灶显示较差，而且不能进行冠状位成像[18]。

（三）内镜和内镜超声指导下治疗

在开始治疗阶段，充分利用影像检查以指导多学科协作治疗（药物与手术联合）能够改善患者的预后。最近发表的众多指南均持这一主张。2016 年 ECCO 指南提出盆腔 MRI 应作为评估肛周瘘管性克罗恩病的基本检查，内镜超声作为替代方法，当两者与麻醉下探查联合应用时具有更高的特异性[23]。根据指南，推荐经肛超声成像联合临床评估作为评估药物或手术疗效的监测手段[23]。应用影像学检查以提高肛瘘的长期愈合率的方法已开始在临床实践中得以应用。有多个研究报道，肛瘘在完全愈合前已无分泌物，单纯依靠体格检查（如分泌物减少）做出如去除挂线、改变药物治疗方案等重大决定可能会导致治疗结果欠佳。

内镜和内镜超声已经成为监测药物治疗和正确分层治疗的关键。即使经过挂线治疗后分泌物消失，部分患者的内镜超声可能仍显示炎症持续存在。据此，延长挂线时间有利于提高疗效或改变用药[26]。Schwartz 等通过 21 例肛周活动性病变患者的研究显示，应用内镜超声监测英夫利西单抗、免疫制剂和抗生素疗效以调整治疗，针对克罗恩病肛瘘具有较高的短期和长期的治疗应答率，并且能确定哪些患者在瘘管分泌物消失后可安全地停用英夫利西单抗而不再复发[17]。首先应用内镜超声评估，随后在麻醉下探查，确定是否需要切开、引流或放置橡皮筋[17]。在这个研究中，尽管有 7 例单纯性瘘管仅通过药物治疗得到改善，但大多数患者需要手术切开或挂线引流[17]。所有患者都接受英夫利西单抗诱导和维持治疗策略，并通过每 8 周检查一次内镜超声来指导治疗决策[17]。内镜超声提示肛瘘无活动性炎症、低信号瘘管结构回声更加混杂且与挂线接触紧密时，才可以撤除挂线[17]。在本研究中，瘘管引流物消失的中位时间为 12 周，此时内镜超声下瘘管仍有炎症活动，瘘管炎症消失的中位时间长达 21 周[17]。因此，仅根据瘘管引流物消失就做出终止治疗的决定，是不恰当的。

最近一项随机前瞻性对照研究比较了肛周克罗恩病肛瘘的内镜超声指导下治疗与标准治疗[27]。研究包括 9 例接受内镜超声指导治疗的患者和 11 例对照组患者，对照组的治疗管理以局部检查和患者症状为基础[27]。初步研究结果显示，内镜超声指导下的治疗组 24 周引流停止率高于对照组（78％ vs 27％），两组患者在 48 周时均达到主要终点。这一研究结果显示，与传统标准的临床方法相比，接受连续内镜超声检查指导治疗的患者的瘘管引流能够得到更快的改善[27]。这说明连续监测可以加快肛瘘的愈合时间，从而提高患者的生活质量。

三、内镜在肛瘘中的新应用

内镜不仅用于指导药物和外科治疗，而且也能直接用于治疗。内镜下瘘管内注射纤维蛋白胶，可以活化凝血酶形成血栓,通过止血、血管生成和成纤维细胞增殖而促进创面愈合,最终机械性封闭肛瘘[28]。Del 等通过内镜下注射纤维蛋白胶成功治愈 7 例肛瘘患者[29]。但这项技术的长期治愈率有限,肛瘘在术后 3 个月内的加重比例较高[1,30]。

内镜下直接注射多西环素,与恶性胸膜积液的胸膜固定术类似,能刺激局部炎症反应和纤维蛋白外渗,并促进组织粘连、闭合。一个小的病例队列研究报道显示,应用多西环素治疗术后淋巴管漏的临床研究中,5 例患者中的 4 例在注射多西环素 2 天内瘘管闭合[31,32]。尽管淋巴结切除后形成的淋巴漏与肛瘘的本质不同,但可以应用相同的治疗方法[31]。其他使用高糖注射的研究也显示其对肛瘘有一定疗效,如内镜下直接向瘘管内注射 50% 的葡萄糖注射液,类似于应用蜂蜜来促进创面愈合[1,31]。17 项包括 1965 例患者的随机对照研究显示蜂蜜对创面愈合有益[33]。

经肛超声也被应用于肛周感染的经皮引流。据推测,这种方法能够避免传统外科手术治疗肛周脓肿或肛瘘时对肛门括约肌的损伤[34]。一项回顾性研究显示,在 2003 年 2 月至 2008 年 4 月期间,25 例患者通过经会阴超声引导下经皮或经会阴注射纤维蛋白胶或正丁基 –2– 氰基丙烯酸酯[34],治疗 4 周的成功率为 90.5%,36% 的患者在 6 个月时保持症状缓解和肛瘘持续闭合[34]。14 例患者(74%)在 1~6 个月内的肛瘘症状复发[34]。这种保留括约肌手术可以减少并发症,降低损伤肛门括约肌功能的风险。

治疗策略见图 17.4。

总之,有效的药物和外科联合治疗加上合理应用内镜和内镜超声能够获得最佳疗效[16,17,35-38]。通常的治疗策略包括,首先应用软式乙状结肠镜或结肠镜对腔内病变进行初步评估,确定可能影响手术选择的结肠炎及活动性直肠炎范围;随后,应用盆腔 MRI 或直肠内镜超声来评估局部解剖结构和肛瘘的活动程度。在瘘管的范围以及炎症程度和症状的严重程度确定之后,肛瘘可分为简单性或

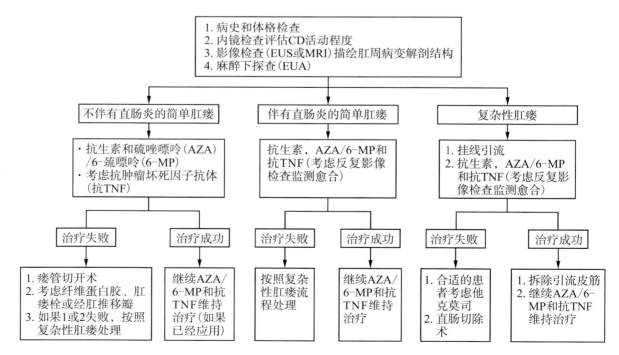

图 17.4　当前的治疗策略

复杂性肛瘘。基于这一分类，没有直肠炎的简单肛瘘可以通过药物治疗，包括抗生素、免疫制剂、联合或者不联合使用抗肿瘤坏死因子，通常不需要手术治疗；伴有直肠炎的简单肛瘘需要外科手术联合药物治疗，包括应用抗肿瘤坏死因子药物闭合肛瘘，或尝试 5–ASA、激素等直肠给药以减轻炎症，并同时进行挂线引流。对于复杂性肛瘘，则需要外科手术进行挂线引流，随后联合应用抗生素、免疫制剂和抗肿瘤坏死因子治疗[26]。在整个治疗过程中都需要应用内镜来进行评估，以确保对肛周克罗恩病进行充分的治疗和管理。

四、总　结

对多数患者而言，肛周克罗恩病会严重影响其生活质量，需要联合多学科治疗。内镜和内镜超声是评估肛瘘活动特征的基石，在指导治疗决策及其他的药物和外科治疗方面显得愈发重要。

（杨柏霖　陈红锦　译）

参考文献

［1］ Tharian B, George N, Navaneethan U. Endoscopy in the diagnosis and management of complications of inflammatory bowel disease. Inflamm Bowel Dis, 2016, 22: 1184-1197.

［2］ Dalal RL, Schwartz DA. The gastroenterologist's role in management of perianal fistula. Gastrointest Endosc Clin N Am, 2016, 26: 693-705.

［3］ Hellers G, Bergstrand O, Ewerth S, et al. Occurrence and outcome after primary treatment of anal fistulae in Crohn's disease. Gut, 1980, 21: 525-527.

［4］ Hughes L. Surgical pathology and management of anorectal Crohn's disease. J R Soc Med, 1978, 71: 644-651.

［5］ Parks A. The pathogenesis and treatment of fistula-in-ano. Br Med J, 1961, 1: 463-439.

［6］ Parks AG, Gordon PH, Hardcastle JD. A classification of fistula-in-ano. Br J Surg, 1976, 63: 1-12.

［7］ Sandborn WJ, Fazio VW, Feagan BG, et al. American Gastroenterological Association Clinical Practice Committee. AGA technical review on perianal Crohn's disease. Gastroenterology, 2003, 125: 1508-1530.

［8］ Schwartz DA, Loftus Jr EV, Tremaine WJ, et al. The natural history of fistulizing Crohn's disease in Olmsted County, Minnesota. Gastroenterology, 2002, 122: 875-880.

［9］ Horsthuis K. Perianal Crohn disease: evaluation of dynamic contrast-enhanced MR imaging as an indicator of disease activity. Radiology, 2009, 251: 380-387.

［10］ Schwartz DA, Harewood GC, Wiersema MJ. EUS for rectal disease. Gastrointest Endosc, 2002, 56: 100-109.

［11］ Van Beers B, Grandin C, Kartheuser A, et al. MRI of complicated anal fistulae: comparison with digital examination. J Comput Assist Tomogr, 1994, 18: 87-90.

［12］ Schratter-Sehn AU, Lochs H, Vogelsang H, et al. Endoscopic ultrasonography versus computed tomography in the differential diagnosis of perianorectal complications in Crohn's disease. Endoscopy, 1993, 25: 582-586.

［13］ Ong EM, Ghazi LJ, Schwartz DA, et al. Crohn's & Colitis Foundation of America, Inc. Guidelines for imaging of Crohn's perianal fistulizing disease. Inflamm Bowel Dis, 2015, 21: 731-736.

［14］ Beets-Tan RG, Beets GL, van der Hoop AG, et al. Preoperative MR imaging of anal fistulas: does it really help the surgeon? Radiology, 2001, 218: 75-84.

［15］ Schwartz DA, Wiersema MJ, Dudiak KM, et al. A comparison of endoscopic ultrasound, magnetic resonance imaging, and exam under anesthesia for evaluation of Crohn's perianal fistulas. Gastroenterology, 2001, 121: 1064-1072.

［16］ Spradlin NM, Wise PE, Herline AJ, et al. A randomized prospective trial of endoscopic ultra- sound to guide combination medical and surgical treatment for Crohn's perianal fistulas. Am J Gastroenterol, 2008, 103: 2527-2535.

［17］ Schwartz DA, White CM, Wise PE, et al. Use of endoscopic ultrasound to guide combination medical and surgical therapy for patients with Crohn's perianal fistulas. Inflamm Bowel Dis, 2005, 11: 727-732.

［18］ Deen K, Williams JG, Hutchinson R, et al. Fistulas in ano: endoanal ultrasonographic assessment assists decision making for surgery. Gut, 1994, 35: 391-394.

［19］ Lindsey I, Humphreys MM, George BD, et al. The role of anal ultrasound in the management of anal fistulas. Colorectal Dis, 2002, 4: 118-122.

［20］ Rosen MJ, Moulton DE, Koyama T, et al. Endoscopic ultrasound to guide the combined medical and surgical management of pediatric perianal Crohn's disease. Inflamm Bowel Dis, 2010, 16: 461-468.

［21］ Williams DR. Anal complications in Crohn's disease. Dis Colon Rectum, 1981, 24: 22-24.

［22］ Mackalski BA, Bernstein CN. New diagnostic imaging tools for in- flammatory bowel disease. Gut, 2006, 55: 733-741.

［23］ Gionchetti P, Dignass A, Danese S, et al. ECCO. 3rd European evidence-based consensus on the diagnosis and man- agement of Crohn's disease 2016: Part 2: surgical management and special situations. J Crohns Colitis, 2017, 11: 135-149.

［24］ Ng SC, Plamondon S, Gupta A, et al. Prospective evaluation of anti-tumor necrosis factor therapy guided by magnetic resonance imaging for Crohn's perineal fistulas. Am J Gastroenterol, 2009, 104: 2973-2986.

［25］ Rasul I, Wilson SR, MacRae H, et al. Clinical and radiological responses after infliximab treatment for perianal fistul- izing Crohn's disease. Am J Gastroenterol, 2004, 99: 82-88.

［26］ Schwartz DA, Ghazi LJ, Regueiro M, et al. Crohn's & Colitis Foundation of America, Inc. Guidelines for the multidisciplinary management of Crohn's perianal fistulas: summary statement. Inflamm Bowel Dis, 2015, 21: 723-730.

［27］ Wiese DM, Beaulieu D, Slaughter JC, et al. Use of endoscopic ultrasound to guide adalimumab treatment in perianal Crohn's disease results in faster fistula healing. Inflamm Bowel Dis, 2015, 21: 1594-1599.

［28］ Cirocchi R, D'Ajello F, Trastulli S, et al. Meta-analysis of fibrin glue versus surgery for treatment of fistula-in-ano. Ann Ital Chir, 2010, 81: 349-356.

［29］ Del Rio P, Dell'Abate P, Soliani P, et al. Endoscopic treatment of esophageal and colo-rectal fistulas with fibrin glue. Acta Biomed, 2005, 76: 95-98.

［30］ Mishra A, Shah S, Nar AS, et al. The role of fibrin glue in the treatment of high and low fistulas in ano. J Clin Diagn Res, 2013, 7: 876-879.

［31］ Paine E, Shen B. Endoscopic therapy in inflammatory bowel diseases (with videos). Gastrointest Endosc, 2013, 78: 819-835.

［32］ Hackert T, Werner J, Loos M, et al. Successful doxycycline treatment of lymphatic fistulas: report of five cases and review of the literature. Langenbecks Arch Surg, 2006, 391: 435-438.

［33］ Molan PC. The evidence supporting the use of honey as a wound dressing. Int J Low Extrem Wounds, 2006, 5: 40-54.

［34］ Vitton V, Gascou G, Ezzedine SS, et al. Endoanal ultrasonography-assisted percutaneous transperineal management of anorectal sepsis. Surg Laparosc Endosc Percutan Tech, 2012, 22: 148-153.

［35］ Regueiro M, Mardini H. Treatment of perianal fistulizing Crohn's disease with infliximab alone or as an adjunct to exam under anesthesia with seton placement. Inflamm Bowel Dis, 2003, 9: 98-103.

［36］ Topstad DR, Panaccione R, Heine JA, et al. Combined seton placement, infliximab infusion, and maintenance immunosuppressives improve healing rate in fistulizing anorectal Crohn's disease: a single center experience. Dis Colon Rectum, 2003, 46: 577-583.

［37］ Makowiec F, Jehle EC, Becker HD, et al. Perianal abscess in Crohn's disease. Dis Colon Rectum, 1997, 40: 443-450.

［38］ Fuhrman GM, Larach SW. Experience with perirectal fistulas in patients with Crohn's disease. Dis Colon Rectum, 1989, 32: 847-848.

第18章　肛周克罗恩病的干细胞疗法

Udo Kronberg, Claudio Wainstein

　　肛瘘及肛周脓肿在 CD 患者中很常见。一般认为，肛周 CD 的存在是代表疾病进展的一种临床表型。肛周 CD 发病原因尚不完全清楚。目前认为，它是由深部溃疡或肛周腺体脓肿所致，有遗传、微生物以及免疫因素参与。间充质干细胞（MSCs）是非造血多能干细胞，具有抗炎、免疫调节以及成纤维细胞样修复特性，MSCs 疗法为 CD 或非 CD 肛瘘的治疗带来新的希望。来源于脂肪或骨髓的异体或自体 MSCs 的应用均有良好前景。然而，目前的研究结果还有待验证，很多问题仍有待解决，比如最佳的给药途径、剂型与剂量、使用间隔，以及辅助及外科疗法等。最常用的 MSCs 给药途径是局部注射，为将来内镜实施治疗提供了可能性。①

一、简　介

　　克罗恩病（CD）是一种非常重要的炎症性肠病（IBD），在西方国家的发病率为（1.34～7.1）/ 10 万。这种炎症疾病可以累及从口到肛门的整个消化道。它主要累及的部位是回肠、结肠以及直肠[1]，分为不同的表型：炎症性、狭窄性以及穿透性。目前，采用维也纳分型改良的蒙特利尔分类（表 18.1），基于诊断年龄、累及部位以及疾病行为，将 CD 患者分为不同的亚型。如果存在肛瘘，就加一个后缀"p"[2]。在 CD 患者中肛周疾病很常见，13%～40%的患者在诊断时即存在，肛周疾病在 20 年病程中的累积风险估计在 26%～28%。

表 18.1　CD 维也纳和蒙特利尔分类比较

内容	维也纳 *	蒙特利尔 **
确诊年龄	A1 小于 40 A2 大于 40	A1：< 16 岁 A2：17 ～ 40 岁 A3：> 40 岁
病变部位	L1 回肠	L1 回肠
	L2 结肠	L2 结肠
	L3 回结肠	L3 回结肠

---

① 此段为译者加入。

续表

内容	维也纳 *	蒙特利尔 **
病变部位	L4 上消化道	L4 独立上消化道 ***
疾病行为	B1 非狭窄非穿透 B2 狭窄 B3 穿透	B1 非狭窄 / 非穿透性 B2 狭窄性 B3 穿透性 P 肛周病变

注：* 为 Gasche C, Scholmerich J, Brynskov J, D'Haens G, Hanauer SB, Irvine EJ, Jewell DP, Rachmilewitz D, Sachar DB, Sandborn WJ, Sutherland LR. A simple classification of Crohn's disease: report of the Working Party for the World Congresses of Gastroenterology, Vienna 1998. Inflamm Bowel Dis. 2000;6:8–15.

** 为 Silverberg MS, Satsangi J, Ahmad T, Arnott ID, Bernstein CN, Brant SR, Caprilli R, Colombel JF, Gasche C, Geboes K, Jewell DP, Karban A, Loftus EV Jr, Peña AS, Riddell RH, Sachar DB, Schreiber S, Steinhart AH, Targan SR, Vermeire S, Warren BF. Toward an integrated clinical, molecular and serological classification of inflammatory bowel disease: report of a Working Party of the 2005 Montreal World Congress of Gastroenterology. Can J Gastroenterol. 2005 Sep;19 Suppl A:5A–36A.

*** 为如果有上消化道疾病共存，L4 则是加在 L1 ～ L3 的变项。

CD 相关肛瘘和隐窝腺体肛瘘的发病机制不同。CD 相关肛瘘常和活动性直肠炎或肛管内活动性炎症有关。一般来说，CD 肛周疾病主要表现为脓肿和局部脓毒症，其解剖特点是多发性复杂瘘管和窦道（图 18.1）。肛周 CD 对患者的生活质量有严重的不良影响[5]。

目前，CD 患者肛周脓肿的初始治疗方法是手术引流和在相应的瘘管中挂线引流，以防止脓肿反复形成（图 18.2）。然而，挂线引流本身就降低了生活质量。近期发表的一项 meta 分析表明，挂线引流的初始愈合率为 14%～100%，但是复发率高达 83%[6]。

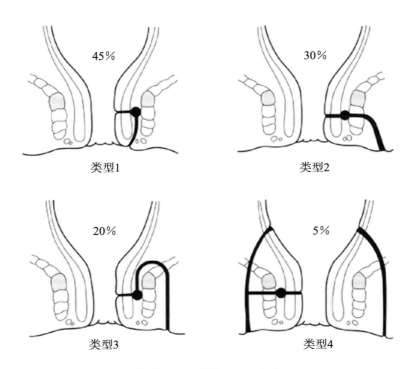

图 18.1　肛瘘的 Parks 分类

表 18.2　实验用引发来源于脂肪组织干细胞分化的化学物质和生长因子 *

分化类型	分化因子
脂肪	胰岛素、3- 异丁基 -1- 甲基黄嘌呤、地塞米松，罗格列酮，吲哚美辛
软骨	5- 氮胞苷、5- 氮胞苷、BMP-7、GFG-2、TGF-β 1、TGF-β 2、TGF-β 3、地塞米松、IGF-1
成骨	1，25（OH）$_2$D$_3$、β- 甘油磷酸、抗坏血酸、BMP-2、地塞米松、丙戊酸
心肌	曲古抑菌素 A、5- 氮杂胞苷
肝脏	肝细胞生长因子、制瘤素、二甲亚砜
神经	EGF、FGF、25- 氟伐他汀、B27 / 神经基础培养基（B27 / N 培养基）、5- 氮胞苷
胰腺 / 内分泌	活化素 -A 唾液素 -4、五肽胃泌素、肝细胞生长因子、烟酰胺、高浓度糖

注：1，25（OH）$_2$D$_3$，1，25- 二羟 基胆囊收缩素；BMP，骨形态生成蛋白；EGF，表皮生长因子；FGF，成纤维细胞生长因子；IGF，胰岛素样生长因子；IL，白介素；TGF，转化因子。

* 为 改 编 自 Cheng KH，Kuo TZ，Kuo KK，et al. Human adipose-derived stem cells: Isolationcharacterization and current application in regeneration medicine. Genomic Med Biomarkers Health Sci，2011，3:53-62.

治愈 CD 相关肛瘘的难度很高，这是因为有各种不同手术技术，并且没有哪一种单一治疗能够达到长期满意的疗效。外科手术有两个主要难题，一是高复发率，二是医源性或疾病相关的括约肌损伤，有引起大便失禁的潜在风险。最常用的外科技术是直肠内推进皮瓣术（图 18.3），其初始效果较满意，愈合率为 64％～89％，但复发率很高（50％左右），显然它并不是一个理想的方法[7]。

决定手术失败或复发的因素之一是潜在 CD 的性质，就是说，如果潜在的 CD 处于活动期，那么瘘管治愈就非常困难，甚至是不可能的。因此，在尝试修复复杂瘘管之前，患者需要接受药物治疗以控制活动性炎症。

在生物制剂应用之前，一般应用硫唑嘌呤、6- 巯基嘌呤（MP）或甲氨蝶呤这一类的免疫调节剂以及常规使用抗生素来控制瘘管性疾病。免疫调节剂治疗可以获得中等程度的成功率，达到 54％的部分愈合率和 39％的完全愈合率[8]。

当然，抗肿瘤坏死因子（TNF）抗体已经被证实能够改善肛周 CD 的预后。研究已证实了这些药物对瘘管愈合的疗效[9,10]。然而，据报道，瘘管完全愈合率从 17％到 93％不等，复发率从 8％到 41％不等[6]。抗 TNF 生物制剂联合挂线引流能够提高疗效，高达 65％的患者可以获得完全愈合，但在中期随访中仍有一定数量（50％）的患者复发[6,9]。瘘管性疾

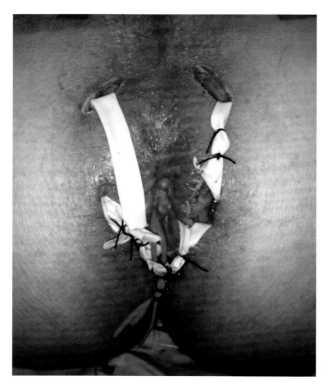

图 18.2　脓肿引流和挂线

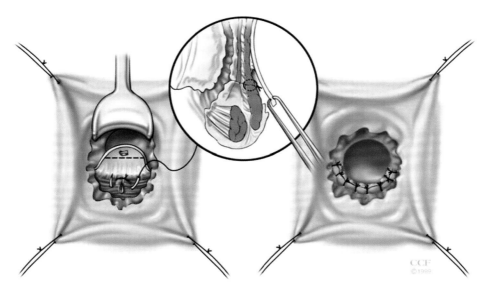

图 18.3　直肠内推进皮瓣术（来源于克利夫兰诊所 Joe Pangrace）

病获得长期愈合的挑战，来自于潜在的 CD 对瘘管愈合过程的损伤。因此，人们在努力寻找能够改善这种瘘管愈合过程的损伤的辅助疗法，以便最终改善长期疗效。

二、干细胞疗法概要

基于间充质干细胞的再生细胞疗法是一个相对较新的研究领域，为包括瘘管性 CD 在内的多种疾病的治疗开辟了一个新途径。干细胞（SC）是未分化的细胞，能够不断地自我再生。即使在培养条件下，它们也能无限制地进行有丝分裂，这是各种成熟组织形成的起点。干细胞依赖于周围组织局部的物理和生化条件，能够分化成不同的细胞谱系[10-12]。

干细胞分类依据为它们的胚胎和成熟干细胞的来源。第一类干细胞在胚胎和胎盘中被发现，它们是全能干细胞，可以分化成任何可能的组织。另外，成熟干细胞是多能干细胞，它们只能分化成为某种类型的细胞谱系，比如造血、神经或者间充质细胞谱系（图 18.4）。SC 的分化主要依赖特定的生长因子、激素和局部环境条件，比如细胞因子[10-12]（图 18.5）。

间充质干细胞（MSC）是在没有表达造血标记物（CD45，CD34，DC14，CD11b，CD19，CD79a，HLA–DR，MHC Ⅰ和Ⅱ）的情况下，通过它们的细胞外标记物（CD105，CD73，CD90）表达模式来鉴定的。从生理学上来说，损伤或局部炎症激活 MSCs，使其参与组织修复的再生过程。它们调节局部细胞和体液炎症反应。就细胞效应而言，MSCs 可调节 NK 细胞和淋巴细胞（辅助性 T 细胞、细胞毒性和调节性 T 细胞）。在组织损伤部位，MSCs 与多型性中性粒细胞接触，能够诱导 T 细胞活性下调，增加 IL–10 分泌。就体液免疫效应而言，MSCs 降低局部 TNF–α、干扰素（IFN）、IL–6、IL1β 和 IL–12 水平，从而减少细胞凋亡，增加血管生成和间充质细胞增殖，并且减少无用的瘢痕组织形成。因此，除了具有组织重塑的能力以外，MSCs 还有对周围组织的抗炎作用[10-12]（图 18.6）。

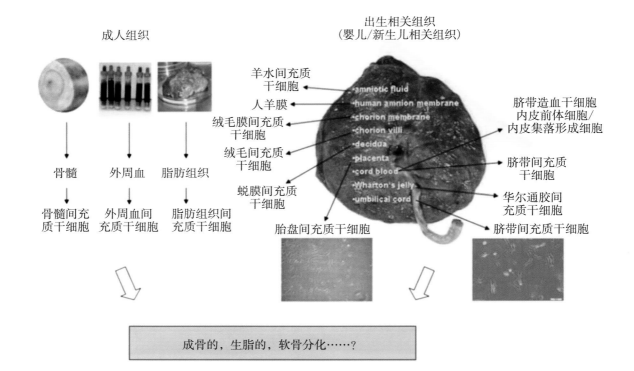

成人组织

出生相关组织
（婴儿/新生儿相关组织）

羊水间充质干细胞
人羊膜
绒毛膜间充质干细胞
绒毛间充质干细胞
蜕膜间充质干细胞

脐带造血干细胞内皮前体细胞/内皮集落形成细胞
脐带间充质干细胞
华尔通胶间充质干细胞
脐带间充质干细胞

骨髓　　外周血　　脂肪组织

骨髓间充质干细胞　　外周血间充质干细胞　　脂肪组织间充质干细胞

胎盘间充质干细胞

成骨的，生脂的，软骨分化……？

图 18.4　人间充质干细胞的主要来源包括成熟组织、骨髓（BM）（更合适）、外周血（PB）和脂肪组织（AT）以及新生儿出生相关组织，包括胎盘（PL）、脐带（UC）、脐带血（CB）。除了脐带血来源的充质干细胞（CB–MSC），其他来源于脐带血的干细胞/前体细胞还包括脐带血造血干细胞（CB–HSC）和两种内皮细胞，比如内皮前体细胞（EPC）和内皮集落形成细胞（ECFC）

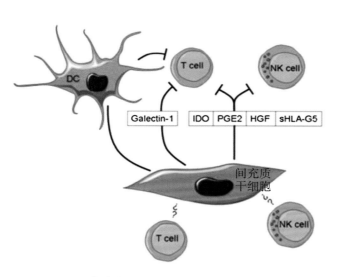

图 18.5　干细胞的免疫调节。改编自 Hass R, Kasper C, Böhm S, Jacobs R. Different populations and sources of human mesenchymal stem cells (MSC): A comparison of adult and neonatal tissue-derived MSC. Cell Commun Signal, 2011,9:12

在这些复杂的组织修复过程中，血小板有着额外的作用，因为 MSCs 增殖、成纤维细胞增殖以及胶原生成之间存在明显的剂量依赖的正相关[13]。充足的血小板对 MSCs 移植起辅助作用。

MSCs 的这些特性在现代医学的不同领域中正在被广泛应用，它们用于复制受损组织的健康拷贝，并替换于患者体内受损组织（包括软骨、骨以及心脏瓣膜）。MSCs 对周围组织的抗炎作用可能对 CD 相关复杂瘘的愈合有着特殊的重要意义（图 18.6）。

成人中，MSCs 可以从骨髓、脂肪组织、牙髓等处获得。与其他组织相比，从皮下脂肪中获取 MSCs 的脂肪抽吸术操作简单，并发症少，成本可控。这些脂肪来源的干细胞（ASC）的生物学特性完全可以和其他组织来源的 MSCs 相提并论，这使得它们成为干细胞治疗包括慢性组织损伤或受损伤口愈合在内的各种疾

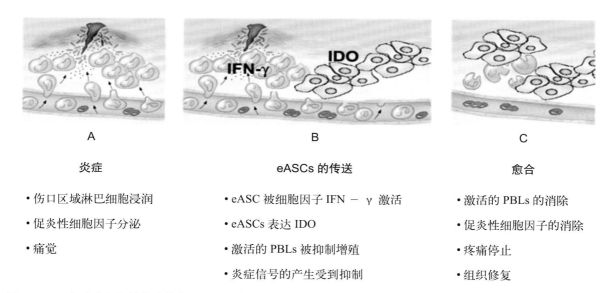

A	B	C
炎症	eASCs 的传送	愈合
· 伤口区域淋巴细胞浸润	· eASC 被细胞因子 IFN － γ 激活	· 激活的 PBLs 的消除
· 促炎性细胞因子分泌	· eASCs 表达 IDO	· 促炎性细胞因子的消除
· 痛觉	· 激活的 PBLs 被抑制增殖	· 疼痛停止
	· 炎症信号的产生受到抑制	· 组织修复

图 18.6　干细胞在组织修复中的作用。改编自 Garcia-Olmo D, Garcia-Arranz M, Herreros D. Expanded adipose-derived stem cells for the treatment of complex perianal fistula including Crohn's disease. Expert Opin Biol Ther, 2008, 8:1417-23

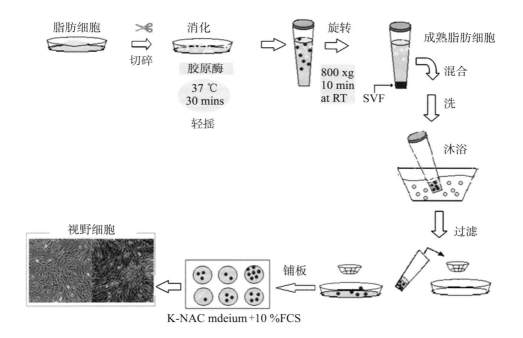

图 18.7　获取脂肪组织及分离脂肪来源干细胞的方法。改编自 Cheng KH, Kuo TZ, Kuo KK, et al. Human adipose-derived stem cells: Isolationcharacterization and current application in regeneration medicine. Genomic Med Biomarkers Health Sci, 2011, 3:53-62

病的合理选择。

　　ACS 被认为是 CD 相关肛周瘘管疾病合适的治疗药物。已发表的数据显示 ACSs 能够减少作为 CD 瘘管疾病重要组成部分的局部炎症反应。此外,初步研究结果表明,ACSs 能够通过将自身整合到愈合基质中,从而增强局部组织的修复。ACSs 来源广泛、易于取材。细胞培养和扩增需要在特殊实验室、特殊培养方案和严格安全措施下进行(图 18.7)。自体与购买的 ACSs 均可以用于治疗。

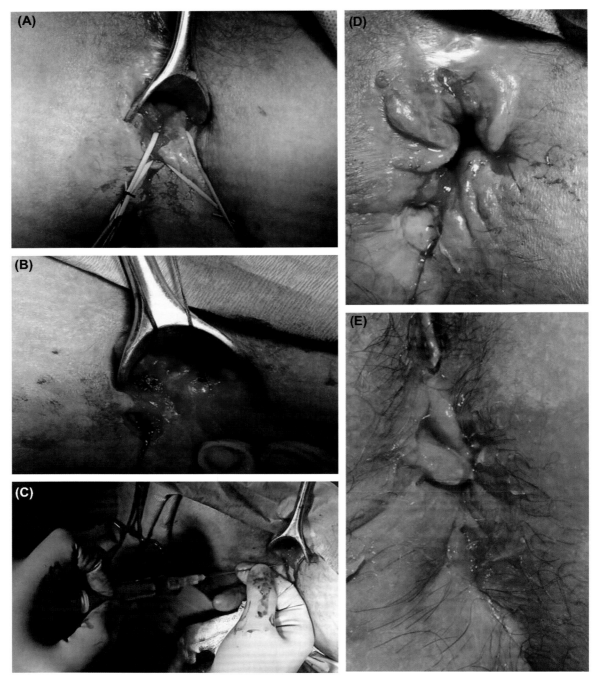

图 18.8　干细胞疗法联合外科操作。A，双瘘的双挂线治疗；B，微型瓣推进与内口的关闭；C，干细胞注射；D，应用 ASC/RPR 凝块治疗后即时效果；E，治疗 16 周后的最终效果

三、干细胞疗法治疗克罗恩病肛瘘

　　现有数个治疗 CD 相关和非相关肛瘘的 Ⅰ 期、Ⅱ 期和Ⅲ期临床试验，证实了干细胞疗法的可行性、安全性以及初始疗效[14-16]。Garcia–Olmo 等首次报道使用吸脂法获取自体 ASC 治疗肛周 CD。在使用 ASC 治疗接种过的 8 例瘘管患者的 Ⅰ 期试验中，6 例（75％）瘘管愈合，2 例（25％）未愈合。鉴

于Ⅰ期试验的可行性以及安全性较好，随后进行了Ⅱ期试验[14]。在一项多中心Ⅱ期试验中，Garcia-Olmo 等[15]评价了 ASC 联合纤维蛋白胶治疗复杂肛瘘的有效性以及安全性，其中多数是直肠隐窝腺相关肛瘘，少数是 CD 相关肛瘘。在接受 ASC 联合纤维蛋白胶治疗的患者中，71% 患者的瘘管愈合。在单纯使用纤维蛋白胶的患者中，仅有 16% 患者的瘘管愈合，愈合相对风险比值为 4.43，95% 可信区间：1.74～11.27，$P < 0.001$。在这项研究中，约 1/3 患者有 CD 相关肛瘘，所有患者均完成了抗 TNF 的诱导治疗，或者至少接受了免疫调节剂治疗（如果存在抗 TNF 禁忌证的话）。这项Ⅱ期试验的一项延伸到随访阶段的回顾性研究由 Guadalajar 等[16]完成。尽管长期随访再次证实了这种疗法的安全性，但是在纳入分析的接受 ASC 联合纤维蛋白胶治疗的患者中，42% 患者在随访 3 年（中位数）之后复发。综上所述，ASC 治疗原发性瘘管愈合的优势与瘘管的病因无关，但在远期随访中仍有较高的复发率。其他作者亦有相似的研究结果[17]。

从骨髓中分离出来的 MSCs 亦可应用于治疗瘘管型 CD 患者。Ciccocioppo 等[18]采用瘘管内 MSC 注射治疗了 10 例瘘管型 CD 患者。每例患者每 4 周接受中位数为 4 次的注射。70% 患者获得持续性愈合，而其他 30% 患者获得部分愈合。此外，在 12 个月的随访中 CDAI 和 PDAI 指数显著改善。同一研究者所进行的纵向研究报道，肛瘘无复发生存率 1 年为 88%，2 年为 50%，4 年为 37%。

四、联合疗法

直肠肛管隐匿性炎症对肛周 CD 药物和外科治疗的应答起着重要的作用。联合常规药物治疗对于增强干细胞治疗应答也很重要。有证据表明，抗 TNF、免疫调节剂联合 ASCs 治疗瘘管可以达到最佳效果，至少 Panés 等[20]最近开展的一项大样本量的研究表明，在 24 周随访中，这种联合疗法的愈合率可达 67%。有效地控制原发性的 CD，对促进和维持瘘管的愈合是有效的和必要的。原著作者认为，患者应该接受 MSC 治疗，除非抗生素、免疫调节剂和抗 TNF 治疗使潜在直肠炎或肛管内炎症处于完全缓解状态。

为了进一步改善疗效，还开展了一些小样本量的试验，这些试验不是采用 MSCs 或 ASC 疗法，而是应用富含血小板的血浆（PRP）和黏膜推进皮瓣术。据认为，PRP 除了能促进瘘管内血凝块形成，还能释放大量的生长因子，从而有助于伤口愈合。这些实验已经在直肠隐窝腺相关瘘管和 CD 相关瘘管的患者中开展，62%～83% 患者获得瘘管愈合[21,22,23]。

为了进一步获得复杂性 CD 相关瘘管的更好疗效，原著作者团队综合了上述概念，并且开展了相应的治疗方案。原著作者的治疗方案包括前期抗 TNF、免疫调节剂和挂线疗法联合 ASC 疗法，在治疗前随访时采集 ASC。一旦在细胞培养中获取了足量的 ASC（细胞数 $> 10 \times 10^7$），就预定治疗时间。采用瘘管清创术、改良内开口推进皮瓣闭合术、内口和瘘管壁闭合处 ASC/PRP 混合剂注射术以及由钙激活的 ASC/PRP 凝块所制成的生物塞瘘管封闭术的联合疗法。到目前为止，尽管这项研究的样本量较小，但是结果却非常满意。在 32 个月的随访中，愈合率高达 91%[24,26]。

五、干细胞治疗在非CD瘘管中的应用

治疗复杂的直肠隐窝腺肛瘘仍然困难。如前所示，大多初始治疗方案包括 CD 相关和非 CD 相关肛瘘，其结果与一项Ⅱ期实验结果相似[15]。一项来自同一团队后续的Ⅲ期试验，对直肠隐窝腺肛瘘进行专项研究。结果显示，直肠隐窝腺肛瘘的愈合率和长期疗效居然低于 CD 相关瘘管。据原著作者所知，之前还没有发表过有关 ASC 和 PRP 联合疗法试验的文章。

六、总　结

总之，复杂肛瘘，尤其是 CD 相关瘘管的有效治疗仍然是一个挑战。免疫调节剂和抗 TNF 联合治疗潜在 CD 是必需的，以便诱导直肠炎缓解。改良皮瓣推进术联合 ASC 和 PRP 治疗瘘管的初步研究结果令人鼓舞[24]。

（王英德　译）

参考文献

[1] Cosnes J, Gowerrousseau C, Seksik P, et al. Epidemiology and natural history of inflammatory bowel diseases. Gastroenterology, 2011, 140: 1785-1794.

[2] Satsangi J, Silverberg MS, Vermeire S, et al. The Montreal classification of inflammatory bowel disease: controversies, consensus, and implications. Gut, 2006, 55: 749-753.

[3] Schwartz DA, Loftus Jr EV, Tremaine WJ, et al. The natural history of fistulizing Crohn's disease in Olmsted County, Minnesota. Gastroenterology, 2002, 122: 875-880.

[4] Simian D, Fluxá D, Flores L, et al. Inflammatory bowel disease: a descriptive study of 716 local Chilean patients. World J Gastroenterol, 2016, 22: 5267-5275.

[5] Mahadev S, Young JM, Selby W, et al. Quality of life in perianal Crohn's disease: what do patients consider important? Dis Colon Rectum, 2011, 54: 579-585.

[6] de Groof EJ, Sahami S, Lucas C, et al. Treatment of perianal fistula in Crohn's disease: a systematic review and meta-analysis comparing seton drainage and anti-tumour necrosis factor treatment. Colorectal Dis, 2015, 18: 667-675.

[7] Sica GS, Di Carlo S, Tema G, et al. Treatment of peri-anal fistula in Crohn's disease. World J Gastroenterol 2014, 20: 13205-13210.

[8] Bressler B, Sands BE. Review article: medical therapy in fistulizing Crohn's disease. Aliment Pharmacol Ther,

2006, 24: 1283-1293.

［9］ Colombel J, Schwartz DA, Sandborn WJ, et al. Adalimumab for the treatment of fistulas in patients with Crohn's disease. Gut, 2009, 58: 940-948.

［10］ Sands BE, Anderson FH, Bernstein CN, et al. Infliximab maintenance therapy for fistulizing Crohn's disease. N Engl J Med, 2004, 350: 876-885.

［11］ García-Gómez I, Elvira G, Zapata AG, et al. Mesenchymal stem cells: biological properties and clinical applications. Expert Opin Biol Ther, 2010, 10: 1453-1468.

［12］ Singer NG, Caplan AI. Mesenchymal stem cells: mechanisms of inflammation. Annu Rev Pathol, 2011, 6: 457-478.

［13］ Fernandez-Moure JS, Van Eps JL, Cabrera FJ, et al. Platelet-rich plasma: a biomimetic approach to enhancement of surgical wound healing. J Surg Res, 2017, 207: 33-44.

［14］ García-Olmo D, García-Arranz M, Herreros D, et al. A phase I clinical trial of the treatment of Crohn's fistula by adipose mesenchymal stem cell transplantation. Dis Colon Rectum, 2005, 48: 1416-1423.

［15］ Garcia-Olmo D, Herreros D, Pascual I, et al. Expanded adipose- derived stem cells for the treatment of complex perianal fistula: a phase Ⅱ clinical trial. Dis Colon Rectum, 2009, 52: 79-86.

［16］ Guadalajara H, Herreros D, De-La-Quintana P, et al. Long-term follow-up of patients under- going adipose-derived adult stem cell administration to treat complex perianal fistulas. Int J Colorectal Dis, 2012, 27: 595-600.

［17］ Lee WY, Park KJ, Cho YB, et al. Autologous adipose tissue-derived stem cells treatment demonstrated favorable and sustainable therapeutic effect for Crohn's fistula. Stem Cells, 2013, 31: 2575-2581.

［18］ Ciccocioppo R, Bernardo ME, Sgarella A, et al. Autologous bone marrow-derived mesenchymal stromal cells in the treatment of fistulising Crohn's disease. Gut, 2011, 60: 788-798.

［19］ Ciccocioppo R, Gallia A, Sgarella A, et al. Long-term follow-up of Crohn disease fistulas after local injections of bone marrow-derived mesenchymal stem cells. Mayo Clin Proc, 2015, 90: 747-755.

［20］ Panés J, García-Olmo D, Van Assche G, et al. Expanded allogeneic adipose-derived mesenchymal stem cells (Cx601) for complex perianal fistulas in Crohn's disease: a phase 3 randomised, double-blind controlled trial. Lancet, 2016, 388: 1281-1290.

［21］ Göttgens KW, Vening W, van der Hagen SJ, et al. Long-term results of mucosal advancement flap combined with platelet-rich plasma for high cryptoglandular perianal fistulas. Dis Colon Rectum, 2014, 57: 223-227.

［22］ Van der Hagen SJ, Baeten CG, Soeters PB, et al. Autologous platelet-derived growth factors (platelet-rich plasma) as an adjunct to mucosal advancement flap in high cryptoglandular perianal fistulae : a pilot study. Colorectal Dis, 2011, 13: 215-218.

［23］ Göttgens KW, Smeets RR, Stassen LP, et al. Treatment of Crohn's disease-related high perianal fistulas combining tha mucosa advancement flap with platelet-rich plasma: a pilot study. Tech Coloprotol, 2015, 19: 455-459.

［24］ Wainstein C, Quera R, Kronberg U, et al. Mesenchymal stem cells and platelet-rich plasma in the treatment of patients with perineal Crohn's disease. Int J Colorectal Dis, 2016, 31: 725-726.

［25］ Herreros MD, Garcia-Arranz M, Guadalajara H, et al. The FATT Collaborative Group. Autologous expanded adipose-derived stem cells for the treatment of complex cryptoglandular perianal fistulas: a phase Ⅲ randomized clinical trial (FATT 1: fistula advanced therapy trial 1) and long-term evaluation. Dis Colon Rectum, 2012, 55:

762-772.

［26］Wainstein C, Quera R, Fluxa D, et al. Stem cell therapy in refractory perineal Crohn's disease: long term follow up. Colorectal Dis. [accepted December 2017].

第19章 炎症性肠病相关性异型增生的内镜检出和切除

Ammar O. kheir, Roy Soetikno, Tonya Kaltenbach

与普通人群相比,长期罹患炎症性肠病(IBD)[包括溃疡性结肠炎(UC)和克罗恩病(CD)]的患者发生结直肠肿瘤的风险增高。因此,有必要通过危险度分层筛选出可能发生结直肠癌(CRC)的高危 IBD 患者。IBD 相关 CRC 的高危因素包括:①病程长(≥ 10 年);②炎症活动度高、病情严重;③合并原发性硬化性胆管炎;④有结直肠癌家族史;⑤合并结肠假息肉或结肠狭窄。为了早期发现异型增生和 CRC,在高危 IBD 患者中定期进行结肠镜监测尤为重要。然而,IBD 异型增生的镜下改变往往十分细微,包括黏膜轻度隆起、局部脆性增加、血管纹理模糊、不规则红斑、绒毛状改变或不规则结节样改变等。这些细微的异常改变常不易被检出,从而增加了结肠镜监测的难度。近年来,随着高分辨率内镜和染色内镜等技术的发展,内镜下检出、诊断和治疗 IBD 异型增生的手段也不断丰富。染色结肠镜配合靶向活检是目前监测 IBD 异型增生的首选方案。随着内镜切除技术的进步,内镜黏膜切除术(EMR)和内镜黏膜下剥离术(ESD)逐渐取代了以往的结肠外科切除手术,成为处理"内镜下可切除"的 IBD 异型增生的主要手段。在本章中,将讨论内镜下监测、诊断和治疗 IBD 异型增生的方法。①

一、简　介

长期罹患溃疡性结肠炎(UC)或克罗恩病(CD)的患者发生结直肠癌(CRC)和间期结直肠癌(interval colorectal cancer)的风险增加[1,2]。整体来看,炎症性肠病(IBD)患者发生间期结直肠癌的风险大约是普通人群的 3 倍(UC: OR 3.05, 95% CI: 2.4~3.8; CD: OR 3.07, 95% CI: 2.2~4.2),提示IBD 患者的癌前病变易被漏诊[2]。在 IBD 患者筛查期间发现的 CRC,有近一半属于间期结直肠癌。IBD 患者肠黏膜异型增生常常并非呈息肉样隆起,而是扁平甚至凹陷的,而且不容易通过内镜发现,这可能是间期癌风险增高的原因之一。此外,广泛随机活检未能取到病变部位,以及对黏膜观察不够细致,也可能增加间期癌发生的风险。

一般认为,大部分 IBD 患者的 CRC 都是由黏膜异型增生发展而来。发生 IBD 相关黏膜异型增

---

① 此段为译者加入。

生的危险因素包括患病时间长；炎症活动度高、病变程度重；合并原发性胆汁性肝硬化；具有结直肠癌家族史；合并结肠假息肉或结肠狭窄；结直肠异型增生。因此，定期进行结肠镜复查对于及时发现IBD相关异型增生或早期 CRC 至关重要。

二、监测手段

过去二十多年间，普通白光结肠镜在 IBD 疾病监测中不断显露出其局限性和不足。在一个纳入了 10 项前瞻性研究的荟萃分析中，有 1225 例 UC 患者通过白光结肠镜（标准）检查进行病情监测[3]。其中有 40 例患者在诊断异型增生相关性病变或肿物（DALM）后立即接受了结肠切除。在接受活检的患者中，重度异型增生和轻度异型增生的检出率分别为 42% 和 19%。另一项在美国开展的研究纳入了 55000 例 CRC 患者，发现其中 IBD 患者在最后一次结肠镜检查中漏诊 CRC 的可能性比非 IBD 患者高 3 倍[2]。还有一个包含了 11 项研究的系统综述，研究了取自 1635 例 IBD 患者的 48522 份随机活检标本，结果发现仅有 39 份标本（0.08%）检出异型增生[4,5]。

由于 IBD 相关异型增生的外观特征不明显，镜下表现多样，结肠镜监测存在一定的难度。异型增生在传统纤维内镜和低分辨率内镜下曾被认为"不可见"，故一般通过随机活检来发现此类病变[3]。在传统方法中，检查者需要在全结肠取至少 33 处活检：即每隔 10cm 在结肠肠腔的 4 个象限分别活检至少 1 块组织，并将活检组织分装在不同的标本瓶中；乙状结肠活检的块数比其他肠段多。由此可见，依靠白光内镜随机活检来检出异型增生有很大的局限性：效率低、花费高且缺乏成效[6]。据估计，白光内镜随机活检尚不足以反映全部结直肠黏膜的 0.1%[4,5]。随着高分辨率内镜、对比增强及染色内镜等技术的涌现，内镜下检出、诊断和处理 IBD 结直肠异型增生的手段也在不断进步和完善[4,5,7]。

事实上，在现有内镜技术条件下，大部分 IBD 异型增生是可见的、可描述的，并且可以在内镜下完整切除[8]。2004 年一项回顾性研究纳入了 525 例接受标准白光结肠镜监测的长病程 UC 患者。除了随机活检之外，检查者还会对可见的病变部位进行靶向活检。该研究发现几乎 90% 的异型增生都检出可见的病变[8]。检查者在内镜下正确辨认出异型增生，是成功实施 IBD 结肠镜监测的关键。然而，异型增生的外观往往缺乏特异性，不易被检出。这些改变包括肠黏膜轻度隆起、局部脆性增加、血管纹理模糊、不规则红斑、绒毛状改变或不规则结节样病变等。

三、炎症性肠病异型增生监测与管理国际专家共识

为了便于监测和管理 IBD 异型增生，优化检测方法并规范操作流程，由一个多学科专家小组制定、多个国际胃肠病学会共同修订的 IBD 异型增生监测与管理国际专家共识（SCENIC）于 2015 年面世[4,5]。

SCENIC 的主要推荐意见如下。

（1）使用高分辨率结肠镜替代标准结肠镜。

（2）染色结肠镜＋靶向活检优于标准白光内镜＋随机活检。

（3）不推荐用电子染色结肠镜（例如窄带成像技术）替代喷洒色素的染色结肠镜。

（4）使用更准确的术语来描述检出的异型增生，例如"内镜下可切除"或"内镜下不可切除"；弃用"异型增生相关性病变或肿物（DALM）""腺瘤样""非腺瘤样"等相对含混的术语。

（5）推荐内镜切除可见的"内镜下可切除的"异型增生，而非实施结直肠切除手术。

（6）对于内镜下可切除的息肉样异型增生，完整切除病变之后，推荐定期进行结肠镜复查，而非实施结肠切除手术。

（7）对于内镜下可切除的非息肉样异型增生，完整切除病变之后，建议定期进行结肠镜复查，而非实施结肠切除手术。

（8）在 IBD 监测过程中，若发现边界无法确定的（由内镜专科医生判定）"内镜下不可切除"的异型增生，建议外科手术治疗。

（9）若检出肉眼不可见的异型增生（由胃肠病理学家判定），应转诊给 IBD 专业内镜医生，并通过高分辨率染色内镜复查。

四、图像增强内镜

（一）高分辨率白光内镜优于标准白光内镜

相比标准（480 系统）内镜，高分辨率（1080 系统）内镜能更好地呈现图像细节，提高病变检出率[9,10]。研究表明，高分辨率白光（HDWL）结肠镜可以检出更多的 IBD 异型增生及非 IBD 患者的结直肠腺瘤[11,12]。一项回顾性研究比较了 209 例接受过 HDWL 结肠镜检查的 UC 或 CD 患者，以及 160 例接受过标准白光（SDWL）结肠镜检查的患者。结果发现，HDWL 和 SDWL 相比，随机或靶向活检发现异型增生的调整后患病率比值（SDWL：HDWL）分别为 2.21（95％CI：1.09～4.45）和 2.99（95％CI：1.16～7.79），说明 HDWL 结肠镜在检出病变方面更有优势[12]。目前，专家共识也推荐用 HDWL 结肠镜替代 SDWL 结肠镜[4,5]。

（二）染色结肠镜与靶向活检技术

1976 年，Tada 等[13]首次报道了喷洒靛胭脂的染色结肠镜技术。这项技术可通过向肠黏膜喷洒染色剂提高结肠病变的检出率，同时对病变形态进行准确的实时分类[9]。靛胭脂和亚甲蓝是最常用的染色剂。靛胭脂是一种不能被结肠上皮吸收的对比剂，可以渗入肠黏膜表面的缝隙中，从而勾勒出黏膜表面形态。亚甲蓝可以被正常的结肠上皮细胞吸收并暂时性地将其染色，但炎症状态或异型增生的异常结肠上皮则不能吸收这种染色剂。

（三）染色结肠镜的技术要点

合适的染色剂和充分的肠道准备是成功实施染色结肠镜检查的前提[9]。在喷洒色素之前，进镜时应尽可能抽吸肠腔中多余的液体及粪便残渣。结肠镜插至回盲部后，退镜时通过注射器、脚踏泵或喷洒导管等装置，分段均匀喷洒稀释后的染色剂（0.03％～0.1％的靛胭脂或0.04％～0.1％的亚甲蓝）。为了提高检查效率和染色效果，可以向反重力部位喷洒色素，然后借助重力作用使色素分布更均匀。结束一个肠段的染色剂喷洒后，应再次进镜并实施负压吸引，使染色剂涂布于整个肠腔，随后抽吸掉多余的染色剂以便于观察病变。IBD患者的非息肉样异型增生有如下特点：黏膜表面不平整（轻度抬高或凹陷）、局部脆性增加、血管纹理模糊、黏膜变色、绒毛样改变或结节样改变。一旦发现可疑病变，可用注射器从活检孔道喷入更高浓度的染色剂（0.13％靛胭脂或0.2％亚甲蓝），以勾勒病变轮廓和边界，并评估该病变在内镜下能否被完整切除。

（四）染色结肠镜与靶向活检的优势

相比白光结肠镜结合随机活检技术，染色结肠镜与靶向活检技术提高了IBD相关异型增生的检出率[来自6项前瞻性研究和2项随机对照试验（RCT）][14]。一个基于6项临床试验的荟萃分析指出，染色结肠镜配合靶向活检技术可以将异型增生的检出率提高7％（95％CI：3.3％～10.3％），该检查的需治疗数（NNT，即每发现1名至少患有一处异型增生的患者，需要进行检查的患者总人数）为14.3（9.7～30.3）[7]。即使是在社区医院，染色结肠镜与靶向活检技术对异型增生的检出率也高于白光内镜和随机活检[15,16]。一项多中心研究调查了900名接受过染色结肠镜检查的患者，通过4188份靶向活检组织发现8.3％（75名）的患者合并异型增生。通过与另外的26956份随机活检所检出的异型增生相比较，靶向活检的漏诊率仅为1％（9名患者）[16]。近来，另一项前瞻性多中心研究纳入了350名患者，其中94人具有异型增生。该研究发现相比于白光内镜与随机活检技术，染色内镜与靶向活检使异型增生的检出率增加了57.4％[15]。美国和欧洲胃肠病学会均推荐使用染色内镜来监测IBD相关性异型增生和癌变[17-19]。当IBD患者合并肠管狭窄或假息肉时，染色结肠镜及靶向活检的应用可能会受限，不利于发现隐匿在狭窄肠腔中的恶性病变，这时随机活检技术就可以派上用场[20,21]。虽然已有大量证据表明染色内镜及靶向活检具有优势，但在将这项技术广泛应用于临床工作之前，还有不少问题需要解决[22]。

（五）IBD相关异型增生的形态描述和内镜下分类

为了统一术语并使学术交流用语标准化，SCENIC共识基于已有的巴黎分型，提出了新的IBD异型增生的形态学描述方法（表19.1）[4,5,23]。该方法清晰地定义了部分术语，比如"内镜下可切除（endoscopically resectable）"，是指病变具有清晰的边界，通过肉眼观察有把握在内镜下完全切除病灶，并且经过病理检查证实病变切缘阴性。这样的定义有别于以往使用的一些相对含糊的术语，诸如异型增生相关病变或肿物（DALM）、腺瘤样病变、非腺瘤样病变等。

表 19.1　SCRNIC 共识：IBD 患者肠镜监测中所见病变的形态学描述术语[4,5]

分类			定义
可见的异型增生			内镜下肉眼可见的、经由靶向活检证实的异型增生
息肉样病变			黏膜病变向肠腔内突起，高度 ≥ 2.5mm
息肉样病变	带蒂型		病变通过蒂与肠黏膜相连
	广基型		病变的整个基地均与肠黏膜相连，无蒂
非息肉样病变			病变不向肠腔内突起，或高度 < 2.5mm
非息肉样病变	表浅隆起型		病变向肠腔隆起，高度 < 2.5mm（即小于活检钳的厚度）
	平坦型		病变中无高于黏膜表面的隆起
	凹陷型		病变至少有一部分低于周围肠黏膜平面
	溃疡型		病变内部有溃疡形成（覆有白苔的凹陷基底）
一般描述	边界	边界清晰	病变边缘与周围组织不连续，与周围正常黏膜有明确分界
		边界模糊	病变边缘与周围正常组织难以区分
不可见的异型增生			肉眼不可见，通过随机活检发现的异型增生

　　近期一项回顾性研究探讨了 SCENIC 形态学术语的临床适用性。该研究选取了来自 31 名患者的 39 份重度异型增生（HGD）病变标本，发现所有的病变都可以根据 SCENIC 提出的方法进行恰当的形态学描述，其中有 0 例为 "带蒂型（pedunculated）"，6 例（15.4%）为 "广基型（sessile）"，19 例（48.7%）为 "表浅隆起型（superficially elevated）"，12 例（30.8%）为 "平坦型（flat）"，还有 2 例（5.1%）为 "凹陷型（depressed）"。该项研究中，尽管最初有 21 例病变（53.8%）在非放大内镜下没有清晰的边界，但当改用放大内镜检查后，这些病变的边界最终都得以明确。

五、内镜下切除炎症性肠病相关性异型增生的原则

　　SCENIC 认为，部分 IBD 相关异型增生可以在内镜下切除，并通过术后结肠镜密切监测加以随访。IBD 异型增生以往都是通过结直肠切除手术来进行治疗。近年来，通过内镜来治疗 "内镜可切除" 的 IBD 异型增生已成为新的主流[4,5]。对于内镜下清晰可见的黏膜抬高型息肉样病变，可以直接用内镜圈套息肉切除术来切除（图 19.1）。

　　完整切除病变是内镜下治疗 IBD 相关性异型增生的关键。内镜黏膜切除术（EMR）及内镜黏膜下剥离术（ESD）可以提高完整切除的成功率（图 19.2）。当完全切除 "内镜下可切除" 的非息肉型异型增生后，仍需要通过结肠镜来密切监测病情，以防复发。然而，目前仍缺乏长期的预后数据来指导结肠镜监测的间隔时间。专家推荐，对于高危病变（如 HGD），切除后的第一次结肠镜检查可以在术后 3～6 个月完成；而对于低危病变［如腺瘤、轻度异型增生（LGD）］，第一次检查时间可以放宽至术

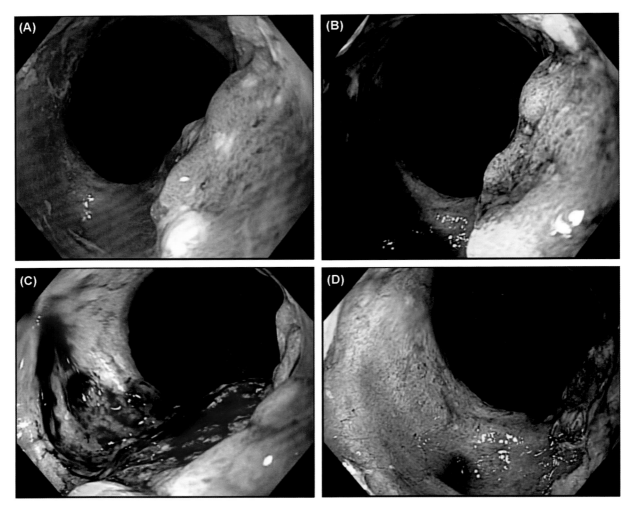

图 19.1　内镜下息肉切除术。A，回肠储袋－直肠吻合术中所见，直肠肠腔中一处巨大隆起型病变。B，染色内镜显示病变部位。C，病变底部注射生理盐水后，实施热圈套器息肉切除术。D，病变附近黏膜取活检。（图片由克利夫兰诊所沈博医生提供）

后 1 年。

　　一篇荟萃分析纳入了 10 项研究，其中包含 376 名患有 IBD 和息肉样病变（巴黎分型 0–Ip 和 0–Is）的患者，每年随访总数 1704 人。根据计算，每年每随访 1000 人，发现患者数为结直肠癌 5.3 例（95％ CI：2.7～10.1），进展性病变 7 例（95％CI：4～12.4），任意类型的异型增生 65 例（95％CI：54～78）[25]。对于 IBD 相关非息肉样异型增生，目前尚缺乏研究来比较内镜切除和手术切除这两种治疗方法的预后。同时也缺少长期的随访数据来评估内镜下切除 IBD 相关异型增生的疗效。Odze 等[26]的研究发现，对比患有腺瘤样 DALM 的 UC 患者和患有散发性腺瘤的 UC 患者，两组患者在内镜治疗后的息肉复发率并无显著差别；若将这两组患者中的任一组与非 UC 相关散发性腺瘤患者相比，其复发率也无显著差异（分别为 62.5％、50％和 49％；P > 0.05）。在西方国家，通过 EMR 和 ESD 来切除大型非息肉样结直肠新生物已变得高效和安全[27–29]。大部分复发性腺瘤体积较小，可通过内镜切除[29]。一项研究纳入了 1998—2008 年间于美国 St Mark's 医院接受了结肠镜监测的 100 例 UC 患者（87 例全结肠型和 13 例左半结肠型）[30]。在来自这些患者的 121 份非连续性病变样本中，根据巴黎分型，其形态

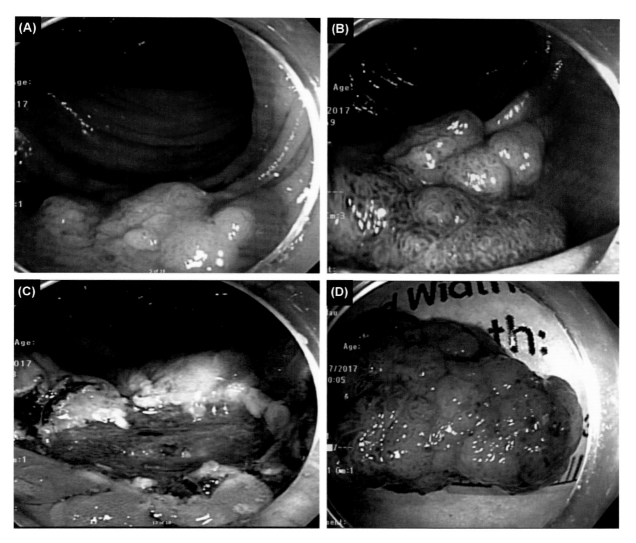

图 19.2　结肠巨大息肉样病变的内镜黏膜下剥离术（ESD）。A，白光下病变形态。B，NBI 下病变形态。C，ESD 术后创面。D，整体切除的病变组织。（图片由克利夫兰诊所 Emre Gorgun 医生提供）

描述可分为Ⅰp（60 份）、Ⅰs（36 份）、Ⅱa（3 份）、Ⅱb（4 份）、Ⅰa/c（1 份）、LST（1 份）以及 DALM（16 份）。这些病变的切除方法分别为圈套器息肉切除术（43 例）、EMR（29 例）、热活检（20 例）、ESD（3 例）。术后异型增生的复发率为 24%（中期复发时间为 41 个月）。另一项研究中，45 名 IBD 患者（36 名 UC 患者，9 名 CD 患者）通过 EMR 切除了含有异型增生的腺瘤状病变 50 例[31]。这些病变的平均大小为 14.4mm（6～40mm）。其中，36 例病变（72%）被完整切除且无重大术后并发症。经过 28.8 个月的平均随访时间后，只有 1 名患者复发，并且该患者通过 EMR 成功切除了复发的病灶；随访期间，所有患者都未发生 IBD 相关结直肠癌，从而暂时避免了外科手术。

值得注意的是，有些病灶在内镜切除后异型增生残留的风险较高，故不适合通过内镜来治疗。这些病灶的特点包括：①非局限性病变；②病变边界模糊；③病变凹陷，提示浸润性癌可能；④黏膜表面微结构消失，提示浸润癌（侵犯黏膜下层或更深）。

这几类病变属于"内镜下不可切除"，在活检确认后必须尽快进行手术。活检应针对高度可疑的部位。对黏膜腺管开口形态（pit pattern）进行染色和放大观察，有助于预测黏膜下浸润性癌[32,33]。此外，由于慢性炎症会导致IBD患者黏膜下瘢痕形成，故通过"抬举征（即宽基底病变在根部注射后抬高）"来评估病变有无黏膜下浸润，可靠性不足。准确的术前评估，是成功实施内镜下切除和预防术后并发症的前提。

黏膜下注射有助于提高内镜切除的疗效。然而，炎症、瘢痕形成以及黏膜下纤维化等因素限制了该技术的使用（图19.3）。如果不能安全地剥离黏膜下层及固有肌层，那么深层肠壁损伤或穿孔的风险就会增加。因此，内镜医生应尽可能设法抬高局部病变黏膜，并确定病变边界。以下几项要点可作为参考。

（1）使用更细的注射器针头（使用25G针头，而不是21G或23G）。

（2）使用胶体作为注射液（例如琥珀酰明胶、羟乙基淀粉等）。

（3）快速注射有利于抬高局部病变黏膜，而注射速度过慢则会导致液体向周边渗漏。

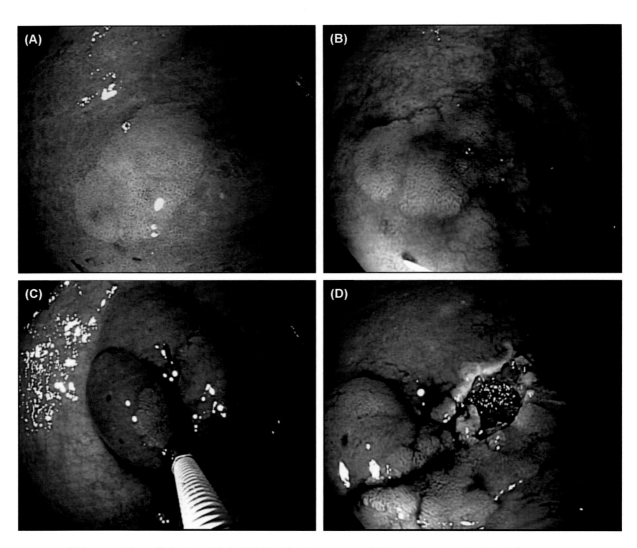

图19.3　长程UC患者肠黏膜平坦型病变的内镜下切除。A，NBI内镜下所见平坦型病变（内含低级别异型增生）。B，用染色内镜进一步突显病变部位。C，向病变部位底部注射生理盐水以帮助病变组织隆起。D，由于黏膜下纤维化，未能整块切除病变组织，予以分片切除。（图片由克利夫兰诊所沈博医生提供）

（4）在注射中使用染色剂来显露病变边界。

（5）将针尖沿切线方向抵住黏膜表面后开始注射，接着刺穿黏膜层，使针尖到达黏膜下层，并通过"多点黏膜下注射"技术抬高病变黏膜[34]。

六、内镜下黏膜切除术

对于直径小于 20mm 的"内镜下可切除"的病变，可通过 EMR 技术一次性完整切除。对于直径大于 20mm 的病变，则需要通过 EMR 分次切除或 ESD 切除。EMR 的步骤如下。

（1）术前分次服用清肠剂（治疗前一晚和治疗当日早晨）以准备肠道，使用 CO_2 气源。

（2）内镜下确定和标记病灶边缘。

（3）多点黏膜下注射：用注射器向黏膜下注入由生理盐水稀释过的靛胭脂，使病灶抬高（也可以注射胶体扩容剂，如羟乙基淀粉）。

（4）通过硬质圈套器套取息肉，采用由微处理器控制的电流切除息肉（比如德国图宾根 EREB 高频电刀 Vio 300D 型，ENdocut Q effect 2 模式）。

（5）仔细检查固有肌层有无损伤或缺损，大部分缺损可以在内镜下进行夹闭处理，不一定需要手术治疗。

（6）进行 EMR 分块切除后，仔细检查切缘及创面有无残留的异型增生，必要时可反复实施 EMR 处理残留病灶。

（7）切除完成后，通过圈套器尖端对边缘进行电凝消融。这是一项简单又安全的技术，可以进一步降低 EMR 术后肿瘤的复发率[35]。

七、内镜黏膜下剥离术

内镜下黏膜剥离术（ESD）是一项较新的内镜切除技术，可用于整块切除较大的黏膜病变[36]。病变的整块切除有利于后续进行详尽的组织学评估，明确病变是否已得到根治，以决定是否需要追加手术治疗。相比于 EMR，ESD 更适用于整体切除病变，并可以降低直径大于 20mm、合并黏膜下纤维化的病变的术后复发率。然而，ESD 的操作时间长于 EMR，穿孔、出血的风险也比 EMR 的高。因此，一定要严格把握适应证，由经验丰富的内镜医生来完成，并做好出现严重并发症时后续手术治疗的准备。实施 ESD 还需要一些特殊的配件，比如透明帽、注射用溶液、止血装置和 ESD 刀等。

（一）确定病变边界

评估病变的第一步就是确保病变边界清晰，属于"内镜下可切除"的范畴。为了减少残留异型增生的风险，检查者可以通过喷洒染色剂来突显病变边界，也可选用图像增强技术（如 NBI）。一般操作中使用的染色剂是 0.13% 的靛胭脂或 0.2% 的亚甲蓝。为了排除"肉眼不可见"的异型增生，术者可以在 ESD 术前对病变周围无异常改变的黏膜取活检，并在 ESD 术后对切缘可疑部位再次活检。检查者必须仔细评估黏膜表面形态，因为表面微结构或血管纹理的缺失往往意味着黏膜下浸润癌，此种病变不能通过内镜下切除来根治，只能选择外科手术治疗。

（二）标记病变

当注射抬高黏膜后，病变边界将很难被划定。为了完整切除异型增生，术者可预先用 ESD 刀或氩离子电凝在距离病变边缘 5mm 处进行标记。

（三）黏膜切除及黏膜下剥离

首先，通过环形或部分环形切口暴露黏膜下层。通过部分环形切口切开黏膜可减少注射液的流出，使液体在黏膜下维持较长时间。接下来，注入黏膜下注射液，抬升病灶，使其与固有肌层分离。最后，将内镜尖端探入病灶下方，沿着平行于固有肌层的方向，用 ESD 刀对黏膜下层进行剥离。

（四）透明帽

透明帽被置于结肠镜的顶端。它可以发挥支撑作用从而保证术者的操作空间，也可以通过牵拉作用来靠近黏膜下切除平面，便于切除操作。顶端锥形帽比直帽或斜帽更适用于结肠 ESD。

（五）ESD 专用刀

ESD 专用刀可大致分为末端绝缘手术刀（IT 刀）和针状刀[36]。IT 刀远端有一个绝缘的陶瓷球，可用于在电切时牵拉组织。奥林巴斯 KD–612L 型、KD611L 型和 KD612L/U 型（产自日本东京）高频切开刀都是比较常用的 IT 刀。

针状刀适用于狭窄空间中的高精度操作。常见的针状刀包括 Hook 刀（奥林巴斯 620LR/KD–620UR）、Dual 刀（奥林巴斯 KD–650L/KD–650U）、Flex 刀（KD–630L）、B– 刀（XEMEX）、德国 ERBE 球尖双极针刀和 Hybrid 刀。

（六）止血装置

止血钳常用于处理 ESD 术中出血。常用的止血装置包括单极止血钳（例如奥林巴斯 FD–410LR/FD–411UR）、双极 Hemo–Stat–Y（例如宾得 H–S2518/H–S2522），以及热活检钳（奥林巴斯 FD–1L–1）。术中一旦出现出血，应立即通过凝固局部组织来止血。如果电凝止血失败，则可以用止血夹，但止血夹可能会干扰接下来的切除操作。

八、内镜下切除术的并发症

出血和穿孔是最主要的操作相关并发症。

（一）出　血

出血是内镜下切除最常见的并发症[37]。它大致可分为术中出血（即时出血）和术后出血（延迟出血）。术中出血会干扰内镜视野，增加操作风险，甚至影响病变的完整切除。术中出血时，首先可尝试热凝固法止血，比如用电凝钳电凝、用圈套器顶端电凝或通过氩离子凝固治疗[38,39]。电凝钳是专用的止血设备。使用时，先轻轻夹起出血的血管，再用热凝使血管壁组织变性凝固（可用德国 EREB Vio 300D 单极软接触电凝，功率 80W，Effect 4 模式）[37]。圈套器顶端电凝法则是将圈套器的尖端推出 1~2mm，轻抵在出血部位上，再进行热凝，方法与电凝颗类似。如果热凝止血失败，还可通过机械止血法止血，例如止血夹[39]。

（二）穿　孔

大多数情况下，穿孔可以在内镜下直接处理，不需要手术干预[37]。在内镜操作过程中，及时发现穿孔或深层肠壁损伤至关重要。黏膜下注射染色剂（如靛胭脂或亚甲蓝）有助于发现固有肌层损伤[37]。局部黏膜下染色内镜检查可以提高操作的安全性[40]。通过染色内镜及时发现术中穿孔，简单、快捷而又实用。检查中所用的染色剂与黏膜下注射时所用的相同，用于寻找切除后缺损区域中不被染色的部位。染色内镜可以区分黏膜下层和深层肠壁，原因在于前者可吸收色素，而后者则不会。固有肌层损伤在染色内镜下表现为不被染色的白色环形烧灼样改变，亦称为"靶征"[41]。一旦发现损伤，应立即用金属夹闭缺损部位，以预防术后迟发性穿孔，避免手术治疗。术后疼痛是提示穿孔的高危症状，应仔细评估术后疼痛患者的情况，及时处理。

九、总　结

发现与处理 IBD 相关异型增生是一项有挑战性的工作。使用染色内镜结合靶向活检技术可以提高异型增生的检出率。内镜切除技术的进步使得肠黏膜异型增生的治疗方式发生了彻底变革。此外，切除术后有规律地复查结肠镜也是确保及时发现 IBD 相关结直肠肿瘤的重要举措。影响 IBD 患者结肠镜监测效果的因素：①是否使用染色内镜与靶向活检技术；②内镜下识别异型增生是否准确；③黏膜活检是否可靠；④异常解剖结构的干扰（例如假息肉和肠管狭窄）；⑤异型增生的内镜下可切除性，以及切除的完整性；⑥患者对结肠镜监测的依从性。

（吴　东　译）

参考文献

［1］ Jess T, Rungoe C, Peyrin-Biroulet L. Risk of colorectal cancer in patients with ulcerative colitis: a meta-analysis of population-based cohort studies. Clin Gastroenterol Hepatol, 2012, 10(6): 639-645.

［2］ Wang YR, Cangemi JR, Loftus Jr EV, et al. Rate of early/missed colorectal cancers after colonoscopy in older patients with or without inflammatory bowel disease in the United States. The American journal of gastroenterology, 2013, 108(3): 444-449.

［3］ Bernstein CN, Shanahan F, Weinstein WM. Are we telling patients the truth about surveillance colonoscopy in ulcerative colitis? The Lancet, 1994, 343(8889): 71-74.

［4］ Laine L, Kaltenbach T, Barkun A, et al. SCENIC international consensus statement on surveillance and management of dysplasia in inflammatory bowel disease. Gastroenterology, 2015, 148(3): 639-651.

［5］ Laine L, Kaltenbach T, Barkun A, et al. SCENIC international consensus statement on surveillance and management of dysplasia in inflammatory bowel disease. Gastrointest Endosc, 2015, 81(3): 489-501.

［6］ Konijeti GG, Shrime MG, Ananthakrishnan AN, et al. Cost-effectiveness analysis of chromoendoscopy for colorectal cancer surveillance in patients with ulcerative colitis. Gastrointestinal endoscopy, 2014, 79(3): 455-465.

［7］ Soetikno R, Subramanian V, Kaltenbach T, et al. The detection of nonpolypoid (flat and depressed) colorectal neoplasms in patients with inflammatory bowel disease. Gastroenterology, 2013, 144(7): 1349-1352.

［8］ Rutter MD, Saunders BP, Wilkinson KH, et al. Most dysplasia in ulcerative colitis is visible at colonoscopy. Gastrointest Endosc, 2004, 60(3): 334-339.

［9］ Kaltenbach T, Sano Y, Friedland S, et al. American Gastroenterological A. American Gastroenterological Association (AGA) Institute technology assessment on image-enhanced endoscopy. Gastroenterology, 2008, 134(1): 327-340.

［10］ Subramanian V, Ragunath K. Advanced endoscopic imaging: a review of commercially available technologies. Clin Gastroenterol Hepatol, 2014, 12: 368-376.

［11］ Rastogi A, Early DS, Gupta N, et al. Randomized, controlled trial of standard-definition white-light, high-definition white-light, and narrow-band imaging colonoscopy for the detection of colon polyps and prediction of polyp histology. Gastrointestinal endoscopy, 2011, 74(3): 593-602.

［12］ Subramanian V, Ramappa V, Telakis E, et al. Comparison of high definition with standard white light endoscopy for detection of dysplastic lesions during surveillance colonoscopy in patients with colonic inflammatory bowel disease. Inflamm Bowel Dis, 2013, 19(2): 350-355.

［13］ Tada M, Katoh S, Kohil Y, et al. On the Dye Spraying Method in Colonofiberscopy. Endoscopy, 1976, 8: 70-74.

［14］ Kiesslich R, Mergener K, Naumann C, et al. Value of chromoendoscopy and magnification endoscopy in the evaluation of duodenal abnormalities: a prospective, randomized comparison. Endoscopy, 2003, 35(7): 559-563.

［15］ Carballal S, Maisterra S, Lopez-Serrano A, et al. Real-life chromoendoscopy for neoplasia detection and characterisation in long-standing IBD. BMJ, 2016 [Epub ahead of print].

［16］ Moussata D. Are random biopsies still useful for the detection of intraepithelial neoplasia in IBD patients undergoing surveillance colonosocpy with chromoendoscopy? Gut, 2012, 61(Suppl 3): A24.

［17］Practice C, Shergill AK, Lightdale JR, et al. The role of endoscopy in inflammatory bowel disease. Gastrointest Endosc, 2015, 81(5): 1101-1121 e1-13.

［18］Cairns SR, Scholefield JH, Steele RJ, et al. Guidelines for colorectal cancer screening and surveillance in moderate and high risk groups (update from 2002). Gut, 2010, 59(5): 666-689.

［19］Annese V, Daperno M, Rutter MD, et al. European evidence based consensus for endoscopy in inflammatory bowel disease. J Crohns Colitis, 2013, 7(12): 982-1018.

［20］Gumaste V, Sachar DB, Greenstein AJ. Benign and malignant colorectal strictures in ulcerative colitis. Gut, 1992, 33(7): 938-941.

［21］Yamazaki Y, Ribeiro MB, Sachar DB, et al. Malignant colorectal strictures in Crohn's disease. Am J Gastroenterol, 1991, 86(7): 882-885.

［22］Ananthakrishnan AN. Chromoendoscopy is better: so why am I not (yet) using it for routine inflammatory bowel disease surveillance? Clin Gastroenterol Hepatol, 2016, 14(5): 720-722.

［23］The Paris classification of superficial neoplastic lesions: esophagus, stomach, and colon. Gastrointest Endosc, 2003, 58(Supp): S3-S43.

［24］Sugimoto S, Naganuma M, Iwao Y, et al. Endoscopic morphologic features of ulcerative colitis-associated dysplasia classified according to the SCENIC consensus statement. Gastrointest Endosc, 2017, 85(3): 639-646 e2.

［25］Wanders LK, Dekker E, Pullens B, et al. Cancer risk after resection of polypoid dysplasia in patients with longstanding ulcerative colitis: a meta-analysis. Clin Gastroenterol Hepatol, 2014, 12(5): 756-764.

［26］Odze RD, Farraye FA, Hecht JL, et al. Long-term follow-up after polypectomy treatment for adenoma-like dysplastic lesions in ulcerative colitis. Clin Gastroenterol Hepatol, 2004, 2(7): 534-541.

［27］Kaltenbach T, Friedland S, Maheshwari A, et al. Short- and long-term outcomes of standardized EMR of nonpolypoid (flat and depressed) colorectal lesions ≥ 1 cm (with video). Gastrointestinal endoscopy, 2007, 65(6): 857-865.

［28］Buchner AM, Guarner-Argente C, Ginsberg GG. Outcomes of EMR of defiant colorectal lesions directed to an endoscopy referral center. Gastrointestinal endoscopy, 2012, 76(2): 255-263.

［29］Moss A, Williams SJ, Hourigan LF, et al. Long-term adenoma recurrence following wide-field endoscopic mucosal resection (WF-EMR) for advanced colonic mucosal neoplasia is infrequent: results and risk factors in 1000 cases from the Australian Colonic EMR (ACE) study. Gut, 2015, 64: 57-65.

［30］Choi CH, Ignjatovic-Wilson A, Thomas-Gibson S, et al. Endoscopic resection of dysplasia in ulcerative colitis e long term outcome. In: 9th Congress of ECCO, Copenhagen, 2014, DOP096.

［31］Branquinho D, Portela F, Freire P, et al. P572 Dysplasia in inflammatory bowel disease: is endoscopic mucosal resection ready for prime-time? In: 11th Congress of ECCO, Amsterdam, 2016.

［32］Kudo S, Rubio CA, Teixeira CR, et al. Pit pattern in colorectal neoplasia: endoscopic magnifying view. Endoscopy, 2001, 33(4): 367-373.

［33］Kudo S, Tamura S, Nakajima T, et al. Diagnosis of colorectal tumorous lesions by magnifying endoscopy. Gastrointestinal endoscopy, 1996, 44: 8-14.

［34］Soetikno R, Kaltenbach T. Dynamic submucosal injection technique. Gastrointestinal endoscopy clinics of

North America, 2010, 20(3): 497-502.

［35］Klein A, Jayasekeran V, Hourigan LF, et al. 812b A Multi-Center Randomized Control Trial of Thermal Aablation of the Margin of the Post Endoscopic Mucosal Resection (EMR) Mucosal Defect in the Prevention of Adenoma Recurrence Following EMR: Preliminary Results from the "SCAR" Study. Gastroenterology, 2016, 150(4): S1266-S1267.

［36］Bhatt A, Abe S, Kumaravel A, et al. Indications and Techniques for Endoscopic Submucosal Dissection. Am J Gastroenterol, 2015, 110(6): 784-791.

［37］Tutticci N, Bourke MJ. Advanced endoscopic resection in the colon: recent innovations, current limitations and future directions. Expert Rev Gastroenterol Hepatol, 2014, 8(2): 161-177.

［38］Fahrtash-Bahin F, Holt BA, Jayasekeran V, et al. Snare tip soft coagulation achieves effective and safe endoscopic hemostasis during wide-field endoscopic resection of large colonic lesions (with videos). Gastrointest Endosc, 2013, 78(1): 158-163 e1.

［39］Cassani LS, Raju GS. Techniques for management of bleeding associated with colonic endoscopic mucosal resection. Gastrointest Endosc, 2016, 83(2): 469-470.

［40］Holt BA, Jayasekeran V, Sonson R, et al. Topical submucosal chromoendoscopy defines the level of resection in colonic EMR and may improve procedural safety (with video). Gastrointest Endosc, 2013, 77(6): 949-953.

［41］Burgess NG, Bassan MS, McLeod D, et al. Deep mural injury and perforation after colonic endo- scopic mucosal resection: a new classification and analysis of risk factors. Gut, 2017, 66: 1779-1789.

第20章　炎症性肠病肝胆并发症的内镜治疗

Malav P. Parikh, Madhusudhan R. Sanaka

约25%～40%的炎症性肠病（IBD）患者合并有肠外表现（EIM）。其中，肝胆胰系统中最常见的表现主要是原发性硬化性胆管炎（PSC）。当磁共振胰胆管成像（MRCP）表现不足以诊断PSC时，内镜逆行性胰胆管造影术（ERCP）可有效帮助诊断。ERCP下球囊扩张（联合或不联合支架置入）是治疗PSC相关狭窄的主要方法之一。ERCP通过组织细胞学和活组织检查取样，可用于确定胆管狭窄的原因或明确胆管癌的诊断。当传统的成像和诊断方法无法区分胆道良恶性狭窄时，这种狭窄被称为不确定性胆道狭窄。联合荧光原位杂交（FISH）、数字图像分析（DIA）和流式细胞学对胆道刷检标本进行的细胞学分析，是评估不确定性胆管狭窄的有用辅助手段。胆道镜检查、导管内超声检查（IDUS）、内镜下超声引导细针穿刺（EUS-FNA）和共聚焦激光显微内镜（CLE）代表了内镜检查技术的最新进展，这些技术在评估胆道病变方面有更高的灵敏度和特异性。[①]

一、简　介

炎症性肠病（IBD）包括克罗恩病（CD）和溃疡性结肠炎（UC），可能有多种肠外表现（EIM），主要影响眼睛、皮肤、肝脏和关节。约25%～40%的IBD患者可出现肠外表现[1-3]。EIMs常常可累及肝脏、胆道和胰腺，其中原发性硬化性胆管炎（PSC）是IBD最重要的肝胆胰表现[4-6]。在表20.1列出的各种病症中PSC和胆管癌（CC）是内镜治疗的主要疾病，内镜下介入诊疗手段在PSC和胆管癌（CC）的诊断和治疗中起着特别重要的作用。

表20.1　IBD患者合并肝胆胰管疾病

分类	具体内容
胆道/胆囊疾病	原发性硬化性胆管炎（PSC）
	小胆管型PSC
	PSC/自身免疫性肝炎重叠综合征
	胆管癌

---

① 此段为译者加入。

续表

分类	具体内容
肝病	肝脏脂肪变性
	药物引起的肝炎
	肝硬化
	肉芽肿性肝炎
	肝淀粉样变性
	肝脓肿
	原发性胆汁性肝硬化
胰腺疾病	胆石性胰腺炎
	药物诱发的胰腺炎
	特发性急性和慢性胰腺炎
	自身免疫性胰腺炎

二、原发性硬化性胆管炎的诊断

借助内镜成像或 CT 或 MRI 成像，PSC 可以得到可靠诊断，而小胆管 PSC 可能需要组织学诊断。

（一）定 义

PSC 是一种自身免疫性疾病，影响肝内胆管和肝外胆管。其主要特点是胆道进行性炎症和纤维化导致多发性胆管狭窄和慢性胆汁淤积性肝病，最终发展为门静脉高压症、肝硬化和肝功能失代偿[7,8]。

（二）PSC 和 IBD

PSC 与 IBD 关系密切，约 60%～80% 的 PSC 合并有 IBD[9-12]，其中合并 UC 更普遍，约占 PSC 患者 48%～86%[12,13]。相反，PSC 约在 2.4%～7.5%UC 患者中发病[12]。与不合并 PSC 的 UC 患者相比，合并 PSC 的 UC 患者表现出特征性的内镜和临床特征，包括直肠僵硬、全结肠炎、倒灌性回肠炎、轻微临床症状、结直肠癌高风险、结肠切除术和回肠储袋肛管吻合术（IPAA）[13-16]后储袋炎风险增加。

（三）PSC 的诊断标准

以下是 PSC 的基本诊断标准：①胆汁淤积型肝酶升高（碱性磷酸酶升高是 PSC 中最常见的生化异常）[8,9]；②胆管造影［如磁共振胰胆管成像（MRCP），内镜下逆行性胰胆管造影（ERCP），经皮经肝胆管造影（PTC）］显示胆管多发性狭窄和节段性扩张（图 20.1）[17,18]；③继发性硬化性胆管炎[19]；④对于具备胆汁淤积性肝损伤和胆管造影术特征性结果的患者,通常不需要肝活检。但对于疑似小胆管 PSC 患者[20]或怀疑合并自身免疫性肝炎的重叠综合征患者可行肝活检[21-23]。

(四) ERCP 和 MRCP 用于 PSC 诊断

ERCP 是 PSC 诊断的参考标准,最初被认为是诊断 PSC 的金标准[17,23]。相比于 MRCP,ERCP 在 PSC 患者评估中具有一定的优势和劣势。优点包括对肝外胆管疾病敏感性高以及进行介入干预的能力强,如胆管狭窄扩张、胆管结石切除、胆管活检和支架置入[24,25]。ERCP 被认为非常有助于排除大胆管 PSC,而 MRCP 尚不理想[26]。然而,ERCP 作为一种侵入性检查,接受检查的患者中约有 10% 会发生

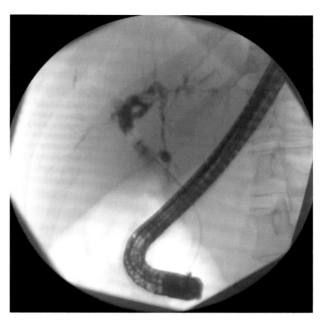

图 20.1　胆管造影示胆管高度狭窄,长 3.5 cm,包括远端胆管至胆囊管,中度近端胆管扩张。可观察到严重的肝内 PSC 变化

严重的并发症,如胰腺炎、细菌性胆管炎、穿孔,甚至需要住院接受治疗[25,27]。

MRCP 是一种非侵入性的胆道造影技术,与 ERCP 相比,它具有价格便宜、非侵入性、无电离辐射、不需要麻醉以及能更好地显示梗阻近端胆管等优点[25,28-30]。一项荟萃分析显示,MRCP 检测 PSC 具有高灵敏度(86%)和高特异度(94%)[31]。鉴于这些因素,当疑诊 PSC 时,MRCP 已成为影像学诊断的首选。因此,对于怀疑 PSC 的患者,首选 MRCP 检查,如果未能做出诊断,则进一步行 ERCP 检查。

三、PSC 的内镜治疗

胆管狭窄是 PSC 的主要特征。PSC 中显性胆管狭窄定义为:胆总管狭窄(CBD)直径≤ 1.5mm;或右肝管或左肝管狭窄≤ 1mm[32-33]。这些狭窄可导致肝外胆道阻塞,引起黄疸、瘙痒、腹痛、胆管炎和进行性肝功能不全等症状,因而需要干预。治疗干预的主要目的是缓解胆道梗阻并重建胆道的通畅引流。ERCP 是 PSC 治疗最优选的方法,包括内镜下乳头括约肌切开术、内镜下导管或球囊扩张和支架置入术的单独使用或联合使用(图 20.2)。

(一) ERCP 支架置入

初期研究显示,对于 PSC 相关的显性胆管狭窄,使用原位支架放置 2～3 个月容易发生胆管炎伴支架阻塞(50%)[34]。因此,临床上开始了暂时性支架置入的研究(平均 9～11 天),结果表明胆汁淤

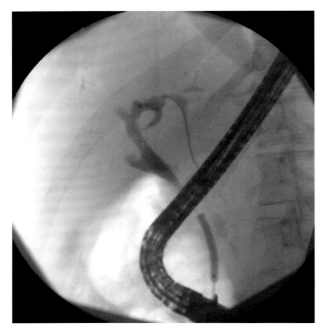

图 20.2　远端胆管狭窄球囊扩张

积症状显著改善并可持续数年的临床获益。然而，仍有 7%～15% 的病例发生胰腺炎、胆道穿孔和胆囊水肿等各类并发症[35,36]。

（二）ERCP 球囊扩张和支架置入

随后的研究表明，球囊扩张联合支架置入术与单纯球囊扩张术相比，患者并没有额外获益，而且支架置入术与多种并发症有关[37]。

（三）ERCP 球囊扩张

在一项对 106 名服用熊去氧胆酸的 PSC 患者的前瞻性研究中，共有 52 名患者在 13 年的时间内发展为显性胆管狭窄。对这些患者的主要干预方式是内镜下反复行球囊扩张术，结果显示 5 年内每位患者平均需行 4.5 次扩张[32,38,39]。我们优先选择球囊扩张治疗显性胆管狭窄，主要基于以下两个原因：① PSC 中胆管树内引流液中的炎性物质反复且快速地堵塞所植入的支架；②在肝总管和一侧肝管同时出现显性狭窄患者中，将一个支架放置到该侧肝管中常常影响对侧无支架肝管的胆汁引流。非常重要的是，经过第一年相对频繁的内镜下扩张治疗，在此后 3 年，每年所需的扩张次数会减少到 0～2 次。内镜操作并发症的风险也相对较低，包括胰腺炎（5.2%）和细菌性胆管炎（3.3%）。有 5 例患者（10%）被证实患有细菌性胆管炎，给予临时性支架治疗，并在置入后 1～2 周内取出。

因此，单独使用内镜球囊扩张术是目前治疗 PSC 显性狭窄的首选方法。这种方法有效且可以反复使用。胆道支架置入术可引起诸多并发症，建议用于狭窄扩张疗效不满意或合并胆管炎病例。这与美国肝病研究协会（AASLD）和欧洲肝脏研究协会（EASL）的指南推荐是一致的[26,40]。

经皮肝穿刺介入治疗，包括扩张和 / 或支架置入术，也可以产生类似于内镜治疗的临床效果，然而考虑到该操作可增加并发症的发生率，目前推荐仅限于内镜治疗失败的患者[37,41]。

四、胆管癌和不确定性胆管狭窄的诊断

PSC 的主要不良后果之一是胆管癌（CC）的发生，部分患者还会发展为不确定性胆管狭窄。

（一）胆管癌的评估

胆管癌是除肝细胞癌外的第二大常见的原发性肝癌，每年发病率为 1～2 例 /10 万人[42,43]。它通常发生于 65 岁以上的老年人，但 PSC 和胆总管囊肿患者发生胆管癌的年龄更早[44]。事实上，

PSC 是胆管癌最常见的易感因素,其终生风险为 5%～35%[42]。胆管癌起源于胆管树内的胆管细胞,根据部位可分为肝内(20%)、肝门(50%～60%)和远端肝外胆管癌(20%)。肝门部肿瘤是肝外胆管癌的亚型,根据肝门部病变的范围(Bismuth–Corlette 分型系统),可进一步细分为 Ⅰ～Ⅳ型[42,45]。此外,胆管肿瘤的位置不同,其临床特征也不一样,肝外胆管肿瘤常表现为无痛性黄疸和瘙痒等阻塞性表现,而肝内胆管肿瘤多于疾病晚期出现全身表现,如体重减轻或黄疸。

在肝脏 CT 成像中,肿瘤可表现为肝内肿块,肝门或远端胆管狭窄／梗阻,伴有或不伴有明显的肿块。良性和恶性胆管狭窄的鉴别诊断非常具有挑战性。胆管癌很少见,但总体生存率较差(5 年生存率 < 5%),主要因为大多数病例在晚期才被诊断[46]。因此,胆管癌的早期诊断非常重要,可为手术或肝移植等方法治疗胆管癌提供机会。

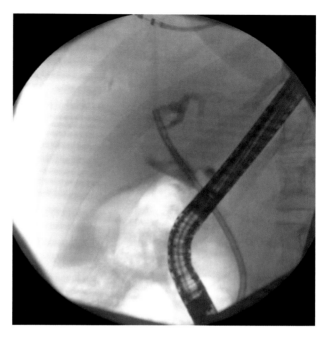

图 20.3　10F×10cm 塑料支架置入胆管

(二)不确定胆管狭窄的评估

ERCP 在评估胆道狭窄方面发挥着重要作用,因为它能获得细胞／组织学标本。细胞学标本通过胆管细胞刷和内镜下胆道活检钳活检而取得。虽然这些方式具有高度特异性,但单独使用时敏感性不高(胆道刷检为 45%;胆管内活检为 48%),即使联合使用,敏感度也只有 59%[47],主要与内镜医生经验不足、取样误差、肿瘤中结缔组织增生和细胞学结果分析困难有关。重复刷检能提高灵敏度,但长刷毛或初始狭窄扩张并不会提高其敏感性[48]。因此,在胆管癌的早期诊断和不确定性胆管狭窄的良恶性鉴别诊断中,对高敏感性、高特异性的检测技术的需求越来越大。这些临床需求促进了部分新技术的发展,包括更好的细胞学评估和更精准的内镜方法。

(三)胆道刷检标本的高级细胞学分析

荧光原位杂交(FISH)可作为 ERCP 获得胆道刷检标本常规细胞学检查的辅助方法,基于荧光标记的多核苷酸探针检测染色体的非整倍性(增加或减少染色体数量)[48,49]。FISH 试剂盒主要包含 4 个特异性探针混合物,主要针对 3、7、17 号染色体以及 9p21 的基因位点。FISH 多倍体代表有意义的阳性结果,即当 5 个或更多细胞显示 4 个探针中的 2 个以上阳性时,提示染色体的不稳定性[50]。在没有其他病理或成像技术诊断可疑肿瘤之前,FISH 可以在胆管刷检中检测到多倍体细胞[51]。具有多部位(多节段胆管)或连续出现多倍体阳性结果的患者发生胆管癌的风险高于孤立性 FISH 多倍体患者[51,52]。

胆管刷检标本 FISH 检测在检测恶性胆管狭窄方面比细胞学更敏感,而特异性几乎与细胞学一样高[53,54]。最近的一项荟萃分析评估了 690 例 PSC 患者的 FISH 检测结果,其中胆管癌多倍体的总体敏感性和特异性分别为 51% 和 93%,诊断敏感性较常规刷检细胞学检查略有提高[50]。

数字图像分析(DIA)被用作常规细胞学的辅助检测,可检测单个细胞的 DNA 含量,并通过计算机分析产生细胞核和其他细胞成分的数字图像。该技术可以对 DNA 进行定量检测,同时对染色质分布和细胞核形态进行分析,进而帮助区分胆道的良恶性狭窄。在一项比较 DIA 和常规细胞学检测恶性胆道狭窄的前瞻性研究中[55],DIA 的敏感性较高(39% vs 18%),但特异性低于常规细胞学检查(77% vs 98%),因而限制了 DIA 的广泛使用。

流式细胞学常用于检测肿瘤中的非整倍体细胞群,可帮助诊断恶性胆道狭窄。一项结合 ERCP 的刷检细胞学、流式细胞学分析和血清 CA199 与 CEA 分析的研究结果显示,其诊断灵敏度为 88%,但特异性相对较低,为 80%[56]。另一项研究显示,流式细胞学与常规细胞学的敏感性类似(均为 42%),但特异性明显低于常规细胞学(77% vs 92%)[57]。因此,流式细胞学不常用于临床诊断。

随着科技的进步,经口胆道镜检查(POC)成为评估不确定性胆管狭窄的有用诊断技术之一。该技术可以直接显示胆道,在图像引导下对可疑病变部位进行活检,并具有更高的灵敏度和特异性。POC 可以通过以下方法之一进行:①子母(双操作者)胆道镜;②备有纤细胃镜的直接胆道镜(DC);③基于单人操作导管的胆道镜(SOC)。

双操作者的胆道镜检查的一个主要缺点是需要两名有经验的操作者,随着单人操作胆道镜和直接胆道镜的出现,这类胆道镜逐渐淡出舞台[58]。应用超细胃镜直接行胆道镜检查的优势在于有更大的工作通道、更高的图像质量和使用窄带成像的能力,但它只能用于有胆管扩张的患者。此外,DC 能达到的区域仅限于胆总管,左右肝管分叉处近端的病变超出了 DC 的应用范围[58,59]。一项使用最新的 SOC 系统、SpyGlass® 系统[60]进行经口胆道镜的前瞻性单中心研究显示,其鉴别良恶性胆管狭窄的总体准确率为 89%[61]。另一系统综述显示,使用 SpyBite 活检和 SpyGlass 胆道镜检查诊断恶性胆管狭窄的敏感性分别为 76.5% 和 66.2%[62]。最近一项荟萃分析评估了上述 3 种类型的 POC 在不确定性胆管狭窄中的应用,结果表明肉眼诊断的准确率为 89%,组织学诊断准确率为 79%,总体不良事件发生率为 7%[63]。因此,对于常规使用内镜成像技术和 ERCP 评估胆道狭窄的高级内镜医生来说,经口胆道镜检查确实是一个重要工具。

(四)胆管内超声

胆管内超声(IDUS)是 ERCP 评估胆总管结石、肿瘤分期和评估不确定性胆管狭窄的有用辅助手段。IDUS 采用纤细的高频超声波探头直接进入胆道内,以获得胆道的详细可视化图像[64-67]。它与 ERCP 一起配合操作,仅增加 5～10min 的 ERCP 操作时间。从技术上来说,IDUS 并不是一项困难的操作,使用新的、较小的 IDUS 导管进行插管并不需要切开括约肌,与 IDUS 直接相关的并发症很少见[64,65]。如果胆道狭窄在 IDUS 下表现为不对称或低回声浸润性病变,则认为其恶性可能性大;高回声和对称性病变被认为是良性的表现[66]。在一项比较 ERCP 和 IDUS 评估不确定性狭窄的回顾性研究中,67% 的患者通过 ERCP 确诊,而 IDUS 的确诊率为 90%[66]。超声内镜(EUS)和 IDUS 的比较研究显示,后者明显比前者更能准确鉴别良性和恶性狭窄[65]。在评估近端胆道病变方面,IDUS 的表现也更好,EUS 的准确性则不理想[69]。

(五) EUS 细针穿刺

EUS 细针穿刺在评估不确定性胆管狭窄方面的作用仍在不断进步。多项研究报道 EUS 细针穿刺诊断胆管狭窄的敏感性在 47%～87% 之间[70]。在包括 6 项研究的最新综述中,EUS 细针穿刺用于诊断恶性肿瘤导致的胆道狭窄的平均敏感性为 59%[71, 72]。在两个 ERCP 取材标本检查阴性的患者队列中,再次行 EUS 细针穿刺检查后,其恶性胆管狭窄的敏感性分别为 77% 和 89%,表明首次 ERCP 引导下组织采样为阴性,再次行 EUS 细针穿刺有助于确定恶性狭窄病变[71]。EUS 细针穿刺在确定胆管癌的淋巴结分期中也起着核心作用[71]。

EUS 还可以显示其他成像模式(如 ERCP 或 MRCP)不能发现的肿块。在最近的一项研究中,EUS 发现了 94% 患者的肿块,而 CT 和 MRI 扫描的肿块发现率分别只有 30% 和 42%[73]。尽管 EUS 细针穿刺具有诸多优点,但具有潜在肿瘤细胞沿针道种植进而导致腹膜转移的问题。因而,对于原发性胆管癌,强烈建议避免 EUS 细针穿刺操作,以防潜在的肿瘤转移、对移植候选资格以及患者最终结局的影响[72]。在一项有 81 例患者的研究中,EUS 细针穿刺诊断远端胆管癌(81%)的敏感性高于近端胆管癌(59%)[73]。因此,EUS 细针穿刺可作为 ERCP 术中评估远端胆道狭窄和胆管癌的淋巴结分期的有用辅助手段。

(六) 基于探针的共聚焦激光内镜

基于探针的共聚焦激光内镜(pCLE)使用静脉注射造影剂、荧光素,并通过内镜工作通道的 CLE 探针进行成像。pCLE 可以检测到胆管狭窄处的新生血管形成和异常血管。在最近的一项研究中,pCLE 在 PSC 患者胆管狭窄评估中的敏感性和特异性分别为 100% 和 61%[74]。另一项研究评估了 102 例患者的不确定性胆管狭窄,其中恶性肿瘤的检测灵敏度为 98%,但特异性相对较低,为 69%。目前,pCLE 尚未得到广泛应用,缺乏前瞻性数据,因此需要进一步研究,才有可能将其常规用于不确定性胆管狭窄的临床评估。

五、总　结

介入性内镜检查在 IBD 患者合并肝胆胰并发症的管理中起着非常重要的作用。MRCP 是诊断 PSC 的首选方式,当 MRCP 无法做出确切性诊断时,可行 ERCP 检查。与 PSC 相关的显性胆管狭窄的治疗选择上,推荐使用 ERCP 引导的球囊扩张术(用或不使用支架)。传统成像方法如经腹超声、CT 扫描或 ERCP 下细胞学/活检无法鉴别的良性或恶性胆管狭窄,被定义为不确定性胆道狭窄。这一点尤为重要,因为早期诊断失败与胆管癌预后不良有关。在这些情况下,使用 FISH 进行细胞学评估可以作为 ERCP 常规细胞学和活检的有效补充。

EUS 在评估远端胆管的病理改变方面十分有用，而其他影像学评估的效果欠佳。IDUS 对于近端胆管病变的检测效果显著，而普通的 EUS 作用有限。胆道镜可对胆管疑似病变部位进行直视下活检，因而具有更高的敏感性和特异性。

（刘小伟　译）

参考文献

［1］ Bernstein CN, Blanchard JF, Rawsthorne P, et al. The prevalence of extraintestinal diseases in inflammatory bowel disease: a population based study. Am J Gastroenterol, 2001, 96: 1116-1122.

［2］ Levine JS, Burakoff R. Extraintestinal manifestations of inflammatory bowel disease. Gastroenterol Hepatol (NY), 2011, 7: 235-241.

［3］ Navaneethan U, Shen B. Hepatopancreatobiliary manifestations and complications associated with inflammatory bowel disease. Inflamm Bowel Dis, 2010, 16: 1598-1619.

［4］ Raj V, Lichtenstein DR. Hepatobiliary manifestations of inflammatory bowel disease. Gastroenterol Clin N Am 1999, 28: 491-513.

［5］ Uko V, Thangada S, Radhakrishnan K. Liver disorders in inflammatory bowel disease. Gastroenterol Res Pract, 2012, 2012: 642923.

［6］ Antonini F, Pezzilli R, Angelelli L, et al. Pancreatic disorders in inflammatory bowel disease. World J Gastrointest Pathophysiol, 2016, 7: 276-282.

［7］ Maggs JR, Chapman RW. An update on primary sclerosing cholangitis. Curr Opin Gastroenterol, 2008, 24: 377e83.

［8］ Tischendorf JJ, Hecker H, Kruger M, et al. Characterization, outcome, and prognosis in 273 patients with primary sclerosing cholangitis: a single center study. Am J Gastroenterol, 2007, 102: 107-114.

［9］ Broome U, Olsson R, Loof L, et al. Natural history and prognostic factors in 305 Swedish patients with primary sclerosing cholangitis. Gut, 1996, 38: 610-615.

［10］ Chapman RW, Arborgh BA, Rhodes JM, et al. Primary sclerosing cholangitis: a review of its clinical features, cholangiography, and hepatic histology. Gut, 1980, 21: 870-877.

［11］ Wiesner RH, Grambsch PM, Dickson ER, et al. Primary sclerosing cholangitis: natural history, prognostic factors and survival analysis. Hepatology, 1989, 10: 430-436.

［12］ Fausa O, Schrumpf E, Elgjo K. Relationship of inflammatory bowel disease and primary sclerosing cholangitis. Semin Liver Dis, 1991, 11: 31-39.

［13］ Loftus Jr EV, Harewood GC, Loftus CG, et al. PSC-IBD: a unique form of inflammatory bowel disease associated with primary scle- rosing cholangitis. Gut, 2005, 54: 91-96.

［14］ Soetikno RM, Lin OS, Heidenreich PA, et al. Increased risk of colorectal neoplasia in patients with primary sclerosing cholangitis and ulcerative colitis: a meta-analysis. Gastrointest Endosc, 2002, 56: 48-54.

［15］ Kartheuser AH, Dozois RR, LaRusso NF, et al. Comparison of surgical treatment of ulcerative colitis associated with primary sclerosing cholangitis: ileal pouch-anal anastomosis versus Brooke ileostomy. Mayo Clin Proc, 1996, 71: 748-756.

［16］ Penna C, Dozois R, Tremaine W, et al. Pouchitis after ileal pouch-anal anastomosis for ulcerative colitis occurs with increased frequency in patients with associated primary sclerosing cholangitis. Gut, 1996, 38: 234-239.

［17］ MacCarty RL, LaRusso NF, Wiesner RH, et al. Primary sclerosing cholangitis: findings on cholangiography and pancreatography. Radiology, 1983, 149: 39-44.

［18］ Berstad AE, Aabakken L, Smith HJ, et al. Diagnostic accuracy of magnetic resonance and endoscopic retrograde cholangiography in primary sclerosing cholangitis. Clin Gastroenterol Hepatol, 2006, 4: 514-520.

［19］ Abdalian R, Heathcote EJ. Sclerosing cholangitis: a focus on secondary causes. Hepatology, 2006, 44: 1063-1074.

［20］ Bjornsson E, Olsson R, Bergquist A, et al. The natural history of small-duct primary sclerosing cholangitis. Gastroenterology, 2008, 134: 975-980.

［21］ Alvarez F, Berg PA, Bianchi FB, et al. International Autoimmune Hepatitis Group Report: review of criteria for diagnosis of autoimmune hepatitis. J Hepatol, 1999, 31: 929-938.

［22］ Beuers U, Rust C. Overlap syndromes. Semin Liver Dis, 2005, 25: 311-320.

［23］ Lee YM, Kaplan MM. Primary sclerosing cholangitis. N Engl J Med, 1995, 332: 924-933.

［24］ Cotton PB, Nickl N. Endoscopic and radiologic approaches to therapy in primary sclerosing cholangitis. Semin Liver Dis, 1991, 11: 40-48.

［25］ Vitellas KM, Keogan MT, Freed KS, et al. Radiologic manifestations of sclerosing cholangitis with emphasis on MR cholangiopancreatography. Radiographics, 2000, 20: 959-975. quiz 1108-1189, 1112.

［26］ Chapman R, Fevery J, Kalloo A, et al. American Association for the Study of Liver Diseases. Diagnosis and management of primary sclerosing cholangitis. Hepatology, 2010, 51: 660-678.

［27］ Bangarulingam SY, Gossard AA, Petersen BT, et al. Complications of endoscopic retrograde cholangiopancreatography in primary sclerosing cholangitis. Am J Gastroenterol, 2009, 104: 855-860.

［28］ Talwalkar JA, Angulo P, Johnson CD, et al. Cost-minimization analysis of MRC versus ERCP for the diagnosis of primary scle- rosing cholangitis. Hepatology, 2004, 40: 39-45.

［29］ Meagher S, Yusoff I, Kennedy W, et al. The roles of magnetic resonance and endoscopic retrograde cholangiopancreatography (MRCP and ERCP) in the diagnosis of patients with suspected sclerosing cholangitis: a cost-effectiveness analysis. Endoscopy, 2007, 39: 222-228.

［30］ Modha K, Navaneethan U. Diagnosis and management of primary sclerosing cholangitis-perspectives from a therapeutic endoscopist. World J Hepatol, 2015, 7: 799-805.

［31］ Dave M, Elmunzer BJ, Dwamena BA, et al. Primary sclerosing cholangitis: meta-analysis of diagnostic performance of MR cholangiopancreatography. Radiology, 2010, 256: 387-396.

［32］ Stiehl A, Rudolph G, Kloters-Plachky P, et al. Development of dominant bile duct stenoses in patients with primary sclerosing cholangitis treated with ursodeoxycholic acid: outcome after endo- scopic treatment. J Hepatol, 2002, 36: 151-156.

［33］ Bjornsson E, Lindqvist-Ottosson J, Asztely M, et al. Dominant strictures in patients with primary sclerosing cholangitis. Am J Gastroenterol, 2004, 99: 502-508.

［34］ Van Milligen de WA, Van Bracht J, Rauws EAJ, et al. Endoscopic stent therapy for dominant extrahepatic bile duct strictures in primary sclerosing cholangitis. Gastrointest Endosc, 1996, 44: 293-300.

［35］ van Milligen de WA, Rauws EA, van Bracht J, et al. Lack of complications following short-term stent therapy for extrahepatic bile duct strictures in primary sclerosing cholangitis. Gastrointest Endosc, 1997, 46: 344-347.

［36］ Ponsioen CY, Lam K, van Milligen de WA, et al. Four-years experience with short-term stenting in primary sclerosing chol- angitis. Am J Gastroenterol, 1999, 94: 2403-2407.

［37］ Kaya M, Petersen BT, Angulo P, et al. Balloon dilation compared to stenting of dominant strictures in primary sclerosing cholangitis. Am J Gastroenterol, 2001, 96: 1059-1066.

［38］ Chapman MH, Webster GJ, Bannoo S, et al. Cholangiocarcinoma and dominant strictures in patients with primary sclerosing cholangitis, a 25 year single centre experience. Eur J Gastroenterol Hepatol, 2012, 24: 1051-1058.

［39］ Gotthardt DN, Rudolph G, Klöters-Plachky P, et al. Endoscopic dilation of dominant stenoses in primary sclerosing cholangitis: outcome after long-term treatment. Gastrointest Endosc, 2010, 7: 527-534.

［40］ European Association for the Study of the Liver. EASL clinical practice guidelines: management of cholestatic liver diseases. J Hepatol, 2009, 51: 237-267.

［41］ Ahrendt SA, Pitt HA, Kalloo AN, et al. Primary sclerosing cholangitis: resect, dilate, or transplant? Ann Surg, 1998, 227: 412-423.

［42］ Khan SA, Davidson BR, Goldin R, et al. UK guidelines for the diagnosis and treatment of cholangiocarcinoma. Gut, 2002, 51: VI1e9.

［43］ Bertani H, Frazzoni M, Mangiafico S, et al. Cholangiocarcinoma and malignant bile duct obstruction: a review of last decades advances in therapeutic endoscopy. World J Gastrointest Endosc, 2015, 7: 582-592.

［44］ Claessen MM, Vleggaar FP, Tytgat KM, et al. High lifetime risk of cancer in primary sclerosing cholangitis. J Hepatol, 2009, 50: 158-164.

［45］ Bismuth H, Castaing D. Hepatobiliary malignancy. London: Edward Arnold, 1994: 416-424.

［46］ Shaib YH, Davila JA, McGlynn K, et al. Rising incidence of intra-hepatic cholangiocarcinoma in the United States: a true increase? J Hepatol, 2004, 40: 472-477.

［47］ Navaneethan U, Njei B, Lourdusamy V, et al. Comparative effectiveness of biliary brush cytology and intraductal biopsy for detection of malignant biliary strictures: a systematic review and meta-analysis. Gastrointest Endosc, 2015, 81: 168-176.

［48］ Singh A, Siddiqui UD. The role of endoscopy in the diagnosis and management of cholangiocarcinoma. J Clin Gastroenterol, 2015, 49: 725-737.

［49］ Tabibian JH, Visrodia KH, Levy MJ, et al. Advanced endoscopic imaging of indeterminate biliary strictures. World J Gastrointest Endosc, 2015, 7: 1268-1278.

［50］ Navaneethan U, Njei B, Venkatesh PG, et al. Fluorescence in situ hybridization for diagnosis of cholangiocarcinoma in primary sclerosing cholangitis: a systematic review and meta-analysis. Gastrointest Endosc, 2014, 79: 943-950.

［51］ Quinn KP, Tabibian JH, Lindor KD. Clinical implications of serial versus isolated biliary fluorescence in situ hybridization (FISH) polysomy in primary sclerosing cholangitis. Scand J Gastroenterol, 2017, 52: 377-381.

［52］ Eaton JE, Barr Fritcher EG, Gores GJ, et al. Biliary multifocal chromosomal polysomy and cholangiocarcinoma in primary sclerosing cholangitis. Am J Gastroenterol, 2015, 110: 299-309.

［53］Barr Fritcher EG, Kipp BR, Voss JS, et al. Primary sclerosing cholangitis patients with serial polysomy fluorescence in-situ hybridization results are at increased risk of cholangiocarcinoma. Am J Gastroenterol, 2011, 106: 2023-2028.

［54］Kipp BR, Stadheim LM, Halling SA, et al. A comparison of routine cytology and fluorescence in situ hybridization for the detection of malignant bile duct strictures. Am J Gastroenterol, 2004, 99: 1675-1681.

［55］Baron TH, Harewood GC, Rumalla A, et al. A prospective compar- ison of digital image analysis and routine cytology for the identification of malignancy in biliary tract strictures. Clin Gastroenterol Hepatol, 2004, 2: 214-219.

［56］Lindberg B, Arnelo U, Bergquist A, et al. Diagnosis of biliary strictures in conjunction with endoscopic retrograde cholangiopancreaticography, with special reference to patients with pri- mary sclerosing cholangitis. Endoscopy, 2002, 34: 909-916.

［57］Ryan ME, Baldauf MC. Comparison of flow cytometry for DNA content and brush cytology for detection of malignancy in pancreaticobiliary strictures. Gastrointest Endosc, 1994, 40: 133-139.

［58］Thaker AM, Muthusamy VR. The role and utility of cholangioscopy for diagnosing indeterminate biliary strictures. Gastrointest Interv, 2017, 6: 2-8.

［59］Meves V, Ell C, Pohl J. Efficacy and safety of direct transnasal cholangioscopy with standard ultraslim endoscopes: results of a large cohort study. Gastrointest Endosc, 2014, 79: 88-94.

［60］Chen YK, Pleskow DK. SpyGlass single-operator peroral cholangiopancreatoscopy system for the diagnosis and therapy of bile-duct disorders: a clinical feasibility study. Gastrointest Endosc, 2007, 65: 832-841.

［61］Ramchandani M, Reddy DN, Gupta R, et al. Role of single-operator peroral cholangioscopy in the diagnosis of indeterminate biliary lesions: a single-center, prospective study. Gastrointest Endosc, 2011, 74: 511-519.

［62］Navaneethan U, Hasan MK, Lourdusamy V, et al. Single-operator cholangioscopy and targeted biopsies in the diagnosis of indeterminate biliary strictures: a systematic review. Gastrointest Endosc, 2015, 82: 608-614.

［63］Korrapati P, Ciolino J, Wani S, et al. The efficacy of peroral cholangioscopy for difficult bile duct stones and indeterminate strictures: a systematic review and meta-analysis. Endosc Int Open, 2016, 4: E263-E275.

［64］Menzel J, Domschke W. Intraductal ultrasonography (IDUS) of the pancreato-biliary duct system. Personal experience and review of literature. Eur J Ultrasound, 1999, 10: 105-115 [Review].

［65］Menzel J, Poremba C, Dietl KH, et al. Preoperative diagnosis of bile duct stricturesecomparison of intraductal ultrasonography with conventional endosonography. Scand J Gastroenterol, 2000, 35: 77-82.

［66］Vazquez-Sequeiros E, Baron TH, Clain JE, et al. Evaluation of indeterminate bile duct strictures by intraductal US. Gastrointest Endosc, 2002, 56: 372-379.

［67］Tamada K, Nagai H, Yasuda Y, et al. Transpapillary intraductal US prior to biliary drainage in the assessment of longitudinal spread of extrahepatic bile duct carcinoma. Gastrointest Endosc, 2001, 53: 300-307.

［68］Farrell RJ, Agarwal B, Brandwein SL, et al. Intraductal US is a useful adjunct to ERCP for distinguishing malignant from benign biliary strictures. Gastrointest Endosc, 2002, 56: 681-687.

［69］Bowlus CL, Olson KA, Gershwin ME. Evaluation of indeterminate biliary strictures. Nat Rev Gastroenterol Hepatol, 2016, 13: 28-37.

［70］Topazian M. Endoscopic ultrasonography in the evaluation of indeterminate biliary strictures. Clin Endosc,

2012, 45: 328-330.

［71］ Levy MJ, Heimbach JK, Gores GJ. Endoscopic ultrasound staging of cholangiocarcinoma. Curr Opin Gastroenterol, 2012, 28: 244-252.

［72］ Mohamadnejad M, DeWitt JM, Sherman S, et al. Role of EUS for preoperative evaluation of cholangiocarcinoma: a large single-center experience. Gastrointest Endosc, 2011, 73: 71-78.

［73］ Heif M, Yen RD, Shah RJ. ERCP with probe-based confocal laser endomicroscopy for the evaluation of dominant biliary stenoses in primary sclerosing cholangitis patients. Dig Dis Sci, 2013, 58: 2068-2074.

［74］ Meining A, Chen YK, Pleskow D, et al. Direct visualization of indeterminate pancreaticobiliary strictures with probe-based confocal laser endomicroscopy: a multicenter experience. Gastrointest Endosc, 2011, 74: 961-968.

第21章 克罗恩病外科手术治疗综述

Amy L. Lightner

克罗恩病（CD）是一种肠道慢性炎症性疾病，其病因不明且无法治愈。尽管药物治疗不断进步，仍然有高达70％的CD患者在确诊的十年内需要手术干预。因为手术并不能治愈CD，为了防止发生短肠并发症，每次手术都要尽可能多地保留肠道。这可通过内镜或狭窄成形术实现，手术时需注意吻合方式及其相关的复发。尽管有多种药物和手术可选择，肛周疾病仍很难治疗。对一些患者而言，造口的形成可能是暂时的，也可能是永久的，术前安排和术后护理均属于围手术期的护理内容。考虑到以上这些原则，在这里讨论一些关于如何进行CD手术以及各种在手术中使用的技术的重要原则。①

一、简 介

克罗恩病（CD）是一种肠道慢性炎症性疾病，其病因不明且治愈的可能未知。CD特征性透壁炎症可进展为难治性炎性病变、狭窄性病灶和瘘管。当药物治疗无效时，以上这些情况可能提示潜在的手术需要。需要记住手术不是治愈手段，而是对于药物治疗的最大辅助。由于高达2/3的患者在他们的一生中需要后续的手术，因此控制症状和保全肠道的治疗原则极为重要。

二、克罗恩病的药物治疗

由于并没有可以治愈CD的方法，医疗干预的目标是控制症状并维持缓解。随着近年大量治疗CD药物的获批，药物干预在很大程度上取决于疾病的严重程度和表型。对于轻度CD的治疗，患者通常使用5–氨基水杨酸类制剂如柳氮磺胺吡啶、口服美沙拉嗪（颇得斯安，美沙拉嗪片）或直肠用美沙拉嗪。对于中重度CD，皮质类固醇是药物治疗的基石。然而，自1998年FDA批准英夫利西单抗用于治疗CD，标志着已经进入了一个生物治疗逐渐取代许多其他疗法的时代。最初，只给重度患者使用生物制剂，其中一半患者因并发症需要手术，1/3对硫唑嘌呤失应答[1]。然而，一项大型随机对

---

① 此段为译者加入。

照试验的事后分析发现,给予确诊两年内的 CD 患者生物制剂干预,其总体缓解率更高[2]。因此,生物制剂现在被引入到具有更高并发症风险而尚未发生肠道狭窄的中重度活动性 CD 患者中。但不幸的是,仍有高达 60% 的患者在使用抗肿瘤坏死因子 TNFα 制剂诱导缓解后还是出现症状复发[3]。过去,大多数患者都需要手术。现在,部分患者可使用抗 TNFα 制剂(例如阿达木单抗或瑟替珠单抗 PEGOL)或其他生物制剂,如维妥珠单抗(结合整合素 $\alpha_4\beta_7$)或 ustekinumab(结合 IL-12 和 23)来替代手术。因此,开展生物制剂疗法后,由于疾病进展、营养不良加重或者免疫抑制使用有争议而需要手术的患者人数减少。

在此要强调多学科协作来管理这些具有挑战性的且往往是药物难治的 CD 患者的重要性。患者、胃肠病学专家和外科医生应该密切沟通,随着患者的疾病严重程度的增加,手术治疗可能性增加。在用尽所有药物选项之前,患者至少应该接受手术会诊,从而比较手术与正在进行的药物治疗的风险和益处。理想情况下,在患者手术之前,所有相关方均应达成共识。

三、手术指征

尽管在药物治疗方面取得了重大进展,但多达 70%[4,5]的患者最终仍需要手术。外科手术的首要指征是内科难治性的肠梗阻、瘘管、脓肿、消化道出血或穿孔的 CD[6]。另外,少见的手术指征包括儿童生长迟缓、中毒性巨结肠和暴发性结肠炎。

四、术前考虑

在充分考虑患者的术前营养状况、免疫抑制剂方案和任何局灶感染等方面的情况后才能做出手术决定。如果患者有严重营养不良(定义为 1 个月内体重下降 5% 或 6 个月内体重下降超过 10%,体重指数小于 $19kg/m^2$,或白蛋白水平低于 3g/dl),提示需要全肠外营养(TPN)以实现更好的手术伤口愈合以及预防吻合口漏[7]。这一结论在一项对 395 名营养不良患者的研究中得到证实,他们在手术前接受了一周 TPN,与对照组相比,其感染性并发症明显减少(5% vs 43%)[8]。

免疫抑制剂对术后并发症的影响仍存在争议。近年来,生物治疗是否会增加术后并发症的研究越来越受到关注,而抗 TNFα 治疗对术后并发症的影响仍有争议。最近的一项荟萃分析纳入多达 18 项研究,分析得出结论:英夫利西单抗治疗与术后并发症的发生率增加相关,术后并发症的发生率为 15%~17%[9,10]。原著作者最近分析了腹腔手术 12 周内维妥珠单抗给药引起的术后感染,发现维妥珠单抗是术后感染发生的独立预测因子,30 天手术部位感染率为 36%(未发表数据)。因此,近期生物制剂剂量调整对手术时机的选择和初次吻合时的改道显得尤为重要。

除非紧急手术,脓肿患者一般应在手术前通过介入方法以非手术方式引流。对于腹腔脓肿,充分的引流可以完全避免手术;即便不能避免手术,至少可以尽可能减少腹腔内炎症的程度,从而更能局限性地进行肠切除[11,12]。如果手术时发现感染或脓肿，那么外科医生应考虑术后使用抗生素，并延迟关闭手术切口。

一旦确定患者进行手术，手术计划应紧密结合如下详细信息：影像学、内镜和术前报告。CT 或 MR 小肠造影（MRE）的横断面成像提供了关于病灶分布和范围、任何局限的积液、瘘管解剖部位、由先前手术引起的解剖结构改变和剩余小肠长度的估计等重要信息[13,14]。MRE 的优点是无辐射，解剖细节更清晰，尤其适用于年轻人群，因为他们的一生中可能需要多次重复腹部影像检查。

最后一个重要步骤是需要在将患者带到手术室之前需与患者讨论的一个重要话题，即关于永久性或暂时性造口的问题。在 CD 患者中由于造口引起的焦虑很常见，早期的全面教育和肠造口治疗师的支持非常重要。此外，如果有患者需要做造口时，特别是面对复杂的需要再次手术的 CD 患者，术中发现意外情况或技术困难时都可能要造口，因此需要考虑做好术前造口标记。

五、首次手术

CD 的首次手术应着重于肠道保留，仔细测量和描述剩余的肠道、使用微创方法、防止疾病复发。

（一）疾病复发

术后一年内，90％的 CD 患者在手术吻合处发生亚临床内镜复发，30％发生临床症状性复发，5％的患者需要再次手术[15-17]。随着时间的推移，大约 70％的手术患者需要再次手术[18,19]。从回顾性研究中确定的术后早期复发的独立危险因素包括吸烟、穿孔性疾病和先前的切除术，但这些因素还没有被用于制定术后初始药物的治疗方案中[18-20]。术后黏膜复发通常先于其他任何临床症状，其严重程度预示随后临床疾病的发展[16]。因此，早期内镜检查对于更早启动和更积极地使用术后药物治疗可能有一定的帮助[16,21]。

从医学角度来看，关于术后预防用药存在着相互矛盾的数据[21]。通常认为有高危因素（例如吸烟、穿孔）的患者术后应该重新开始抗 TNFα 治疗。危险因素少的患者进行 3 个月的抗生素治疗并在一年内接受内镜检查。无危险因素的患者通常需在一年内重新在内镜下评估黏膜情况。将患者分为高危和低危人群，并结合其内镜下的复发情况再进行相应预防性用药的决策方法可能会比较理想，但其有效性仍有待验证。对于大多数患者，需要制定个体化的预防术后复发的治疗方案。从外科的角度来看，为预防疾病复发需关注切除时的切缘状态、手术吻合口的解剖结构、缝合方式（手工缝合或者吻合器吻合术）以及是否采用狭窄成形术。

（二）切　缘

由于肠切除术后一年内的内镜复发率高达 90％[15,16,22]，在预防复发的讨论中，切缘状态一直是一个被激烈辩论的话题。以前，人们认为可能需要显微镜和肉眼共同确认切缘来防止疾病复发。之前的回顾性研究显示,与安慰剂对照组相比,切缘需距离病灶 4cm 或者"根治性"切除需距离病灶 10cm 才可获得更低的复发率以及提高生活质量[23]。后来,更大规模的研究[25]和前瞻性研究显示[26]切缘对复发率并没有影响。最近的数据显示,通过观察显微镜下病理来确认无病灶边缘对复发率并无重要影响[27,28]。此外,迄今为止唯一的随机化研究中,Fazio 等[26]评估 131 例回结肠切除术患者术后的复发情况,将患者随机分为近端切缘距离肉眼可见病灶 2cm 和 12cm 两个组,术后平均随访 56个月;比较局限性和扩大性切除的患者,其临床复发率分别为 33% 和 29%,切缘显微镜下是否发现 CD 病灶和疾病复发之间没有任何关系。因此,现在的标准做法是切除所有肉眼病灶所及的肠道,并留下"阳性边缘"或显微镜下可及病灶的肠道。这与 CD 患者需尽可能保留肠道的原则相一致。

最近,关于切除病变肠段肠系膜以去除所有的严重病灶并防止吻合口复发的手术方式受到越来越多的关注。多项研究发现肠系膜脂肪肥大与更具进展性的 CD 表型相关,而与体重的变化无关,内脏脂肪组织的程度与炎症、纤维化和狭窄形成的程度相关。内脏脂肪含量与 CD 活动指数和 C 反应蛋白水平相关。另外,较高的内脏脂肪体积可能导致住院和手术的概率增加[29]。然而,尚未有病变肠系膜的边缘状况在疾病复发方面的影响的研究。

(三)吻合类型

近 10% 回结肠切除术后的 CD 患者需要再次手术治疗吻合口复发 CD[30]。反复出现的问题是在回肠切除术时吻合口的结构或所使用的方法是否影响疾病的复发。

总的来说,CD 患者手术之后尚未发现某一种吻合口类型是优于其他种类的[20,31-33]。然而,一些基本原则仍应牢记并适当应用。第一个概念是吻合后的管腔直径:最初认为管腔越宽,则瘀血、细菌过度生长、黏膜破坏以及随后复发的风险会越小[34]。一些研究包括最近的荟萃分析发现采用侧侧吻合术在吻合处的临床和手术复发风险降低[35],也有研究者发现侧侧吻合和端端吻合具有相似的术后复发率[20,36]。一项多中心随机研究评估了切除术后 12 个月内端端吻合与侧侧吻合组相比的内镜复发率(42.5% vs 37.9%;$P = 0.55$)和症状复发率(21.9% vs 22.7%;$P = 0.92$),结果无统计学差异[20]。这表明吻合口解剖结构和管腔直径不影响疾病复发。第二个概念是吻合器与手工缝合吻合。许多研究已经研究了这个课题,结果发现在影响疾病复发上两者并没有差异[32,37]。一个最新的比较手工缝合和吻合器吻合的系统分析对 CD 做了亚组分析,发现两种吻合方式在术后狭窄、吻合口出血、吻合口漏、再次手术、腹腔脓肿、伤口感染、住院时间或死亡率的影响上没有差异[38]。因此,在施行回结肠切除术时,手工缝合与吻合器吻合术相比没有明显的优势。第三个概念是肠腔大小在两个截断末端之间的差异。在两个断端具有显著大小差异的设置中,端端吻合可能比侧侧吻合更具挑战性。幸运的是,术后早期结果显示吻合口漏率和手术部位感染率相似[33]。迄今为止,由于没有一种常用的吻合技术对于预防吻合口处 CD 的复发有作用,所以可以根据术中的具体情况个体化选择吻合类型[20]。

目前,正在研发能够最大程度减少 CD 复发的技术。KON-S 是一种新的技术,即肠系膜对侧功能性的端端手缝合吻合术。这种技术利用线性吻合器横向分割需切除的组织。两条吻合线被缝合在一起,并在肠系膜对侧纵向切开肠道。肠道切开后的两个切口在两个层面上横向闭合,即形成肠系膜对侧功能性的端端吻合（图 21.1）。这项技术在一项 18 名患者的小队列中的研究中显示出了优势，在平均为 6.8 个月的随访中，内镜检查显示，43％的患者的平均 Rutgeert 评分为 0.7（0～3）[39]。

（四）狭窄成形术

肠道纤维性狭窄肠切除术治疗的替代方案包括内镜扩张（第 13 章）和狭窄成形术。狭窄成形术可在疾病临床表现为多段纤维狭窄疾病、狭窄的长段疾病。狭窄成形术的禁忌证包括穿孔、瘘管、脓肿，或狭窄部位的显著炎症性改变[40]。狭窄成形术的主要缺点是活动性病灶尚未被去除，狭窄成形部位存在恶变可能。然而，在狭窄成形部位的小肠癌症的实际发生率非常低，从 0.21％到 0.34％不等[41]。有趣的是，狭窄成形术的潜在优势可能是在不切除肠段的前提下实现黏膜愈合[42]。

Lee 和 Papaioannou 于 1982 年首次报道了 CD 治疗中的狭窄成形术。[43]自那以后，许多用于狭窄成形术的技术被报道描述，因为这样的操作有利于肠道保留和黏膜愈合，更多的外科医生主张使用狭窄成形术代替第一次回结肠病灶切除[42]。Heineke Mikulicz（HM）技术可用于长度小于 4cm 的狭窄，纵行打开狭窄肠道并横向闭合肠管（图 21.2）。

将两根缝线置于狭窄的中点部位，用作打开狭窄成形的留置缝合线。使用电刀在狭窄处肠系膜对侧肠壁做纵向切口，并在两个方向上等距离延伸直到正常肠道。如果患者有长期的炎症反应，或狭窄超过 5 年，则需慎重考虑进行组织或黏膜活检来排除不典型增生或恶性肿瘤，因为肿瘤的存在将改变手术方案。横向手工逐层缝合以闭合肠壁切口。对于长度大于 5cm 的狭窄，可以使用 Finney 狭窄成形术来防止入口处的狭窄或横向闭合处的张力。Finney 狭窄成形术类似于侧侧吻合术，可应用于单个长段狭窄或邻近的多个短节段狭窄（图 21.3）。Finney 狭窄成形术有两种术式选择：第一种选择是如果狭窄的区域为轻度狭窄且肠道具有柔韧性，那么狭窄区域切开后以侧侧方式手工缝合到正常肠道；第二种选择是将狭窄两端正常小肠近端和远端重叠来排除狭窄的节段。然而值得注意的是，在盲端憩室中可能发生细菌过度生长，并且在小肠残端中需注意恶性性变。

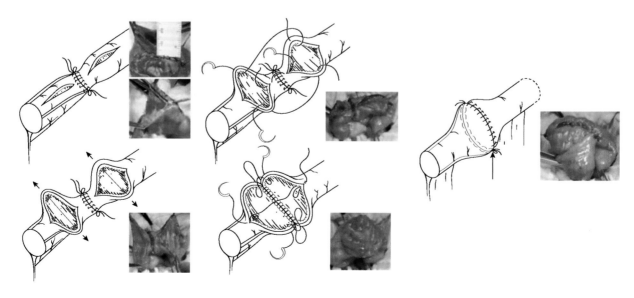

图 21.1　Kono-S，肠系膜对侧功能性端端手缝合吻合术

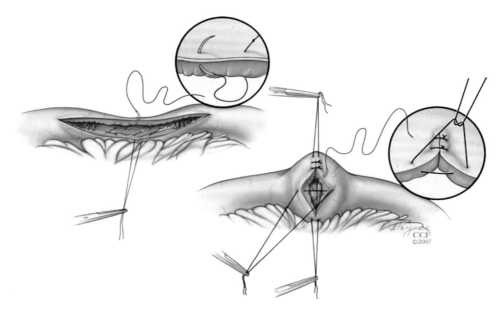

图 21.2　Heineke-Mikulicz 狭窄成形术（Art work courtesy Joe Pangrace of Cleveland Clinic）

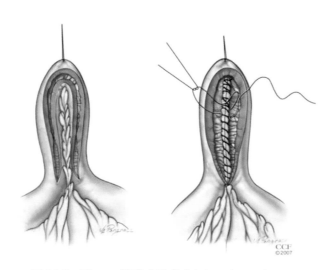

图 21.3　Finney 狭窄成形术（Art work courtesy Joe Pangrace of Cleveland Clinic）

狭窄近端肠管有明显扩张，导致在正常的近端和远端肠之间会有显著的尺寸差异，这种情况不宜使用 Heineke Mikulicz 成形术。在这种罕见的情况下，可以进行 Maskel-Walski-Nuyer-ER 狭窄成形术。在狭窄处肠系膜对侧边界做"Y"形切开肠管，"Y"上半部分恰好在狭窄近端来扩张肠管处。然后将狭窄的节段拉开，近端的肠系膜对侧肠段进入狭窄部分并以横向方式闭合，闭合的一边完全是正常肠段切缘，另一边是两个狭窄的肠段切缘（图 21.4）。

最难处理的狭窄类型是长段狭窄（大于 20cm）和一系列相邻的节段性狭窄。由于受损肠道较长，不建议切除。幸运的是，Michelassi 开发并启用了一个独特的技术来解决这个解剖学上的挑战[44]。对于侧侧同向蠕动狭窄成形术，首先在狭窄节段中间完全横断肠道，然后垂直于肠的长轴而分开肠系膜，使两个狭窄肠段能够沿着整个狭窄肠道并排放置，两个狭窄的肠段再沿着肠系膜对侧边界打开，以等蠕动的方式彼此缝合。

这种技术不切除任何肠道，而是所有狭窄的部分组合为一体。Shatari 等对 21 例患者初步报道，描述该技术应用于长节段狭窄处理的安全性[45]。随后，一项对 148 例患者的荟萃分析显示该技术不会增加患者手术后的复发率。另外，一项通过对 6 个国际中心的 184 例患者的大型研究也发现该技术是安全的，仅有 11％的复发率和零致死率，有效性表现为仅 23％的手术后患者需要在 5 年内再次手术[46]。最近的一项研究将此技术应用于回盲部狭窄，在狭窄成形术的入口处进行侧侧同向蠕动狭

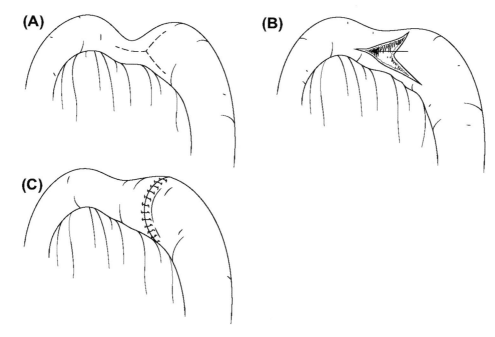

图 21.4　Moskel–Walske–Neumayer 狭窄成形术

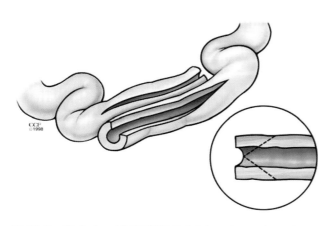

图 21.5　Michelassi 狭窄成形术（Art work courtesy Joe Pangrace of Cleveland Clinic）

窄成形术（SSIS）联合 HM 狭窄成形术。研究者发现全部 29 例应用此技术的患者的黏膜和肠道显著愈合[42]。

随着狭窄成形术被广泛应用，一些关于安全性和有效性的研究也相应得到发表。Dietz 等报道了 314 例患者实行了 1124 次狭窄成形术后有 18％ 的复发率和 5％ 的菌血症[47]。Tichansky 等发现在 15 篇文章中，506 例患者中 90％ 的狭窄小于 10cm，其中 85％ 用 HM 技术治疗成功。有趣的是，研究人员同时发现运用 Finney 技术具有降低复发率的趋势[48]。Yamamoto 等发现在对 1112 例患者施行的 3259 次狭窄成形术中有 4％ 的菌血症发生且特异性位点复发率仅为 3％[49]。Campbell 等比较了 1516 例 4538 次狭窄成形术，发现短期和长期并发症的发生率在常规 HM 和非常规的 Finney 或 Michelassi 术之间并无差别[41]。

由于病灶的残留，CD 疾病的手术疗效及术后复发问题也得到了普遍关注。Bellolio 随访狭窄成形术后患者 10 年，发现 5 年和 10 年的无手术生存率分别为 70.7％ 和 26.6％，年轻患者再次手术的风险更大[50]。Yamamoto 等在 2005 年评估了狭窄成形术部位的黏膜样本并和正常黏膜细胞因子浓度做了对比，结果显示术后 1 年手术位置细胞因子的表达和正常黏膜一样，此结果提示复发的风险降低了[51]。Michelassi 等也根据放射学、内镜、组织病理学研究报道了狭窄成形术部位的疾病消退[52]。此外，Tonelli 等发现 Finney 狭窄成形术与切除术治疗回盲肠狭窄的临床复发率无差异[53]。Uchino 等评估了 500 例因 CD 而进行的腹部手术,其中 199 个部位做了狭窄成形术,观察 10 年后,狭窄成形术组的特异性部位的再次手术累计发生率为 7%,而切除术组为 18%($P < 0.01$)[54]。因此,尽管缺少随机对照试验,现有数据也证明狭窄成形术不仅安全,还很有可能通过提高黏膜愈合率来降低特异性部位复发的风险。

六、肛周病变的手术治疗

肛周病变是 CD 的特异性临床表现,影响高达 20% 的 CD 患者。CD 患者一生中发生肛周病变的风险为 20%~40%[55,56]。瘘管可从直肠到肛周皮肤、阴道或肛门括约肌复合体,可通过瘘管内引流和继发感染引起显著症状。尽管有多种药物和外科治疗手段,CD 肛周瘘管治愈率仍较低。在药物治疗方面,英利昔单抗在术后一年内仅能治疗一半的肛瘘患者,阿达木单抗和赛妥珠单抗与英利昔单抗相比较,治疗效果更差,不建议用其替换英利昔单抗。在外科方面,基础治疗是挂线疗法。通过瘘管挂线可引流任何活动性感染或相关脓肿来更好地控制感染源。一旦瘘管挂线位置恰当,更多有效的治疗方法就可以实行,并可计划实行更为具体的手术。遗憾的是,目前尚无可靠数据提示有关挂线撤出的理想时间,早期撤线可导致脓肿形成,但长期存在可导致瘘管纤维化及撤线后瘘管持续性无法愈合。因此,何时移除挂线需要仔细权衡利弊,这通常是在经验的基础上进行的。既往研究发现,瘘管挂线的移除时间在 3~58 个月之间[57]。从长远预测来看,超过 80% 的患者在移除后出现症状复发[57]。总之,在未明确最终的根治性治疗方法之前,先植入宽松的瘘管挂线并联合最大程度的药物治疗是安全和有效的策略。

更为根治性的手术选择包括治疗浅层瘘的瘘管切开术,其治愈率高于 80%;在瘘管管道内注射纤维蛋白胶可使 38% 的患者在 2 个月内痊愈[58];在管道内插入填塞物可使 54% 的患者在 3 个月内痊愈[59];对无相关性直肠炎的黏膜内前徙瓣,64% 的患者可在一年内治愈[60];括约肌间的瘘管结扎术(LIFT)可使 67% 的患者在一年内治愈。[61]倘若前述的治疗方案失败(失败率很高),患者可能会被建议使用临时改道襻式回肠造口术的激进方法并同时加强药物治疗从而使肛周病变先稳定下来。遗憾的是这并不是一劳永逸的解决方案,一旦造口还纳恢复肠道连续性,即使有生物治疗,也有 70%~80% 的患者会复发,导致这种方案无法用于长期治疗[62,63]。尽管有许多选择,肛周病变的治疗还是众所周知的困难,1/5 的患者因 CD 相关的持续性肛瘘而最终需要行直肠切除和永久性回肠造口。较新的治疗方式包括脂肪间充质干细胞(MSC)和 Gore 填堵,提高了临床和影像的治愈率,但这些治疗方式尚未广泛应用[64,65]。

七、造口指征和术式

粪便转流术是治疗多种 CD 病情的有效方式。

（一）孤立性直肠炎

孤立性直肠炎患者的病变未累及结肠，这些患者有两种治疗选择。患者可以选择襻式回肠造口术联合药物治疗最大化，也可以选择直肠切除术。在具有显著肛周病变的患者中，APR 将留下显著的肛周缺损，并且可能需要整形外科皮瓣重建，所以可以将这些手术方法组合。粪便转流术腹会阴联合切除术（ARP）是稳定和最小化肛周瘘管疾病的首选，其次是对会阴损伤小的直肠切除术，甚至可能根本不需要皮瓣重建。

单纯性直肠炎患者的造口还纳率仅为 50%。与造口还纳相关最重要的因素是直肠炎和先前挂线的数量，这些指标可反映肛周病变的严重程度。[66]因此，虽然可以尝试还纳，但在大多数的患有严重直肠炎患者中，最终将必须行直肠切除术。由于肠道保留是治疗 CD 患者一直以来的原则，没有累及结肠或肿瘤形成的直肠炎可单独实行直肠切除术，并保留完整的结肠。

（二）孤立的肛周疾病

如前所述，一些严重肛周疾病的患者可以选择可还纳的造口，以使他们的瘘管疾病稳定并使药物治疗最优化。不幸的是，这很少能治愈瘘管，70%～80% 的患者在回肠造口术后虽然接受了生物制剂治疗还出现瘘管疾病，使得这种治疗选择充满了不确定性和局限性[62,63]。某些时候，粪便转流可使患者改善生活质量，他们将选择进行必要的直肠切除或直结肠切除术后永久性回肠造口，而不是"临时性"造口。

（三）吻合术后转流

构建造口的另一个原因是初次吻合术后转流。在高危（如营养不良、免疫抑制、贫血）患者中进行手术时，这一点尤其重要。一些吻合口本身也有较高的渗漏风险（例如回直肠和回结肠），因此更需要造口。一项大型队列研究提示，近 1/4 的回直肠吻合术患者进行了造口，而非造口患者的总吻合口漏率为 7.4%[59]。

（四）术后监测

手术后 CD 患者的药物治疗规范目前尚未达成共识。一般来说，大多数患者在术后 3～6 个月进行结肠镜检查监测，并且根据疾病的严重程度，选择继续术前用药方案或尝试新类型药物治疗。如果在切除时有明显的疾病负荷，生物制剂可以在手术后的 2～4 周内开始启用。然而，从安全性和术后并发症的风险来看，何时安全地重新开始生物治疗仍然在研究中。这是一个重要的需要标准化的领域，因此不同临床实践的结果亟待整合。

八、总　结

大多数 CD 患者最终需要手术来治疗药物难治性的临床症状。由于外科手术并不能治愈 CD，手术决策时首要考虑保留肠道。对于纤维性狭窄，可用许多精尖的吻合技术和狭窄成形术，所有这些都应该在有丰富经验的外科医生以及设备完善的医疗机构中实行。不幸的是，现有证据模棱两可，由于随机对照研究来评估哪种方式具有最低的复发率和最少的再手术的次数，所以外科医生的个人判断在手术决策中成了决定性因素。肛周瘘管仍是 CD 治疗最困难的临床表现之一。尽管有一系列的药物和手术方式，瘘管完全愈合仍然难以实现。幸运的是，未来干细胞疗法的使用可以加强治疗方案并促进愈合。因为 CD 的高度复杂性，外科医生和胃肠病学专家之间应维持密切合作，综合考虑疾病表型，共同制定治疗决策，确定何时升级药物治疗或是进行手术治疗，为这些患者提供最好的服务。

（朱良如　译）

参考文献

［1］ Hanauer SB, Feagan BG, Lichtenstein GR, et al. ACCENT I Study Group. Maintenance infliximab for Crohn's disease: the ACCENT I randomised trial. Lancet, 2002, 359:1541-1549.

［2］ Cornillie F, Hanauer SB, Diamond RH, et al. Postinduction serum infliximab trough level and decrease of C-reactive protein level are associated with durable sustained response to infliximab: a retrospective analysis of the ACCENT I trial. Gut, 2014, 63:1721-1727.

［3］ Karmiris K, Paintaud G, Noman M, et al. Influence of trough serum levels and immunogenicity on long-term outcome of adalimumab therapy in Crohn's disease. Gastroenterology, 2009, 137:1628-1640.

［4］ Bernell O, Lapidus A, Hellers G. Risk factors for surgery and post-operative recurrence in Crohn's disease. Ann Surg, 2000, 231:38-45.

［5］ Peyrin-Biroulet L, Harmsen WS, Tremaine WJ, et al. Surgery in a population-based cohort of Crohn's disease from Olmsted County, Minnesota (1970-2004). Am J Gastroenterol, 2012, 107:1693-1701.

［6］ Andrews HA, Keighley MR, Alexander-Williams J, et al. Strategy for management of distal ileal Crohn's disease. Br J Surg, 1991, 78:679-682.

［7］ Semrad CE. Use of parenteral nutrition in patients with inflammatory bowel disease. Gastroenterol Hepatol (N Y), 2012, 8:393-395.

［8］ Veterans Affairs Total Parenteral Nutrition Cooperative Study Group. Perioperative total parenteral nutrition in surgical patients. N Engl J Med, 1991, 325:525-532.

［9］ Kopylov U, Ben-Horin S, Zmora O, et al. Anti-tumor necrosis factor and postoperative complications in Crohn's disease: systematic review and meta-analysis. Inflamm Bowel Dis, 2012, 18:2404-2413.

［10］ Yang ZP, Hong L, Wu Q, et al. Preoperative infliximab use and postoperative complications in Crohn's disease: a systematic review and meta-analysis. Int J Surg, 2014, 12:224-230.

［11］ Gutierrez A, Lee H, Sands BE. Outcome of surgical versus percutaneous drainage of abdominal and pelvic abscesses in Crohn's disease. Am J Gastroenterol, 2006, 101:2283-2289.

［12］ Sahai A, Bélair M, Gianfelice D, et al. Percutaneous drainage of intra-abdominal abscesses in Crohn's disease:

short and long-term outcome. Am J Gastroenterol, 1997, 92:275-278.

[13] Allen BC, Leyendecker JR. MR enterography for assessment and management of small bowel Crohn disease. Radiol Clin N Am, 2014, 52:799-810.

[14] Sinha R, Trivedi D, Murphy PD, et al. Small-intestinal length measurement on MR enterography: comparison with in vivo surgical measurement. AJR Am J Roentgenol, 2014, 203:W274-W279.

[15] Olaison G, Smedh K, Sjodahl R. Natural course of Crohn's disease after ileocolic resection: endoscopically visualised ileal ulcers preceding symptoms. Gut, 1992, 33:331-335.

[16] Rutgeerts P, Geboes K, Vantrappen G, et al. Predictability of the postoperative course of Crohn's disease. Gastroenterology, 1990, 99:956-963.

[17] Rutgeerts P, Geboes K, Vantrappen G, et al. Natural history of recurrent Crohn's disease at the ileocolonic anastomosis after curative surgery. Gut, 1984, 25:665-672.

[18] Binder V, Hendriksen C, Kreiner S. Prognosis in Crohn's diseasee based on results from a regional patient group from the county of Copenhagen. Gut, 1985, 26:146-150.

[19] Landsend E, Johnson E, Johannessen HO, et al. Long-term outcome after intestinal resection for Crohn's disease. Scand J Gastroenterol, 2006, 41:1204-1208.

[20] McLeod RS, Wolff BG, Ross S, et al. Investigators of the CAST Trial. Recurrence of Crohn's disease after ileocolic resection is not affected by anastomotic type: results of a multicenter, randomized, controlled trial. Dis Colon Rectum, 2009, 52:919-927.

[21] Van Assche G, Vermeire S, Noman M, et al. Infliximab administered with shortened infusion times in a specialized IBD infusion unit: a prospective cohort study. J Crohns Colitis, 2010, 4:329-333.

[22] D'Haens GR, Geboes K, Peeters M, et al. Early lesions of recurrent Crohn's disease caused by infusion of intestinal contents in excluded ileum. Gastroenterology, 1998, 114:262-267.

[23] Softley A, Myren J, Clamp SE, et al. Factors affecting recurrence after surgery for Crohn's disease. Scand J Gastroenterol Suppl, 1988, 144:31-34.

[24] Krause U, Ejerblad S, Bergman L. Crohn's disease. A long-term study of the clinical course in 186 patients. Scand J Gastroenterol, 1985, 20:516-524.

[25] Raab Y, Bergstrom R, Ejerblad S, et al. Factors influencing recurrence in Crohn's disease. An analysis of a consecutive series of 353 patients treated with primary surgery. Dis Colon Rectum, 1996, 39:918-925.

[26] Fazio VW, Marchetti F, Church M, et al. Effect of resection margins on the recurrence of Crohn's disease in the small bowel. A randomized controlled trial. Ann Surg, 1996, 224:563-571. discussion 571-563.

[27] Bordeianou L, Stein SL, Ho VP, et al. Immediate versus tailored prophylaxis to prevent symp- tomatic recurrences after surgery for ileocecal Crohn's disease. Surgery, 2011, 149:72-78.

[28] Malireddy K, Larson DW, Sandborn WJ, et al. Recurrence and impact of postoperative prophylaxis in laparoscopically treated primary ileocolic Crohn disease. Arch Surg, 2010, 145:42-47.

[29] Li Y, Zhu W, Zuo L, et al. The role of the mesentery in Crohn's disease: the contributions of nerves, vessels, lymphatics, and fat to the pathogenesis and disease course. Inflamm Bowel Dis, 2016, 22:1483-1495.

[30] Riss S, Schuster I, Papay P, et al. Surgical recurrence after primary ileocolic resection for Crohn's disease. Tech Coloproctol, 2014, 18:365-371.

[31] Neutzling CB, Lustosa SA, Proenca IM, et al. Stapled versus handsewn methods for colorectal anastomosis

surgery. Cochrane Database Syst Rev, 2012, 2: CD003144.

［32］ Scarpa M, Angriman I, Barollo M, et al. Role of stapled and hand-sewn anastomoses in recurrence of Crohn's disease. Hepatogastroenterology, 2004, 51:1053-1057.

［33］ Zurbuchen U, Kroesen AJ, Knebel P, et al. German Advanced Surgical Treatment Study Group. Complications after end-to-end vs. side-to-side anastomosis in ileocecal Crohn's diseaseeearly post- operative results from a randomized controlled multi-center trial (ISRCTN-45665492). Langenbecks Arch Surg, 2013, 398:467-474.

［34］ De Cruz P, Prideaux L, Wagner J, et al. Characterization of the gastrointestinal microbiota in health and inflammatory bowel disease. Inflamm Bowel Dis, 2012, 18:372-390.

［35］ He X, Chen Z, Huang J, et al. Stapled side-to-side anastomosis might be better than handsewn end-to-end anastomosis in ileocolic resection for Crohn's disease: a meta- analysis. Dig Dis Sci, 2014, 59:1544-1551.

［36］ Simillis C, Yamamoto T, Reese GE, et al. A meta-analysis comparing incidence of recur- rence and indication for reoperation after surgery for perforating versus nonperforating Crohn's disease.Am J Gastroenterol, 2008, 103:196-205.

［37］ Guo Z, Li Y, Zhu W, et al. Comparing outcomes between side-to-side anastomosis and other anastomotic configurations after intestinal resection for patients with Crohn's disease: a meta-analysis. World J Surg, 2013, 37:893-901.

［38］ Choy PY, Bissett IP, Docherty JG, et al. Stapled versus handsewn methods for ileocolic anastomoses. Cochrane Database Syst Rev, 2011:CD004320.

［39］ Fichera A, Zoccali M, Kono T. Antimesenteric functional end-to-end handsewn (Kono-S) anastomosis. J Gastrointest Surg, 2012, 16:1412-1416.

［40］ Hesham W, Kann BR. Strictureplasty. Clin Colon Rectal Surg, 2013, 26:80-83.

［41］ Campbell L, Ambe R, Weaver J, et al. Comparison of conventional and nonconventional strictureplasties in Crohn's disease: a systematic review and meta-analysis.Dis Colon Rectum, 2012, 55: 714-726.

［42］ de Buck van Overstraeten A, Wolthuis AM, D'Hoore A. Modified side-to-side isoperistaltic strictureplasty over the ileocaecal valve: an alternative to ileocaecal resection in extensive terminal ileal Crohn's disease. J Crohns Colitis, 2016, 10:437-442.

［43］ Lee EC, Papaioannou N. Minimal surgery for chronic obstruction in patients with extensive or universal Crohn's disease. Ann R Coll Surg Engl, 1982, 64:229-233.

［44］ Michelassi F. Side-to-side isoperistaltic strictureplasty for multiple Crohn's strictures. Dis Colon Rectum, 1996, 39:345-349.

［45］ Shatari T, Clark MA, Yamamoto T, et al. Long strictureplasty is as safe and effective as short strictureplasty in small-bowel Crohn's disease. Colorectal Dis, 2004, 6:438-441.

［46］ Michelassi F, Taschieri A, Tonelli F, et al. An international, multicenter, prospective, observational study of the side-to-side isoperistaltic strictureplasty in Crohn's disease. Dis Colon Rectum, 2007, 50:277-284.

［47］ Dietz DW, Remzi FH, Fazio VW. Strictureplasty for obstructing small-bowel lesions in diffuse radiation enteritisesuccessful outcome in five patients. Dis Colon Rectum, 2001, 44:1772-1777.

［48］ Tichansky D, Cagir B, Yoo E, et al. Strictureplasty for Crohn's disease: meta-analysis. Dis Colon Rectum, 2000, 43:911-919.

［49］ Yamamoto T, Fazio VW, Tekkis PP. Safety and efficacy of strictureplasty for Crohn's disease: a systematic review and meta-analysis. Dis Colon Rectum, 2007, 50:1968-1986.

［50］Bellolio F, Cohen Z, MacRae HM, et al. Strictureplasty in selected Crohn's disease patients results in acceptable long-term outcome. Dis Colon Rectum, 2012, 55:864-869.

［51］Yamamoto T. Factors affecting recurrence after surgery for Crohn's disease. World J Gastroenterol, 2005, 11:3971-3979.

［52］Michelassi F, Hurst RD, Melis M, et al. Side-to-side isoperistaltic strictureplasty in extensive Crohn's disease: a prospective longitudinal study. Ann Surg, 2000, 232:401-408.

［53］Tonelli F, Fazi M, Di Martino C. Ileocecal strictureplasty for Crohn's disease: long-term results and comparison with ileocecal resection. World J Surg, 2010, 34:2860-2866.

［54］Uchino M, Ikeuchi H, Matsuoka H, et al. Long-term efficacy of strictureplasty for Crohn's disease. Surg Today, 2010, 40:949-953.

［55］Rankin GB, Watts HD, Melnyk CS, et al. National cooperative Crohn's disease study: extraintestinal manifestations and perianal complications. Gastroenterology, 1979, 77:914-920.

［56］Schwartz DA, Loftus Jr EV, Tremaine WJ, et al. The natural history of fistulizing Crohn's disease in Olmsted County, Minnesota. Gastroenterology, 2002, 122:875-880.

［57］Buchanan GN, Owen HA, Torkington J, et al. Long-term outcome following loose-seton technique for external sphincter preservation in complex anal fistula. Br J Surg, 2004, 91:476-480.

［58］Grimaud JC, Munoz-Bongrand N, Siproudhis L, et al. Groupe d'Etude Thérapeutique des Affections Inflammatoires du Tube Di- gestif. Fibrin glue is effective healing perianal fistulas in patients with Crohn's disease. Gastroenterology, 2010, 138:2275-2281.

［59］O'Riordan JM, Datta I, Johnston C, et al. A systematic review of the anal fistula plug for patients with Crohn's and non-Crohn's related fistula-in-ano. Dis Colon Rectum, 2012, 55:351-358.

［60］Soltani A, Kaiser AM. Endorectal advancement flap for cryptoglandular or Crohn's fistula-in-ano. Dis Colon Rectum, 2010, 53:486-495.

［61］Gingold DS, Murrell ZA, Fleshner PR. A prospective evaluation of the ligation of the intersphincteric tract procedure for complex anal fistula in patients with Crohn's disease. Ann Surg, 2014, 260:1057-1061.

［62］Hong MK, Craig Lynch A, Bell S, et al. Faecal diversion in the management of perianal Crohn's disease. Colorectal Dis, 2011, 13:171-176.

［63］Mennigen R, Heptner B, Senninger N, et al. Temporary fecal diversion in the management of colorectal and perianal Crohn's disease. Gastroenterol Res Pract, 2015, 2015:286315.

［64］Garcia-Olmo D, García-Arranz M, Herreros D, et al. A phase I clinical trial of the treatment of Crohn's fistula by adipose mesenchymal stem cell transplantation. Dis Colon Rectum, 2005, 48:1416-1423.

［65］Garcia-Olmo D, Herreros D, Pascual I, et al. Expanded adipose-derived stem cells for the treatment of complex perianal fistula: a phase II clinical trial. Dis Colon Rectum, 2009, 52:79-86.

［66］Gu J, Valente MA, Remzi FH, et al. Factors affecting the fate of faecal diversion in patients with perianal Crohn's disease. Colorectal Dis, 2015, 17:66-72.

第22章 狭窄性克罗恩病的治疗

Bo Shen

大多数克罗恩病（CD）患者最终会出现疾病相关的并发症，如狭窄、瘘。由于炎症或纤维化导致肠腔进行性狭窄，临床上可能出现梗阻症状。不同的抗炎药物和免疫抑制剂用于治疗 CD 的炎症和狭窄。用生物制剂治疗 CD 狭窄的有效性和安全性值得关注。生物制剂治疗导致的肠道组织的快速修复可能引起或加重狭窄。另外，狭窄是手术治疗的主要指征之一。但是对于多数狭窄患者，手术并不是治愈的方法。吻合口和吻合口上段病变复发很常见。随着疾病进展，反复的炎症和纤维形成导致了狭窄复发和再次手术，最终可能造成短肠综合征。手术的狭窄成形术、内镜下球囊扩张术（EBD）和近期的内镜下狭窄切开术成为目前替代手术切除的方法。每种方法都有优缺点，需要根据狭窄、疾病的自然病程、患者个体全身状况、就诊医生内镜和手术经验进行选择。①

一、简 介

克罗恩病（CD）是可能发生在消化道任何部位的节段性、穿透性的炎症[1]。根据蒙特利尔分型，CD 被分为炎症性（B1）、狭窄性（B2）、穿透性（B3）[2]。大多 CD 患者在疾病初期表现为 B1 型，但是随着时间的推移，B2 和 B3 型成为主要类型。事实上，1/3 的 CD 患者在确诊 10 年内病变都可能进展为狭窄性病变[1]。根据蒙特利尔分型，狭窄被定义为内镜下、影像学或手术发现持续性肠腔狭窄，或出现梗阻症状，没有穿透性病变[2,3]。这一定义可能不能包括所有狭窄的患者。事实上，狭窄也可表现为狭窄前的肠腔扩张[4,5]。诸多临床和基因的因素可能影响 CD 患者的病情进展（进展为狭窄性病变），如回盲部的病变、病程长、疾病严重、NOD2/CARD15 基因突变[6,7]。不断有研究试图探索肠道纤维化的生物学标志物，以早发现和预测炎症性肠病（IBD）相关的狭窄。其中包括 NOD2/CARD15 基因突变体、microRNAs、细胞外基质蛋白（如胶原蛋白、纤维蛋白）、酶（如抑制 MMP–1 酶）、生长因子（如纤维生长因子、YKL–40）、抗酿酒酵母抗体和循环纤维细胞等。

克罗恩病的狭窄可能在消化道的任何部位发展，主要发生在末端回肠、手术吻合口或结肠[8]。狭窄形成的病理遗传因素包括肠道慢性肠炎中组织愈合和重塑时纤维组织在固有肌层和黏膜肌层的过度生长[4]。狭窄的患者可能出现临床症状，但是也可能不出现[4]。狭窄可能出现的临床症状包括餐

---

① 此段为译者加入。

306

后腹胀、恶心、扩张性肠梗阻[4]。CD 狭窄可以通过药物治疗、内镜下治疗[球囊扩张术（EBD）与内镜下狭窄切开术（ES）]和手术治疗[肠段切除术和狭窄成形术（STX）][9]。药物治疗主要用于 B1 和 B3 型 CD 的治疗。然而，在治疗狭窄性 CD 中药物治疗的作用有限，特别是以纤维为主的狭窄[5]。

80%的 CD 患者在确诊后 10 年内需要进行手术治疗至少一次[10]。手术切除治疗或 STX 都不是治愈性的手术，术后复发也很常见。据报道，70%的患者术后 1 年可能复发，40%的患者术后 4 年需要再次手术[6]。因此，保守型手术如 STX 越来越流行[11]。手术治疗比药物治疗狭窄性 CD 更有效[7]。内镜治疗在药物治疗和手术治疗之外，为狭窄性 CD 的治疗提供了新的选择。

二、药物治疗

过去 20 年间，各种治疗 CD 和 UC 的生物制剂不断出现[12]。虽然药物治疗促进了黏膜或者组织愈合，但这种快速愈合可能导致狭窄或者加重已经存在的狭窄，从而造成梗阻症状[13]。

（一）药物治疗狭窄性 CD 的有效性

药物治疗 IBD 的一个重要目标是改变它的自然病程和防止并发症（如狭窄、瘘）的出现。因此，更为积极的治疗策略是将降阶梯治疗（早期使用生物制剂）或者联合生物制剂和免疫抑制剂用于 B1 型高危 CD 患者。

一旦狭窄形成，并不确定药物治疗是否还能获益，对于狭窄性 CD 的药物治疗效果和副作用存在着争议。一些研究认为，激素治疗狭窄性 CD 可以同时控制狭窄的炎症和狭窄[14]。早期 TREAT 注册[15]和 ACCENT I 研究[16]提示用英夫利西单抗（IFX）治疗后可能增加肠道狭窄、梗阻的风险。然而，多因素分析结果显示，狭窄、梗阻只与疾病的严重程度、患病时间回肠累及激素的使用有关，与 IFX 无关。在一些小型研究中报道了 IFX 治疗炎症性或非炎症性狭窄的效果[17-20]。一项对 241 例患者中位随访 607 天的研究显示，50%的影像学提示"低狭窄风险"CD 患者在使用免疫抑制剂或生物制剂后降低了手术风险，提示使用生物制剂可能改变 CD 的自然病程[21]。近期一项 MRI 发现小肠型 CD 患者的研究提示，肠道狭窄和狭窄前肠腔扩张的患者的药物治疗效果不如没有狭窄的患者好[22]。一项多中心回顾性观察性队列研究显示，97 例有小肠狭窄症状的 CD 患者接受阿达木单抗（ADA）治疗 24 周后，62 例患者（64%）治疗有效，即不再需要其他药物继续维持 ADA 治疗。平均随访 3.8 年后，其中的 46%±7%（总队列研究的 29%）患者此后 4 年依然用 ADA 控制良好。总体 51%±5.3%的患者 4 年内不需要结肠切除手术。然而，97 例患者中的 70 例（72%）发生了严重副作用，但文中并没有特指说明 ADA 是否增加狭窄的风险[23]。

（二）药物治疗狭窄性 CD 的探讨

对于生物制剂是否会增加新的狭窄或者加重已有狭窄，一直存在争议。TREAT 注册研究的数据通过多因素分析显示，激素的使用可能加重狭窄，而 IFX 不会[16]。介于药物对形成新的狭窄或者

307

加重本来存在的狭窄,或者对狭窄性治疗效果产生影响,大多数 CD 生物制剂治疗的随机对照研究(RCT)(包括 IFX、ADA,塞妥珠单抗,维妥珠单抗)均未纳入狭窄或梗阻的患者[24,25]。因此,生物制剂目前尚不作为狭窄性 CD 治疗的常规药物。

临床上,一些长期使用生物制剂治疗而获得黏膜愈合的患者,可能由于修复黏膜的反复覆盖而形成针样狭窄,小儿结肠镜亦不能通过。这与早先一些回顾性研究发现 IFX 使用可能造成梗阻或狭窄等并发症一致。例如,一项回顾性研究顽固性 CD 患者经过 IFX 治疗后,76 例中的 7 例(10%)需要住院或者手术治疗肠梗阻。这 7 例患者中的 5 例之前存在狭窄[26]。另一个研究显示 10 例狭窄合并肛瘘的 CD 患者使用 IFX 之后 5 周进展为完全肠梗阻而需要手术[27]。这一现象在其他回顾性研究中也被报道[14,28-31]。一项通过小肠超声造影(SICUS)纵向研究新发或既往狭窄加重的结果发现,在平均随访(23±7)个月后,36 例 CD 患者中的 3 例使用 IFX 或 ADA 后进展为部分或完全性肠梗阻[31]。目前并不清楚新的狭窄或者狭窄加重与抗 TNF 生物制剂的使用是否有确定关系。然而,在合并狭窄的炎症性 CD 患者中,药物治疗的选择需谨慎[32]。

三、内镜治疗

CD 狭窄有几种内镜治疗方法,包括 EBD、针刀狭窄切开术(NKSt)、内镜下支架植入术[34,35]。关于 EBD、内镜下狭窄切开术和内镜下支架植入术的具体技术和疗效会在下面分别介绍。

(一)内镜下球囊扩张术(EBD)

通过 EBD 治疗 IBD 患者纤维型狭窄的方法来源于其他非 IBD 良性狭窄的经验,如溃疡性狭窄、胆道狭窄和非甾体类消炎药(NSAID)导致的狭窄[35]。EBD 治疗原发和继发的 CD 狭窄的有效性已有较多报道[36-43]。一项纳入 13 项研究 347 例主要是吻合口狭窄患者的荟萃分析显示,平均随访 33 个月,EBD 技术的成功率和长期有效率分别达到 86% 和 58%。一项多因素分析显示狭窄长度 ≤ 4cm 的效果更好[45]。有趣的是,比较 1987—1998 年期间和 1999—2009 年间 EBD 治疗后需要重复扩张或者手术的结果,并没有统计学差异,提示近年来药物治疗和手术治疗的进步并没有影响内镜治疗的长期疗效[48]。

目前,推测原发性 CD 狭窄和吻合口狭窄的病因并不相同,原发性 CD 狭窄主要由炎症造成,而吻合口狭窄主要因为手术。多项研究显示 EBD 短期技术成功率大约在 71%~100%,长期成功率在 50%~100%[46]。不同的患者群且没有特别区分原发性狭窄还是吻合口狭窄,可能是导致上述报道的成功率有差异的原因。目前并不明确 CD 患者的原发性狭窄还是吻合口狭窄的 EBD 治疗效果更好。一项 74 例无症状狭窄(69% 为原发性狭窄)的研究显示,55 例患者进行 EBD 后原发性和继发性狭窄的操作成功率相似。然而,原发性狭窄患者的长期效果更差一些,在进行平均 44 个月的随访后发现,几乎一半的患者需要手术治疗[47]。一项早期有 128 例患者进行 430 次 EBD 来治疗 169 个狭窄(88 个原发性狭窄,81 个继发性狭窄)的研究显示,平均随访 33 个月后,手术治疗率(34% vs 30%)、再扩张率（59.1％ vs 58％）和总体治疗率（手术＋再扩张，72％ vs 73％）均没有显著的统计学差异[47]。然而，另一项 30 例患者的研究显示 EBD 治疗继发性狭窄的效果更好[48]。

有一些研究试图对内镜治疗 CD 狭窄和手术治疗 CD 狭窄进行头对头研究。原著作者近期开展的一项对回结肠吻合术（ICA）后出现继发性狭窄的 CD 患者进行 EBD（n ＝ 176）vs 手术（n ＝ 130）治疗的研究发现，手术治疗比 EBD 治疗更有效，但是并发症的风险更大。ICA 狭窄首选进行手术治疗，这可降低后续再行手术的可能性（HR ＝ 0.49；95％ CI：0.32～0.76）。然而，一次或多次 EBD 可以平均推迟手术 6.5 年[5]。原著作者近期完成的一项 EBD 或手术切除治疗回肠或回结肠原发性狭窄的研究显示[49]，EBD 对原发性狭窄的治疗效果不如既往原著作者中心报道的对继发性狭窄的治疗效果好[53]。特别是 EBD 对原发性狭窄的治疗更容易导致与操作相关的穿孔。

一般认为，CD 狭窄和非 CD 良性狭窄 EBD 的疗效相当[51]；原发性狭窄和 CD 术后吻合口狭窄疗效相当[47]。有必要寻找预测 EBD 疗效的因素。较长的狭窄（＞ 5cm）[52]或狭窄前肠腔扩张[5]可能是 EBD 疗效欠佳的因素。因此，EBD 对于这类患者不是首选方法。我们试图建立 EBD 疗效判定的预测模型。通过 ICA 相关吻合口狭窄的 185 例 CD 患者进行了 462 次 EBD 治疗，平均 3.9 年随访后，27 例患者（15％）因狭窄入院治疗但未行手术，66 例（36％）需要进一步手术治疗。多因素分析需要手术的危险因素包括无症状进展（HR ＝ 3.54；95％ CI：1.41～8.93）、距离上次手术间隔较长（HR ＝ 1.05；95％ CI：1.01～1.10）、影像学提示狭窄前肠腔扩张（HR ＝ 2.36；95％ CI：1.38～4.03）。基于上述数据建立预测模型，预计指数达到 0.67 时需要手术治疗[53]。对于有上述危险因素的患者，EBD 单一治疗可能不够有效，还需要其他的方法包括改良内镜治疗，如内镜下狭窄切开术或手术治疗。本研究团队目前正在建立治疗 CD 原发性狭窄的 EBD 和内镜下狭窄切开术的预测模型。

（二）内镜下狭窄切开术

在原著作者 IBD 介入治疗中心，内镜下狭窄切开术（ES）开展得越来越多，且被作为首选治疗或 EBD 治疗后复发的拯救治疗。原著作者近期进行了一项病例对照研究，比较 CD 狭窄患者接受回结肠吻合术（ICA）、结肠 – 结肠吻合术（CCA）和回肠直肠吻合术（IRA）之间的疗效和安全性差异。研究共纳入 185 例患者，包括 21 例经过 ES 治疗的患者，164 例经过 EBD 治疗的患者。结果显示，100％接受 ES 的患者治疗后狭窄立即解除，90％的 EBD 患者治疗后狭窄立即解除。ES 治疗后，2 例患者（9.5％）需要后续手术治疗，55 例 EBD 患者（33.5％）需要后续手术治疗（P ＝ 0.03），平均随访分别为 0.8 年（IQR：0.1～1.6 年）和 4.0 年（IQR：0.8～6.9 年）（Lan L 和 Shen B 文章投稿中）。

看起来 ES 相比 EBD 对于治疗 CD 相关术后狭窄更有效。ES 可能增加出血的风险，但是相对于 EBD 穿孔的风险更低。原著作者将进一步比较 ES 与 EBD 治疗原发性 CD 狭窄，以及 ES 和手术治疗 CD 原发性及继发性狭窄的有效性和安全性。

（三）其他内镜治疗方法

对于顽固性狭窄，有研究者采用金属支架治疗[53-58]，也有研究报道 CD 狭窄患者使用生物可降解支架[60]。关于支架治疗在第 15 章详细讨论。支架治疗的主要问题是保证支架的位置和防止移位。

支架植入术需要关注短期、长期疗效和副作用,特别是支架移位和肠穿孔。

(四) 内镜治疗相关的并发症

药物治疗、内镜治疗、手术治疗以及不同内镜治疗的疗效和安全性需要仔细考虑。内镜治疗主要的并发症是穿孔和出血。EBD 相关并发症的发生率报道约为 0%～15%。一项纳入 13 项研究 347 例狭窄 CD 患者的文献报道其并发症的发生率约为 2%～10%[45]。另一项回顾 23 项研究,每个研究纳入 5～59 例患者的报道显示随访 21 个月后并发症的发生率约为 3%[60]。并发症发生率的不同可能在于以下方面的不同:样本量、节段性扩张的数量、球囊压力、球囊大小、病变情况、并发症的定义以及技术水平。

问题在于:① IBD 是内镜诊断和治疗操作造成穿孔的危险因素;②部分 IBD 存在严重内镜相关穿孔或"并发症的并发症",如 ICU 治疗,需要肠切除或胃扭转重建或死亡。

原著作者团队进行了系列研究。通过所在国家的全国住院患者样本研究结肠穿孔(自发性或医源性)的风险,发现 IBD 患者相对于对照组具有更大的风险(aOR = 1.83(95%CI:1.40～2.38)[62]。此外,EBD 对于 IBD 和非 IBD 患者都是独立危险因素,aOR = 6.63(95% CI:3.95～11.11)[64]。然而,IBD 患者内镜治疗风险可能并不高于非 IBD 患者。在原著作者的病例对照研究中,CD 狭窄相对于非 CD 相关的良性狭窄患者,EBD 治疗的并发症(穿孔和出血)发生率相当[51]。为了进一步了解 IBD 患者内镜相关并发症的危险因素,通过克利夫兰健康系统电子病历研究发现,内镜治疗(aOR = 3.82;95% CI:1.03～15.24)和激素治疗(aOR = 7.68;95% CI:1.48～39.81)增加穿孔的风险[63]。

并不是所有的并发症都会危及生命。但是如果发生危及生命的并发症,则可能需要住院治疗、输血、手术治疗、肠切除、转流造口术、ICU 治疗,可能导致器官衰竭或甚至死亡。通过比较 9518 例 IBD 患者和 207816 例非 IBD 患者的情况,证实 IBD 是诊断或治疗内镜相关并发症的危险因素。此外,内镜检查时如果是在使用激素的患者会进一步增加穿孔等风险(OR = 13.5;95% CI:1.3～18.4)[64]。

ES 是 IBD 相关狭窄治疗的新方法,但目前关于 ES 与 EBD 之间的安全性比较的报道仍较少。原著作者对 164 例 EBD 和 21 例 ES 治疗 ICA、CCA、IRA 术后 CD 患者之间进行了比较,结果显示有 5 例 EBD 治疗后出现操作相关的穿孔(平均每个操作 1.1%),ES 治疗后没有出现与操作相关的穿孔。同时观察到 ES 治疗组中有 4 例与操作相关的需要输血的大出血(平均每个操作 8.8%),EBD 治疗后没有需要输血的大出血(Lan N and Shen B 已投稿文章)。由此看来,ES 比 EBD 出血的风险更大,穿孔的风险更低。

四、手术治疗

如果药物治疗和内镜治疗对狭窄性 CD 患者均无效,那么手术治疗是最后的方法[65]。手术治疗的指征包括无法控制的黏膜或透壁性炎症、完全的肠梗阻、肠瘘或肛瘘、脓肿以及出血[66]。肠道 CD 手术的常用术式是肠切除术、吻合术和狭窄成形术(STX)[82]。虽然手术治疗相比药物和内镜治疗的疗效更确切,但是同时也更有侵入性,存在术中、术后并发症以及疾病复发的风险。多部位的肠切除可能导致短肠综合征[38, 92]。另外,侵入性小一些、保留肠段的手术,如 STX 似乎不能减少疾病的复发率[66]。CD 和 UC 的手术治疗在其他章节中有详述(第 21 章,第 23 章)。

(一)肠切除和吻合术

根据蒙特利尔分型,B1 和 B2 型 CD 最常选择的肠切除术是回肠或回结肠切除术(ICR)+回结肠吻合术(ICA)。虽然切缘的宽窄或吻合方式均与疾病复发无关,但是若狭窄再次发生时,吻合方式会影响内镜医生的判断和治疗。

(二)狭窄成形术

不用切除肠段的手术如狭窄成形术(STX)越来越受欢迎。有趣的是,STX 部位的肠腔常常可以避免复发性疾病[67]。一例纳入了 52 例患者的病例报道发现在之前 STX 的病灶部位出现了浆膜炎症的消退和脂肪组织的形成[68]。另一项研究通过术后随访 8 年,对 21 例患者进行观察,结果发现 STX 手术患者中的 20 例出现了影像学、内镜和组织学证实的疾病缓解[69]。STX 是可以控制炎症指数、减轻贫血、纠正低蛋白血症、帮助恢复体重和减少药物治疗的方法[70],也被认为是外科手术的首选手术方式。

STX 治疗的主要指征包括:①弥漫性空肠回肠炎伴单一或多发性短纤维狭窄;②既往多段小肠切除术后狭窄;③既往结肠切除术后 1 年内复发狭窄;④孤立性 ICA、IRA 或盲肠储袋术后狭窄;⑤储袋口狭窄;⑥选择性十二指肠狭窄[71]。考虑到狭窄部位恶性发展的可能,STX 不作为原发性 CD 狭窄的首选治疗。

最常见的 STX 是 Heineke–Mikulicz(H–M)STX(用于治疗长度 10cm 以下的狭窄)、Finney STX(用于长度 10~20cm 的狭窄)和 Michelassi's STX(用于治疗长度 25cm 以上的狭窄)[72-74]。其他包括回肠 – 回肠、回结肠和回肠 – 盲肠同向蠕动狭窄成形术[98]。STX 治疗原发性或继发性 / 吻合术后 CD 狭窄的疗效在第 21 章详述。

STX 术后常出现疾病复发。复发部位可能在 STX 近端或远端,也可能在 STX 的内口或外口。克利夫兰的 Ozuner 等报道了 162 例 CD 患者进行 STX 术后 4 年随访,28% 出现了术后复发[75]。同一中心有另一项 314 例患者的研究,8 年随访出现了 34% 复发[76]。一项纳入 506 例患者共 1825 个 STX 操作术后 33 个月随访的荟萃分析显示复发率在 26%[77]。另一项对 1616 例患者进行的 4538 个 STX 操作进行的 32 个研究,与传统 STX(Heineke–Mikulicz 和 Finney)以及与非传统 STX(包括改良 Finney、联合 Heineke–Mikulicz 和 Finney、改良 Heineke–Mikuliczs 与改良 Michelassi)进行比较,结果显示传统和非传统 STX 术后早期[3.4%(39/1157) vs 0.9%(4/459)]和晚期[28.4%(329/1157) vs 16.8%(77/459)]复发性肠梗阻都比较常见,项目中患者从发病至狭窄发生的中位时间为 94.6 个月,平均术后随访时间为 50.1 个月[78]。由此提示,术后或狭窄术后复发常见,尽管复发性黏膜或透壁性 CD 可以通过各种药物治疗,但复发的狭窄一般需要通过内镜和 / 或手术治疗。

除了原发性狭窄,STX 也用于继发性狭窄、吻合口狭窄和 STX 术后狭窄的治疗。然而,对于

STX 治疗吻合口狭窄的数据较少。STX 治疗吻合口狭窄同样可能出现术后复发或狭窄。一项研究指出，STX 术后出现 ICA 狭窄的 24 例患者中，23％需要再次手术治疗复发性 CD[79]。另一项平均随访 24 个月的研究发现 22 例患者的复发率为 5％[80]。然而，一项纳入较多病例的研究显示，吻合口狭窄 STX 治疗后平均随访 99 个月的 42 例患者的复发率高达 50％[81]。

直接比较 IBD 狭窄内镜治疗和 STX 治疗的数据较少。原著作者通过一项回顾性队列研究比较 EBD 和 STX 治疗回肠储袋狭窄的效果，在纳入符合入选标准的 167 例患者中 151 例（90.4％）接受 EBD 治疗，16 例（9.6％）接受 STX 治疗，51 例患者（30.5％）出现多发储袋狭窄，100 例患者（59.9％）出现储袋口狭窄。但是两组没有明显统计学差异，只是 STX 组患者的狭窄更严重。两组患者的生存率和无狭窄生存率相似[82]。然而，上述结论是否普遍适用于未行过结直肠切除术的所有原发性或继发性 CD 狭窄仍未知。此外，也需要更多的数据比较内镜下狭窄切开术（ES）和 STX 治疗 CD 狭窄的疗效。

（三）肠切除术或 STX 术后复发的危险因素

肠切除术后 CD 患者常复发。术后复发的危险因素包括起病年龄小[83]、女性[84]、家族 CD 病史[85]、吸烟[86]、穿透性 CD[87]、患病时间长[88]、术后没有药物治疗来预防复发[89]、回肠累及[90]、具有手术指征[91]、切除肠段长度[92]、吻合技术[93]、具有非干酪样[94,95]、术后活检神经元神经丛炎[96]、切除肠段疾病累及[89]、围手术期输血[97]。

关于 STX 治疗后 CD 复发相关危险因素的报道较少，STX 类型可能对疾病复发有一定的影响。一项纳入 15 个 STX 研究的荟萃分析表明，H–M STX 治疗比 Finney STX 治疗术后的复发率更高[104]。此外，另一项纳入 23 个关于 STX 的研究显示 90％的复发出现在非 STX 部位，仅有 3％在 STX 部位出现复发。STX 复发的可能危险因素包括病程短、起病年龄小（＜ 35 岁）、既往肠切除间隔短等[76]。

关于 CD 术后复发的危险因素在第 25 章详述。术后肠道改变的 IBD 患者进行内镜技术治疗在第 12 章详述。

（四）手术相关的并发症

肠切除术和吻合术后的并发症发生率大约在 5％～30％[98]。并发症包括伤口感染、吻合口漏、腹腔或盆腔脓肿或肠皮瘘。出现这些并发症的危险因素包括低蛋白（＜ 30g/L）、激素使用史、剖腹探查时存在脓肿或瘘[99]。目前对于既往使用生物制剂如抗 TNF101 和抗整合素[100]是否增加术后感染的风险尚无定论。一项纳入 8 项比较 CD 患者 ICR 手术时吻合器侧侧吻合术（$n = 396$）和手缝端端吻合术（$n = 425$）术后并发症的研究发现，吻合器侧侧吻合术后并发症的风险较低[101]。

STX 肠镜的术后并发症包括消化道出血、肠梗阻、伤口感染、吻合口渗出、瘘、脓肿及败血症。一项纳入 15 项研究 506 例患者进行 1825 个 STX 治疗后总体并发症的发生率为 13％[80]。传统 STX 的并发症发生率为 8％，非传统 STX 的并发症发生率为 15％[80]。高龄、体重减轻[67]、低蛋白血症、需要肠外营养[67]、腹腔内脓肿和急诊手术与术后并发症的发生相关[103,104]。有趣的是，一项研究发现免疫抑制剂和 IFX 可能降低 STX 和肠切除术后 CD 患者术后感染的发生率[105]。

312

五、总　结

CD 狭窄是通过药物治疗、内镜治疗还是手术治疗需要仔细权衡。根据合适的患者、合适的病变、合适的位置，以及熟练的术者、配合者、合适的设备，做出个体化的选择。同时，这几种方法也不是排他性的，一种可以作为另一种治疗的补救措施，同时也可以联合几种方法进行综合治疗。

对于纤维性狭窄，无论激素或免疫抑制剂、生物制剂等药物都没有明显疗效。然而，对于以下这些情况，可以考虑药物治疗：①炎症性狭窄或者炎症性和纤维性混合性狭窄；②狭窄区域外并发肠道炎症的病变；③并发肛瘘的病变。药物治疗作为单独或者合并其他治疗的方法，主要目的在于：①阻止 CD 从炎症性病变进展为纤维性或者穿透性病变；②控制炎症，增强内镜、手术的治疗效果；③预防术后复发。

EBD 对于下列几种情况优先考虑：①无明显并发症或者无条件进行补救手术的患者；②短（＜4cm）、直、纤维性狭窄，特别是吻合口狭窄；③既往多段肠切除手术或者 STX 病史。不建议 EBD 用于以下几种情况：①合并瘘或者脓肿的狭窄；②疑似存在 CD 相关恶性病变的狭窄；③长（＞4cm）、多发、成角狭窄；④当下正在进行激素治疗的患者。

尖刀或者 IT 刀治疗 IS 对于 CD 狭窄比 EBD 更有效。ES 的出血风险较大，但是比 EBD 穿孔的风险小。当然，出血不像穿孔那么严重。首选 EBD 还是 ES 作为内镜治疗方案主要取决于这些因素：狭窄的自然病史、数量、位置。ES 主要用于：①远端结肠、直肠、储袋、肛门周围的狭窄，因为内镜医生容易操作内镜和切刀，选择性地治疗狭窄部位而避免损伤其他部位，如远端结肠狭窄的前壁或阴道附近；②致密纤维化的吻合口狭窄。另外，EBD 可以作为合并炎症性狭窄的治疗，特别是深部肠道病变。在某些情况下也可以合并 EBD 和 ES 联合治疗。

手术干预、肠切除或 STX 作为首选还是内镜治疗后的补救治疗并不确定，根据患者的病变情况（如是否全身使用激素）、狭窄病史和肠道病变情况、术者经验等选择合适的方法。克利夫兰团队报道的 CD 患者 ICA 狭窄接受 EBD 后进行手术治疗的患者的并发症发生率高于直接进行手术的患者[106]。194 例患者中 114 例（59%）未接受 EBD 而直接接受手术治疗，另外 80 例患者 EBD 治疗术后再进行手术补救治疗（补救治疗距 EBD 初治的平均间隔约为 14.5 个月）。两组比较结果显示，手术补救治疗增加了造口形成、总体手术部位感染以及脏器感染的风险。多因素回归分析显示手术前 EBD 治疗是术后手术部位感染的独立危险因素（OR 值为 3.2），同时也是造口转流的独立危险因素（OR 值为 3.3）[106]。

确定术中、术后操作相关并发症的危险因素，无论对术前、术中或术后选择治疗方式，还是对选择内镜或手术治疗合适的狭窄患者，都有帮助。例如，在术后复发性 CD 中有多个不可改变危险因素的患者可以考虑内镜治疗。相反，如果病变是局限性且狭窄已确定，并且没有明显的手术危险因素，那么应首先考虑手术治疗而不是多次内镜治疗。

对于 CD 患者 ICA 狭窄 EBD 治疗疗效不佳的因素进行研究，基于相关危险因素建立预测模型。在这个模型中，基于疾病症状、距离上次手术的时间、影像学显示的肠道扩张程度进行评分模型建立，从而精确预测 EBD 治疗失败后需要手术补救治疗的可能性[49]。这一模型有助于医生选择合适的患者进行 EBD 或者首选手术治疗。对于 CD 原发性狭窄,选择 ES 还是内镜治疗的方法也需要建立类似的模型。

　　药物治疗、内镜治疗以及手术治疗是作为 IBD 狭窄治疗的多种方法的组成部分。每种方法的优缺点总结在表 22.1 中。治疗流程可参照图 22.1。IBD 相关的内镜治疗相对于手术治疗的疗效和安全性有待研究,特别是随机对照的前瞻性研究。表 22.2 列出了目前对于良性 IBD 和非 IBD 狭窄内镜治疗与手术治疗的方法,黄色标亮的表明缺少对照研究,仍需要多种方法验证补充内容。

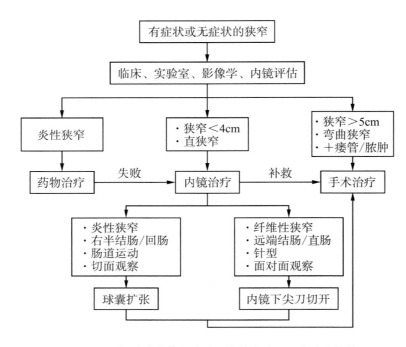

图 22.1　IBD 相关狭窄药物治疗、内镜治疗和手术治疗的策略

表 22.1　药物治疗、内镜治疗和手术治疗 CD 狭窄的优缺点

治疗方法	优点	缺点
药物治疗	减少肠道炎症、防止疾病有进展	激素:新的狭窄形成影响手术疗效,增加内镜下穿孔等并发症
	治疗炎症性狭窄	生物制剂:可能形成新的狭窄或者加重原有的狭窄
	减少术后复发	长期治疗的成本和副作用,特别是生物制剂
	无创性	
内镜治疗	延迟了急诊手术的时间,可以通过术前营养状况的改善来提高手术疗效	常需要多次治疗
	提供更准确的疾病状态的诊断	尽管技术成熟,多数患者最终仍需要手术治疗
	减少术后肠道切除的风险	无法治疗炎症和纤维化的基础疾病过程

314

续表

治疗方法	优点	缺点
内镜治疗	相对于手术的并发症少	不适于所有的狭窄
	帮助测量狭窄肠的发育不良，允许内镜通过以评估疾病活动和优化药物治疗	技术要求
		球囊扩张穿孔的风险和内镜下狭窄切开术的出血风险
手术治疗	有效、疗效确定	侵入性治疗、并发症的发生率高
	生活质量高	术后复发和需要重复手术
	狭窄成形术可以保留肠道长度	多次手术后有短肠综合征的风险
		与内镜治疗相比花费多
		术后的心理负担重

表 22.2　2017 年报道良性 IBD 和非 IBD 原发与吻合口狭窄内镜治疗和手术治疗的对照研究

内容				IBD 相关狭窄							
				原发				吻合口			
				内镜		手术		内镜		兽兽	
				EBD	ES	切除	STX	EBD	ES	切除	STX
IBD 狭窄	原发	内镜	EBD			X	X*	X			
			ES								
		手术	切除				X				
			STX								
IBD 狭窄	吻合口	内镜	EBD						X	X	
			ES								
		手术	切除								X
			STX								
非 IBD 狭窄	吻合口	内镜	EBD						X		
			ES								
		手术	切除								
			STX								

　　注："X"代表已有文献对照研究（多为回顾性病例研究）；EBD：内镜气囊扩张；ES：内镜下狭窄切开术；STX：狭窄形成术。

（梁　洁　译）

参考文献

［1］ Cosnes J, Cattan S, Blain A, et al. Long-term evolution of disease behavior of Crohn's disease. Inflamm Bowel Dis, 2002, 8: 244-250.

［2］ Silverberg MS, Satsangi J, Ahmad T, et al. Toward an integrated clinical, molecular and serological classification of inflammatory bowel disease: report of a Working Party of the 2005 Montreal World Congress of Gastroenterology. Can J Gastroenterol, 2005, 19: 5A-36A.

［3］ Satsangi J, Silverberg MS, Vermeire S, et al. The Montreal classification of inflammatory bowel disease: controversies, consensus, and implications. Gut, 2006, 55: 749-753.

［4］ Takenaka K, Ohtsuka K, Kitazume Y, et al. Magnetic resonance evaluation for small bowel strictures in Crohn's disease: comparison with balloon enteroscopy. J Gastroenterol, 2017, 52: 879-888.

［5］ Lian L, Stocchi L, Remzi FH, et al. Comparison of endoscopic dilation vs surgery for anastomotic stricture in patients with Crohn's disease following ileocolonic resection. Clin Gastroenterol Hepatol, 2017, 15: 1226-1231.

［6］ Abreu MT, Taylor KD, Lin YC, et al. Mutations in NOD2 are associated with fibrostenosing disease in patients with Crohn's disease. Gastroenterology, 2002, 123: 679-688.

［7］ Lichtenstein GR, Targan SR, Dubinsky MC, et al. Combination of genetic and quantitative serological immune markers are associated with complicated Crohn's disease behavior. Inflamm Bowel Dis, 2011, 17: 2488-2496.

［8］ Rieder F, Zimmermann EM, Remzi FH, et al. Crohn's disease complicated by strictures: a systematic review. Gut, 2013, 62: 1072-1084.

［9］ Van Assche G, Geboes K, Rutgeerts P. Medical therapy for Crohn's disease strictures. Inflamm Bowel Dis, 2004, 10: 55-60.

［10］ Rutgeerts P, Geboes K, Vantrappen G, et al. Natural history of recurrent Crohn's disease at the ileocolonic anastomosis after curative surgery. Gut, 1984, 25: 665-672.

［11］ Bedogni G, Ricci E, Pedrazzoli C, et al. Endoscopic dilation of anastomotic colonic stenosis by different techniques: an alternative to surgery? Gastrointest Endosc, 1987, 33: 21-24.

［12］ Rieder F, Lawrance IC, Leite A, et al. Predictors of fibrostenotic Crohn's disease. Inflamm Bowel Dis, 2011, 17: 2000-2007.

［13］ Farmer RG, Whelan G, Fazio VW. Long-term follow-up of patients with Crohn's disease. Relationship between the clinical pattern and prognosis. Gastroenterology, 1985, 88: 1818-1825.

［14］ Samimi R, Flasar MH, Kavic S, et al. Outcome of medical treatment of stricturing and penetrating Crohn's disease: a retrospective study. Inflamm Bowel Dis, 2010, 16: 1187-1194.

［15］ Lichtenstein GR, Feagan BR, Cohen RD, et al. Serious infections and mortality in association with therapies for Crohn's disease: TREAT registry. Clin Gastroenterol Hepatol, 2006, 4: 621-630.

［16］ Lichtenstein GR, Olson A, Travers S, et al. Factors associated with the development of intestinal strictures or obstructions in patients with Crohn's disease. Am J Gastroenterol, 2006, 101: 1030-1038.

［17］ Holtmann M, Wanitschke R, Helisch A, et al. Anti-TNF antibodies in the treatment of inflammatory intestinal stenoses in Crohn's disease. Z Gastroenterol, 2003, 41: 11-17.

［18］ Marrache F, Gornet JM, Pacault V, et al. Effet de l'infliximab au cours de la maladie de Crohn chez les patients ayant une sténose digestive. Gastroenterol Clin Biol, 2005, 29: A188.

［19］ Pelletier AL, Kalisazan B, Wienckiewicz J, et al. Infliximab treatment for symptomatic Crohn's disease strictures. Aliment Pharmacol Ther, 2009, 29: 279-285.

［20］ Pallotta N, Barberani F, Hassan NA, et al. Effect of infliximab on small bowel stenoses in patients with Crohn's disease. World J Gastroenterol, 2008, 14: 1885-1890.

［21］ Nepal S, Bahuva R, Shen B, et al. Early initiation of biologics and immunomodulators decrease the need for surgery in enterography proven stricturing Crohn's disease. Gastroenterology, 2012, 142: A271.

［22］ Lawrance IC, Welman CJ, Shipman P, et al. Correlation of MRI-determined small bowel Crohn's disease categories with medical response and surgical pathology. World J Gastroenterol, 2009, 15: 3367-3375.

［23］ Bouhnik Y, Carbonnel F, Laharie D, et al. GETAID CREOLE Study Group. Efficacy of adalimumab in patients with Crohn's disease and symptomatic small bowel stricture: a multi- centre, prospective, observational cohort (CREOLE) study. Gut, 2018, 67: 53-60.

［24］ Sandborn WJ, Feagan BG, Rutgeerts P, et al. Vedolizumab as induction and maintenance therapy for Crohn's disease. N Engl J Med, 2013, 369: 711-721.

［25］ Schoepfer AM, Vavricka SR, Binek J, et al. Efficacy and safety of certolizumab pegol induction therapy in an unselected Crohn's disease population: results of the FACTS survey. Inflamm Bowel Dis, 2010, 16: 933-938.

［26］ Vasilopoulos S, Kugathasan S, Saeian K, et al. Intestinal strictures complicating initially successful infliximab treatment for luminal Crohn's disease. Am J Gastroenterol, 2000, 95: 2503.

［27］ Toy LS, Scherl EJ, Kornbluth A, et al. Complete bowel obstruction following initial response to infliximab therapy for Crohn's disease: a series of a newly described complications. Gastroenterology, 2000, 118: 2974.

［28］ Louis E, Boverie J, Dewit O, et al. Treatment of small bowel subocclusive Crohn's disease with infliximab: an open pilot study. Acta Gastroenterol Belg, 2007, 70: 15-19.

［29］ D'Haens G, Van Deventer S, Van Hogezand R, et al. Endoscopic and histological healing with infliximab anti-tumor necrosis factor antibodies in Crohn's disease: a European multicenter trial. Gastroenterology, 1999, 116: 1029-1034.

［30］ Aloi M, Viola F, D'Arcangelo G, et al. Disease course and efficacy of medical therapy in stricturing paediatric Crohn's disease. Dig Liver Dis, 2013, 45: 464-468.

［31］ Condino G, Calabrese E, Zorzi F, et al. Anti-TNF-alpha treatments and obstructive symptoms in Crohn's disease: a prospective study. Dig Liver Dis, 2013, 45: 258-262.

［32］ Cosnes J, Nion-Larmurier I, Beaugerie L, et al. Impact of the increasing use of immunosuppressants in Crohn's disease on the need for intestinal surgery. Gut, 2005, 54: 237-241.

［33］ Paine E, Shen B. Endoscopic therapy in inflammatory bowel diseases (with videos). Gastrointest Endosc, 2013, 78: 819-835.

［34］ Loras C, Pérez-Roldan F, Gornals JB, et al. Endoscopic treatment with self-expanding metal stents for Crohn's disease strictures. Aliment Pharmacol Ther, 2012, 36: 833-839.

［35］ Kaila VL, El-Newihi HM, Mihas AA. Successful endoscopic dilation of a Crohn's colonic stricture. Gastrointest Endosc, 1996, 44: 359-360.

［36］ Couckuyt H, Gevers AM, Coremans G, et al. Efficacy and safety of hydrostatic balloon dilatation of ileocolonic

Crohn's strictures: a prospective long term analysis. Gut, 1995, 36: 577-580.

［37］ Dear KL, Hunter JO. Colonoscopic hydrostatic balloon dilatation of Crohn's strictures. J Clin Gastroenterol, 2001, 33: 315-318.

［38］ Morini S, Hassan C, Lorenzetti R, et al. Long-term outcome of endoscopic pneumatic dilatation in Crohn's disease. Dig Liver Dis, 2003, 35: 893-897.

［39］ Sabaté JM, Villarejo J, Bouhnik Y, et al. Hydrostatic balloon dilatation of Crohn's strictures. Aliment Pharmacol Ther, 2003, 18: 409-413.

［40］ Scimeca D, Mocciaro F, Cottone M, et al. Efficacy and safety of endoscopic balloon dilation of symptomatic intestinal Crohn's disease strictures. Dig Liver Dis, 2011, 43: 121-125.

［41］ Hagel AF, Naegel A, Dauth W, et al. Perforation during esophageal dilatation: a 10-year experience. J Gastrointest Liver Dis, 2013, 22: 385-389.

［42］ Thienpont C, D'Hoore A, Vermeire S, et al. Long-term outcome of endoscopic dilatation in patients with Crohn's disease is not affected by disease activity or medical therapy. Gut, 2010, 59: 320-324.

［43］ Gustavsson A, Magnuson A, Blomberg B, et al. Endoscopic dilation is an efficacious and safe treatment of intestinal strictures in Crohn's disease. Aliment Pharmacol Ther, 2012, 36: 151-158.

［44］ Hassan C, Zullo A, De Francesco V, Ierardi E, et al. Systematic review: endoscopic dilatation in Crohn's disease. Aliment Pharmacol Ther, 2007, 26: 1457-1464.

［45］ Bharadwaj S, Fleshner P, Shen B. Therapeutic armamentarium for stricturing Crohn's disease: medical versus endoscopic versus surgical approaches. Inflamm Bowel Dis, 2015, 21: 2194-2213.

［46］ Mueller T, Rieder B, Bechtner G, et al. The response of Crohn's strictures to endoscopic balloon dilation. Aliment Pharmacol Ther, 2010, 31: 634-639.

［47］ Atreja A, Aggarwal A, Dwivedi S, et al. Safety and efficacy of endoscopic dilation for primary and anastomotic Crohn's disease strictures. J Crohns Colitis, 2014, 8: 392-400.

［48］ Endo K, Takahashi S, Shiga H, et al. Short and long-term outcomes of endoscopic balloon dilatation for Crohn's disease strictures. World J Gastroenterol, 2013, 19: 86-91.

［49］ Lan N, Stocchi L, Ashburn J, et al. Should endoscopic balloon dilation be considered as an initial treatment for Crohn's strictures over surgical resection? Gastroenterology, 2017, 152: S576-S577.

［50］ Chen M, Shen B. Comparable short- and long-term outcomes of colonoscopic balloon dilation of Crohn's Disease and benign non-Crohn's Disease strictures. Inflamm Bowel Dis, 2014, 20: 1739-1746.

［51］ Bettenworth D, Gustavsson A, Atreja A, et al. A pooled analysis of efficacy, safety, and long- term outcome of endoscopic balloon dilation therapy for patients with stricturing Crohn's disease. Inflamm Bowel Dis, 2017, 23: 133-142.

［52］ Lian L, Stocchi L, Shen B, et al. Prediction of need for surgery after endoscopic balloon dilation of ileocolic anastomotic stricture in patients with Crohn's disease. Dis Colon Rectum, 2015, 58: 423-430.

［53］ Matsuhashi N, Nakajima A, Suzuki A, et al. Long-term outcome of non-surgical strictureplasty using metallic stents for intestinal strictures in Crohn's disease. Gastrointest Endosc, 2000, 5: 343-345.

［54］ Wada H, Mochizuki Y, Takazoe M, et al. A case of perforation and fistula formation resulting from metallic stent for sigmoid colon stricture in Crohn's disease. Tech Coloproctol, 2005, 9: 53-56.

［55］ Attar A, Maunoury V, Vahedi K, et al. Safety and efficacy of extractible self-expandable metal stents in the treatment of Crohn's disease intestinal strictures: a prospective pilot study. Inflamm Bowel Dis, 2012, 18: 1849-1854.

[56] Dafnis G. Repeated coaxial colonic stenting in the palliative management of benign colonic obstruction. Eur J Gastroenterol Hepatol, 2007, 19: 83-86.

[57] Branche J, Attar A, Vernier-Massouille G, et al. Extractible self-expandable metal stent in the treatment of Crohn's disease anastomotic strictures. Endoscopy, 2012, 44: S325-S326.

[58] Levine RA, Wasvary H, Kadro O. Endoprosthetic management of refractory ileocolonic anastomotic strictures after resection for Crohn's disease: report of nine-year follow-up and review of the literature. Inflamm Bowel Dis, 2012, 18: 506-512.

[59] Rejchrt S, Kopacova M, Brozik J, et al. Biodegradable stents for the treatment of benign stenoses of the small and large intestines. Endoscopy, 2011, 43: 911-917.

[60] Wibmer AG, Kroesen AJ, Gröne J, et al. Comparison of strictureplasty and endoscopic balloon dilatation for stricturing Crohn's diseaseereview of the literature. Int J Colorectal Dis, 2010, 25: 1149-1157.

[61] Navaneethan U, Parasa S, Venkatesh PG, et al. Prevalence and risk factors for colonic perforation during colonoscopy in hospitalized inflammatory bowel disease patients. J Crohns Colitis, 2011, 5: 189-195.

[62] Navaneethan U, Kochhar G, Phull H, et al. Severe disease on endoscopy and steroid use increase the risk for bowel perforation during colonoscopy in inflammatory bowel disease patients. J Crohns Colitis, 2012, 6: 470-475.

[63] Mukewar S, Costedio M, Wu X, et al. Severe adverse outcomes of endoscopic perforations in patients with and without IBD. Inflamm Bowel Dis, 2014, 20: 2056-2066.

[64] Siassi M, Weiger A, Hohenberger W, et al. Changes in surgical therapy for Crohn's disease over 33 years: a prospective longitudinal study. Int J Colorectal Dis, 2007, 22: 319-324.

[65] Gardiner KR, Dasari BV. Operative management of small bowel Crohn's disease. Surg Clin N Am, 2007, 87: 587-610.

[66] Cima RR, Pemberton JH. Current Surgical Therapy. In: Cameron JL, editor. Strictureplasty in Crohn's Disease. 9th ed. Philadelphia, PA: Mosby-Elsevier, 2008.

[67] Fearnhead NS, Chowdhury R, Box B, et al. Long-term follow-up of strictureplasty for Crohn's disease. Br J Surg, 2006, 93: 475-482.

[68] Stebbing JF, Jewell DP, Kettlewell MG, et al. Long-term results of recurrence and reoperation after strictureplasty for obstructive Crohn's disease. Br J Surg, 1995, 82: 1471-1474.

[69] Michelassi F, Hurst RD, Melis M, et al. Side-to-side isoperistaltic strictureplasty in extensive Crohn's disease: a prospective longitudinal study. Ann Surg, 2000, 232: 401-408.

[70] Tonelli F, Fedi M, Paroli M, et al. Indications and results of side-to-side isoperistaltic strictureplasty in Crohn's disease. Dis Colon Rectum, 2004, 47: 494-501.

[71] Serra J, Cohen Z, McLeod RS. Natural history of strictureplasty in Crohn's disease: 9-year experience. Can J Surg, 1995, 38: 481-485.

[72] Michelassi F. Side-to-side isoperistaltic strictureplasty for multiple Crohn's strictures. Dis Colon Rectum, 1996, 39: 345-349.

[73] Sasaki I, Shibata C, Funayama Y, et al. New reconstructive procedure after intestinal resection for Crohn's

disease: modified side-to-side isoperistaltic anastomosis with double Heineke- Miku- licz procedure. Dis Colon Rectum, 2004, 47: 940-943.

[74] Poggioli G, Stocchi L, Laureti S, et al. Conservative surgical management of terminal ileitis: side-to-side enterocolic anastomosis. Dis Colon Rectum, 1997, 40: 234-239.

[75] Ozuner G, Fazio VW. Management of gastrointestinal bleeding after strictureplasty for Crohn's disease. Dis Colon Rectum, 1995, 38: 297-300.

[76] Dietz DW, Laureti S, Strong SA, et al. Safety and longterm efficacy of stricture in 314 patients with obstructing small bowel Crohn's disease. J Am Coll Surg, 2001, 192: 330-337.

[77] Tichansky D, Cagir B, Yoo E, et al. Strictureplasty for Crohn's disease: meta-analysis. Dis Colon Rectum, 2000, 43: 911-919.

[78] Campbell L, Ambe R, Weaver J, et al. Comparison of conventional and nonconventional strictureplasties in Crohn's disease: a systematic review and meta-analysis. Dis Colon Rectum, 2012, 55: 714-726.

[79] Sharif H, Alexander-Williams J. The role of strictureplasty in Crohn's disease. Int Surg, 1992, 77: 15-18.

[80] Fazio VW, Tjandra JJ. Strictureplasty for Crohn's disease with multiple long strictures. Dis Colon Rectum, 1993, 36: 71-72.

[81] Yamamoto T, Keighley MR. Long-term results of strictureplasty for ileocolonic anastomotic recurrence in Crohn's disease. J Gastrointest Surg, 1999, 3: 555-560.

[82] Wu XR, Mukewar S, Kiran RP, et al. Surgical stricturoplasty in the treatment of ileal pouch strictures. J Gastrointest Surg, 2013, 17: 1452-1461.

[83] Softley A, Myren J, Clamp SE, et al. Factors affecting recurrence after surgery for Crohn's disease. Scand J Gastroenterol, 1988, 144: S31-S34.

[84] Atwell JD, Duthie HL, Goligher JC. The outcome of Crohn's disease. Br J Surg, 1965, 52: 966-972.

[85] Chardavoyne R, Flint GW, Pollack S, et al. Factors affecting recurrence following resection for Crohn's disease. Dis Colon Rectum, 1986, 29: 495-502.

[86] Ryan WR, Allan RN, Yamamoto T, et al. Crohn's disease patients who quit smoking have a reduced risk of reoperation for recurrence. Am J Surg, 2004, 187: 219-225.

[87] Yamamoto T, Allan RN, Keighley MR. Perforating ileocecal Crohn's disease does not carry a high risk of recurrence but usually re-presents as perforating disease. Dis Colon Rectum, 1999, 42: 519-524.

[88] Poggioli G, Laureti S, Selleri S, et al. Factors affecting recurrence in Crohn's disease. Results of a prospective audit. Int J Colorectal Dis, 1996, 11: 294-298.

[89] Hanauer SB, Korelitz BI, Rutgeerts P, et al. Postoperative maintenance of Crohn's disease remission with 6-mercaptopurine, mesalamine, or placebo: a 2-year trial. Gastroenterology, 2004, 127: 723-729.

[90] Scarpa M, Angriman I, Barollo M, et al. Role of stapled and hand-sewn anastomoses in recurrence of Crohn's disease. Hepatogastroenterology, 2004, 51: 1053-1057.

[91] Greenstein AJ, Lachman P, Sachar DB, et al. Perforating and non-perforating perforating indications for repeated operations in Crohn's disease: evidence for two clinical forms. Gut, 1988, 29: 588-589.

[92] Dombal FT, Burton I, Goligher JC. Recurrence of Crohn's disease after primary excision excisional surgery. Gut, 1971, 12: 519-527.

[93] Hashemi M, Novell JR, Lewis AA. Side-to-side stapled anastomosis may delay recurrence in Crohn's disease.

Dis Colon Rectum, 1998, 41: 1293-1296.

［94］ Anseline PF, Wlodarczyk J, Murugasu R. Presence of granulomas is associated with recurrence after surgery for Crohn's disease: experience of a surgical unit. Br J Surg, 1997, 84: 78-82.

［95］ Li Y, Stocchi L, Liu X, et al. Presence of granulomas in mesenteric lymph nodes is associated with post-operative recurrence in Crohn's disease. Inflamm Bowel Dis, 2015, 21: 2613-2618.

［96］ Lemmens B, Buck van Overstraeten A, Arijs I, et al. Submucosal plexitis as a predictive factor for postoperative endoscopic recurrence in patients with Crohn's disease undergoing a resection with ileocolonic anastomosis: results from a prospective single-centre study. J Crohns Colitis, 2017, 11: 212-220.

［97］ Williams JG, Hughes LE. Effect of perioperative blood transfusion on recurrence of Crohn's disease. Lancet, 1989, 2: 131-133.

［98］ Kanazawa A, Yamana T, Okamoto K, et al. Risk factors for postoperative intra-abdominal septic complications after bowel resection in patients with Crohn's disease. Dis Colon Rectum, 2012, 55: 957-962.

［99］ Iesalnieks I, Kilger A, Glass H, et al. Intraabdominal septic complications following bowel resection for Crohn's disease: detrimental influence on long-term outcome. Int J Colorectal Dis, 2008, 23: 1167-1174.

［100］ Narula N, Charleton D, Marshall JK. Meta-analysis: peri-operative anti-TNFa treatment and post-operative complications in patients with inflammatory bowel disease. Aliment Pharmacol Ther, 2013, 37: 1057-1064.

［101］ Lightner AL, Raffals LE, Mathis KL, et al. Postoperative outcomes in vedolizumab-treated patients undergoing abdominal operations for inflammatory bowel disease. J Crohns Colitis, 2017, 11: 185-190.

［102］ He X, Chen Z, Huang J, et al. Stapled side-to-side anastomosis might be better than handsewn end-to-end anastomosis in ileocolic resection for Crohn's disease: a meta-analysis. Dig Dis Sci, 2014, 59: 1544-1551.

［103］ Keighley MR. Stapled strictureplasty for Crohn's disease. Dis Colon Rectum, 1991, 34: 945-947.

［104］ Sandborn WJ, Van OEC, Zins BJ, et al. An intravenous loading dose of azathioprine decreases the time to response in patients with Crohn's disease. Gastroenterology, 1995, 109: 1808-1817.

［105］ Tay GS, Binion DG, Eastwood D, et al. Multivariate analysis suggests improved perioperative outcome in Crohn's disease patients receiving immunomodulator therapy after segmental resection and/or stricturoplasty. Surgery, 2003, 134: 565-572.

［106］ Li Y, Stocchi L, Shen B, et al. Salvage surgery after failure of endoscopic balloon dilatation versus surgery first for ileocolonic anastomotic stricture due to recurrent Crohn's disease. Br J Surg, 2015, 102: 1418-1425. discussion 1425.

第23章　溃疡性结肠炎外科治疗概述

Jean H. Ashburn

外科手术已成为包括溃疡性结肠炎在内的多种炎症性肠病的主要治疗手段。随着时间的推移，外科技术方法进展日新月异，而溃疡性结肠炎手术的最终目标不曾改变，即缓解患者的临床症状与降低癌症发生风险的同时维持患者更高的生活质量。本章重点介绍溃疡性结肠炎外科治疗的结构性流程，分析针对这类疾病选择最佳外科术式的复杂性，以及探讨溃疡性结肠炎手术领域中一些有争议性的常见话题。[①]

一、简　介

溃疡性结肠炎（UC）是一类具有多种临床表现、发生于结直肠黏膜的慢性炎症性疾病。尽管大部分 UC 患者通过多种药物联合治疗能够有效地控制病情，仍有部分患者需要考虑手术。目前 UC 存在多种手术策略，而所有的选择旨为一个共同的目标：减轻疾病症状，降低癌症风险，始终保障患者的最佳生活质量（QOL）。

以下几种情况为 UC 的外科手术指征：①腹膜炎、无法控制的大出血和／或内脏穿孔需要立即接受手术治疗；②通过积极的内科药物治疗仍难以获得理想的生活质量而考虑手术；③ UC 结肠炎症相关症状得到良好的控制但存在药物的副作用，或肠镜监测发现不典型增生而需要手术治疗。出现上述情况的有效解决方法是在早期外科医生参与下进行多学科协作诊疗。

选择最佳手术策略应遵循个体化原则，综合考虑患者的健康状况、临床情况，以及手术期望，例如：保留肠道功能、减少手术次数、避免造口等。本部分将讨论关于 UC 的外科选择，重点关注患者的自身选择以及生活质量的保障。此外，对重建肠道连续性以及可控性的各种方法进行描述和讨论。

二、全结直肠切除术与永久性回肠造口术

在 20 世纪 80 年代早期回肠储袋肛管吻合术（IPAA）开展之前，全结直肠切除术 – 永久性回肠造

---

① 此段为译者加入。

322

口术（TPC）被认为是手术治疗 UC 最有效的方法（图 23.1）[1,2]。虽然 IPAA 合并重建结直肠切除术已经成为需要外科手术的 UC 患者的首选术式，但对于期望确定性手术而且可以接受永久造口的患者来说，TPC 手术仍有一席之地[3,4]。

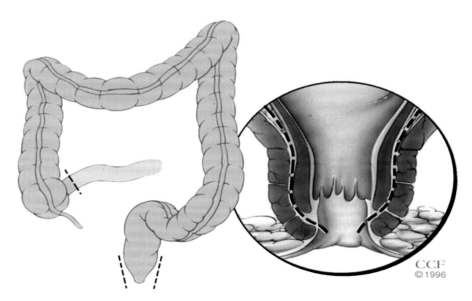

图 23.1　全结直肠切除和末端回肠造口术

对于不愿接受或不适合行 IPAA 的患者，临床医生应当考虑 TPC。肛门括约肌功能受损、行动不便或合并严重疾病在内的患者通常是高龄患者，临床医生更应积极推荐 TPC[5,6]。

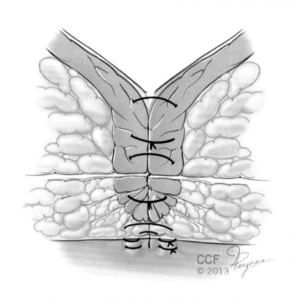

图 23.2　经括约肌间切除与会阴闭合术

TPC 在特定情况下是一种理想选择。TPC 可以彻底去除病变的结直肠黏膜，从而预防疾病相关的不典型增生或癌症发生，因此被认为是一种兼具安全性和根治性的术式。相比保留肛管移行区的低位吻合术，采用括约肌间进行直肠切除被认为是最佳选择（图 23.2）。TPC 通常仅需要进行一次外科手术，技术要求低于 IPAA。尽管有研究表明 TPC 和 IPAA 的并发症发生率相似，但 TPC 术后发生严重并发症的概率较小，对于需要手术治疗的老年患者是一种较为理想的选择[6]。当然，鉴于 TPC 具有上述优点，需要手术治疗的年轻或者是适合的 UC 患者同样可以采用此式，不要一味地追求 IPAA 从而阻止患者选择 TPC。

当然，TPC 也存在自身局限性，其中最重要的一点就是需要行永久性回肠造口，继发造口旁疝、造口脱垂等相关风险。永久性回肠造口可能会对患者的自我感觉产生负面影响，从而影响术后康复的重要指标，即生活质量[7]。即便有一项配对研究表明 IPAA 与 TPC 术后患者的生活质量相似，但有数据证实,相比永久性造口,接受 IPAA 的患者具有更好的自身感受[3]。另有研究结果表明,UC 患者接受 TPC 后,生活质量可恢复至正常人群水平或未受到显著影响[8]。即使采用经括约肌间入路的手术方法,患者仍然可能会出现会阴切口难以愈合,其中 18%~25% 患者出现伤口延迟愈合,导致后续治疗困难[9-11]。由于盆腔解剖剥离不可避免,接受 TPC 的患者同样具有类似于 IPAA 导致盆腔神经损伤的风险,从而导致不可逆的性功能和泌尿功能障碍。

三、全结直肠切除术 – 回肠储袋肛管吻合术

近 40 年以来,全结直肠切除术 – 回肠储袋肛管吻合术已经成为 UC 外科治疗的首选术式[12,13]。在大多数情况下,患者长期拥有兼顾手术疗效和功能恢复较好的生活质量,避免了永久性回肠造口。自 19 世纪 80 年代初推广以来,IPAA 已历经多次完善。目前,现代化技术已经应用于 IPAA,一项多中心研究表明,IPAA 术后肠道功能明显改善,储袋长期存活有效[14]。

IPAA 包括切除结直肠,使用不同长度的末端回肠制作储袋,然后采用不同的方法将储袋下拉至肛管直肠环以重建消化道的连续性。对于暴发型结肠炎或健康状况较差的患者,可采取分期手术。手术通常包括一期的结肠次全切除和回肠造口,待患者健康状况恢复后,二期行直肠切除和转流性造口的 IPAA,通常需等待 6 个月以上的时间。对于严格筛选的无预后不良高危因素的适合患者,一期 IPAA 可能是安全的选择[15]。

开展储袋手术的第一步,在疾病发生早期接受外科医生加入多学科团队,以便综合探讨手术的选择,同时给予患者充足的时间与家人或曾经接受过手术的病友进行讨论来做出选择。第二步,临床医生应当对患者的病情、诊断以及健康状况有一个全面的评估。选择适当的检查以排除克罗恩病、癌变或不典型增生,对于手术决策以及手术方式选择也相当重要。关于手术时机以及手术范围的选择需要遵循个体化原则,需要同时考虑患者对于手术的预期和自身状况。有经验的造口师(ET)的术前访视有助于患者造口的定位以及造口生活的指导。对于存在 IPAA 手术指征而不愿接受 IPAA 或已接受永久性造口的患者,则不应该强求。若患者不能最终下定决心,分期手术是一个理想选择,因为分期手术既可有效地控制疾病发展,同时仍有机会选择其他术式(TPC,TAC,IPAA)。

(一)储袋类型的选择

数十年前,首次报道的 IPAA 采用 S 型回肠储袋手工吻合(图 23.3)[16]。随着时间的推移,许多储袋构型已被应用,包括 S、J、W 和 H 型(图 23.3,图 23.4)[17]。其中,J 型储袋的制备最为简单,使用吻合器操作更为便利,目前已成为最常用的储袋构型[18]。S 型和 W 型储袋要求末端回肠足够长,并通常需要手工吻合,因此制备更费时且存在操作技术要求。J 型储袋在临床上最常使用,除非存在肠系膜长度不足的情况,因为无张力储袋 – 肛管吻合是储袋手术成功最关键的步骤。在 J 型储袋不能达到无张力的情况下,可考虑选择 S 型储袋,因为它的构型可实现以更长的距离进入盆腔(比 J 型储袋长 2~4cm)(图 23.5)。

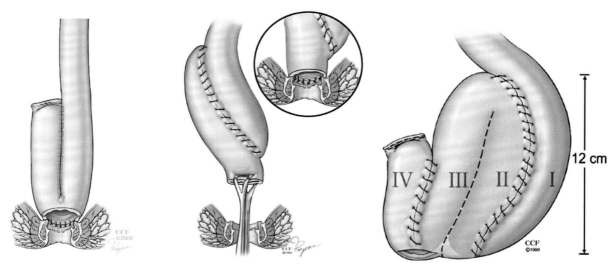

图 23.3　回肠 J 型储袋（左）及 S 型储袋（右）

图 23.4　回肠 W 型储袋

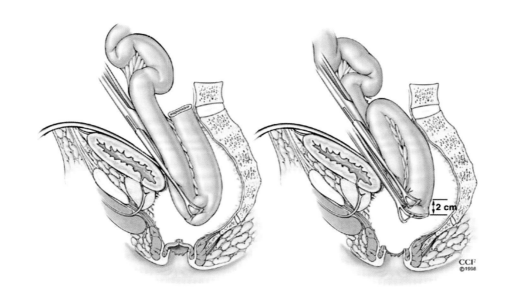

图 23.5　J 型储袋（左）及 S 型储袋袋（右）肠系膜延伸

　　一项 meta 分析研究了 1500 例患者使用的三种主要储袋类型（S、J、W），结果表明，在术后并发症包括吻合口漏、狭窄、储袋炎、脓毒症和储袋失败等方面，各组间无显著差异[19]。在功能方面，J 型储袋与 S 型或 W 型相比排便频率更高，有报道表明 J 型储袋患者更多使用止泻药物。然而，S 型或 W 型储袋患者更可能存在储袋排空困难而需要留置肛管的风险。三组间的漏便及排便失禁情况类似[19]。总体而言，储袋类型应根据患者的特点进行个体化选择，J 型储袋因其制作简易和功能有保障而被认为是最佳选择。

（二）吻合器吻合与手工吻合

　　随着数十年前吻合器设备的出现，吻合器 IPAA 已成为优于手工吻合的选择。与手工吻合 IPAA 相比，这种方法耗时较少且疗效更佳[20]。此外，使用吻合器行 IPAA 的 UC 患者的肛管移行区（ATZ）

极少癌变[21]。吻合器 IPAA 可采用单吻合或双吻合技术连接储袋与肛管移行区,从而保留肛管感觉上皮(图 23.6)。相反,手工吻合 IPAA 首先切除齿状线近端至肛管直肠交界的黏膜(图 23.7),然后将储袋送入盆腔并放射状手工缝合至内括约肌。完成规范操作后,该方法会切除肛管感觉上皮和直肠全部黏膜。

荟萃数据研究比较手工吻合与吻合器 IPAA,两者在术后并发症、性功能、生活质量和 ATZ 异型增生发生率等方面具有相似的结果,排便频次也相似。然而,接受手工吻合 IPAA 的患者夜间漏便、液体排便失禁以及夜间需使用护垫等情况的发生更为频繁[22]。最近一项对 3000 多例 IPAA 患者进行的单中心研究结果同样表明,手工吻合组存在更严重的失禁、漏便及更频繁的护垫使用,同时发现吻合器 IPAA 组患者拥有更高的生活质量和幸福感[20]。总体而言,使用吻合器制备储袋操作是 IPAA 的首选方法,与手工吻合比较,其并发症少,操作简便,同时术后功能更佳。目前依然有不同的意见认为,每种方法都有一定的适应证。因此,最终的决策必须根据患者的具体情况进行个体化考量。

(三)修复性储袋手术

医患双方都乐于看到饱受肠道炎症折磨的患者接受 IPAA 术后有总体良好的预后。大中心的储袋发病率和失败率较低,多数患者拥有较好的生活质量。然而,由于术后并发症的出现,有些情况下 IPAA 术后肠道功能和 QOL 方面仍不尽如人意。此时,严格选择的适合患者可能从修复或重建储袋的挽救性手术中获益。

IPAA 修复性手术常通过经腹/经肛联合入路进行。确定并纠正疾病的发病原因,可能涉及储袋肛管吻合问题,需要后续修复或新建 IPAA 而重建吻合口。二次储袋手术操作较为复杂,要求在有经验的 IPAA 中心团队处理并要求患者积极配合。

成功修复储袋手术的探索研究充满希望和临床价值。有研究表明,储袋修复手术后 5 年储袋生存率高达 85%～89%,而这取决于储袋失败的病因,修复手术最常见的指征是盆腔脓毒症[23-25]。最近一项最大样本数的研究来自克利夫兰诊所,研究了接受再次 IPAA 的 502 例患者,其中 50% 以上是由感染性并发症导致储袋失败。该研究结果表明,再次行 IPAA 术后其储袋生存率为 80%(中位随访 7 年),并拥有良好的肠道功能及生活质量[26]。

疑诊克罗恩病患者发生 IPAA 失败应引起重视,因为 IPAA 手术失败和继发盆腔脓毒症可能与克罗恩病的症状及体征相似。Garrett 等收集了储袋失败后诊断为克罗恩病从而转诊到大的 IPAA 诊治中心的患者信息,证实存在 79% 的误诊,实际为术后继发感染性并发症而非克罗恩病。这批患者接受了二次 IPAA 后,84% 获得了理想的储袋功能与疗效[27]。

对于 IPAA 手术失败患者,经严格选择适合的患者进行挽救性修复手术可以获得较好的预后与结果。一个经验丰富的多学科临床医生团队和积极配合的患者为临床最大获益必不可缺的因素。

四、次全结肠切除术－末端回肠造口术/Hartmann 储袋

1951 年,Crile 和 Thomas 提出对中毒性巨结肠患者采用经腹次全结肠切除－回肠造口术(TAC)

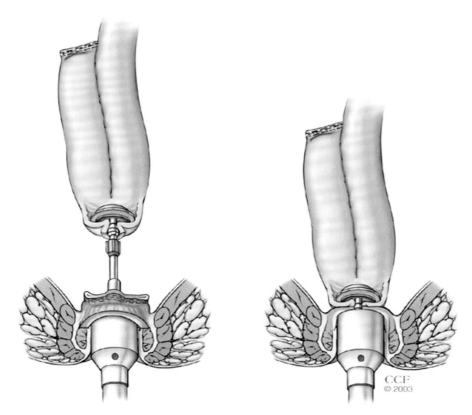

图 23.6　吻合器 IPAA

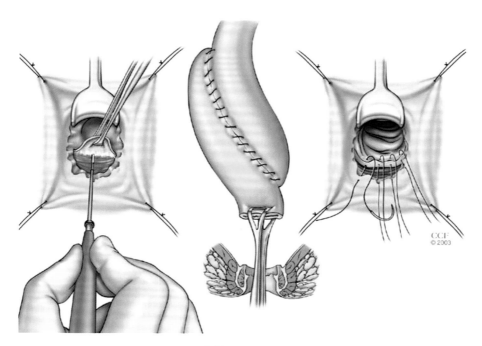

图 23.7　黏膜切除 – 手工吻合 IPAA

作为回肠造口术的替代方案，以降低重度结肠炎的死亡率[28]。从那时起，TAC 成为大多数重度溃疡性结肠炎的有效方案，例如发生严重大出血、内脏穿孔和 / 或腹膜炎。这种术式可以通过传统的开腹手术或使用微创腹腔镜方法进行。无论采用哪种方法，谨慎处理结肠对于降低术中粪便漏出的发生率及死亡率都是至关重要的。在中毒性巨结肠患者中，考虑到结肠肠壁脆性及继发医源性穿孔，可采用 Turnbull 描述的方法，通过皮肤表面结肠造口进行肠腔减压的同时行转流性回肠造口术[29]。用这种方法时，粪便从病变结肠转流，巨结肠通过紧急结肠造口术得到处理，同时避免对水肿脆弱结肠的操作造成损伤（图 23.8）。

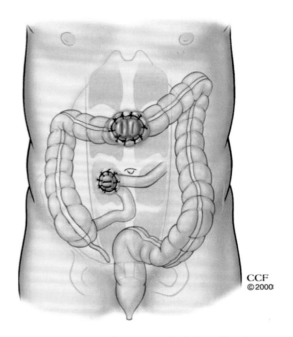

图 23.8　中毒性巨结肠紧急结肠造口术

用 TAC 术处理远端肠管的方法有多种。其一，可以在直肠水平（大肠杆菌聚集处）离断关闭肠管，但有观点认为这会增加后期盆腔手术的难度，并可能增加盆腔脓毒血症的风险[30-32]。另外，保留直乙状结肠并将其置于伤口的远端，使之成为黏膜瘘或是关闭置入皮下（图 23.9）。这两种方法均可减少离断部位漏的发生率，提供无脓毒症发生的盆腔以有利于二期手术。

用 TAC 处理重度溃疡性结肠炎的最大好处是它既切除了严重病变的结肠，又避免了盆腔解剖操作，为后期手术保留了机会。通过 TAC，患者的健康和营养状况可恢复到正常，同时能停用所有与疾病有关的药物。二期手术最好推迟数月（大于 6 个月）进行以便患者完全恢复。患者良好的身体状况对于降低后期盆腔手术的并发症风险至关重要[33]。

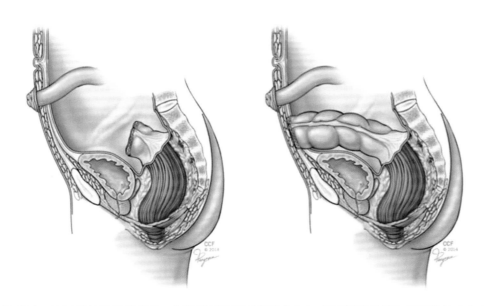

图 23.9　直乙状结肠残端处理。将残端封闭置于盆腔（左），将残端闭合置入皮下部位（右）

328

五、结肠切除术与回肠 – 直肠吻合术

随着 IPAA 的出现及其长期疗效,全结肠切除、回肠 – 直肠吻合术(IRA)在 UC 手术治疗中的作用价值已逐渐降低。而在 IPAA 出现之前,IRA 是需手术治疗 UC 患者永久回肠造口术的替代术式[34]。与 IPAA 或 TPC 相比,该术式操作简便,并发症的发生率较低(图 23.10)。然而,由于直肠僵硬、顺应性差导致肠功能不佳以及残余直肠段癌变的顾忌,临床选择该术式时应慎重考虑。

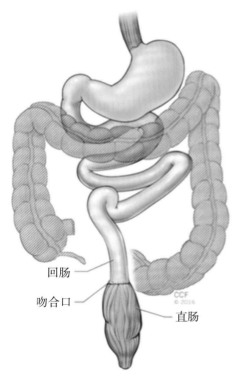

图 23.10　全结肠切除 – 回肠直肠吻合术(IRA)

适当的患者选择是优化 IRA 手术预后的关键。研究已经证实这种术式治疗 UC 的安全性,但必须结合术后良好功能的可能及肿瘤学结局综合考量[35]。该术式总体并发症发生率为 8%～28%,吻合口漏发生率为 2%～7%。因此,对合适的患者可考虑加做回肠造口术。IRA 不涉及盆腔解剖操作,因此理论上避免了盆腔神经损伤。基于同样的原因,IRA 术后不存在对生育方面的负面影响,而 TPC 与 IPAA 可能出现这一副作用,因此有妊娠要求的女性患者可考虑 IRA 作为一种临时选择直至完成生育。

患者能否行 IRA,必须评估残余直肠和肛门括约肌的功能以及罹患肿瘤的风险。对于肠功能而言,直肠相对正常、顺应性好和肛门括约肌功能良好的患者可以考虑行 IRA。在临床工作中很容易评估这些参数。而直肠段扩张受限或病变严重,以及肛门括约肌功能不良的患者不应考虑行 IRA。

IRA 术后癌变风险也应重视。随着病程进展,UC 患者的异型增生和癌变发病率逐渐增加,而直肠的保留增加了这类风险。关于 IRA 术后发生异型增生的研究表明,残余直肠异型增生的发生可能从 10 年的 9%增加到 25 年后的 25%[35]。IRA 术后直肠癌总体发生率为 0～8%不等,这取决于随访时间和研究病例数。而且,直肠癌的发生与结肠炎持续时间的长短以及手术后监测的缺乏有关。因此,无法进行常规监测(每 6～12 个月进行一次直肠黏膜活检)的长病程 UC 患者或存在异型增生或癌症的患者最好避免行 IRA。IRA 术后发生的直肠癌具有更强侵袭性等肿瘤生物学特征,往往处于晚期。因此,对 IRA 术后发生癌变采取"保守"方法是不明智的。

一些研究者已报道,通过慎重选择患者,在 IRA 术后 10 年这些患者拥有功能的概率是 74%～84%,而 20 年的概率是 46%～69%。此外,另一项病例匹配研究分析结果表明,接受 IRA 和 IPAA 的患者具有相似的术后功能,两组患者的术后生活质量也相当,IRA 患者更易发生排便急迫感,而 IPAA 患者则更多出现夜间漏便和日间便频[35]。尽管这些数据支持保留直肠具有长期较好的功能,但 IRA 不是确定性手术方式,大多数 UC 患者由于各种原因更希望切除全部直肠。绝大多数最终

行全直肠切除的患者患有难治性直肠炎。行全直肠切除术的其他原因包括直肠异型增生或癌变（如上所述）以及直肠或肛周克罗恩病。这些患者有多种手术选择，包括 TPC、IPAA 或可控性回肠造口术[35]。

六、可控性回肠造口术（Kock 储袋）

可控性回肠造口术（CI）是制作一种可控制性乳头瓣的回肠储袋形式，实现腹腔内储便功能。CI 术由 Nils Kock 教授于 1969 年发明，不可行或不适合 IPAA 的患者，可作为全结直肠切除 – 回肠造口术的替代式式。在 20 世纪 70 年代，它有着短期的广泛性应用，之后被现如今 UC 外科首选的 IPAA 术所取代。CI 是使用末端回肠制备 S 型的高容量、低压力的储袋，具有一个可控性乳头瓣套叠肠管的输入袢（图 23.11）。患者每天多次将导管插入瓣膜中，以便在个人方便的时候清空储袋，与永久性回肠造口的患者相比，能保持控便功能，改善生活方式及形象外观。

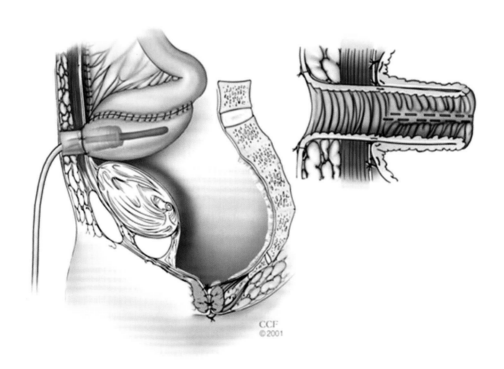

图 23.11　具有可控性乳头瓣的可控性回肠造口术（Kock 储袋）

现阶段 CI 较少被应用，但对于药物治疗失败的 UC 患者而言，CI 仍然是一个很好的选择。手术指征具有以下条件者可行 CI 术：需行 TPC 但不宜行 IPAA 重建的患者、不宜行储袋修复术的 IPAA 失败患者以及严重影响生活质量的传统回肠造口患者。禁忌证包括肥胖和末端小肠长度问题。此外，对 CI 的制作缺乏了解且缺乏足够心理准备的患者，不应进行 CI 手术。尽管 CI 与常规回肠造口术相比具有许多优点，但其操作复杂，存在明显的术后并发症风险，以及术后远期需要再次手术以修复乳头瓣滑脱的问题,这也是 CI 最常见的并发症和再次手术的指征[45-47]。

对于渴望接受该手术治疗的患者必须进行充分的术前沟通,告知其手术风险,并让其了解接受 CI 术后预期的生活状态。大多数谨慎选择的个人意愿积极的患者,接受 CI 后可具有较好的前景和长期疗效,其储袋存活率接近 80%。已发表的数据显示,接受 CI 的患者比行传统回肠造口术的患者具有更高的生活质量,95% 患者会选择再次接受这种手术并将其推荐给其他人。

Kock 教授在他的论著和教学中指出,CI 的优势不应该掩盖其操作的复杂性及其对术后处理的要求,该术式应在有经验的医疗中心及精心选择的积极性的患者中进行。

七、总　结

UC 是一种多因素疾病,最好由对该病有经验与兴趣的内外科医生共同协作进行诊治。大多数情况下,药物治疗是有效的,但当药物治疗达不到预期结果时,早期手术评估和干预对合理化治疗和达到最佳结局至关重要。在过去的几十年中,UC 外科手术方式已经发生了很大的变化,IPAA 已成为首选术式,但对于具有不同特征及心理预期的患者而言,IPAA 并非是唯一选择。对于需要接受手术治疗的 UC 患者,最佳的治疗方法是多学科团队合作,外科医生早期参与,着重于治愈疾病,避免永久性回肠造口的同时保证其生活质量。

（杜　鹏　译）

参考文献

［1］ Turnbull Jr RB. Surgical treatment of ulcerative colitis: early results after colectomy and low ileorectal anastomosis. Dis Colon Rectum, 1959, 2: 260-263.

［2］ Hughes ES, Russell IS. Ileorectal anastomosis for ulcerative colitis. Dis Colon Rectum, 1967, 10: 35-39.

［3］ Camilleri-Brennan J, Munro A, Steele RJ. Does an ileoanal pouch offer a better quality of life than a permanent ileostomy for patients with ulcerative colitis? J Gastrointest Surg, 2003, 7: 814-819.

［4］ Jimmo B, Hyman NH. Is ileal pouch-anal anastomosis really the procedure of choice for patients with ulcerative colitis? Dis Colon Rectum, 1998, 41: 41-45.

［5］ Phillips RK, Ritchie JK, Hawley PR. Proctocolectomy and ileostomy for ulcerative colitis: the longer term story. J R Soc Med, 1989, 82: 386-387.

［6］ Mikkola K, Luukkonen P, Järvinen HJ. Restorative compared with conventional proctocolectomy for the treatment of ulcerative colitis. Eur J Surg, 1996, 162: 315-319.

［7］ Schiergens TS, Hoffmann V, Schobel TN, et al. Long-term quality of life of patients with permanent end ileostomy: results of a nationwide cross-sectional survey. Dis Colon Rectum, 2017, 60: 51-60.

[8] Camilleri-Brennan J, Steele RJ. Objective assessment of quality of life following panproctocolectomy and ileostomy for ulcerative co- litis. Ann R Coll Surg Engl, 2001, 83: 321-324.

[9] Oakley JR, Fazio VW, Jagelman DG, et al. Management of the perineal wound after rectal excision for ulcerative colitis. Dis Colon Rectum, 1985, 28: 885-888.

[10] Corman ML, Veidenheimer MC, Coller JA, et al. Perineal wound healing after proctectomy for inflammatory bowel disease. Dis Colon Rectum, 1978, 21: 155-159.

[11] Poylin V, Curran T, Alvarez D, et al. Primary vs. delayed perineal proctectomy-there is no free lunch. Int J Colorectal Dis, 2017, 32: 1213.

[12] Fazio VW, Ziv Y, Church JM, et al. Ileal pouch-anal anastomoses complications and function in 1005 patients. Ann Surg, 1995, 222: 120-127.

[13] Meagher AP, Farouk R, Dozois RR, et al. J ileal pouch-anal anastomosis for chronic ulcerative colitis: complications and long-term outcome in 1310 patients. Br J Surg, 1998, 85: 800-803.

[14] Remzi FH, Lavryk OA, Ashburn JH, et al. Restorative proctocolectomy: an example of how surgery evolves in response to paradigm shifts in care. Colorectal Dis, 2017, 19: 1003-1012.

[15] Remzi FH, Fazio VW, Gorgun E, et al. The outcome after restorative proctocolectomy with or without defunctioning ileostomy. Dis Colon Rectum, 2006, 49: 470-477.

[16] Parks AG, Nicholls RJ. Proctocolectomy without ileostomy for ulcerative colitis. BMJ, 1978, 2: 85-88.

[17] Aydinli HH, Peirce C, Aytac E, et al. The usefulness of the H-pouch configuration in salvage surgery for failed ileal pouches. Colorectal Dis, 2017, 19: e312-e315.

[18] Fazio VW, O' Riordain MG, Lavery IC, et al. Long-term functional outcome and quality of life after stapled restorative proctocolectomy. Ann Surg, 1999, 230: 575-584. discussion 584-586.

[19] Lovegrove RE, Heriot AG, Constantinides V, et al. Meta-analysis of short-term and long-term outcomes of J, W and S ileal reservoirs for restorative proctocolectomy. Colorectal Dis, 2007, 9: 310-320.

[20] Kirat HT, Remzi FH, Kiran RP, et al. Comparison of outcomes after hand-sewn versus stapled ileal pouch-anal anastomosis in 3,109 patients. Surgery, 2009, 146: 723-729. discussion 729-730.

[21] Remzi FH, Fazio VW, Delaney CP, et al. Dysplasia of the anal transitional zone after ileal pouch-anal anastomosis: results of prospective evaluation after a minimum of ten years. Dis Colon Rectum, 2003, 46: 6-13.

[22] Lovegrove RE, Constantinides VA, Heriot AG, et al. A comparison of hand-sewn versus stapled ileal pouch anal anastomosis (IPAA) following proctocolectomy: a meta-analysis of 4183 patients. Ann Surg, 2006, 244: 18-26.

[23] Tekkis PP, Heriot AG, Smith JJ, et al. Long- term results of abdominal salvage surgery following restorative proctocolectomy. Br J Surg, 2006, 93: 231-237.

[24] Mathis KL, Dozois EJ, Larson DW, et al. Outcomes in patients with ulcerative colitis under-going partial or complete reconstructive surgery for failing ileal pouch-anal anastomosis. Ann Surg 2009, 249: 409-413.

[25] Remzi FH, Fazio VW, Kirat HT, et al. Repeat pouch surgery by the abdominal approach safely salvages failed ileal pelvic pouch. Dis Colon Rectum, 2009, 52: 198-204.

[26] Remzi FH, Aytac E, Ashburn J, et al. Transabdominal redo ileal pouch surgery for failed restorative proctocolectomy: lessons learned over 500 patients. Ann Surg, 2015, 262: 675-682.

[27] Garrett KA, Remzi FH, Kirat HT, et al. Outcome of salvage surgery for ileal pouches referred with a diagnosis

of Crohn's disease. Dis Colon Rectum, 2009, 52: 1967-1974.

[28] Crile Jr G, Thomas Jr C. The treatment of acute toxic ulcerative colitis by ileostomy and simultaneous colectomy. Gastroenterology, 1951, 19: 58-68.

[29] Turnbull Jr RB, Hawk WA, Weakley FL. Surgical treatment of toxic megacolon. Ileostomy and colostomy to prepare patients for colectomy. Am J Surg, 1971, 122: 325-331.

[30] Carter FM, McLeod RS, Cohen Z. Subtotal colectomy for ulcerative colitis: complications related to the rectal remnant. Dis Colon Rectum, 1991, 34: 1005-1009.

[31] McKee RF, Keenan RA, Munro A. Colectomy for acute colitis: is it safe to close the rectal stump? Int J Colorectal Dis, 1995, 10: 222-224.

[32] Trickett JP, Tilney HS, Gudgeon AM, et al. Management of the rectal stump after emergency sub-total colectomy: which surgical option is associated with the lowest morbidity? Colorectal Dis, 2005, 7: 519-522.

[33] Dinnewitzer AJ, Wexner SD, Baig MK, et al. Timing of restorative proctectomy following subtotal colectomy in patients with inflammatory bowel disease. Colorectal Dis, 2006, 8: 278-282.

[34] Aylett S. Ulcerative colitis treated by total colectomy and ileorectal anastomosis: factors associated with its success or failure. Dis Colon Rectum, 1962, 5: 206-212.

[35] Luz Moreira A, Kiran RP, Lavery I. Clinical outcomes of ileorectal anastomosis for ulcerative colitis. Br J Surg, 2010, 97: 65-69.

[36] Pastore RL, Wolff BG, Hodge D. Total abdominal colectomy and ileorectal anastomosis for inflammatory bowel disease. Dis Colon Rectum, 1997, 40: 1455-1464.

第24章 炎症性肠病常见的手术并发症

Yi Li, Weiming Zhu

一、简 介

炎症性肠病(IBD)的术后并发症包括手术部位感染(SSI)、腹腔或盆腔感染性并发症、吻合口漏、吻合口出血和吻合口狭窄等,其发生率比其他结直肠疾病高。这可能是营养不良、大剂量激素的使用、腹腔脓肿及手术患者炎症特点等多种因素导致的。妥善处理IBD患者的术后并发症可以提高其生活质量并降低死亡率。然而,在IBD手术中,术前优化处理比手术技术对于减少术后并发症的发生更为重要。确定性手术前的优化方案,包括营养支持、经皮脓肿穿刺引流、免疫抑制剂撤减,以及术前生物制剂的足够洗脱时间与术后并发症发生率下降以及术后住院时间缩短有关。

二、手术部位感染/切口感染

SSI是术后并发症之一,发生率为1%~5%。据报道,IBD患者的SSI发生率明显高于结直肠癌患者的。在IBD手术中,切口感染的发生率从9%到11%不等。研究发现,总感染率、切口感染率和器官/间隙感染率分别高达30%、21%和9%。术后SSI增加医疗保健费用,延长住院时间。此外,切口感染可导致增生性疤痕或瘢痕疙瘩的形成以及持续性疼痛和瘙痒等症状。

目前,已经发现许多与SSI患者有关的因素和术前因素。患者相关危险因素包括年龄、肥胖、当前的吸烟状态、糖尿病和其他潜在合并病。围手术期危险因素包括术前抗生素使用是否合理、是否口服抗菌药物进行机械性肠道准备、手术持续时间和是否进行术中输血。由于疾病活动和饮食受限,需要手术的IBD患者更容易出现营养不良、脓肿或瘘管、高水平的炎症反应以及免疫抑制状态。在这些患者中,造口、直肠切除、血清低白蛋白水平、使用抗肿瘤坏死因子(TNF)α抗体、激素和免疫调节剂被证实是SSI的独立危险因素。目前认为,术前营养不良、全身炎症反应、美国麻醉医生学会评分超过2分、切口分类以及手术持续时间与术后SSI的发生率显著相关。

可以通过三种干预方式来预防处理SSI。第一,围手术期护理因素。这一点已在临床指南中得到全面关注。第二,已经开发了的能预测 SSI 发生的模型用于预测 SSI 的高发人群。第三,出院后监控系统增加了 SSI 的报告数量,利于及时发现和处理。在接受开腹手术的患者中,切口保护套可能可以有效降低 SSI 的发生率。在 IBD 患者中,术前优化如影像学引导下的腹腔脓肿引流、预防性使用抗生素、术前免疫抑制剂的足够洗脱时间以及一段时间的营养支持能够明显降低 SSI 的发生率。

三、脓肿和脓毒症

脓肿和脓毒症是腹部和盆腔手术中的常见并发症,对 IBD 患者而言尤其如此。

(一)克罗恩病术后腹腔感染性并发症

据报道,在接受腹部手术的克罗恩病(CD)患者中,包括脓肿和脓毒症在内的术后腹腔感染性并发症的发生率为 2.7%～16%。肠切除术后严重腹腔感染性并发症的总发生率为 6%～13%。回盲部切除术后腹腔感染性并发症的发生率从 7% 上升至 40%。一期和二期回结肠切除术后腹腔感染性并发症的发生率不同,分别为 9% 和 12%。术后腹腔感染性并发症对 CD 患者肠切除后的长期预后有不利影响,可能导致再手术率增加,并导致术后死亡率高达 50%。

术后腹腔感染性并发症的危险因素包括营养状况差、手术时存在腹腔脓肿以及全身炎症反应状态。此外,术前使用激素和抗 TNF 生物制剂是 CD 患者腹腔感染性并发症的危险因素,其他危险因素包括低白蛋白水平以及 CD 相关手术史。然而,术前使用抗 TNF 生物制剂是否与术后感染性并发症相关尚存争议。

如果 CD 患者出现不明原因的发热和 / 或腹部肿块,那么应该警惕是否出现了术后腹腔感染性并发症,这一点可以通过腹腔穿刺引流或者观察术中放置引流管的引流液的性状来验证。计算机断层扫描(CT)和磁共振成像(MRI)等影像学检查,不仅对于发现脓肿至关重要,而且对于识别相关瘘及其位置也很重要,并且可以指导术后腹腔感染性并发症的处理。CT 和 MRI 被认为是发现术后脓肿最敏感和特异的影像学检查方法。然而,人们更易接受 CT 作为检测腹腔脓肿的首选诊断方法。腹部超声检查以其较低的成本和无电离辐射成为检测腹腔脓肿可选择的方法。

由营养支持、静脉使用抗生素、激素洗脱、免疫抑制剂或生物制剂洗脱以及经皮脓肿穿刺引流组成的术前优化处理对于减少术后腹腔感染性并发症的发生至关重要。对于存在高风险并发症的患者,采用保护性造口可以有效预防术后腹腔感染性并发症。CD 术后腹腔脓肿的传统治疗方法包括使用抗生素、经皮或手术引流。免疫抑制治疗可用于预防脓肿愈合后 CD 疾病复发,但术后存在脓肿的患者应避免使用。除抗生素治疗外,还应该关注脓肿是否需要引流。如果脓肿需要引流,那应首先尝试经皮途径。经皮引流在术后 CD 相关脓肿的病例中的成功率高达 74%～100%,目前开展得越来越多(图 24.1)。应该警惕的是,吻合口漏也可能引起脓肿或肠外瘘(图 24.2)。另外,可尝试于内镜下通过瘘口放置猪尾巴管进行引流。随后可以使用 Over-Scope Clip 系统关闭瘘口(参照第 16 章)。

对于经皮穿刺引流失败或急性吻合口漏的重症患者,推荐再次手术切除吻合口并进行造口。因

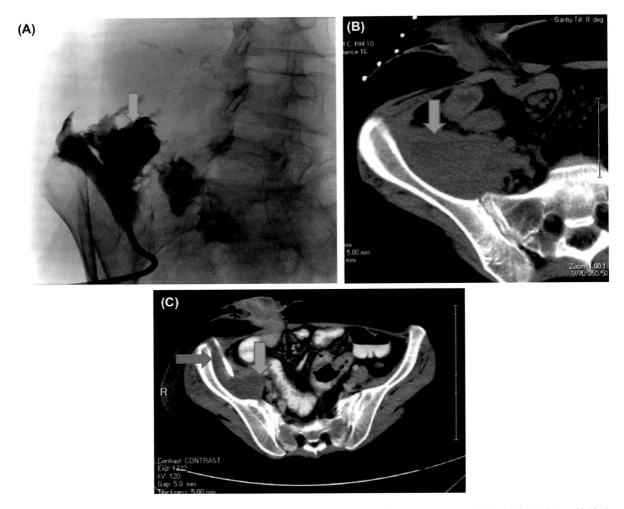

图 24.1　克罗恩病肠切除后回结肠吻合口漏导致的腰大肌脓肿（绿色箭头）。A，通过导管注射造影剂显示的脓腔；
　　　　 B，CT 上的脓肿；C，针穿刺脓肿（红色箭头）

此，在术后腹腔脓肿发生后，明确不同脓肿的处理指征以及结合患者的自身特点，对于治疗 CD 术后腹腔脓肿非常重要。CD 患者术后腹腔感染性并发症的推荐处理流程见图 24.3。

（二）全结肠直肠切除、回肠储袋术后腹腔感染性并发症

全结直肠切除、回肠储袋 – 肛管吻合术（IPAA）后的盆腔感染性并发症包括脓肿、脓毒症和瘘，这是导致储袋失败的主要原因。盆腔脓毒症或盆腔脓肿目前仍然是 IPAA 术后的主要并发症。术后早期盆腔脓毒症的总发生率为 5％～7％。储袋构建后，其发生率从 15％增加到 24％。IPAA 术后盆腔脓肿的总体发生率为 4.8％～8％。术前大剂量使用激素和溃疡性结肠炎（UC）已经被证明是全结直肠切除和 IPAA 术后发生盆腔脓毒症 / 脓肿的危险因素。

出现盆腔感染性并发症的患者可能会表现出脓毒血症、切口感染和腹痛的迹象。CT 扫描可以诊断脓肿并指导治疗。盆腔感染性并发症可以通过使用抗生素和 CT 引导下引流或外科引流来控制，但只有少数患者能通过非手术治疗得到控制，大多数患者仍然需要开腹手术来引流脓肿并控制脓毒

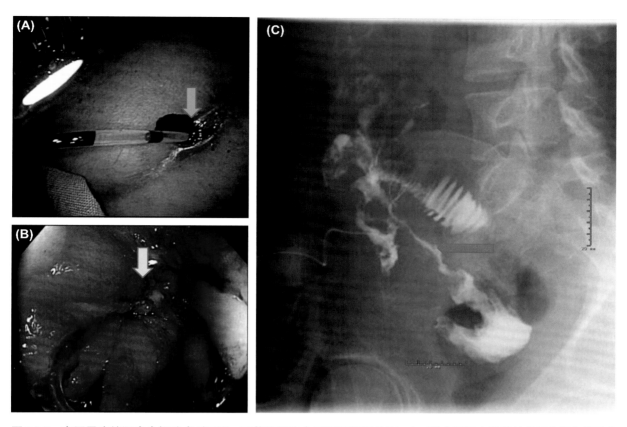

图 24.2　克罗恩病结肠次全切除术后回肠 – 乙状结肠吻合口漏导致肠外瘘。A，手术切口中肠瘘的外口（绿色箭头）；B，吻合口漏导致的瘘管的内口（黄色箭头）；C，窦道造影显示的瘘管（红色箭头）

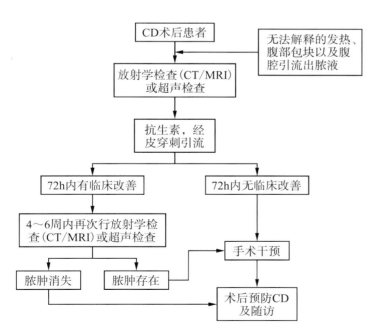

图 24.3　克罗恩病术后腹腔感染性并发症的推荐处理流程

① 1 英寸≈2.54 厘米。

症。IPAA 术后盆腔脓毒症 / 脓肿的成功治疗通常需要结直肠外科医生、内镜医生、介入放射科医生乃至患者之间的合作。

麻醉下检查（EUA）及麻醉下内镜检查治疗吻合口并发症和瘘管形成是 IPAA 后盆腔脓毒症治疗不可缺少的标准流程。在大多数情况下，盆腔脓肿可以经臀或经回肠储袋直接引流。对于肛周引流，推荐使用 18 号针穿刺脓腔，随后从针内插入 0.035 英寸 ①的 J 型导丝，然后将 12–Fr 猪尾导管套在导丝上并进入脓腔。每天应该使用少量生理盐水冲洗导管数次以保持通畅。在临床实践中应该注意，即使在引流已经

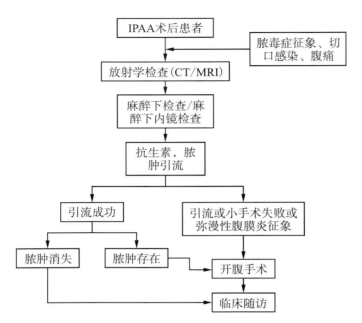

图 24.4　回肠储袋术后腹腔或盆腔感染性并发症的推荐处理流程

停止或者影像学证明积脓已经消失时，漏的根源（通常为裂开的吻合口）可能尚未彻底愈合。因此，在拔除导管之前，建议使用窦道造影进行持续性渗漏评估。对于多次经导管引流和抗生素反复治疗后脓肿持续存在的患者，应考虑存在持续性渗漏，这类患者下一步可能需要手术治疗。对于 CT 引导下引流或小手术处理失败的患者，或因弥漫性腹膜炎症状迅速恶化的患者，最终需要开腹手术，大约 24％～63％的患者需要再手术。IPAA 术后感染性并发症的推荐的处理方法见图 24.4。

四、吻合口出血

吻合口出血是肠切除术后早期最危险的并发症之一，其发生率与死亡率相关。一般来说，术后吻合口出血率约为 1.5％～6.4％。吻合口出血表现为首次排便时有少量便血，吻合口大出血虽然不常见，但约 1％的患者可能出现导致吻合口失败的严重出血，其诊断和治疗具有挑战性。

（一）克罗恩病术后吻合口出血

与术后吻合口出血有关的因素包括疾病本身和吻合方式。据报道，吻合器吻合是术后吻合口出血的危险因素。与使用其他吻合方式的患者相比，端侧吻合、环形吻合、回结肠双吻合易于发生术后吻合口出血。

术后早期的吻合口出血通常可以通过密切的临床观察进行保守治疗，严重出血很少见，大部分患者的出血会自行停止。对于持续性出血，使用恰当的处理方法包括诊断性检查以明确出血部位并确定下一步的治疗策略。虽然术后早期行结肠镜检查似乎太过激进，但在熟练且有经验的医生手中经结肠镜止血（包括电凝、夹闭和黏膜硬化）是安全有效的。与再次手术相比，结肠镜检查还具有如下优点：侵入性较小，无须全身麻醉，避免术后并发症，住院时间短，成本效益高。对于内镜检查不能到达吻合口、内镜评估阴性或大量出血的患者，应考虑选择性肠系膜血管造影术或再手术。血管造影和结肠镜介入很少会引起肠缺血或穿孔。然而，应该考虑到术后早期结肠镜电凝可能导致吻合口破裂，造成后续吻合口漏的发生。因此，对于接受血管造影和结肠镜介入治疗的患者，应密切监测。

（二）术后回肠储袋出血

术后储袋出血的临床特征取决于出血发生的时间、严重程度和患者因素。储袋出血与性别、储袋形状和吻合口类型无关。急性储袋出血可出现在术中或术后早期，约 66% 的出血发生在储袋构建后一周内。

手术技巧可能有助于防止术后储袋出血，但关于这方面的研究甚少。术后储袋的出血部位经常位于储袋体吻合钉线处和环形缝合线处。建议采用生物吻合钉加强、使用缝线加缝吻合口、吻合器闭合 1 分钟后再击发吻合器等策略，可能会降低储袋出血的风险。此外，在击发吻合钉几分钟后常规检查吻合口可能有助于发现迟发性吻合口出血。最后，储袋构建后常规行储袋镜检查可以发现并降低临床上储袋严重出血的风险，尤其是术后早期出血的发生。虽然这些技巧尚无可靠的数据来证实，但上述手术技巧值得在临床实践中进行尝试。

术后储袋出血的诊断和治疗方法包括密切的临床观察、保守治疗和内镜处理。接受储袋构建的患者术后会出现轻微的自限性出血。对于持续出血但临床体征稳定的患者，可以使用 1∶200000 肾上腺素溶液灌注储袋，这一方案可在床边实施，是首选治疗方案，80% 的病例在灌注后停止出血。然而，如果患者有任何血流动力学不稳定的征象或初始治疗失败，则应在手术室或内镜室进行内镜评估，包括采用带光源的肛门镜或柔性内镜。一旦检测到出血部位，结肠镜下可以通过电凝、夹闭和黏膜硬化来止血，这对一部分患者是有效的。如果储袋广泛渗血，则建议使用肾上腺素溶液灌肠。内镜下电凝、夹闭或肾上腺素注射止血的成功率为 96%。

如果发生严重的迟发性储袋出血，则应高度怀疑其他与储袋相关的术后并发症，如回肠-肛管吻合口失败和盆腔脓毒症。如果储袋出血是由吻合口漏引起的，应该进行急诊手术缝合吻合口，并建议在手术结束时通过吻合口引流，如烟卷引流、蘑菇管以及经肛置入 Foley 导管。很少需要经腹手术或储袋切除，因为内镜治疗点状的出血以及肾上腺素溶液灌肠治疗弥漫性出血是非常成功的治疗措施。

原著作者提出的 IBD 手术术后吻合口出血的处理流程见图 24.5。

五、吻合口漏、瘘管和窦道

吻合口漏，即两个中空脏器的内容物通过外科操作部位渗漏，可能发生在术后 3～45 天。吻合口漏可导致腹腔或盆腔脓肿、瘘管、脓毒症，甚至腹膜炎。作为肠切除术后常见且严重的术后并发症，它在 CD 手术后的发生率为 1%～30%。在储袋-肛管吻合口、J 型储袋顶端或储袋体吻合线部位发生的储袋漏可直接导致盆腔脓毒症以及一系列的不良后果，如储袋瘘、储袋狭窄甚至最终导致储袋失败。据报道，接受 IPAA 的患者中有 2.9%～9.9% 发生了储袋或回肠-肛管吻合口漏。研究表明，使用激素、UC 和年龄大于 50 岁是储袋构建后吻合口漏的危险因素。

诊断需要依赖临床和影像学进行综合分析。临床上，漏通常在术后 4～6 天左右出现，但如果漏口较大，则可以早期出现。漏最常见的临床表现是不明原因的发热与腹腔和/或盆腔疼痛，几乎所有

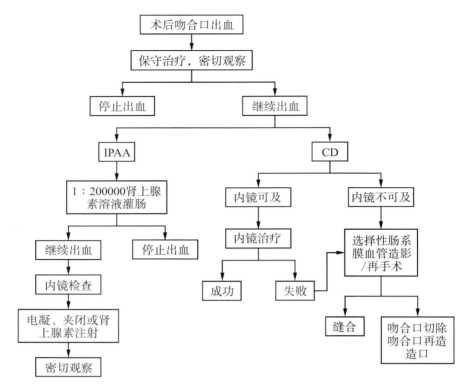

图 24.5　IBD 术后吻合口出血的推荐处理流程

患者都会出现其中一项或两项。接受 IPAA 的患者如果出现疼痛、腹膜炎、生化标记物异常或吻合口附近引流出胆汁等,则应接受储袋造影或 CT 增强扫描或经肛注入水溶性对比剂后进行影像学检查。使用 CT 扫描可以诊断吻合口漏,CT 主要表现为积液或含气积液。检查吻合口漏的其他放射学指标包括吻合口旁的气泡、少量盆腔积液等,以及脓肿、脂肪或肠系膜绞窄等更明显的现象,甚至是吻合口处的对比剂外渗。其他诊断方法如直接显像(如采用柔性内镜以及肛管等直视装置)、水溶性造影剂造影、盆腔 MRI、EUA,甚至诊断性腹腔镜检查等可以检测出漏的位置、特征和深度。

(一)克罗恩病术后吻合口漏

对于需要手术干预的 CD 患者,在行确定性手术之前,一般会采取包括撤减激素、术前肠内营养支持和经皮穿刺脓肿引流在内的相关优化策略来降低术后吻合口漏的发生率。行肠切除吻合术的 CD 患者的吻合口一般包括端端吻合、侧侧吻合以及端侧吻合三种。吻合方式包括吻合器吻合以及手工吻合。目前的研究数据表明术后吻合口漏的发生与吻合口是采用吻合器吻合还是手工缝线吻合并无明显相关性[75,76]。但有文献表明,采用吻合器的侧侧吻合可以降低术后并发症的总发生率,并降低再手术率[76,77]。此外,手术操作技术也会影响吻合口漏的发生率。据报道,吻合器吻合后手工加缝浆肌层可减少行结肠吻合术后吻合口漏等主要并发症[78]。然而,目前学界普遍的观点是做好 CD 患者术前优化,这要远远比选择哪种吻合方式更为重要[35],其重要性甚至超过 CD 相关的手术技巧。

吻合口漏的治疗一般包括药物保守治疗、经皮穿刺引流,以及再次手术干预。而治疗方案的选择取决于患者的手术类型及临床表现。一般而言,所有出现吻合口漏的 CD 患者应在诊断吻合口漏后开始采用抗生素及肠道休息的治疗策略,除此以外,CD 患者的吻合口漏通常需要再次的手术治疗,特别是对于重症患者和出现急性腹膜炎的患者,应尽早切除有问题的吻合口[79]。如果吻合口状况良好,则可以不切除吻合口(保留吻合口),但需要行回肠造口术以转流粪便。同时,影像介导下的经皮穿刺引流被证明是安全有效的,并且可以减少患者的死亡率和住院时间,目前已成为部分 CD 患者再次手术的强有力替代方案[31,32,80,81]。

因此,必须根据吻合口漏的形式、类型及性质给予患者高度个体化的治疗方案。

(二) 回肠储袋瘘

对于储袋瘘,预防策略很重要。正在接受全身大剂量类固醇激素治疗、患有重症急性溃疡性结肠炎或是中毒性巨结肠的患者都应该行三期手术治疗,即结肠次全切、末端回肠造口以及数月后的储袋构建和吻合手术。减少术后吻合口漏的手术技巧包括确保肠段良好的血供、储袋无缺血及吻合口无张力。如果对储袋或者吻合口的完整性存在任何疑虑,则应进行临时性回肠袢式造口术[39]。IPAA 中的回肠袢式造口可能不会减少吻合口漏的发生,但可有效减少吻合口漏发生时盆腔脓肿等并发症的发生率[82,83]。

IPAA 术后瘘口的处理需要根据患者有无保护性回肠造口而选择相应的方法。对于没有回肠造口的患者,假如症状只局限于盆腔及会阴部,则首先应放置 30F 的直肠导管来达到吻合口的上方,以及采取肠道休息和积极使用抗生素的综合策略[48,71,84]。如果吻合口漏造成了盆腔脓肿,则应积极经肛或者经皮进行引流。但是对于有广泛腹膜炎的患者,则需行转流性回肠造口术。对于那些行转流性回肠造口的患者,可以继续予以经口饮食。患者如果没有出现盆腔脓肿或者脓毒血症的迹象,则通常不需要经直肠置管,但是,如果患者已经有保护性回肠造口却仍出现了广泛腹膜炎时,临床医生应积极寻找其他可能的致病原因。

对于储袋术后发生急性和慢性瘘的治疗策略也不尽相同。如果术后出现急性吻合口漏以及相关的盆腔脓肿和脓毒血症,则需要手术干预和 / 或影像引导下穿刺引流,而内镜则常被选择用来治疗慢性瘘,偶尔也会用于治疗急性吻合口漏[85]。据报道,OTSC 夹闭装置(over–the–scope clipping device)或者 "熊爪" 可以安全有效地应用于治疗 J 型储袋的顶端瘘[84],然而,大多数吻合口漏的治疗都需要行转流性回肠造口术。在回肠造口还纳前,对那些储袋造影检查可见瘘口但无症状的患者应重复进行储袋造影,并仔细检测瘘口情况[71]。

对于抗生素不敏感、影像引导下引流或者直肠置管引流效果不佳的患者,以及内镜治疗无效和临床状况不稳定的患者,则需要立刻对患者进行手术治疗。有数据表明,IPAA 术后出现吻合口漏而行剖腹探查术的比例高达 55%[39,40]。治疗吻合口漏的手术干预措施包括腹腔冲洗及放置引流管。回肠袢式造口能帮助瘘口愈合并且减轻盆腔脓肿,因此应积极行此术式。如果能够轻易观察到吻合口漏,如瘘口范围小于 50% 的吻合口周径且周围组织状况良好,则可尝试行吻合口修补。当吻合口漏情况比较棘手时,比如吻合口大部分缺血或者储袋已经无法保留,或是回肠肛管吻合口完全破裂,那么可以尝试行储袋切除联合储袋重建术以及回肠保护性造口术。

如果患者的吻合口是采用缝线缝合的,当储袋的输出袢能够被充分游离时,则可行保护性回肠造口联合经肛修补术。然而,对于储袋体瘘"pouch leak",可以直接行经腹修补术,以及试行储袋重建术[71]。另外,经内镜治疗失败的 J 型储袋顶端瘘的患者通常需要经腹手术治疗[86]。手术技巧的提高和手术经验的增加可能会使发生吻合口漏后的储袋保留率增加,但是目前还没有这方面的具体报道[87]。

(三)回肠储袋窦道

储袋窦道是一种典型的与储袋吻合口漏相关的远期不良后遗症,它通常位于储袋 – 肛管吻合口处。尽管有一部分患者并没有临床症状,但大部分患者可能存在盆腔脓肿、储袋炎、储袋克罗恩病或者是难治性封套炎。发生储袋窦道的患者通常伴有肛周疼痛、盆腔压(迫)感及不适感,甚至会出现尾骨疼痛。严重而复杂的窦道可能会导致全身症状,如间歇性发热、体重减轻和贫血,而慢性深层窦道向后发展可能会导致尾骨骨髓炎,向前则可导致储袋 – 阴道瘘或者是储袋 – 精囊腺瘘。

对于那些疑似出现储袋窦道且存在临床症状的患者,行内镜检查时应仔细观察,需特别注意回肠肛管吻合口和 J 型储袋的尖部。除此以外,为了探明窦道的开口、窦道的复杂程度和深度以及可能合并的脓肿,通常需要联合储袋镜、储袋造影、超声和盆腔 MRI 进行综合评估[88]。

储袋窦道的治疗常需切开窦道以助引流,以及引流有感染的浅表窦道使之再次愈合甚至关闭。根据克利夫兰医院的经验,大约 50% 出现简单的、窦道深度比较浅的储袋窦道可以通过内镜治愈[89]。另外,利用纤维蛋白胶封堵窦道也可以治疗一些简单的储袋窦道[90]。同时,无论患者有无保护性回肠造口,具有丰富经验的医生都可以采用内镜下针 – 刀疗法来治疗简单的、浅表(深度 < 5cm)的骶前窦道炎[91]。沈博教授[92]发明了一种内镜下针 – 刀窦道切除术,可以用来治疗浅表的吻合口窦道,成功率高达 80%。转流性回肠袢式造口有利于窦道的愈合,但是可能需要 9~12 个月的时间。如果以上的方法都无效,那么此类患者就应该考虑行储袋重建术了[92,93]。

(四)储袋相关瘘

储袋相关瘘主要发生于回肠储袋与阴道、肛门及会阴之间,这是全结直肠切除、回肠储袋肛管吻合术的很严重的一种并发症,在所有瘘中占了 4% 左右[72]。患者的疾病类型(溃疡性结肠炎或者家族性息肉病)、术者的手术技巧以及术后的盆腔脓肿等几个方面都会导致储袋相关瘘的发生[42,94,95]。储袋相关瘘最早发生的部位可能是储袋残端、储袋体、储袋输入出袢以及储袋 – 直肠吻合口。而以上这些原发部位会随着瘘管的发展而侵犯到诸如腹壁、阴道、膀胱、小肠等其他部位或者器官,其中最常见、最棘手的就是储袋 – 阴道瘘(PVF)。在女性患者中,PVF 的发生率在 2%~16%,而最常见的发病部位是储袋 – 肛管吻合口(77%),储袋体发生瘘管的可能性仅次于肛管吻合口(13%)[89,96,97]。PVF 可导致严重的术后并发症,如盆腔脓肿,并伴有较高的储袋失败率。

PVF 通常在 IPAA 术后 6~12 个月内发生,但也可能在术后 3 个月就会出现[96]。PVF 的诊断主要基于临床症状,然而,超声、内镜和影像学检查,包括 MRI、CT、水对比成像储袋造影,在诊断与鉴别诊断、寻找瘘管起始部位中都起了相当重要的作用。无论 PVF 的病因及起源部位如何,必要的手术干预都是不可或缺的,最常见的就是局部入路(经会阴或者经阴道)和经腹的修补手术[98,99]。在进行修补手术之前，应确定储袋瘘管的来源。对于瘘管位置位于回肠肛管吻合口以上的患者，可行经腹修补术。经腹修补术一般包括阴道壁缺损修补术、残留直肠切除术、黏膜切除术以及构建低于瘘管口水平的新的回肠肛管吻合术[96]。而对于那些瘘管位置低于回肠肛管吻合口的患者可行局部入路的经肛全层瓣成形术（full–thickness flaps）。据报道，采用手术治疗储袋相关的瘘管治愈率可达 64%，而 PVF 的总体治愈率只有 47%[96]。大量数据表明，经腹修补术可以使 67%～80% 瘘管得到初步愈合[96,101]，局部入路的手术方式只有 35%～60% 的愈合率[96,102]。对于长期存在 PVF 的患者或者出现严重临床症状的患者，可能需要行转流性回肠造口术，必要时甚至需要将储袋连同末端回肠一起切除。虽然像经肛回肠推进瓣术等一些手术可以在某些情况下发挥作用，但是由于储袋瘘管易于复发的特点，患者可能需要多次手术治疗。PVF 可能会在首次手术修补术的 1.5 年后复发，并且可能需要接受 2～3 次手术治疗，然而治疗效果却可能每况愈下[96]。还有一点需要我们时刻谨记，PVF 复发的患者可能是 CD 患者，诊断为 CD 的 PVF 患者需要接受如 TNF 拮抗剂等药物的治疗[95,103]。

其他储袋相关的瘘管还包括储袋残端 – 皮瘘和储袋 – 膀胱瘘等[95,104]。储袋残端 – 皮瘘可以通过减少残端的长度来减少或者预防瘘管的发生。一旦出现了储袋残端 – 皮瘘，最好采取切除残端并关闭瘘管盲端的处理办法。对于储袋 – 膀胱瘘的患者，一次性切除瘘管以达到修补储袋和膀胱的手术方式可以取得良好的效果[95,104]。

六、吻合口狭窄

对于 CD 患者，外科手术切除病变肠管并不是治愈疾病的手段，因为大部分患者最终都会面临术后疾病复发的问题[105,106]。在 CD 患者中，超过 50% 的人在术后 10～15 年内会因疾病复发出现肠腔狭窄而有反复发生的梗阻症状，从而需要进行多次手术以切除病变的部位[106,107]。据报道，CD 患者纤维性狭窄性病变的发生率介于 16%～25%[108,109]，并且这些患者更倾向于出现临床症状的反复发作，由吻合口部位的疾病复发导致的纤维性狭窄会造成患者出现进食后腹痛、腹胀，以及呕吐等症状。除了疾病复发外，吻合口缺血也会导致吻合口出现狭窄。

（一）克罗恩病术后吻合口狭窄

目前，对于 CD 患者吻合口狭窄的治疗主要有三种方案：第一种是针对炎症性狭窄进行抗感染治疗的药物治疗；第二种是内镜下球囊扩张术；第三种是手术切除治疗。药物治疗作用有限，类固醇激素的药物仅对因急性炎症性狭窄导致的肠梗阻有效，而对其他原因导致的肠道狭窄无明确作用[101]。对于那些内镜检查可及的、狭窄长度小于 5cm 的吻合口纤维性狭窄，内镜下球囊扩张术（EBD）是用来解除患者肠道狭窄和梗阻症状的有效手段，很安全且效果可靠[111]（第 13 章）。虽然 EBD 可以使患者在近几年内避免手术干预[112]，但是大部分患者需要反复进行 EBD。据报道超过 1/3 的患者最终需要挽救性手术治疗[113]。原著作者的研究发现，对于吻合口狭窄的 CD 患者，相对于那些未接受扩张而直接进行手术切除的患者，内镜下球囊扩张术后行挽救性手术的患者术后早期并发症的发生率明显增加[114]。需要接受手术治疗的危险因素有出现梗阻等临床症状、距离上次手术时间间隔过长以及影像学检查显示近端小肠扩张等[113]。因此，明确上述手术干预的风险因素对于决定哪些患者进行早期手术介入（不进行 EBD、直接手术切除）非常重要。内镜下狭窄环切除术治疗 IBD 相关的吻合口狭窄似乎比 EBD 更为有效，而且穿孔风险较低，但是出血的风险会明显增加（第 14 章）。据报道，对于某些特定的 CD 患者，在其狭窄的肠腔中放置腔内支架是替代手术治疗的一种治疗方法[115]。然而，此法囿于其固有的缺点（穿孔、出血等）还没有被广泛接受，仍然需要大量的长期随访调查来明确其治疗效果。

（二）回肠储袋狭窄

IPAA 术后出现储袋及其相关部位的狭窄比较常见，发生率介于 10%～40%，狭窄的发生通常是由于盆腔脓肿、吻合口张力过高或者吻合口缺血导致的[48,72,116]。最常见的狭窄部位是储袋 – 肛管吻合口、储袋输入袢或者靠近输入袢的近端[117-120]。

研究发现，发生狭窄的危险因素包括：①长时间的转流性回肠袢式造口未还纳[121]；②肠系膜张力过高[116,121]；③盆腔脓肿[116,121]；④体重指数增加[94,121]；⑤采用手工缝合吻合口[116,119]；⑥吻合器的大小[122]；⑦手术相关的肠缺血；⑧使用非甾体类抗炎药（NSAIDs）；⑨新发的 CD[94,117,121]。有文献报道，采用吻合器的吻合口产生的非纤维性狭窄肠段较为短浅，然而采用手工缝合的吻合口则会形成较长的纤维性狭窄段。

多发和 / 或复杂性狭窄可能会导致储袋失败[117]，而转流性造口的储袋狭窄都是自限性的，而且储袋的网状（web–type）狭窄可以在造口还纳之前通过手指扩张或者内镜扩张来解决。储袋从出现狭窄到表现出临床症状往往需要一定的时间，基本在储袋手术后的 6～9 个月左右[116]。出现储袋相关的狭窄的患者一般会有腹部绞痛、水样泻、尿频尿急、里急后重的临床症状[94]。储袋狭窄可以根据狭窄的程度、长度和炎症组成来进行分型（第 8 章）。狭窄的治疗主要包括药物治疗[123]、内镜下球囊扩张以及针刀术、手术切除或狭窄成形术、储袋转流术，以及储袋切除术等方法[84,124]。药物治疗可能只对某些特定的患者有效，比如因使用 NSAIDs 导致的狭窄、炎症性狭窄或者储袋 CD。值得注意的是，储袋狭窄患者必须进行储袋 CD 的鉴别诊断。如果患者出现了储袋输出袢或者是输入袢的狭窄，那么要高度怀疑是否是迟发型 CD。假如 CD 的诊断成立，那么早期就要采用免疫抑制剂或者生物制剂的药物治疗。

局部治疗的方案包括在家中进行扩肛（dilations at home），在手术室或者内镜下进行狭窄扩张，这些方法都已经被证明是安全有效的[116,121]。较短的储袋狭窄或者是非纤维性储袋狭窄行扩张治疗都能取得较好的效果[121]，积极扩张能够在治疗非纤维性狭窄中取得 95% 的成功率，在纤维性狭窄中也能取得 45% 的成功率[116]。除了对疾病本身进行药物治疗外，内镜下球囊扩张术（EBD）已常规用于储袋狭窄患者的治疗中，治疗成功率高达 97%[117]。然而，EBD 治疗的成功率取决于狭窄的程度、长度和数量。因此，相对于行黏膜切除术，对于采用手工吻合的较长的纤维性狭窄的 IPAA 患者，采用吻合器吻合形成的较短的狭窄对扩张治疗的反应更好[121]。此外，内镜下狭窄扩张对于储袋输入袢和输出袢的狭窄治疗也能取得理想的效果[117,123]。克利夫兰临床治疗中心的沈博教授等[92]发明了内镜

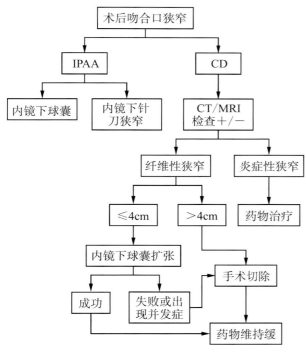

图 24.6　IBD 术后吻合口狭窄的推荐处理

下针刀技术（NKSt）来治疗此类患者。内镜下球囊扩张术的缺点是无法对狭窄的深度及位置进行精确定位，而内镜下针刀术刚好能弥补这个缺点，因为内镜治疗医生能完全掌控切口的深度和位置，而深度和位置对于治疗储袋远端狭窄、吻合口狭窄及肛门狭窄的成功至关重要[125]。

对于经手指、探条或者球囊扩张治疗都无效的难治性狭窄，可以行手术治疗。手术方法一般包括经肛推进瓣术、肛门成形术和狭窄成形术，这些手术方案都已经运用于 CD 相关的储袋 - 肛管狭窄。CD 相关的输入袢狭窄可以通过在狭窄段上方行短路手术或者行狭窄成形术进行治疗[48]，那些表现为"纤维性"的短而韧的狭窄可以通过切除狭窄段和回肠黏膜推进瓣术进行治疗。如今，由于上述方法的出现，对于那些储袋相关的狭窄，行储袋切除或者转流性回肠袢式造口的需求也越来越少了[104]。原著作者提出的用于治疗 IBD 手术后吻合口狭窄的临床治疗流程可参见图 24.6。

七、总　结

接受手术治疗的 CD 或 UC 患者术后出现并发症很常见，其中最常见也是最具有挑战性的是手术部位感染（SSI）、腹内脓肿吻合口漏（急性和慢性）与吻合口狭窄。积极的术前优化处理应该包括营养支持、限制和撤除激素及其他免疫抑制药物、经皮脓肿穿刺引流（如果存在脓肿）。尽管手术干预对于治疗急性的吻合口大出血很重要，但是内镜治疗在术后出血的治疗中起到主要作用。同时，CD 及 UC 手术后急性并发症的病史记录很关键，这可以对随后可能出现的慢性并发症的治疗起到参考作用，因为慢性并发症可能是之前急性并发症的远期后果。对于吻合口狭窄和吻合口窦道炎等远期并发症，主要依赖内镜进行诊断和治疗。

（黄良宇　许奕晗　李　毅　译）

参考文献

［1］ Smyth ET, McIlvenny G, Enstone JE, et al. Four country healthcare associated infection prevalence survey 2006: overview of the results. J Hosp Infect, 2008, 69: 230-248.

［2］ Smith RL, Bohl JK, McElearney ST, et al. Wound infection after elective colorectal resection. Ann Surg, 2004, 239: 599-605. discussion-7.

［3］ Tanner J, Khan D, Aplin C, et al. Postdischarge surveillance to identify colorectal surgical site infection rates and related costs. J Hosp Infect, 2009, 72: 243-250.

［4］ Uchino M, Ikeuchi H, Tsuchida T, et al. Surgical site infection following surgery for inflammatory bowel disease in patients with clean-contaminated wounds. World J Surg, 2009, 33: 1042-1048.

［5］ Colombel JF, Loftus Jr EV, Tremaine WJ, et al. Early postoperative complications are not increased in patients with Crohn's disease treated perioperatively with infliximab or immunosuppressive therapy. Am J Gastroenterol, 2004, 99: 878-883.

［6］ Canedo J, Lee SH, Pinto R, et al. Surgical resection in Crohn's disease: is immunosuppressive medication associated with higher postoperative infection rates? Colorectal Dis, 2011, 13: 1294-1298.

［7］ Waterland P, Athanasiou T, Patel H. Post-operative abdominal complications in Crohn's disease in the biological era: systematic review and meta-analysis. World J Gastrointest Surg, 2016, 8: 274-283.

［8］ Uchino M, Ikeuchi H, Matsuoka H, et al. Risk factors for surgical site infection and association with infliximab administration during surgery for Crohn's disease. Dis Colon Rectum, 2013, 56: 1156-1165.

［9］ Leaper DJ. Surgical-site infection. Br J Surg, 2010, 97: 1601-1602.

［10］ Lissovoy G, Fraeman K, Hutchins V, et al. Surgical site infection: incidence and impact on hospital utilization and treatment costs. Am J Infect Control, 2009, 37: 387-397.

［11］ Bonds AM, Novick TK, Dietert JB, et al. Incisional negative pressure wound therapy significantly reduces surgical site infection in open colorectal surgery. Dis Colon Rectum, 2013, 56: 1403-1408.

［12］ Bayat A, McGrouther DA, Ferguson MW. Skin scarring. BMJ, 2003, 326: 88-92.

［13］ Gheorghe A, Calvert M, Pinkney TD, et al. Systematic review of the clinical effectiveness of wound-edge protection devices in reducing surgical site infection in patients undergoing open abdominal surgery. Ann Surg, 2012, 255: 1017-1029.

［14］ Mangram AJ, Horan TC, Pearson ML, et al. Guideline for prevention of surgical site infection, 1999. Hospital Infection Control Practices Advisory Committee. Infect Control Hosp Epidemiol, 1999, 20: 250-278. quiz 79-80.

［15］ Maeda K, Nagahara H, Shibutani M, et al. A preoperative low nutritional prognostic index correlates with the incidence of incisional surgical site infections after bowel resection in patients with Crohn's disease. Surg Today, 2015, 45: 1366-1372.

［16］ Uchino M, Ikeuchi H, Matsuoka H, et al. Risk factors associated with surgical site infection after ileal pouch-anal anastomosis in ulcerative colitis. Dis Colon Rectum, 2010, 53: 143-149.

［17］ Culver DH, Horan TC, Gaynes RP, et al. Surgical wound infection rates by wound class, operative procedure, and patient risk index. National Nosocomial Infections Surveillance System. Am J Med, 1991, 91: 152S-157S.

[18] Gottrup F. Prevention of surgical-wound infections. N Engl J Med, 2000, 342: 202-204.

[19] Huotari K, Lyytikainen O. Impact of postdischarge surveillance on the rate of surgical site infection after orthopedic surgery. Infect Control Hosp Epidemiol, 2006, 27: 1324-1329.

[20] Li Y, Zuo L, Zhu W, et al. Role of exclusive enteral nutrition in the preoperative optimization of patients with Crohn's disease following immunosuppressive therapy. Medicine (Baltimore), 2015, 94: e478.

[21] Iesalnieks I, Kilger A, Glass H, et al. Intraabdominal septic complications following bowel resection for Crohn's disease: detrimental influence on long-term outcome. Int J Colorectal Dis, 2008, 23: 1167-1174.

[22] Kanazawa A, Yamana T, Okamoto K, et al. Risk factors for postoperative intra-abdominal septic complications after bowel resection in patients with Crohn's disease. Dis Colon Rectum, 2012, 55: 957-962.

[23] Myrelid P, Olaison G, Sjodahl R, et al. Thiopurine therapy is associated with postoperative intra-abdominal septic complications in abdominal surgery for Crohn's disease. Dis Colon Rectum, 2009, 52: 1387-1394.

[24] Muller-Wille R, Iesalnieks I, Dornia C, et al. Influence of percutaneous abscess drainage on severe postoperative septic complications in patients with Crohn's disease. Int J Colorectal Dis, 2011, 26: 769-774.

[25] Arsoniadis EG, Ho YY, Melton GB, et al. African Americans and short-term outcomes after surgery for Crohn's disease: an ACS-NSQIP analysis. J Crohns Colitis, 2017, 11.

[26] Alves A, Panis Y, Bouhnik Y, et al. Risk factors for intra-abdominal septic complications after a first ileocecal resection for Crohn's disease: a multivariate analysis in 161 consecutive patients. Dis Colon Rectum, 2007, 50: 331-336.

[27] Morar PS, Hodgkinson JD, Thalayasingam S, et al. Determining predictors for intraabdominal septic complications following ileocolonic resection for Crohn's disease-considerations in pre-operative and peri-operative optimisation techniques to improve outcome. J Crohns Colitis, 2015, 9: 483-491.

[28] Appau KA, Fazio VW, Shen B, et al. Use of infliximab within 3 months of ileocolonic resection is associated with adverse postoperative outcomes in Crohn's patients. J Gastrointest Surg, 2008, 12: 1738-1744.

[29] Yamamoto T, Allan RN, Keighley MR. Risk factors for intraabdominal sepsis after surgery in Crohn's disease. Dis Colon Rectum, 2000, 43: 1141-1145.

[30] Huang W, Tang Y, Nong L, et al. Risk factors for postoperative intra-abdominal septic complications after surgery in Crohn's disease: a meta-analysis of observational studies. J Crohns Colitis, 2015, 9: 293-301.

[31] Burke LM, Bashir MR, Gardner CS, et al. Image-guided percutaneous drainage vs. surgical repair of gastrointestinal anastomotic leaks: is there a difference in hospital course or hospitalization cost? Abdom Imaging, 2015, 40: 1279-1284.

[32] Byrne J, Stephens R, Isaacson A, et al. Image-guided percutaneous drainage for treatment of post-surgical anastomotic leak in patients with Crohn's disease. J Crohns Colitis, 2016, 10: 38-42.

[33] Groof EJ, Carbonnel F, Buskens CJ, et al. Abdominal abscess in Crohn's disease: multidisciplinary management. Dig Dis, 2014, 32: 103-109.

[34] Zerbib P, Koriche D, Truant S, et al. Pre-operative management is associated with low rate of post-operative morbidity in penetrating Crohn's disease. Aliment Pharmacol Ther, 2010, 32: 459-465.

[35] Smedh K, Andersson M, Johansson H, et al. Preoperative management is more important than choice of sutured or stapled anastomosis in Crohn's disease. Eur J Surg, 2002, 168: 154-157.

［36］ Feagins LA, Holubar SD, Kane SV, et al. Current strategies in the management of intra-abdominal abscesses in Crohn's disease. Clin Gastroenterol Hepatol, 2011, 9: 842-850.

［37］ Sahai A, Belair M, Gianfelice D, et al. Percutaneous drainage of intra-abdominal abscesses in Crohn's disease: short and long-term outcome. Am J Gastroenterol, 1997, 92: 275-278.

［38］ Lobaton T, Guardiola J, Rodriguez-Moranta F, et al. Comparison of the long-term outcome of two therapeutic strategies for the management of abdominal abscess complicating Crohn's disease: percutaneous drainage or immediate surgical treatment. Colorectal Dis, 2013, 15: 1267-1272.

［39］ Heuschen UA, Hinz U, Allemeyer EH, et al. Risk factors for ileoanal J pouch-related septic complications in ulcerative colitis and familial adenomatous polyposis. Ann Surg, 2002, 235: 207-216.

［40］ Farouk R, Dozois RR, Pemberton JH, et al. Incidence and subsequent impact of pelvic abscess after ileal pouch-anal anastomosis for chronic ulcerative colitis. Dis Colon Rectum, 1998, 41: 1239-1243.

［41］ Fazio VW, Tekkis PP, Remzi F, et al. Quantification of risk for pouch failure after ileal pouch anal anastomosis surgery. Ann Surg, 2003, 238: 605-614. discussion 14-17.

［42］ Meagher AP, Farouk R, Dozois RR, et al. J ileal pouch-anal anastomosis for chronic ulcerative colitis: complications and long-term outcome in 1310 patients. Br J Surg, 1998, 85: 800-803.

［43］ Nelson R, Liao C, Fichera A, et al. Rescue therapy with cyclosporine or infliximab is not associated with an increased risk for postoperative complications in patients hospitalized for severe steroid-refractory ulcerative colitis. Inflamm Bowel Dis, 2014, 20: 14-20.

［44］ Loftus Jr EV, Delgado DJ, Friedman HS, et al. Colectomy and the incidence of postsurgical complications among ulcerative colitis patients with private health insurance in the United States. Am J Gastroenterol, 2008, 103: 1737-1745.

［45］ Fazio VW, Ziv Y, Church JM, et al. Ileal pouch-anal anastomoses complications and function in 1005 patients. Ann Surg, 1995, 222: 120-127.

［46］ Shen B, Fazio VW, Remzi FH, et al. Risk factors for diseases of ileal pouch-anal anastomosis after restorative proctocolectomy for ulcerative colitis. Clin Gastroenterol Hepatol, 2006, 4: 81-89. quiz 2-3.

［47］ Lim M, Sagar P, Abdulgader A, et al. The impact of preoperative immunomodulation on pouch-related septic complications after ileal pouch-anal anastomosis. Dis Colon Rectum, 2007, 50: 943-951.

［48］ Francone TD, Champagne B. Considerations and complications in patients undergoing ileal pouch anal anastomosis. Surg Clin N Am, 2013, 93: 107-143.

［49］ Remzi FH, Aytac E, Ashburn J, et al. Transabdominal redo ileal pouch surgery for failed restorative proctocolectomy: lessons learned over 500 patients. Ann Surg, 2015, 262: 675-682.

［50］ Broder JC, Tkacz JN, Anderson SW, et al. Ileal pouchanal anastomosis surgery: imaging and intervention for postoperative complications. Radiographics, 2010, 30: 221-233.

［51］ Piessen G, Muscari F, Rivkine E, et al. Prevalence of and risk factors for morbidity after elective left colectomy: cancer vs noncomplicated diverticular disease. Arch Surg, 2011, 146: 1149-1155.

［52］ Besson R, Christidis C, Denet C, et al. Management of postoperative bleeding after laparoscopic left colectomy. Int J Colorectal Dis, 2016, 31: 1431-1436.

［53］ Lian L, Serclova Z, Fazio VW, et al. Clinical features and management of postoperative pouch bleeding after ileal pouch-anal anastomosis (IPAA). J Gastrointest Surg, 2008, 12: 1991-1994.

［54］ Lustosa SA, Matos D, Atallah AN, et al. Stapled versus handsewn methods for colorectal anastomosis surgery. Cochrane Database Syst Rev, 2001: CD003144.

［55］ Lou Z, Zhang W, Yu E, et al. Colonoscopy is the first choice for early postoperative rectal anastomotic bleeding. World J Surg Oncol, 2014, 12: 376.

［56］ Golda T, Zerpa C, Kreisler E, et al. Incidence and management of anastomotic bleeding after ileocolic anastomosis. Colorectal Dis, 2013, 15: 1301-1308.

［57］ Li VK, Wexner SD, Pulido N, et al. Use of routine intraoperative endoscopy in elective laparoscopic colorectal surgery: can it further avoid anastomotic failure? Surg Endosc, 2009, 23: 2459-2465.

［58］ Martinez-Serrano MA, Pares D, Pera M, et al. Management of lower gastrointestinal bleeding after colorectal resection and stapled anastomosis. Tech Coloproctol, 2009, 13: 49-53.

［59］ Chardavoyne R, Stein TA, Ratner LE, et al. Is colonoscopy safe in the early postcolectomy period? Am Surg, 1991, 57: 734-736.

［60］ Trottier DC, Friedlich M, Rostom A. The use of endoscopic hemoclips for postoperative anastomotic bleeding. Surg Laparosc Endosc Percutan Tech, 2008, 18: 299-300.

［61］ Amr MA, Alzghari MJ, Polites SF, et al. Endoscopy in the early postoperative setting after primary gastrointestinal anastomosis. J Gastrointest Surg, 2014, 18: 1911-1916.

［62］ DeBarros J, Rosas L, Cohen J, et al. The changing paradigm for the treatment of colonic hemorrhage: superselective angiographic embolization. Dis Colon Rectum, 2002, 45: 802-808.

［63］ Cirocco WC, Golub RW. Endoscopic treatment of postoperative hemorrhage from a stapled colorectal anastomosis. Am Surg, 1995, 61: 460-463.

［64］ Kingham TP, Pachter HL. Colonic anastomotic leak: risk factors, diagnosis, and treatment. J Am Coll Surg, 2009, 208: 269-278.

［65］ Shapiro M, Greenstein AJ, Byrn J, et al. Surgical management and outcomes of patients with duodenal Crohn's disease. J Am Coll Surg, 2008, 207: 36-42.

［66］ Tzivanakis A, Singh JC, Guy RJ, et al. Influence of risk factors on the safety of ileocolic anastomosis in Crohn's disease surgery. Dis Colon Rectum, 2012, 55: 558-562.

［67］ Hyman N, Manchester TL, Osler T, et al. Anastomotic leaks after intestinal anastomosis: it's later than you think. Ann Surg, 2007, 245: 254-258.

［68］ O'Riordan JM, O'Connor BI, Huang H, et al. Long-term outcome of colectomy and ileorectal anastomosis for Crohn's colitis. Dis Colon Rectum, 2011, 54: 1347-1354.

［69］ Sagap I, Remzi FH, Hammel JP, et al. Factors associated with failure in managing pelvic sepsis after ileal pouch-anal anastomosis (IPAA)ea multivariate analysis. Surgery, 2006, 140: 691-703. discussion-4.

［70］ Paye F, Penna C, Chiche L, et al. Pouch-related fistula following restorative proctocolectomy. Br J Surg, 1996, 83: 1574-1547.

［71］ Raval MJ, Schnitzler M, O'Connor BI, et al. Improved outcome due to increased experience and individualized management of leaks after ileal pouch-anal anastomosis. Ann Surg, 2007, 246: 763-770.

［72］ Fazio VW, Kiran RP, Remzi FH, et al. Ileal pouch anal anastomosis: analysis of outcome and quality of life in 3707 patients. Ann Surg, 2013, 257: 679-685.

［73］ Hedrick TL, Sawyer RG, Foley EF, et al. Anastomotic leak and the loop ileostomy: friend or foe? Dis Colon

Rectum, 2006, 49: 1167-1176.

[74] Sherman J, Greenstein AJ. Ileal j pouch complications and surgical solutions: a review. Inflamm Bowel Dis, 2014, 20: 1678-1685.

[75] McLeod RS, Wolff BG, Ross S, et al. Recurrence of Crohn's disease after ileocolic resection is not affected by anastomotic type: results of a multicenter, randomized, controlled trial. Dis Colon Rectum, 2009, 52: 919-927.

[76] Strong S, Steele SR, Boutrous M, et al. Clinical practice guideline for the surgical management of Crohn's disease. Dis Colon Rectum, 2015, 58: 1021-1036.

[77] Guo Z, Li Y, Zhu W, et al. Comparing outcomes between side-to-side anastomosis and other anastomotic configurations after intestinal resection for patients with Crohn's disease: a meta-analysis. World J Surg, 2013, 37: 893-901.

[78] Widmar M, Cummings DR, Steinhagen E, et al. Oversewing staple lines to prevent anastomotic complications in primary ileocolic resections for Crohn's disease. J Gastrointest Surg, 2015, 19: 911-916.

[79] Iesalnieks I, Kilger A, Kalisch B, et al. Treatment of the anastomotic complications in patients with Crohn's disease. Int J Colorectal Dis, 2011, 26: 239-244.

[80] Johnson WC, Gerzof SG, Robbins AH, et al. Treatment of abdominal abscesses: comparative evaluation of operative drainage versus percutaneous catheter drainage guided by computed tomography or ultrasound. Ann Surg, 1981, 194: 510-520.

[81] Gerzof SG, Robbins AH, Johnson WC, et al. Percutaneous catheter drainage of abdominal abscesses: a five-year experience. N Engl J Med, 1981, 305: 653-657.

[82] Kiran RP, Luz MA, Remzi FH, et al. Factors associated with septic complications after restorative proctocolectomy. Ann Surg, 2010, 251: 436-440.

[83] Platell C, Barwood N, Makin G. Clinical utility of a de-functioning loop ileostomy. ANZ J Surg, 2005, 75: 147-151.

[84] Shen B. Diagnosis and management of postoperative ileal pouch disorders. Clin Colon Rectal Surg, 2010, 23: 259-268.

[85] Gardenbroek TJ, Musters GD, Buskens CJ, et al. Early reconstruction of the leaking ileal pouch-anal anastomosis: a novel solution to an old problem. Colorectal Dis, 2015, 17: 426-432.

[86] Kirat HT, Kiran RP, Remzi FH, et al. Diagnosis and management of afferent limb syndrome in patients with ileal pouchanal anastomosis. Inflamm Bowel Dis, 2011, 17: 1287-1290.

[87] Marcello PW, Roberts PL, Schoetz Jr DJ, et al. Long-term results of the ileoanal pouch procedure. Arch Surg, 1993, 128: 500-503. discussion 3-4.

[88] Tang L, Cai H, Moore L, et al. Evaluation of endoscopic and imaging modalities in the diagnosis of structural disorders of the ileal pouch. Inflamm Bowel Dis, 2010, 16: 1526-1531.

[89] Shah NS, Remzi F, Massmann A, et al. Management and treatment outcome of pouch-vaginal fistulas following restorative proctocolectomy. Dis Colon Rectum, 2003, 46: 911-917.

[90] Swain BT, Ellis CN. Fibrin glue treatment of low rectal and pouchanal anastomotic sinuses. Dis Colon Rectum, 2004, 47: 253-255.

[91] Lian L, Geisler D, Shen B. Endoscopic needle knife treatment of chronic presacral sinus at the anastomosis at an ileal pouch-anal anastomosis. Endoscopy, 2010, 42: E14.

［92］ Wu XR, Wong RC, Shen B. Endoscopic needle-knife therapy for ileal pouch sinus: a novel approach for the surgical adverse event (with video). Gastrointest Endosc, 2013, 78: 875-885.

［93］ Whitlow CB, Opelka FG, Gathright Jr JB, et al. Treatment of colorectal and ileoanal anastomotic sinuses. Dis Colon Rectum, 1997, 40: 760-763.

［94］ Fleshman JW, Cohen Z, McLeod RS, et al. The ileal reservoir and ileoanal anastomosis procedure. Factors affecting technical and functional outcome. Dis Colon Rectum, 1988, 31: 10-16.

［95］ Keighley MR, Grobler SP. Fistula complicating restorative proctocolectomy. Br J Surg, 1993, 80: 1065-1067.

［96］ Heriot AG, Tekkis PP, Smith JJ, et al. Management and outcome of pouch-vaginal fistulas following restorative proctocolectomy. Dis Colon Rectum, 2005, 48: 451-458.

［97］ Johnson PM, O'Connor BI, Cohen Z, et al. Pouch-vaginal fistula after ileal pouch-anal anastomosis: treatment and outcomes. Dis Colon Rectum, 2005, 48: 1249-1253.

［98］ Sagar RC, Thornton M, Herd A, et al. Transvaginal repair of recurrent pouch-vaginal fistula. Colorectal Dis, 2014, 16: O440-O442.

［99］ Burke D, van Laarhoven CJ, Herbst F, et al. Transvaginal repair of pouch-vaginal fistula. Br J Surg, 2001, 88: 241-245.

［100］ Gaertner WB, Witt J, Madoff RD, et al. Ileal pouch fistulas after restorative proctocolectomy: management and outcomes. Tech Coloproctol, 2014, 18: 1061-1066.

［101］ Cohen Z, Smith D, McLeod R. Reconstructive surgery for pelvic pouches. World J Surg, 1998, 22: 342-346.

［102］ Tulchinsky H, Cohen CR, Nicholls RJ. Salvage surgery after restorative proctocolectomy. Br J Surg, 2003, 90: 909-921.

［103］ Groom JS, Nicholls RJ, Hawley PR, et al. Pouch-vaginal fistula. Br J Surg, 1993, 80: 936-940.

［104］ Fazio VW, Tjandra JJ. Pouch advancement and neoileoanal anastomosis for anastomotic stricture and anovaginal fistula complicating restorative proctocolectomy. Br J Surg, 1992, 79: 694-696.

［105］ Rutgeerts P, Geboes K, Vantrappen G, et al. Natural history of recurrent Crohn's disease at the ileocolonic anastomosis after curative surgery. Gut, 1984, 25: 665-672.

［106］ Rutgeerts P, Geboes K, Vantrappen G, et al. Predictability of the postoperative course of Crohn's disease. Gastroenterology, 1990, 99: 956-963.

［107］ Evans J, Poritz L, MacRae H. Influence of experience on laparoscopic ileocolic resection for Crohn's disease. Dis Colon Rectum, 2002, 45: 1595-1600.

［108］ Zankel E, Rogler G, Andus T, et al. Crohn's disease patient characteristics in a tertiary referral center: comparison with patients from a population-based cohort. Eur J Gastroenterol Hepatol, 2005, 17: 395-401.

［109］ Wolters FL, Russel MG, Sijbrandij J, et al. Phenotype at diagnosis predicts recurrence rates in Crohn's disease. Gut, 2006, 55: 1124-1130.

［110］ Assche G, Geboes K, Rutgeerts P. Medical therapy for Crohn's disease strictures. Inflamm Bowel Dis, 2004, 10: 55-60.

［111］ Nanda K, Courtney W, Keegan D, et al. Prolonged avoidance of repeat surgery with endoscopic balloon dilatation of anastomotic strictures in Crohn's disease. J Crohns Colitis, 2012, 7: 474-480.

［112］ Ding NS, Yip WM, Choi CH, et al. Endoscopic dilatation of Crohn's anastomotic strictures is effective in the long term, and escalation of medical therapy improves outcomes in the biologic era. J Crohns Colitis, 2016, 10:

1172-1178.

［113］ Lian L, Stocchi L, Shen B, et al. Prediction of need for surgery after endoscopic balloon dilation of ileocolic anastomotic stricture in patients with Crohn's disease. Dis Colon Rectum, 2015, 58: 423-430.

［114］ Li Y, Stocchi L, Shen B, et al. Salvage surgery after failure of endoscopic balloon dilatation versus surgery first for ileocolonic anastomotic stricture due to recurrent Crohn's disease. Br J Surg, 2015, 102: 1418-1425. discussion 25.

［115］ Levine RA, Wasvary H, Kadro O. Endoprosthetic management of refractory ileocolonic anastomotic strictures after resection for Crohn's disease: report of nine-year follow-up and review of the literature. Inflamm Bowel Dis, 2011, 18: 506-512.

［116］ Prudhomme M, Dozois RR, Godlewski G, et al. Anal canal strictures after ileal pouch-anal anastomosis. Dis Colon Rectum, 2003, 46: 20-23.

［117］ Shen B, Lian L, Kiran RP, et al. Efficacy and safety of endoscopic treatment of ileal pouch strictures. Inflamm Bowel Dis, 2011, 17: 2527-2535.

［118］ Hahnloser D, Pemberton JH, Wolff BG, et al. Results at up to 20 years after ileal pouch-anal anastomosis for chronic ulcerative colitis. Br J Surg, 2007, 94: 333-340.

［119］ Michelassi F, Lee J, Rubin M, et al. Long-term functional results after ileal pouch anal restorative proctocolectomy for ulcerative colitis: a prospective observational study. Ann Surg, 2003, 238: 433-441. discussion 42-45.

［120］ Maclean AR, Cohen Z, Macrae HM, et al. Risk of small bowel obstruction after the ileal pouch-anal anastomosis. Ann Surg, 2002, 235: 200-206.

［121］ Lewis WG, Kuzu A, Sagar PM, et al. Stricture at the pouch-anal anastomosis after restorative proctocolectomy. Dis Colon Rectum, 1994, 37: 120-125.

［122］ Kirat HT, Kiran RP, Lian L, et al. Influence of stapler size used at ileal pouch-anal anastomosis on anastomotic leak, stricture, long-term functional outcomes, and quality of life. Am J Surg, 2010, 200: 68-72.

［123］ Shen B, Fazio VW, Remzi FH, et al. Endoscopic balloon dilation of ileal pouch strictures. Am J Gastroenterol, 2004, 99: 2340-2347.

［124］ Lucha Jr PA, Fticsar JE, Francis MJ. The strictured anastomosis: successful treatment by corticosteroid injectionsereport of three cases and review of the literature. Dis Colon Rectum, 2005, 48: 862-865.

［125］ Shen B. Problems after restorative proctocolectomy: assessment and therapy. Curr Opin Gastroenterol, 2016, 32: 49-54.

第25章 克罗恩病患者术后复发和 内镜检查的作用

Jean Paul Achkar

　　很多克罗恩病患者在疾病发展到一定程度或阶段时需要进行肠切除手术。但是不幸的是，手术并不能治愈克罗恩病，术后1年内镜复发率高达70%～90%。术后内镜下的复发通常在临床症状出现之前发生，因此对于术后的克罗恩病患者，内镜检查对复发诊断和危险分层都有帮助。此外，内镜在术后吻合口狭窄的管理中也发挥着重要作用。汇总分析结果表明，内镜下球囊扩张术治疗克罗恩病狭窄的成功率为90%，80%患者的症状得到改善，并发症发生率约为3%。药物治疗可用于预防克罗恩病患者术后复发，其中疗效最好的是巯嘌呤类药物和肿瘤坏死因子抑制剂。由于患者具有的危险因素和对药物使用偏好的不同，不同患者术后开始药物治疗的最佳时机不同。本章提供了一种基于患者危险因素的分层算法。①

一、简　介

　　很多克罗恩病（CD）患者在疾病发展到一定程度或阶段时需要进行肠切除手术。据报道，包括三级医疗中心在内的医疗机构的CD总手术率高达80%，最近的一项基于人群研究的系统综述结果表明确诊CD后1年需要手术的风险为16%，5年为33%，10年为47%[1,2]。不幸的是，手术并不能治愈CD。术后复发率取决于所用的复发定义。通常是通过内镜检查或放射学检查首先发现复发，临床上发现术后3个月就会发生复发（内镜复发），而症状复发（临床复发）和需要再次手术（手术复发）通常是在内镜复发后发生。研究发现，术后1年的内镜复发率高达70%～90%，临床复发率为20%～30%，术后10年手术复发率为35%～70%[1,3]。

　　已有很多研究试图找到CD术后复发的危险因素，然而有些结果是相互矛盾的。在这些可能的危险因素中，吸烟、病理提示肉芽肿或肠肌层神经丛炎、穿孔、合并肛周疾病和吻合口形成对疾病复发最具有预测性[4-8]。上述危险因素中，仅有吸烟是可干预的。一项荟萃分析表明，相对于非吸烟者，吸烟者在术后10年临床复发风险增加了2倍，手术复发风险增加了2.5倍。除此之外，戒烟与术后复发风险降低相关[9,10]。

---

　　① 此段为译者加入。

CD 术后管理的另一个重要问题是决定哪些患者需要术后药物治疗、治疗时间和治疗方案的制定。已有多项研究进行了术后药物治疗的评估，但结果有时冲突。

本章将讨论 CD 术后的最优管理方法，重点讨论结肠镜在 CD 术后复发中的诊断和治疗作用。此外，本章还将回顾最近发表的重要的医学预防临床试验和相关指南。

二、内镜在克罗恩病术后管理中的作用

研究表明，内镜检查在 CD 术后诊断和危险分层中发挥着重要作用。CD 术后患者的内镜复发通常早于临床复发，回结肠切除和吻合术后 1 年回肠末端处内镜复发率高达 70%～90%[11-13]。Rutgeerts 等研究评估了内镜复发的模式，他们共纳入了 114 例患者，这些患者在回结肠切除术后进行了系统的结肠镜检查[12]。77% 的患者出现了内镜复发，并且通常局限于术后回肠末端和吻合口[12]。术后 1 年内镜下表现最常见的是阿弗他溃疡。内镜复发患者中 76% 会有阿弗他溃疡，而 24% 会有更严重的病变如结节和大溃疡[12]。随着时间的推移，内镜下的病变会进展。术后 1～3 年内镜下结节和大的线形或匐行的溃疡更加常见[12]。术后超过 3 年的患者中 46% 在吻合口和 / 或术后回肠末端出现僵硬的溃疡性狭窄[12]。这项研究很好地阐述了 CD 患者回结肠切除术后内镜复发从轻到重的典型进展模式。

Rutgeerts 等进行了后续研究，这项发表于 1990 年的研究至今仍具有重大意义。他们共随访了 122 例 CD 患者，这些患者均进行了 1 次或 2 次回结肠切除术，并且没有接受术后药物治疗[14]。在术后 1 年内对患者的回肠末端进行了结肠镜检查，并根据 Rutgeerts 内镜评分系统（至今仍在使用）进行内镜下评分（表 25.1，图 25.1）[14]。术后首次内镜下评分结果与随后的症状复发联系最为密切[14]，尤其是内镜下表现为无异常（i，0）或轻度复发（i，1），随后 5 年症状复发风险低。但是，更高级别的内镜复发患者，如弥漫性阿弗他性回肠炎 / 炎症（i，3）或大溃疡、结节和 / 或狭窄（i，4）的症状复发率很高。事实上，Rutgeerts 内镜评分为"i，4"的所有患者术后 4 年内都出现了症状复发[14]。术后 1 年内镜复发的严重程度也预示了术后 3 年内镜下评分的进展[14]（表 25.2）。

表 25.1　Rutgeerts 内镜评分系统

等级	内镜描述
i，0	无病变
i，1	少于 5 个阿弗他溃疡
i，2	多于 5 个阿弗他溃疡，溃疡间黏膜正常或跳跃性较大病变或局限于回结肠吻合口的病变
i，3	弥漫性阿弗他溃疡样回肠炎合并弥漫性黏膜炎症反应
i，4	弥漫性炎症合并大溃疡，结节和 / 或狭窄

表 25.2　两项关于克罗恩病术后复发的大型随机对照试验的对比

内容	n	内镜复发率*			临床复发率		
		安慰剂组	治疗组	P 值	安慰剂组	治疗组	P 值
TOPPIC°（Ref 20）	240	49%	43%	0.38	23%	13%	0.07
PREVENT#（Ref 26）	297	51%	22%	<0.001	20%	13%	0.097

注:* 表示内镜复发定义为 Rutgeerts 内镜评分为"i, 2"及以上。

° 表示术后 3 年内复发。

表示术后 1 年复发。

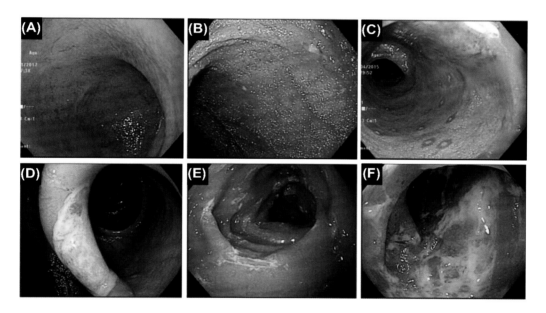

图 25.1　基于 Rutgeerts 内镜评分的克罗恩病术后复发的内镜特征。A,"i, 0",无病变; B,"i, 1",少于 5 个阿弗他溃疡; C,"i, 2",多于 5 个阿弗他溃疡,溃疡间黏膜正常; D,"i, 2",局限于回结肠吻合口的病变; E,"i, 3",弥漫性阿弗他溃疡样回肠炎; F,"i, 4",弥漫性炎症合并大溃疡,结节,肠腔狭窄

　　因此,内镜复发的严重程度和范围与临床复发风险显著相关,回结肠吻合口和术后回肠末端的内镜检查在复发的诊断和危险分层中发挥了重要作用。基于以上证据,内镜检查已成为一种监测 CD 术后复发的方法。关于使用内镜来指导术后治疗决策制定的建议已被纳入包括美国胃肠病学会（the American Gastroenterological Association, AGA）[15]和欧洲克罗恩病和结肠炎组织（the European Crohn's and Colitis Organization, ECCO）[16]在内的社会指南中,具体如下。

（一）AGA 指南摘要

　　•"对于手术诱导缓解且未接受药物预防的 CD 患者,AGA 推荐切除术后 6～12 个月进行内镜监测。"（强推荐,中等证据质量）[15]。

　　•"对于手术诱导缓解且无症状的内镜复发的 CD 患者,AGA 建议开始进行肿瘤坏死因子抑制剂

和 / 或硫嘌呤治疗，而不单是继续监测。"（条件推荐，中等证据质量）[15]。

（二）ECCO 指南摘要

• "回结肠内镜检查是诊断术后复发的金标准，它定义了形态学复发的存在和严重程度，并且可以预测临床病程（证据等级 2）。推荐在术后 1 年内进行回结肠内镜检查，因治疗决策制定可能会受其影响（证据等级 2）。"[16]

支持以上推荐的证据来自于一项随机临床试验研究——克罗恩病术后内镜复发（POCER）。该研究共纳入 184 例进行了外科手术切除与内镜下吻合的患者[17]。所有患者术后接受了 3 个月的甲硝唑治疗，随后根据预先定义的高和低复发风险进行分层，并接受相应的药物治疗。高风险组患者接受了硫唑嘌呤或阿达木单抗治疗。所有患者按照 2：1 的比例随机分组，即术后 6 个月进行肠镜检查（积极治疗）和术后 6 个月不做肠镜检查（标准治疗）。积极治疗组患者，根据术后 6 个月的内镜检查结果更改药物治疗方案。主要终点是术后 18 个月内镜复发，其中内镜复发定义根据 Rutgeerts 评分为 "i, 2""i, 3""i, 4"（表 25.1）。结果表明，积极治疗组术后 18 个月内镜复发率（49%）低于标准治疗组（67%）（$P = 0.03$）[17]。除此之外，积极治疗组中 22% 的患者在术后 18 个月内镜检查中没有发现黏膜病变（i, 0），而标准治疗组这一比例为 7%；（$P = 0.03$）[17]。在积极治疗组 122 例患者中，47 例（39%）根据术后 6 个月内镜检查结果进行了升阶治疗，表明了结肠镜检查在指导治疗决策中的重要作用。38% 的升阶治疗的患者在 18 个月时达到内镜缓解。值得注意的是，在术后 6 个月内镜缓解的患者中，1 年后 41% 的患者出现了内镜复发，表明持续内镜监测的重要性[17]。但是，这样的结果也可能是术后 6 个月进行结肠镜检查的时间过早所致，如果推迟到术后 12 个月进行内镜检查，那结果可能会受到影响。综上所述，POCER 研究结果首次为内镜指导 CD 术后管理降低复发风险并提供了前瞻性的随机研究证据。

三、克罗恩病术后药物治疗

POCER 研究强调了克罗恩病患者术后药物治疗的一些重要问题。多种因素决定了术后是否是否需要药物治疗以及何时开始药物治疗，包括患者的偏好、复发危险因素、不同药物治疗的选择。如果预防疾病复发是主要目标，那么术后应该尽早开始治疗。对于高复发风险的患者来说，这是一个好方法。相对而言，对于低复发风险的患者来说，术后结肠镜检查可以用于指导药物治疗决策的制定。因此，我们的目标不单是预防，而是早期发现内镜复发以及防止症状复发。

一旦决定开始治疗，需了解不同治疗方案背后的证据，这样有助于治疗的选择。包括硝基咪唑类抗生素、美沙拉嗪、硫唑嘌呤 /6- 巯基嘌呤和抗肿瘤坏死因子（TNF）抗体在内的几种药物在预防疾病复发中表现出一定程度的作用，其中硫唑嘌呤 /6- 巯基嘌呤和抗 TNF 单抗效果最为明显。[18]

已有数项研究，其中大多为小样本研究，比较了硫唑嘌呤或 6- 巯基嘌呤和安慰剂或其他药物在预防 CD 术后复发中的作用。2014 年发表的一篇 Cochrane 综述发现，与安慰剂相比，硫嘌呤类药物的临床复发率较低（相对危险度 = 0.74, 95％CI：0.58～0.94），但证据质量低[19]。与美沙拉嗪相比，巯嘌呤类药物的疗效不确定[19]。最近一项名为 TOPPIC 的大型随机安慰剂对照试验对 240 例术后患者进行了评估，所有患者被随机分为两组，口服 6- 巯基嘌呤 1mg/（kg·d）的试验组和安慰剂组，共随访了 3 年[20]。主要终点是临床复发（根据克罗恩病活动指数）需要药物治疗或外科手术干预。6- 巯基嘌呤组中有 13％的患者临床复发需要药物或手术干预，而安慰剂组的临床复发是 23％，两组之间没有统计学上的差异（$P = 0.07$）[20]。值得注意的是，该试验中 6- 巯基嘌呤的药物剂量并没有根据检测的药物水平进行调整，而 6- 巯基嘌呤组中 60％的患者在第 49 周的药物水平未达治疗剂量。然而，有趣的是，亚组分析显示，相对于非吸烟者，6- 巯基嘌呤能有效降低吸烟者的临床复发率（$P = 0.018$）。若将内镜复发定义为 Rutgeerts 评分"i, 2"及以上，两组之间第 49 周的内镜复发没有差异。若将内镜复发定义为 Rutgeerts 评分"i, 1"及以上，第 49 周 6- 巯基嘌呤组中 64％的患者有内镜复发，而安慰剂组的是 82％（$P = 0.01$），试验组治疗获益。最后，原著作者结合该研究和另外两篇随机安慰剂对照试验进行荟萃分析发现，与安慰剂相比，巯嘌呤类药物具有治疗效果（相对危险度 = 0.57，95％ CI：0.38～0.85）[20]。

关于抗 TNF 抗体药物，初步小型研究表明英夫利西单抗和阿达木单抗在防止 CD 术后复发以及减缓内镜复发后疾病进展方面疗效显著[21-25]。例如，一项小型随机安慰剂对照试验共纳入了 24 例 CD 患者，他们在术后 4 周内随机接受了英夫利西单抗或安慰剂治疗，结果显示英夫利西单抗组内镜复发显著降低（9％ vs 85％；$P = 0.0006$）[21]。他们扩大了样本量进行研究，即 PREVENT 试验，共纳入了 297 例进行了回结肠切除和回结肠吻合术且满足高复发风险标准的 CD 患者[26]。研究对象每 8 周随机接受英夫利西单抗或安慰剂治疗。该研究的主要终点是在 76 周或之前的临床复发，英夫利西单抗组临床复发率为 13％，安慰剂组为 20％（$P = 0.097$）。但是，英夫利西单抗组和安慰剂组的内镜复发（定义为 Rutgeerts 评分为"i, 2"及以上）是有显著的差异（22％ vs 51％，$P < 0.001$）[26]。若内镜复发定义为 Rutgeerts 评分为"i, 3"或"i, 4"，英夫利西单抗组仅 19％的患者有内镜复发，而安慰剂组的为 81％。

AGA 对所有术后药物治疗方案（不包括最近发表的 TOPPIC 试验）进行了技术回顾，得出的结论是巯嘌呤类药物和抗 TNF 单抗降低了内镜复发率和临床复发率。关于巯嘌呤类药物，内镜复发的优势比为 0.35（95％CI：0.14～0.85），临床复发的优势比为 0.40（95％CI：0.17～0.95）；关于抗 TNF 单抗，内镜复发和临床复发的优势比分别为 0.51（95％CI：0.28～0.94）和 0.24（95％ CI：0.15～0.39）[18]。基于以上结论，通过比较所有药物干预的疗效并做荟萃分析后发现，抗 TNF 单抗治疗是最有效的[27]。

关于术后何时以及哪些患者需要开始药物治疗目前仍无定论，尤其是考虑到费用问题。下文将提出一种方案。

四、吻合口狭窄的内镜治疗

纤维性狭窄在 CD 患者中是常见的，20％～30％的患者会发生此类狭窄，我们对这种纤维化发生机制的认识也在迅速加深[28]。与此相似的是，吻合口狭窄是 CD 肠切除术后一个常见的并发症，可能会导致再次手术。内镜下球囊扩张越来越多地用于治疗 CD 原发性狭窄和术后狭窄。关于上述治疗方法已有多项研究结果发表,其中多为回顾性研究。回顾所有研究,共有两篇系统综述和荟萃分析以及一篇对原始数据进行汇总分析的文章[29-31]。

这两篇系统综述分析了既往几乎所有的类似文献,一篇共纳入了 25 项研究共 1089 例患者,其中 79% 的患者发生了吻合口狭窄[29];另一篇共纳入了 24 项研究共 1163 例患者,其中 69% 的患者发生了吻合口狭窄[30]。这两篇综述均发现内镜下球囊扩张技术成功率为 89%～90%,其中一篇报道症状缓解率为 70%[29]。两篇综述的结果均显示,20%～27% 的患者需要外科手术干预,合并穿孔率为 3%。相比于狭窄长度大于 4cm,狭窄长度不大于 4cm 的患者的外科手术干预的风险显著降低(风险比 = 4.8;$P = 0.02$)[30]。

最近发表的一项关于内镜下球囊扩张的汇总分析共纳入了 33 项研究、1463 例 CD 狭窄患者,技术成功率为 89%,81% 患者的症状得到缓解,并发症发生率为 2.8%[31]。在治疗的狭窄中,几乎所有的狭窄(99%)位于回肠,62% 位于吻合口。此外,该研究的作者获取了 12 项研究共 676 例患者的原始数据并进行了分析,结果发现相比于吻合口狭窄,原发性狭窄内镜下球囊扩张技术成功率更高(优势比 = 2.3;$P < 0.001$)[31]。但是在临床疗效、症状复发和需要手术方面,原发性狭窄和吻合口狭窄没有差异[31]。扩张后的 24 个月后 74% 的患者需要再次扩张,43% 的患者需要手术干预。通过多因素分析,无须手术干预的唯一预测因素是狭窄长度;狭窄长度在 5cm 及以下的患者需要手术干预的风险低(风险比 = 2.4;$P = 0.003$)[31]。

基于上述研究结果和内镜下球囊扩张方面的经验,关于对 CD 患者狭窄内镜下治疗的推荐意见逐渐形成[32,33]。对 CD 术后狭窄患者进行内镜下治疗之前,内镜医生必须了解患者已经发生改变的肠道解剖结构和外科手术吻合术式。肠切除术后对回肠和结肠进行吻合,吻合方式有端端吻合、端侧吻合和侧侧吻合[34]。回顾原始手术报告有助于了解术后肠道解剖结构。端端吻合是直接将回肠和结肠进行连接,内镜下最容易识别和进行治疗。端侧吻合将回肠侧端和结肠盲端进行吻合,形成一个与吻合器相关的相对较小的开口[33]。侧侧吻合在内镜下可以看到两个相邻的肠腔,小肠开口在吻合口的远端,可以通过屈曲结肠镜前端来确定肠腔[33]。

明确解剖结构后,对狭窄的评估和是否可以安全扩张至关重要。内镜治疗的理想狭窄长度小于 5cm,狭窄灶和内镜处在同一直线上,且病灶处不合并严重的炎症、深溃疡、邻近瘘管等并发症[32]。针对成角的吻合口狭窄,90° 球囊扩张技术较适用,该技术可以使导管或球囊与内镜形成 90° 夹角[32]。可以使用导丝引导球囊通过不能通过的狭窄处,以尽量降低球囊顶端盲部导致的创伤或穿孔的风险。虽然没有可靠的证据表明如何最好地进行扩张,但合适的方法是逐级渐进球囊扩张,每扩张一级停留 5～120s,直至达到球囊最大直径 18～22mm[32,33]。既往有报道扩张直径达到 25mm,但是汇总分析后发现,扩张口径增大并没有取得更好的临床效果,也没有减少再扩张或手术的需求。有报道称在内镜下球囊扩张的同时注射类固醇可以减少扩张后疤痕生成和再狭窄,但不同研究结果存在冲突,目前并不常规推荐这种疗法[32,33]。

五、总　结

预防疾病复发是 CD 患者术后的一个重要目标。戒烟是唯一一个可干预的危险因素，而药物治疗有希望降低复发风险。术后回肠末端和吻合口的内镜评估在指导何时开始治疗以及何时需要优化或更改治疗方案的决策制定中发挥着重要作用。POCER 试验为内镜指导 CD 术后治疗降低复发风险提供了随机证据。

人们已经对预防 CD 术后复发的多种药物治疗方案进行了研究，其中硫嘌呤类药物和抗 TNF 单抗最有应用前景。虽然两项最大的随机对照试验 TOPPIC（6- 巯基嘌呤）和 PREVENT（英夫利西单抗）没有达到主要终点（降低临床复发），但是次要终点和亚组分析表明这些治疗方案对患者是有益的。AGA 和 ECCO 指南均推荐硫嘌呤类药物和抗 TNF 单抗用于术后药物治疗。

关于 CD 术后何时以及如何开始治疗，有各种各样的建议。无论是从成本效益角度来看，还是从一些患者术后复发风险低，术后多年不会发生内镜和症状复发的方面来看，所有患者术后都接受治疗是不合理的。本文原著作者提出了一种方案，详见图 25.2。患者按照复发风险高低进行分层。复发风险低的患者包括非吸烟者、首次进行肠切除术患者、没有高危险因素的患者。复发风险高的患者包括吸烟者、有穿透性病变患者、病理提示肉芽肿或肠肌层神经丛炎患者、有肛周疾病患者、广泛小肠切除者。低风险患者术后不需要开始药物治疗，但应在术后 12 个月进行结肠镜检查。如果存在明显内镜复发，则应开始药物治疗。高风险患者应被劝告戒烟，术后尽快（理想是 4 周内）开始抗 TNF 单抗联合免疫调节剂治疗，开始治疗后 6～12 个月进行结肠镜检查以明确是否存在内镜复发。对于曾经抗 TNF 单抗治疗失败的患者，可以使用硫嘌呤或其他种类生物制剂进行治疗。

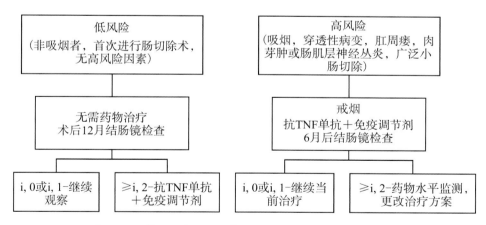

图 25.2　基于风险分层的克罗恩病患者术后药物治疗流程

此外，内镜在治疗 CD 术后可能出现的吻合口狭窄中也发挥着重要作用。汇总分析结果表明，内镜下球囊扩张治疗 CD 狭窄的技术成功率为 90%，80% 患者的症状得到改善，并发症发生率约为 3%。

（范一宏　译）

参考文献

［1］ De Cruz P, Kamm MA, Prideaux L, et al. Postoperative recurrent luminal Crohn's disease: a systematic review. Inflamm Bowel Dis, 2012, 18(4): 758-777.

［2］ Frolkis AD, Dykeman J, Negron ME, et al. Risk of surgery for inflammatory bowel diseases has decreased over time: a systematic review and meta-analysis of population-based studies. Gastroenterology, 2013, 145(5): 996-1006.

［3］ Frolkis AD, Lipton DS, Fiest KM, et al. Cumulative incidence of second intestinal resection in Crohn's disease: a systematic review and meta-analysis of population-based studies. Am J Gastroenterol, 2014, 109(11): 1739-1748.

［4］ Ahmed T, Rieder F, Fiocchi C, et al. Pathogenesis of postoperative recurrence in Crohn's disease. Gut, 2011, 60(4): 553-562.

［5］ Simillis C, Jacovides M, Reese GE, et al. Meta-analysis of the role of granulomas in the recurrence of Crohn disease. Dis Colon Rectum, 2010, 53(2): 177-185.

［6］ Lemmens B, Buck van Overstraeten A, Arijs I, et al. Submucosal plexitis as a predictive factor for postoperative endoscopic recurrence in patients with Crohn's disease undergoing a resection with ileocolonic anastomosis: results from a prospective single-centre study. J Crohns Colitis, 2017, 11(2): 212-220.

［7］ Li Y, Stocchi L, Liu X, et al. Presence of granulomas in mesenteric lymph nodes is associated with postoperative recurrence in Crohn's disease. Inflamm Bowel Dis, 2015, 21(11): 2613-2618.

［8］ Reese GE, Nanidis T, Borysiewicz C, et al. The effect of smoking after surgery for Crohn's disease: A meta-analysis of observational studies. Int J Colorectal Dis, 2008, 23(12): 1213-1221.

［9］ Cosnes J, Beaugerie L, Carbonnel F, et al. Smoking cessation and the course of Crohn's disease: An intervention study. Gastroenterology, 2001, 120(5): 1093-1099.

［10］ Ryan WR, Allan RN, Yamamoto T, et al. Crohn's disease patients who quit smoking have a reduced risk of reoperation for recurrence. Am J Surg, 2004, 187(2): 219-225.

［11］ Olaison G, Smedh K, Sjodahl R. Natural course of Crohn's disease after ileocolic resection: Endoscopically visualised ileal ulcers preceding symptoms. Gut, 1992, 33(3): 331-335.

［12］ Rutgeerts P, Geboes K, Vantrappen G, et al. Natural history of recurrent Crohn's disease at the ileocolonic anastomosis after curative surgery. Gut, 1984, 25(6): 665-672.

［13］ Onali S, Calabrese E, Petruzziello C, et al. Post-operative recurrence of Crohn's disease: A prospective study at 5 years. Dig Liver Dis, 2016, 48(5): 489-494.

［14］ Rutgeerts P, Geboes K, Vantrappen G, et al. Predictability of the postoperative course of Crohn's disease. Gastroenterology, 1990, 99(4): 956-963.

［15］ Nguyen GC, Loftus Jr EV, Hirano I, et al. American gastroenterological association institute guideline on the management of Crohn's disease after surgical resection. Gastroenterology, 2017, 152(1): 271-275.

［16］ Gionchetti P, Dignass A, Danese S, et al. 3rd european evidence-based consensus on the diagnosis and management of Crohn's disease 2016: Part 2: surgical management and special situations. J Crohns Colitis,

2017, 11(2): 135-149.

［17］De Cruz P, Kamm MA, Hamilton AL, et al. Crohn's disease management after intestinal resection: A randomised trial. Lancet, 2015, 385(9976): 1406-1417.

［18］Regueiro M, Velayos F, Greer JB, et al. American gastroenterological association institute technical review on the management of Crohn's disease after surgical resection. Gastroenterology, 2017, 152(1): 277-295.e3.

［19］Gordon M, Taylor K, Akobeng AK, et al. Azathioprine and 6-mercaptopurine for maintenance of surgically-induced remission in Crohn's disease. Cochrane Database Syst Rev, 2014, (8): CD010233. doi(8): CD010233.

［20］Mowat C, Arnott I, Cahill A, et al. Mercaptopurine versus placebo to prevent recurrence of Crohn's disease after surgical resection (TOPPIC): a multicentre, double-blind, randomised controlled trial. Lancet Gastroenterol Hepatol, 2016, 1(4): 273-282.

［21］Regueiro M, Schraut W, Baidoo L, et al. Infliximab prevents Crohn's disease recurrence after ileal resection. Gastroenterology, 2009, 136(2): 441-450.e1, quiz 716.

［22］Yoshida K, Fukunaga K, Ikeuchi H, et al. Scheduled infliximab monotherapy to prevent recurrence of Crohn's disease following ileocolic or ileal resection: a 3-year prospective randomized open trial. Inflamm Bowel Dis, 2012, 18(9): 1617-1623.

［23］Sorrentino D, Terrosu G, Paviotti A, et al. Early diagnosis and treatment of postoperative endoscopic recurrence of Crohn's disease: Partial benefit by infliximab-a pilot study. Dig Dis Sci, 2012, 57(5): 1341-1348.

［24］Papamichael K, Archavlis E, Lariou C, et al. Adalimumab for the prevention and/or treatment of post-operative recurrence of Crohn's disease: a prospective, two-year, single center, pilot study. J Crohns Colitis, 2012, 6(9): 924-931.

［25］Savarino E, Bodini G, Dulbecco P, et al. Adalimumab is more effective than azathioprine and mesalamine at preventing postoperative recurrence of Crohn's disease: a randomized controlled trial. Am J Gastroenterol, 2013, 108(11): 1731-1742.

［26］Regueiro M, Feagan BG, Zou B, et al. Infliximab reduces endoscopic, but not clinical, recurrence of Crohn's disease after ileocolonic resection. Gastroenterology, 2016, 150(7): 1568-1578.

［27］Singh S, Garg SK, Pardi DS, et al. Comparative efficacy of pharmacologic interventions in preventing relapse of Crohn's disease after surgery: a systematic review and network meta-analysis. Gastroenterology, 2015, 148(1): 64-76.e2, quiz e14.

［28］Rieder F, Fiocchi C, Rogler G. Mechanisms, management, and treatment of fibrosis in patients with inflammatory bowel diseases. Gastroenterology, 2017, 152(2): 340-350.e6.

［29］Morar PS, Faiz O, Warusavitarne J, et al. Systematic review with meta-analysis: endoscopic balloon dilatation for Crohn's disease strictures. Aliment Pharmacol Ther, 2015, 42(10): 1137-1148.

［30］Navaneethan U, Lourdusamy V, Njei B, et al. Endoscopic balloon dilation in the management of strictures in Crohn's disease: a systematic review and meta-analysis of non-randomized trials. Surg Endosc, 2016, 30(12): 5434-5443.

［31］Bettenworth D, Gustavsson A, Atreja A, et al. A pooled analysis of efficacy, safety, and long-term outcome of endoscopic balloon dilation therapy for patients with stricturing Crohn's disease. Inflamm Bowel Dis, 2017, 23(1): 133-142.

［32］Chen M, Shen B. Endoscopic therapy in Crohn's disease: Principle, preparation, and technique. Inflamm Bowel

Dis, 2015, 21(9): 2222-2240.

[33] Hashash JG, Binion DG. Endoscopic evaluation and management of the postoperative Crohn's disease patient. Gastrointest Endosc Clin N Am, 2016, 26(4): 679-692.

[34] Nandakumar G, Stein SL, Michelassi F. Anastomoses of the lower gastrointestinal tract. Nat Rev Gastroenterol Hepatol, 2009, 6(12): 709-716.

第26章　炎症性肠病相关性出血的诊断与治疗

Bo Shen

血便是溃疡性结肠炎的症状学特征之一，是由黏膜的活动性炎症、溃疡和炎性息肉引起的。药物治疗在控制溃疡性结肠炎相关性出血方面扮演着重要角色。相比较而言，克罗恩病相关性出血主要来源于深溃疡。吻合口缝合处出血在有炎症性肠病相关手术史的患者中较为常见，这种出血可以是自发性的或由内镜诊疗操作造成的。用于止血的内镜治疗方法多种多样，包括息肉切除术、注射、夹闭、烧灼。对于有持续或复发性出血的患者，全身性因素也应纳入评估，比如同时合并原发性硬化性胆管炎。①

一、简　介

虽然血便是活动期溃疡性结肠炎最常见的临床表现之一，但是对于克罗恩病而言，以出血为主要临床表现的情况却并不常见。大部分溃疡性结肠炎或克罗恩病的患者都可表现出不同程度的出血，这些出血来源于黏膜的活动性炎症、溃疡或息肉。因此，粪便潜血检查这一为筛查结直肠癌而设计的方法不推荐用于评估炎症性肠病患者消化道出血或疾病的活动度。相反，评估炎症性肠病疾病活动度最常用的无创的粪便检查是粪钙卫蛋白和乳铁蛋白。

溃疡性结肠炎或克罗恩病发生消化道出血的程度可从粪便潜血到威胁生命的大出血[1,2]。在已发表的文献和共识中，在各类文献和已出版刊物中如何定义 IBD 患者（尤其是 CD 患者）出现消化道出血症状是存在较大分歧的。在一定时间周期内，血红蛋白下降的值和 / 或需要输血的单位数被用于定义出现消化道出血[3-8]。根据已发表的数据，建议将溃疡性结肠炎或克罗恩病发生消化道出血定义为有血便的临床症状，血红蛋白下降超过 2g（溃疡性结肠炎 7 天内，克罗恩病 24 小时内）和 / 或需要输血。患者的血流动力学既可能稳定，也可能不稳定。根据输血的需求和血流动力学状态，炎症性肠病相关性消化道出血的程度可分为轻度、中度、重度（表 26.1）。

---

① 此段为译者加入。

表 26.1　炎症性肠病相关性出血的分类

内容	分类	亚类/释义	举例
部位	食管和胃		
	小肠		
	结直肠		
部位	肛门部		
	吻合口		
病因	炎症	溃疡性结肠炎	
		克罗恩病	
	溃疡	疾病相关性溃疡	溃疡性结肠炎或克罗恩病
		吻合口溃疡	
		感染性溃疡	巨细胞病毒
	息肉	炎性息肉/假息肉	
		腺瘤或不典型增生息肉	
	恶性肿瘤	癌	
		淋巴瘤	
	肛门疾病	痔疮	
		肛瘘	
	合并系统性疾病	原发性硬化性胆管炎	静脉曲张出血
		出血性疾病	淀粉样变性,特发性血小板减少性紫癜
		移植后肠道	
	医源性	诊断性内镜	黏膜活检
		治疗性内镜	球囊扩张,息肉切除术,内镜下狭窄切开术
严重程度	轻度	无须输血	
	中度	需要输血	
	重度	需要输血血流动力学不稳定	
出血速度	急性		
	慢性		

二、发生率

最早的关于溃疡性结肠炎病程的一项研究报道了该病出血的发生率为 17%[9]。相较而言,以严重的消化道出血为克罗恩病主要临床表现的发生率估计为 0.6%～4.0%[3-8]。另外，目前应用的消化道出血的定义有很多种。一项早期的来自梅奥诊所的研究纳入了 1989～1996 年间 1739 例急性下消化道出血患者。该研究显示其中 31 例（18%）为炎症性肠病患者，包括 3 例溃疡性结肠炎患者和 28 例克罗恩病患者；该研究亦表明在所有溃疡性结肠炎患者中，急性下消化道出血的发生率为 0.1%，克罗恩病的为 1.2%。[6]根据一项来自韩国的回顾性病例对照研究报道，在诊断克罗恩病 1、5、10、20 年后，发生急性消化道出血的累积概率分别为 1.7%、3.6%、6.5% 和 10.3%[5]。在一项纳入 1374 例克罗恩病患者的回顾性队列研究中，73 例患者（5%）以急性下消化道出血为主要临床表现[12]。一项多变量研究纳入了 73 例急性下消化道出血的克罗恩病患者，并匹配了 146 例无出血的克罗恩病患者作为对照。该研究显示左半结肠受累（OR＝2.26，95% CI：1.04～4.91）和曾有出血史（OR＝13.04，95% CI：5.66～30.04）是克罗恩病患者发生急性下消化道出血的危险因素，硫唑嘌呤使用 1 年以上（OR＝0.44，95% CI：0.20～0.99）为出血的保护性因素[10]。

　　目前，文献报道的频率可能无法真实反映溃疡性结肠炎和克罗恩病发生消化道出血的患病率和发病率，因为这些研究本质上都是回顾性研究并且受到三级医疗基础上患者群体、选择和转诊偏倚的影响。炎症性肠病相关性出血的死亡率似乎较低[10]。

三、病因和危险因素

　　明显的直肠出血，伴有排便急迫感和腹泻，这些是溃疡性结肠炎复发的表现。另外，直肠出血也可以是克罗恩病复发的信号。一项来自比利时的研究纳入了 34 例急性下消化道出血的克罗恩病患者。该研究将急性下消化道出血定义为 24 小时内需要输注至少 2 个单位的红细胞，并表明 35% 的病例在疾病复发时发生急性下消化道出血[7]。可能仅有少数患者的出血症状可解释为疾病复发的结果。大多数克罗恩病患者发生出血的发病机制仍未完全明确。在大多数病例中，出血被认为源于溃疡侵蚀的血管（图 26.1）。

　　据估计 75% 的克罗恩病患者和 25% 的溃疡性结肠炎患者一生中需要至少一次外科手术。手术吻合口部位的溃疡和狭窄是很常见的。无论从短期还是从长期来看，吻合口缝合处溃疡在克罗恩病（图 26.2，图 26.3）[11]和溃疡性结肠炎（复原性结直肠切除术和回肠储袋肛管吻合术）（图 26.4）[12,13]中都是最常见的出血来源之一。除了肠段切除和吻合术，狭窄成形术已被常规用于治疗小肠克罗恩病。在极少数情况下，消化道大出血可来源于狭窄成形术的部位[14]。

　　应着重强调的是炎症性肠病患者要避免使用非甾体抗炎药，因为这类药物与疾病复发及发生出血有关（图 26.5）[15]。选择性环氧化酶 –2 抑制剂，如罗非昔布曾有报道在使用克罗恩病患者中引发消化道大出血的并发症[16]。

　　炎症性肠病特别是溃疡性结肠炎患者，有发生炎性息肉的倾向，炎性息肉可以导致出血。炎性息肉会增加溃疡性结肠炎发生瘤变的危险性。然而，对炎性假息肉进行常规监测性活检是有争议的，主要是因为存在操作相关性出血的风险。

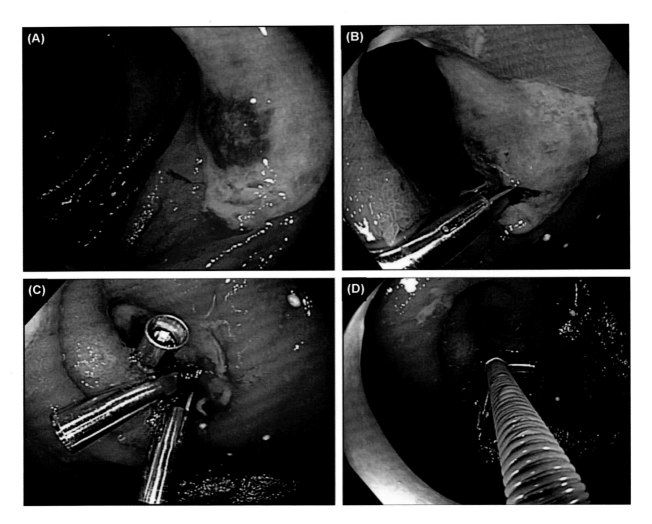

图 26.1　克罗恩病患者回肠末端的大溃疡。A，一名正接受生物治疗的患者的回肠末端有一处孤立性的大溃疡，溃疡表面有裸露的血管；B&C，应用止血夹夹闭该处裸露血管；D，随后应用 50% 的葡萄糖局部注射

　　溃疡性结肠炎和克罗恩病的患者可伴门脉高压、血小板计数减低和凝血因子缺乏的慢性肝脏疾病。原发性硬化性胆管炎是一个典型的例子（图 26.6）。克罗恩病和溃疡性结肠炎也与出血性疾病如过敏性紫癜［免疫球蛋白 A（IgA）血管炎］等其他的血管病变（图 26.7）有关。[20-22]据推测，过敏性紫癜和克罗恩病在不同程度上都与 IgA 介导的机制相关。[13]另外，过敏性紫癜可能是炎症性肠病应用抗肿瘤坏死因子（TNF）治疗的副作用。[20, 21]

　　克罗恩病相关的并发症，还有巨细胞病毒感染[22]、淀粉样变性[23]、非霍奇金淋巴瘤[24]和小肠癌等[25]。

四、诊　断

　　内镜是用来检查炎症性肠病患者消化道出血来源的主要工具。值得注意的是，在 95% 的患者中都会发现出血来源为溃疡[7]。常规的上消化道内镜和结肠镜可能仅能明确部分患者的出血来源。

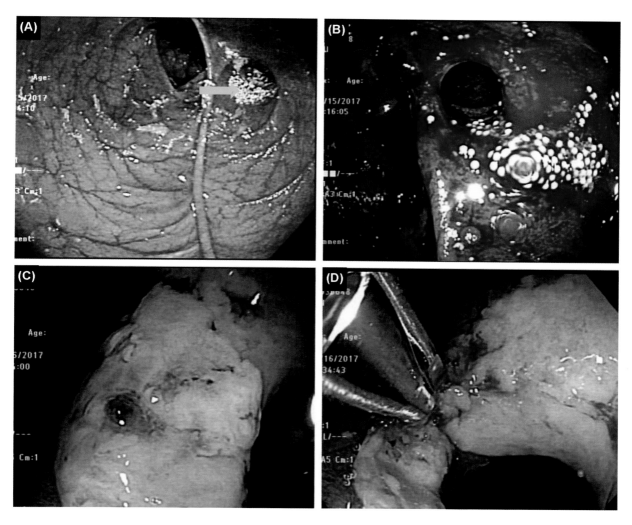

图 26.2　克罗恩病患者经诊断性结肠镜发现其出血来源为回结肠吻合口。A，正常的吻合口（绿色箭头）；B，小儿结肠镜通过引发出血；C，出血 48 小时后，吻合口可见溃疡和裸露的血管；D，应用止血夹治疗

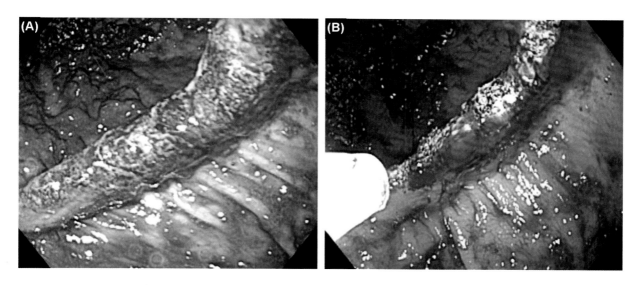

图 26.3　克罗恩病回结肠吻合口出血。A，吻合口溃疡出血；B，应用氩离子凝固术治疗

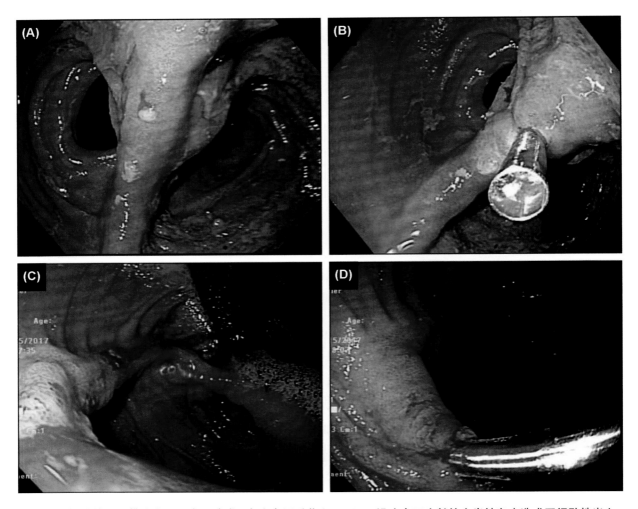

图 26.4   轻度的回肠袋吻合口处出血造成 2 名患者严重贫血。A&B，沿吻合口生长的小炎性息肉造成了间歇性出血，
经止血夹夹闭止血；C&D，吻合钉出血经内镜下止血夹夹闭得以控制

比如，在一项纳入 501 例克罗恩病患者的外科单中心研究中，有 10 例需要输血的直肠出血患者。其中 1 例患者的出血部位在手术前被发现，4 例患者的出血部位在术中被发现。这 10 例患者中的 9 例（90%）最终明确出血部位为结肠[8]。

常规内镜不能到达深部小肠，而且消化道出血可能是间歇性的。一项研究纳入了 28 例急性下消化道出血的克罗恩病患者，其中 1 例患者的出血部位为十二指肠，9 例为小肠，8 例为回结肠，10 例为结肠[6]。这一结果表明多数患者的出血源都可经常规上消化道内镜和结肠镜检查明确。因此，在诊断消化道出血来源时，可能需要辅助措施如检查深部小肠的内镜，包括胶囊内镜[26,27]和球囊辅助式小肠镜。即使能够确保胶囊顺畅通过，常规将视频胶囊内镜作为克罗恩病患者发生贫血和出血时检查的一部分也是有所顾虑的，特别是在有狭窄性病变或有外科狭窄成形术手术史的患者中[28]。另外，对气囊辅助式小肠镜也存在顾虑，因为对伴有狭窄的克罗恩病患者进行诊断性和治疗性小肠镜操作有一定的技术难度。

原著作者强烈推荐将红细胞扫描作为炎症性肠病或非炎症性肠病患者发生低级别消化道出血的一种筛查工具，无创的核素扫描可以大致指出出血的位置和程度。克罗恩病患者发生不明原因的消

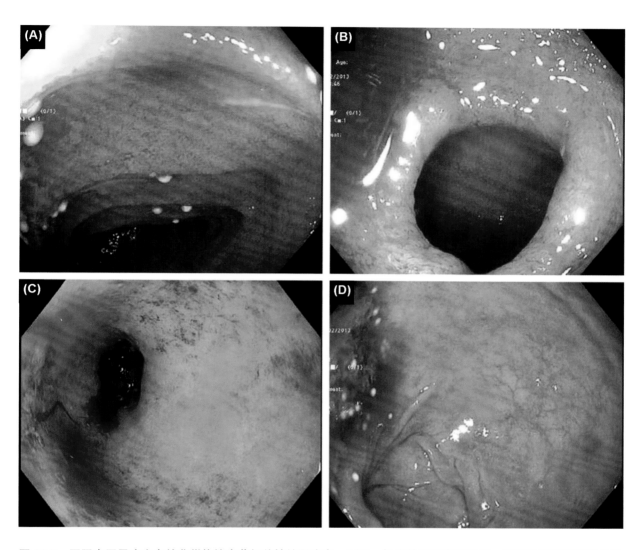

图 26.5　回肠克罗恩病患者的非甾体抗炎药相关性结肠病变。A&B，轻度的回肠克罗恩病，伴有狭窄和残留的美沙拉嗪颗粒；C，非甾体抗炎药诱导的结肠炎伴出血；D，其他部位正常的结肠黏膜

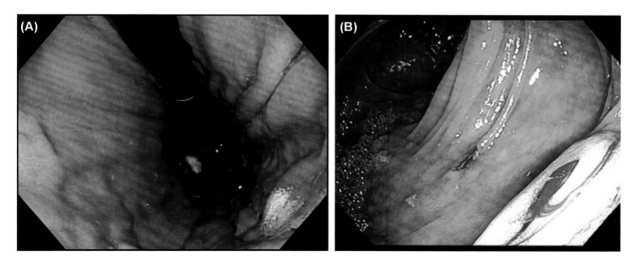

图 26.6　溃疡性结肠炎同时合并原发性硬化性胆管炎可能增加内镜诊疗操作出血的风险。A，门脉高压性胃病提示门静脉高压；B，因门静脉高压导致活检后大量出血

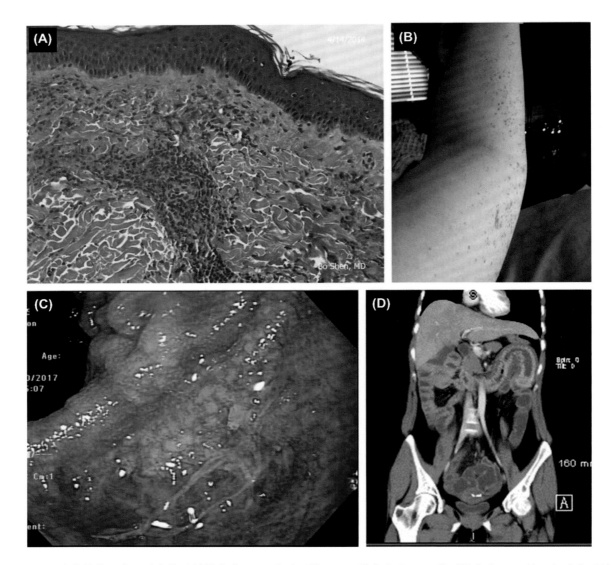

图 26.7　溃疡性结肠炎同时合并过敏性紫癜。A，皮肤活检可见血管炎表现；B，典型的皮疹；C，结肠切除术后的回肠储袋；D，弥漫性的小肠和大肠肠壁水肿

化道大出血时可尝试血管造影。[29]一项来自比利时的研究纳入了 34 例急性下消化道出血的克罗恩病患者。该研究中有 85％患者的出血来源于结肠，孤立性小肠出血占 15％。65％的患者明确了出血来源，其中 20 例患者通过结肠镜明确，3 例患者通过血管造影明确，1 例患者通过外科手术明确。术前注射高选择性亚甲蓝进行血管造影已被用于术中准确识别克罗恩病患者的出血部位，从而指导手术切除肠段。[30]

五、药物治疗

　　炎症性肠病相关性消化道出血的治疗是具有挑战性的。治疗方式的选择和应答情况取决于潜在的病因。比如，严重的结肠炎出血可经恰当的药物如糖皮质激素或生物制剂治疗得到控制；而内镜下息肉切除术可有效治疗出血性的息肉或息肉样病变。

经药物和 / 或内镜治疗后发生再出血是常见的。一项来自韩国的研究纳入了 70 例急性重度下消化道出血的克罗恩病患者。在不将治疗方式纳入考量的情况下,该研究发现中位时间为 3.2 个月的随访中,这些患者的再出血率为 41.4%。[5]一项来自中国的研究纳入了 73 例急性下消化道出血的克罗恩病患者,该研究发现年龄大、手术治疗、出血事件发生距现在超过 3 个月是出院后反复再出血的危险因素或保护性因素。[10]

理论上,消化道大出血常发生于重度的活动期克罗恩病,而不是活动期克罗恩病,黏膜炎症相关性出血首选药物治疗。药物治疗对于克罗恩病或溃疡性结肠炎静止期发生的消化道出血可能无效[6]。并非所有的消化道出血都归因于黏膜炎症。一项来自比利时的研究纳入了 34 例急性下消化道出血的克罗恩病患者,其中 2/3 的患者事实上并不处于克罗恩病活动期[7]。在这 34 例患者中,21 例患者接受了糖皮质激素治疗,3 例患者接受了环孢素治疗,2/3 的患者经药物或内镜治疗后出现了再出血[7]。一项病例对照研究纳入了 70 例急性重度下消化道出血的克罗恩病患者和 140 例无出血的克罗恩病患者,该研究显示应用硫唑嘌呤 /6- 巯基嘌呤能够降低下消化道出血的风险(OR = 0.525,95% CI:0.304~0.906,P = 0.021)。英夫利西单抗也可有效治疗该类患者,并且比接受其他治疗的患者发生再出血的累积概率更低[5]。应用英夫利西单抗治疗克罗恩病患者消化道出血的有效性在其他病例系列中也有描述。[31,32]

有研究报道,超适应证应用艾曲波帕(一种促血小板生成素受体结合剂)治疗 1 例同时患有特发性血小板减少性紫癜和克罗恩病的患者的出血[33]。也有研究报道了去氨加压素用于治疗克罗恩病合并淀粉样变性患者的出血[20],重组凝血因子Ⅶa 用于控制克罗恩病相关性消化道出血[34]。

六、内镜治疗

炎症性肠病相关性消化道出血的内镜治疗目前尚未被系统性评估。只有少量病例报道和小规模的病例系列。克罗恩病相关性出血主要来源于溃疡,这为内镜下局部治疗提供了基础[7]。单纯活检引发的出血可以通过内镜头端或活检钳压迫得以控制(图 26.8)。内镜下治疗有以下四种常见的形式:①局部注射、喷洒或灌肠;②内镜下息肉电切术;③电灼术;④内镜下夹闭。内镜操作相关性出血的并发症处理见第 29 章。

(一)局部治疗

曾有研究报道同时应用 3.65% 的高渗盐水与 0.005% 稀释的肾上腺素进行局部注射[35]。该作者认为单独应用肾上腺素进行病灶内注射对于吻合口溃疡出血是有帮助的,但是治疗疾病本身相关的溃疡出血并不是非常有效。注射肾上腺素可与其他内镜治疗措施相结合(图 26.9)。原著作者应用喷洒并注射 50% 的葡萄糖的方法,或结合其他内镜治疗措施来治疗克罗恩病患者疾病相关性溃疡出血和吻合口溃疡出血(图 26.1 和图 26.10)。原著作者通过喷洒 50% 葡萄糖成功治疗了改道性储袋炎

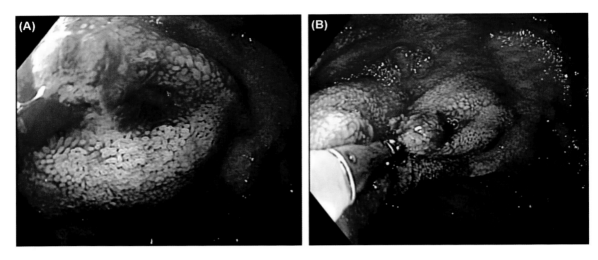

图 26.8　用活检钳控制出血。A，原发性硬化性胆管炎的患者活检发生大量出血；B，出血通过活检钳压迫得以控制

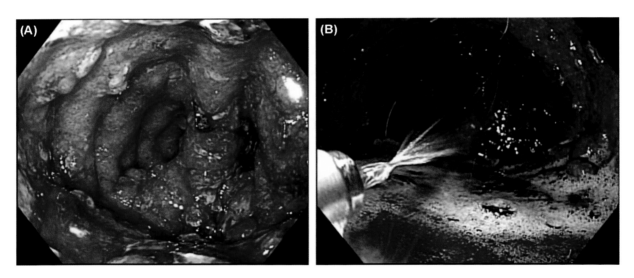

图 26.9　息肉切除术出血和止血。A，同时有原发性硬化性胆管炎和回肠袋的患者行息肉切除术发生出血；B，喷洒
　　　　 50％ 的葡萄糖控制出血

[36]、放射性小肠炎[37]、息肉切除术和改道性直肠炎患者的消化道大出血（图 26.11）。同样的方法用于控制活动期溃疡性结肠炎或克罗恩病患者接受内镜下球囊扩张治疗时发生的出血也十分有用。对于直肠或储袋残端出血或缝合线处出血，应用 50％ 的葡萄糖灌肠并在肛门放置棉条可能会有所帮助（图 26.12）。原著作者应用 50％ 葡萄糖喷洒并灌肠的方法成功治疗了一处急性吻合口破裂引起的大出血性血肿（图 26.13）。类似的，移植小肠的质脆黏膜发生的出血也可较容易地经局部喷洒 50％ 葡萄糖得以控制（图 26.14）。

　　局部福尔马林已被用于治疗回肠储袋肛管吻合术患者的吻合口出血[38]。内镜下注射硬化剂来控制克罗恩病患者的消化道大出血亦有报道[39]。

（二）息肉电切术

　　应用冷切除或圈套切除来治疗出血性的炎性息肉时，一直有出血加剧的风险顾虑。原著作者尝

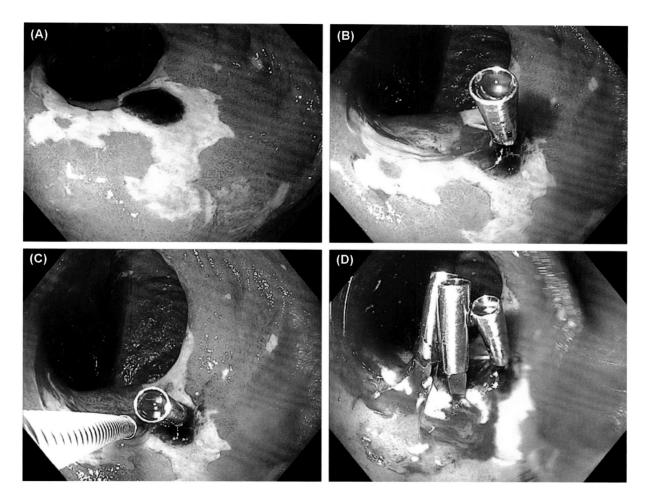

图 26.10　治疗远端储袋溃疡出血。A，大溃疡伴有明显着色的血管性病变；B，应用一枚止血夹夹闭；C，局部注射稀释的肾上腺素；D，注射肾上腺素和止血夹夹闭后继续出血

试过使用内镜套扎治疗这些息肉（＜ 15mm）（图 26.15）。小的炎性息肉的出血也可以应用内镜夹治疗（图 26.16）。

（三）内镜下烧灼

某些情况下消化道出血可通过内镜下电灼治疗。氩离子凝固术已被用于治疗结肠克罗恩病的出血性假息肉[40]、克罗恩病的溃疡出血[7]和回肠储袋肛管吻合术吻合口溃疡出血[11]（图 26.3）。原著作者认为在合并有炎症的患者中应用电灼术应当小心。

（四）内镜下夹闭

内镜下可尝试应用 TTSC 吻合夹或 OTSC 吻合夹夹闭治疗炎症性肠病相关性出血，无论是疾病本身相关性出血还是吻合口相关性溃疡出血。这种溃疡的出血可为间歇性的，并且内镜医生可能会发现溃疡的底部是清洁的，伴或不伴出血痕迹。然而，覆盖在血管上的溃疡面通常非常质脆，仅仅是内镜通过就可能诱发出血。在这种情况下，可尝试内镜下使用止血夹夹闭止血，也可同时配合注射及喷洒治疗（图 26.1，图 26.5）。

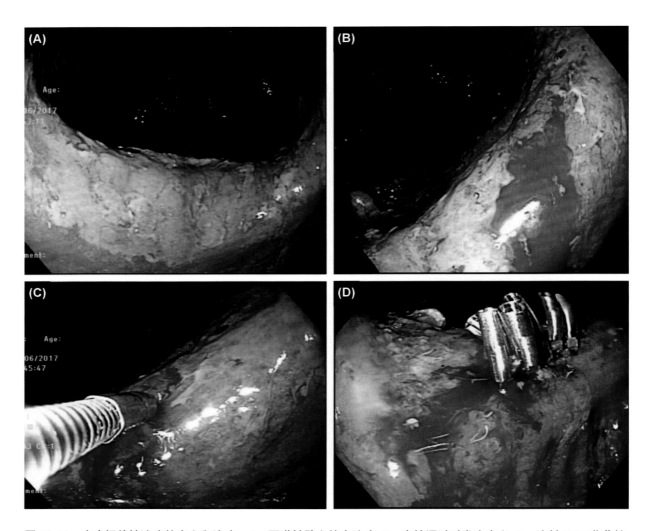

图 26.11　疾病相关性溃疡的出血和治疗。A，肠道皱襞上的大溃疡；B，内镜通过时发生出血；C，注射 50% 葡萄糖；D，内镜下应用止血夹夹闭止血

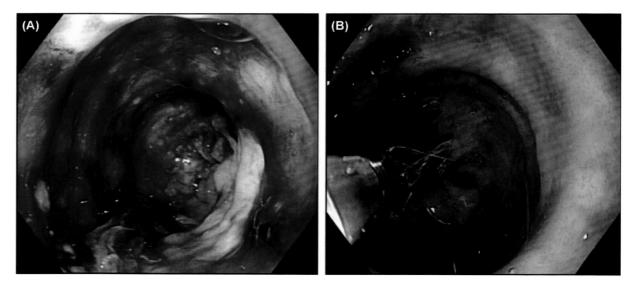

图 26.12　转流性直肠炎出血和止血。A，转流性直肠炎伴活动性出血；B，喷洒 50% 的葡萄糖控制出血

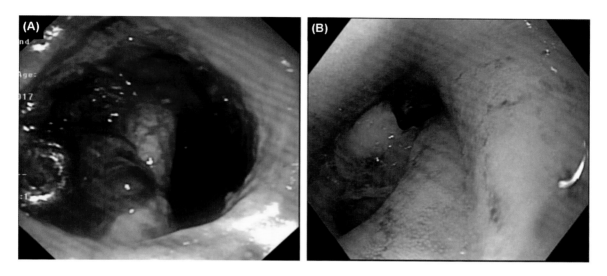

图 26.13 控制血肿出血。A，急性回结肠吻合口破裂引起一处大的出血性血肿；B，内镜下喷洒 50% 的葡萄糖溶液并灌肠治疗后 2 周

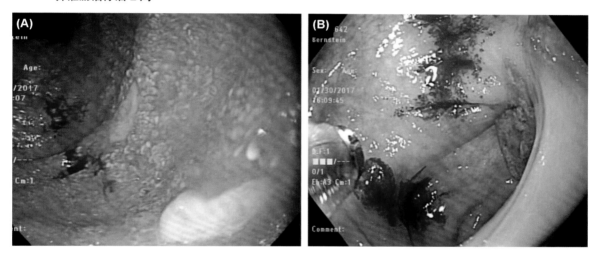

图 26.14 克罗恩病患者移植的小肠。A，质脆易出血的黏膜；B，喷洒 50% 的葡萄糖控制出血

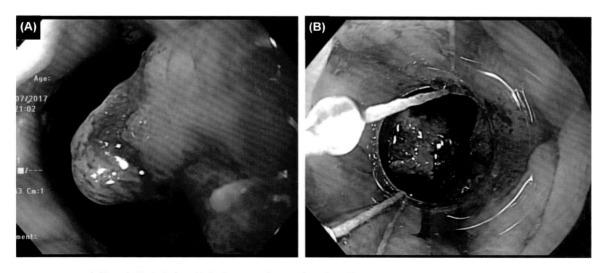

图 26.15 内镜下套扎治疗出血性息肉。A，克罗恩病患者肛管处的出血性息肉；B，对息肉进行套扎治疗

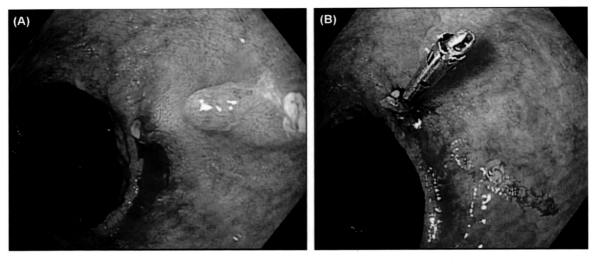

图 26.16 储袋封套处小的帽状息肉出血（A）并应用一枚止血夹控制出血（B）

七、介入放射治疗

通过介入放射进行栓塞或血管加压素灌注已常规应用于下消化道出血的非炎症性肠病患者。已有研究报道，应用超选择栓塞[41]和出血动脉内灌注血管加压素的方法成功治疗严重下消化道出血的克罗恩病患者[42]。

八、外科手术治疗

与吻合口溃疡出血的患者相比，难治性的疾病相关性出血的患者更需要行外科肠段切除吻合术。通过外科手术行肠段切除来治疗克罗恩病相关性出血的经验仅限于病例报道或病例系列[1,8,30,47]。一些研究者相信药物及内镜治疗在处理再出血风险高的克罗恩病相关性出血方面的价值有限，而外科手术提供了更确切的疗效。[2,6]然而，外科手术治疗后也可能发生再出血。一项小规模的病例系列纳入了 10 例消化道出血的克罗恩病患者，这 10 例患者均接受过外科手术，包括造口术。该病例系列显示早期术后死亡率高达 20%。一例患者术后发生了再出血[8]。

一般认为，药物和/或内镜治疗应作为一线治疗方法，外科手术干预作为一种候补措施[7]。

九、总 结

消化道出血在克罗恩病和溃疡性结肠炎患者中都可以出现。这些患者发生出血的病因有很多，从黏膜炎症、出血性息肉到疾病相关性溃疡或吻合口溃疡出血。炎症或溃疡相关性的出血可应用药物治疗。疾病相关性溃疡出血或吻合口溃疡出血可应用内镜治疗，比如注射、烧灼或夹闭。然而，经药物或内镜治疗后发生再出血也较为常见，并且其中一些患者需要外科手术干预。

（左秀丽　译）

参考文献

[1] Egawa T, Kuroda T, Ogawa H, et al. A case of Crohn's disease with recurrent massive life-threatening hemorrhage from terminal ileum. Hepatogastroenterology, 1999, 46: 1695-1698.

[2] Veroux M, Angriman I, Ruffolo C, et al. Severe gastrointestinal bleeding in Crohn's disease. Ann Ital Chir, 2003, 74: 213-215, discussion 216.

[3] Robert JR, Sachar DB, Greenstein AJ. Severe gastrointestinal hemorrhage in Crohn's disease. Ann Surg, 1991, 213: 207-211.

[4] Cirocco WC, Reilly JC, Rusin LC. Life-threatening hemorrhage and exsanguination from Crohn's disease. Report of four cases. Dis Colon Rectum, 1995, 38: 85-95.

[5] Kim KJ, Han BJ, Yang SK, et al. Risk factors and outcome of acute severe lower gastrointestinal bleeding in Crohn's disease. Dig Liver Dis, 2012, 44: 723-728.

[6] Pardi DS, Loftus EV, Tremaine WJ, et al. Acute major gastrointestinal hemorrhage in inflammatory bowel disease. Gastrointest Endosc, 1999, 49: 153-157.

[7] Belaiche J, Louis E, D'Haens G, et al. Acute lower gastrointestinal bleeding in Crohn's disease: characteristics of a unique series of 34 patients. Belgian IBD Research Group. Am J Gastroenterol, 1999, 94: 2177-2181.

[8] Driver CP, Anderson DN, Keenan RA. Massive intestinal bleeding in association with Crohn's disease. J R Coll Surg Edinb, 1996, 41: 152-154.

[9] Farmer RG, Easley KA, Rankin GB. Clinical patterns, natural history, and progression of ulcerative colitis. A long-term follow-up of 1116 patients. Dig Dis Sci, 1993, 38: 1137-1146.

[10] Li G, Ren J, Wang G, Wu Q, et al. Prevalence and risk factors of acute lower gastrointestinal bleeding in Crohn disease. Medicine (Baltimore), 2015, 94: e804.

[11] Riss S, Bittermann C, Zandl S, et al. Short-term complications of wide-lumen stapled anastomosis after ileocolic resection for Crohn's disease: who is at risk? Colorectal Dis, 2010, 12: e298-e303.

[12] Nishikawa T, Hata K, Yoshida S, et al. Successful endoscopic treatment of stapled J-pouch ileoanal canal anastomotic hemorrhage by argon plasma coagulation: a case report. J Med Case Rep, 2016, 10: 309.

[13] Fazio VW, Kiran RP, Remzi FH, et al. Ileal pouch anal anastomosis: analysis of outcome and quality of life in 3707 patients. Ann Surg, 2013, 257: 679-685.

[14] Gardiner KR, Kettlewell MG, Mortensen NJ. Intestinal haemorrhage after strictureplasty for Crohn's disease. Int J Colorectal Dis, 1996, 11: 180-182.

[15] Habib I, Mazulis A, Roginsky G, et al. Nonsteroidal anti-inflammatory drugs and inflammatory bowel disease: pathophysiology and clinical associations. Inflamm Bowel Dis, 2014, 20: 2493-2502.

［16］ Gornet JM, Hassani Z, Modiglian R, et al. Exacerbation of Crohn's colitis with severe colonic hemorrhage in a patient on rofecoxib. Am J Gastroenterol, 2002, 97: 3209-3210.

［17］ Saulsbury FT, Hart MH. Crohn's disease presenting with Henoch-Schönlein purpura. J Pediatr Gastroenterol Nutr, 2000, 31: 173-175.

［18］ Sampat HN, McAllister BP, Gaines DD, et al. Terminal Ileitis as a Feature of Henoch-Schönlein Purpura Masquerading as Crohn Disease in Adults. J Clin Rheumatol, 2016, 22: 82-85.

［19］ Tursi A, Inchingolo CD. Ulcerative colitis in Henoch-Schönlein purpura: which came first, the chicken or the egg? Colorectal Dis, 2013, 15: 762-763.

［20］ LaConti JJ, Donet JA, Cho-Vega JH, et al. Henoch-Schönlein purpura with adalimumab therapy for ulcerative colitis: A case report and review of the literature. Case Rep Rheumatol, 2016, 2016: 2812980. doi: 10.1155/2016/2812980. Epub 2016 Jul 27.

［21］ Song Y, Shi YH, He C, et al. Severe Henoch-Schönlein purpura with infliximab for ulcerative colitis. World J Gastroenterol, 2015, 21: 6082-6087.

［22］ Le ST, Lee SS, Prideaux L, et al. Primary cytomegalovirus ileitis complicated by massive gastrointestinal haemorrhage in a patient with steroid refractory Crohn's disease. Intern Med J, 2010, 40: 788-791.

［23］ Dave SP, Greenstein AJ, Sachar DB, et al. Bleeding diathesis in amyloidosis with renal insufficiency associated with Crohn's disease: response to desmopressin. Am J Gastroenterol, 2002, 97: 187-189.

［24］ Hashash JG, Abo S, Regueiro M. An unusual cause of lower gastrointestinal bleeding in Crohn's disease. Malignant infiltration with Epstein-Barr virus-positive diffuse large B-cell non-Hodgkin's lymphoma. Gastroenterology, 2012, 142: 1421, 1623.

［25］ Condino G, Aratari A, Papi C, et al. Gastrointestinal bleeding and severe anaemia: an uncommon presentation of small bowel carcinoma complicating ileal Crohn's disease. Dig Liver Dis, 2015, 47: 899-900.

［26］ Yitzhak A, Bayme M, Perry ZH, et al. Small bowel perforation after capsule endoscopy in a patient with occult gastrointestinal bleeding and undiagnosed Crohn's disease. Am Surg, 2012, 78: E159-E161.

［27］ Iiritano E, Grassia R, Staiano T, et al. Life-threatening jejunal hemorrhage as first presentation of Crohn's disease. Inflamm Bowel Dis, 2010, 16: 1277-1278. doi: 10.1002/ibd.21182.

［28］ Sciaudone G, Pellino G, Guadagni I, et al. Wireless capsule endoscopy years after Michelassi stricturoplasty for Crohn's disease. Acta Chir Belg, 2010, 110: 213-215.

［29］ Kostka R, Lukás M. Massive, life-threatening bleeding in Crohn's disease. Acta Chir Belg, 2005, 105: 168-174.

［30］ Remzi FH, Dietz DW, Unal E, et al. Combined use of preoperative provocative angiography and highly selective methylene blue injection to localize an occult small-bowel bleeding site in a patient with Crohn's disease: report of a case. Dis Colon Rectum, 2003, 46: 260-263.

［31］ Chowdhury M, Kudara N, Chiba T, et al. Evaluation of infliximab effects on gastrointestinal bleeding in Crohn's disease using double-balloon endoscopy. Case Rep Gastroenterol, 2009, 3: 193-197.

［32］ Meyer MM, Levine EJ. Acute hemorrhagic Crohn's disease controlled with infliximab. Inflamm Bowel Dis, 2009, 15: 1456-1457.

［33］ Rassy E, Kourie HR, Nehme W, et al. Successful eltrombopag treatment of refractory idiopathic thrombocytopenic purpura associated with Crohn disease. Clin Res Hepatol Gastroenterol, 2015, 39: e23-e24.

［34］ Girona E, Borrás-Blasco J, Conesa-García V, et al. Successful treatment of severe gastrointestinal bleeding secondary to Crohn disease with recombinant factor VIIa. South Med J, 2007, 10: 601-604.

[35] Toyonaga T, Matsushita M, Matsumoto T, et al. Endoscopic injection therapy for a bleeding exposed vessel in Crohn's disease. Gastrointest Endosc, 2008, 68: 572-573, discussion 573.

[36] Nyabanga CT, Shen B. Endoscopic Treatment of bleeding diversion pouchitis with high-concentration dextrose spray. ACG Case Rep J, 2017, 4: e51.

[37] Tian C, Mehta P, Shen B. Endoscopic Therapy of bleeding from radiation enteritis with hypertonic glucose spray. ACG Case Rep J, 2014, 1: 181-183.

[38] Rajan E, Herman LJ, Sorbi D, et al. Topical formalin therapy by means of an endoscopic applicator for control of ileoanal pouch ulcer bleeding. Gastrointest Endosc, 2000, 52: 422-424.

[39] Sans M, Llach J, Bordas JM, et al. Life-threatening hemorrhage: an unusual form of presentation of Crohn's disease treated with endoscopic injection sclerotherapy. Endoscopy, 1998, 30: S83-S84.

[40] Attar A, Bon C, Sebbagh V, et al. Endoscopic argon plasma coagulation for the treatment of hemorrhagic pseudopolyps in colonic Crohn's disease. Endoscopy, 2007, 39 Suppl 1: E249.

[41] Kazama Y, Watanabe T, Akahane M, et al. Crohn's disease with life-threatening hemorrhage from terminal ileum: successful control by superselective arterial embolization. J Gastroenterol, 2005, 40: 1155-1157.

[42] Alla VM, Ojili V, Gorthi J, et al. Revisiting the past: intra-arterial vasopressin for severe gastrointestinal bleeding in Crohn's disease. J Crohns Colitis, 2010, 4: 479-482.

[43] Ortiz V, Nicolás D, Nos P, et al. Severe lower digestive hemorrhage in Crohn's disease. Gastroenterol Hepatol, 1999, 22: 18-21.[Article in Spanish]

第27章 炎症性肠病患者胃肠道结石和异物的内镜治疗

Xianrui Wu, Bo Shen

在炎症性肠病(IBD)患者中,胃肠道结石和异物并不少见。炎症性或纤维性狭窄是常见的危险因素。此外,炎症性肠病的手术治疗可产生人为的潜在的"门",例如Kock储袋乳头状瓣膜、肠道狭窄成形术后的入口和出口及吻合口狭窄等,这些因素和术后肠粘连均可加重结石和异物在肠道中的滞留。与此同时,在克罗恩病患者中,胶囊内镜滞留现象特别常见。辅以多种医疗设备,内镜下取肠道结石或异物已被证实是有效的。内镜下激光或超声碎石可用于治疗体积较大的钙化胃肠道结石。对于复杂病例,可能需要包括内镜科、结直肠外科和泌尿科在内的多学科治疗。内镜球囊扩张术或内镜下狭窄切开术可治疗胃肠道结石或异物附近的肠道狭窄。①

一、简 介

胃肠道结石是由难以吸收的外来物质在胃肠道(GI)中累积而成。它可以是故意或无意中形成。按照惯例,依据组成成分的不同,胃肠道结石可分为5种类型:①植物类结石(蔬菜和水果纤维);②乳蛋白类结石(乳蛋白);③毛团类结石(毛发);④岩石类结石(石质材料);⑤药物性结石(药物)[1]。近十年来,随着无线可视胶囊内镜(VCE)在炎症性肠病(IBD)患者中的广泛应用,胶囊滞留已成为临床实践中常见的并发症[2,3]。

尽管结石和异物可以在胃肠道中任何部位形成,但现有研究报告显示其最常见于胃,尤其是在曾经做过胃肠道手术的患者中[4]。胃肠道结石的总体发病率较低,研究显示约为0.4%[1]。虽然炎症性肠病患者胃肠道结石的确切发生率尚不清楚,但由于其形成肠道狭窄的倾向以及对外科手术干预的频繁需求,因此推断其发生率要高于一般人群。通常需要取出胃肠道内的结石和异物,因为如果不治疗,那么它们会导致高达30%的严重并发症甚至死亡[5,6]。内镜和手术是目前胃肠道结石和异物治疗中最常应用的两种方法。

---

① 此段为译者加入。

二、胃肠道结石的危险因素

胃肠道结石的发病机制错综复杂。它与许多因素有关,如不恰当的咀嚼、牙齿问题、高纤维饮食、腹部手术史、服用非甾体抗炎药史、放疗史、肠梗阻、缺乏运动、精神或视力障碍以及消化液分泌过少。Robles 和同事[7]报道的 99 例胃肠道结石患者中,共发现有 117 个结石,70% 的患者曾经做过腹部手术,40% 的患者有过量膳食纤维摄入史,20% 的患者有咀嚼和牙齿问题。大多数患有胃肠道植物类结石的成人患者是介于 40~50 岁间的男性[8],而毛团性结石患者则通常是罹患精神疾病的年轻女性。

本章将重点讨论与炎症性肠病相关的因素,包括 IBD 手术、肠道狭窄形成的危险因素以及胶囊内镜在 IBD 患者中的应用。

全结肠直肠切除＋回肠袋肛门吻合术(IPAA)是难治性溃疡性结肠炎(UC)或结肠炎相关异型增生的首选术式。对不适合行 IPAA 或者 IPAA 失败的患者,为了避免永久性造口,自制性回肠造口术,如构建 Kock 储袋或 Barnett 储袋是可供选择的手术方式。2009 年,报道了一例从 UC 患者的 Kock 储袋中取出 224 个膳食药片[9]。随着更多类似病例的积累,2015 年报道了 12 例回肠储袋结石的病例,其中 11 例患有 UC[10]。UC 患者中,J 型储袋的结石发生率为 0.4%,而自制性回肠造口的发生率为 11.1%。尽管胃肠道的连续性得到完全或部分恢复,但回肠储袋患者的解剖结构发生改变,这或许促进了结石的发生。

克罗恩病本身可使 CD 患者更易发生胃肠道结石。克罗恩病患者血清中 YY 肽水平较正常人高,这是一种已知的胃排空抑制剂,可降低胃肠道的蠕动力[11]。此外,研究发现,CD 患者的肠道炎症使超微结构损伤及 Auerbach 肠内神经丛中间质细胞丢失[11]。这些因素可导致肠平滑肌的收缩异常及肠道蠕动障碍,这是胃肠道结石形成的主要危险因素。

CD 患者易形成肠道狭窄,这会进一步促进胃肠道结石的形成。CD 的特点是疾病缓解与复发交替出现[12]。虽然 CD 的疾病部位较稳定,但病变行为或类型却常随时间延长而进展。Henriksen 及同事研究发现 200 例患有 CD 的挪威患者中,在疾病确诊时 28% 患者有肠道狭窄。经过 5 年随访后,肠道狭窄比例升高至 33%[13]。在美国密尼苏达州 Olmsted 县对 1970—2004 年期间诊断为 CD 的患者队列研究中,也报道了 CD 疾病行为可随着时间而改变[14]。尽管只有 18.6% 的患者在确诊或确诊 90 天内发现有肠道狭窄或穿透性病变,但 20 年后 CD 患者肠道狭窄或穿孔的累计发生率高达 50.8%。

自 20 余年前抗肿瘤坏死因子(TNF)α 生物制剂问世,其已成为中重度 CD 或 UC 术前、术后的标准治疗的一部分。抗肿瘤坏死因子、抗整合素以及抗白细胞介素生物制剂不仅可用于 CD 患者的诱导缓解,同样可用于维持缓解。尽管疗效明确,有人担心使用抗 TNF 生物制剂可促进肠道狭窄的发生或加重现有的狭窄,进而导致梗阻症状[15]。产生这种现象可能的原因是,抗 TNF 生物制剂快速诱导黏膜愈合,从而可致黏膜下层和肠壁更深层组织的纤维化。然而,抗 TNF 生物制剂在 CD 患者肠道狭窄进展中的作用仍然存在争议。另外一些研究表明,在使用抗 TNF 生物制剂后现有的肠道狭窄并无进展,也没有出现新的肠道狭窄[16,17]。

药物治疗无效、不能耐受药物副作用或出现并发症(瘘管、脓肿或恶性肿瘤)都是 CD 患者手术治疗的适应证。据估计，高达80%的CD患者最终需要接受手术治疗[18]。手术会导致消化道解剖结构的改变，这是发生肠道狭窄潜在的危险因素。有研究显示，CD患者行回结肠切除术12～18个月后，内镜下复发的风险高达70%[19、20]。随着病情的发展，术后吻合口狭窄可导致患者出现肠道梗阻症状。

可视胶囊内镜（VCE）在2000年由Iddan首次报道[21]，现已成为评估小肠病变的常用方法。除了诊断小肠CD外，VCE在监测疾病活动和发现并发症方面也有作用。考虑到胶囊内镜滞留在肠道的风险，狭窄性CD被认为是VCE的禁忌证，但若能正常排出测试胶囊，其仍可偶尔用于诊断和监测小肠CD。然而，在VCE检查过程中仍可出现不良事件，如胶囊滞留（在胃肠道内存在该装置至少2周并需要进一步的干预）[3]。CD患者的胶囊滞留发生率高于非CD者。报告显示，胶囊滞留发生率在肠道潜血患者中为2.2%，疑似CD者中为5.4%，确诊CD患者中为13%[22-24]。

三、临床表现

胃肠道结石患者的症状和体征并不典型。临床表现因结石的位置、大小和数量不同及是否存在肠道狭窄而各异。患者可能无明显症状，也可出现危及生命的严重并发症，如肠绞窄、梗阻、穿孔和出血[25-28]。常见症状包括腹痛、腹胀、恶心、呕吐、早饱、食欲不振及体重减轻等。

四、诊　断

对病史、临床表现、影像学检查和内镜检查的综合评估是诊断的关键[29、30]。因此，细致的病史采集和体格检查可以很好地协助诊断。此外，影像学检查，如加或不加对比剂的腹部造影和CT检查发现胃肠道内肿块或充盈缺损通常有助于明确诊断。其中，金属物体或钙化的胃肠道结石可以很容易在影像学检查中被发现。目前，最有效的诊断和治疗胃肠道结石的方法是内镜检查，它可以提供直接的可视化诊断和进行治疗干预。在进行内镜操作前进行腹部影像学检查是必要的，它可为内镜治疗提供支持。

五、治　疗

由于相对罕见，学术界对IBD患者发生胃肠道结石的治疗尚未有共识。虽然各有优缺点，内科治疗、内镜下取出异物和外科手术治疗都曾被报道应用于胃肠道结石的治疗。针对具体的患者，其最佳的治疗方案应进行个体化分析。内镜医生应该熟悉掌握患者的潜在疾病、评估是否存在肠道狭窄、是否曾行肠道手术（如肠道狭窄切开术或Kock储袋等）及胃肠道结石的性质（如易碎的非钙化的胃肠道结石）（图27.1）。

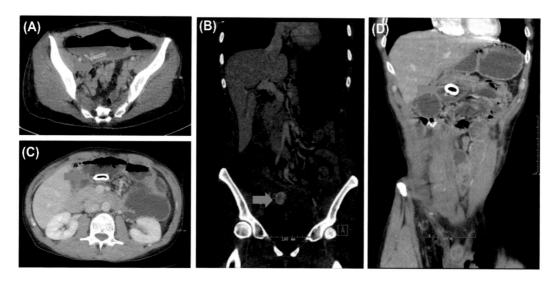

图 27.1　IBD 患者术后钙化结石。Kock 储袋中的结石（A，B）和狭窄成形术部位的结石（C，D）（绿色箭头）

六、内科治疗

结石可在胃肠道内停留数年而不引起症状。因此，在某些情况下可以采取"等待和观察"策略来治疗肠道异物，例如滞留的胶囊在后续随访时可能会自然排出体外[23,31,32]。一种可能的解释是，胶囊滞留在有炎性成分的肠道狭窄中，而炎症可自行改善。除了"等待和观察"治疗策略，基于激素或生物制剂的药物治疗也是可行且有效的方法[31,33,34]。

与此同时，化学溶解法是另一种治疗的选择，尤其是对于胃中的植物性结石。一项囊括了 24 项研究共包括 46 例患者的系统性回顾分析显示，饮用可口可乐对溶解患者一半的胃内植物类结石是有效的[35]。虽然可口可乐溶解结石的机制尚不清楚，但可口可乐汽水含有类似于胃酸的碳酸及磷酸成分，pH 为 2.6，这对消化植物纤维至关重要[36]。另外，$NaHCO_3$ 的黏液溶解作用和 CO_2 气泡也可增强结石溶解效应[37]。其他研究报道的可用于溶解胃内结石的药物包括纤维素酶、乙酰半胱氨酸酶、肉嫩剂和过氧化氢[8]。但是，大多数这方面的数据都是来自回顾性和非对照性研究。

（一）内镜治疗

在过去，IBD 患者的胃肠道结石或异物通常需要手术干预。这种情况主要是由于这些患者的肠道解剖结构发生了改变或伴有肠道狭窄。然而，随着内镜设备和技术的进步，有相当大比例的胃肠道结石患者可以通过内镜治疗来解决问题。内镜不仅可用于胃肠道结石或异物的诊断和治疗，同时可处理并发的肠道狭窄。可供选择的内镜包括食管胃十二指肠镜、结肠镜、球囊辅助内镜和储袋内镜。应根据胃肠道结石所处的位置以及不同的内镜特点来正确选择内镜类型。上消化道内镜的主要优点是其可顺行性通过潜在远端狭窄的部位，如幽门、食管胃连接部和食管上括约肌，从而取出胃肠道结石或异物。内镜治疗时常需要应用套管来防止误吸。相比之下，通过结肠镜或储袋内镜逆行性取出肠道结石或异物在技术上要求更高,因为常需要通过狭窄的或结构改变的肠段,如 Kock 储袋乳头状瓣膜、肠道狭窄成形术后输入攀和输出攀。另外,由于小肠镜的操控性欠佳,从中段小肠中取出结石或异物比较困难。常推荐在全身麻醉下并通过腹部透视引导来完成相关操作。

在 IBD 患者中,通过内镜逆行性取出肠道结石或异物前通常需要用水流泵、活检钳或圈套来碎化异物[8,

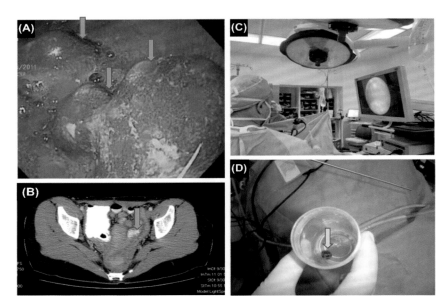

图 27.2　Kock 储袋中的结石应用超声碎石术。A 和 B 分别为内镜和 CT(绿箭头)中所见 Kock 储袋中的结石;C 为消化和泌尿外科团队共同开展手术;D 为粉碎和取出的石头(黄色箭头)

38]。此外,其他碎化异物的方法也有个案报道,如 Nd:YAG 激光、内镜钻、机械碎石、液电水压碎石、体外碎石术等[8]。根据经验,昂贵的内镜机械碎石术对部分或完全钙化的胃肠结石难以起到效果。相反,超声波或激光碎石术可能更为有效。在泌尿科医生的协助下,原著作者曾经在手术室内成功对患者 Kock 储袋里大体积的钙化结石进行了内镜治疗(图 27.2)。将结石碎化后,或者结石体积本身不大时,可以用大的活检钳、取物篮、Roth Net® 网(US Endoscopy, Mentor, OH, USA)或直接内镜下吸引取出[39]。现有研究尚未发现何种内镜途径更具有优越性。不过,因有安全性好、易操作和成本低等优势,多用途取物篮最为常用(图 27.3)。

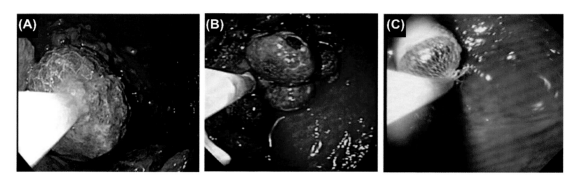

图 27.3　内镜下用网清除结石和异物。A 为严重功能性便秘患者 J 型储袋中的粪石;B 为 Kock 储袋中的药物性结石;C 为 Kock 储袋中的胶囊内镜

消化道胶囊内镜滞留虽不常见,却是 VCE 的一种并发症。由于疾病自身特性,CD 患者容易形成肠道狭窄,所以胶囊内镜滞留现象在 CD 患者比在非 CD 患者中更为常见。在进行 VCE 检查时,为了预防或降低胶囊滞留肠道的发生率,目前欧洲克罗恩病和结肠炎组织(ECCO)推荐 CD 患者在

该项检查前先行测试胶囊或腹部影像学检查,以排除肠道存在明显狭窄[40]。以前,手术是取出滞留胶囊和诊断肠道梗阻病变的首要选择。但自2005年首次应用来,双气囊小肠镜(DBE)已被证实为一种安全有效的取出滞留胶囊的方法[41]。2011年,美国胃肠道内镜学会(ASGE)推荐使用DBE作为胶囊滞留的首选治疗方法[42]。DBE的应用大大降低了肠道胶囊滞留的手术率[43]。腹部X光或CT检查确认肠道胶囊滞留,行DBE治疗时建议先从上消化道途径入手,尽可能向远端探查,据报道此方式治疗的成功率为70%[44]。如果在此过程中没有发现病变,则可尝试行逆行性DBE检查,不过此时可能需要狭窄扩张和肠道活检。

尚未有系统性研究探讨影响内镜治疗肠结石和异物疗效的因素。原著作者认为,胃肠结石和异物的性质、滞留位置、肠道解剖、狭窄存在与否、内镜工具和内镜医生的技能水平都扮演着重要角色。从原著作者对回肠储袋和狭窄肠道中结石的治疗经验来看,岩石类结石,尤其是体积较大时,内镜下的机械碎石术很有可能会失败。

对IBD患者来说,经内镜治疗肠道狭窄可能是取出结石或异物的先决条件。目前,最常用的技术是内镜下球囊扩张术(EBD)[15]。已有多项研究评估了EBD治疗CD相关肠道狭窄技术的有效性和远期疗效。Navaneethan等对24项研究共计1163例患者进行了系统性分析,发现经过15~70个月的随访,CD肠道狭窄应用EBD治疗后仅27%的患者需要再次手术干预[45]。原著作者团队比较了EBD和手术治疗CD术后吻合口狭窄的疗效,也发现了类似的结果。原著作者研究得出的结论是EBD可延缓再次手术的需求,疾病进展风险较小的患者应将其作为治疗首选[46]。原著作者曾经尝试过先用EBD治疗肠道狭窄,然后再取出滞留的结石或胶囊(图27.4)。

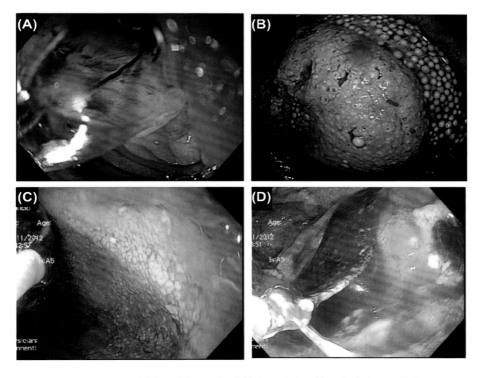

图27.4 肠道狭窄和结石。A和B为内镜下扩张CD相关的小肠狭窄,并取出狭窄近端的粪石。C和D为内镜下扩张CD造口后患者回肠末端术后的肠道狭窄,并取出粪石

　　EBD 的主要缺点是存在盲目扩张的风险,内镜医生并不能完全掌握球囊的位置、扩张程度和深度。为此,原著作者探索了针刀下狭窄切开术(NKSt)作为一种新的内镜技术来治疗 IBD 患者的肠道狭窄。其原理是使用针刀或其他内镜刀来进行控制性电切。这样有利于内镜医生掌握切口的位置、程度和深度。Lan 和 Shen[47]报道了 85 例患者中 127 处狭窄应用了 NKSt 治疗,发现所有的患者均达到了即时成功的目的,即内镜可以通过狭窄部位。平均随访 0.9 年后,仅 15%的患者因狭窄而需行手术治疗。原著作者的经验提示在治疗 IBD 原发或吻合狭窄方面,NKSt 比 EBD 的疗效更加确切,并且肠穿孔的风险更低。不过,NKSt 技术需要进一步优化从而降低出血的风险。一般认为,NKSt 出血的风险要高于 EBD。原著作者曾经用 NKSt 治疗 CD 相关肠道狭窄,然后用取物篮将结石成功取出(图 27.5)[48]。我们也报道过一个案例:首先在内镜下切开回肠储袋吻合口的窦道,然后借助取物篮将卡在其中的粪石取出[49]。

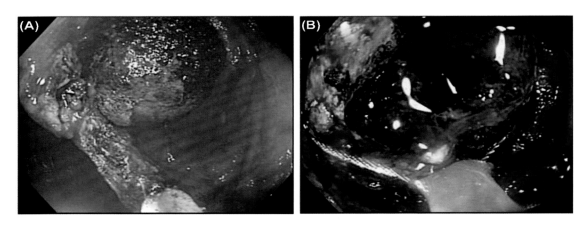

图 27.5　肠道狭窄和结石。A 为内镜下对回结肠吻合口狭窄开展的针刀狭窄切开术,近端小肠见一块巨大结石;
　　　　　B 为内镜下用取物篮取出结石

　　除治疗目的外,内镜也可作为连接手术的桥梁。对营养不良的患者来说,术前在内镜下取出胃肠道结石可纠正营养不良,从而降低手术并发症发生率和死亡率。术前内镜检查还可以进行组织活检以明确引起胃肠道结石的病因,从而利于制定计划、术前评估、术前分期及围手术期决策。另外,类似于结肠肿瘤,在取异物时进行标记定位也可为腹腔镜下进行狭窄肠管切除提供帮助。

(二) 外科治疗

　　手术是治疗胃肠道结石的最后手段,通常应用于保守治疗失败者、结石过大而无法进行内镜下取出者、伴有机械性肠梗阻或出血者及恶性肿瘤所致肠梗阻者。具体手术方式常需在术前或术中确定[11]。可先将结石粉碎,后慢慢推动通过狭窄部位;也可切开肠道从而将异物取出。后者虽然为侵入性操作,但更为有效。研究发现,约 4%的患者同时存在多个部位的结石[11]。因此,术中应该仔细探查整个胃肠道。同时,应认真探查是否存在相关肠道狭窄。对于肠道狭窄,可以应用狭窄成形术治疗。如果狭窄成形术不可行,则可切除相应肠管,但应尽量保留好的肠管。腹腔镜手术对于 CD 患者而言是安全的。与开腹手术相比,腹腔镜手术有住院时间更短、术后康复更快及切口更小、更美观的优势。

七、总　结

由于 IBD 患者的手术需求高、易形成肠道狭窄及较常应用胶囊内镜，其胃肠道结石或异物发生率要高于一般人群。IBD 患者发生胃肠道结石或异物时临床表现不典型，其诊断应基于对病史、临床表现、影像学检查和内镜检查的综合评估。原著作者制定了针对 IBD 患者合并胃肠道结石或异物的治疗策略（图 27.6）。只要条件允许，原著作者建议在手术之前常规应用内镜进行诊断和治疗。

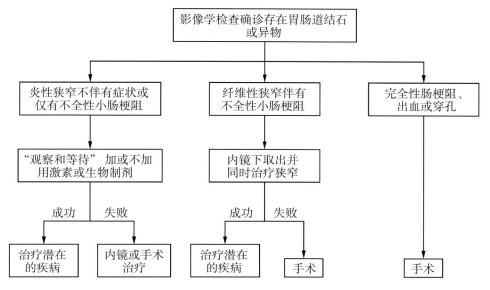

图 27.6　IBD 患者合并胃肠道结石或异物的治疗策略

（吴现瑞　张云锋，沈　博　译）

参考文献

［1］ Andrus CH, Ponsky JL. Bezoars: classification, pathophysiology, and treatment. Am J Gastroenterol, 1988, 83: 476-478.

［2］ Fernandez-Urien I, Carretero C, Gonzalez B, et al. Incidence, clinical outcomes, and therapeutic approaches of capsule endoscopy-related adverse events in a large study population. Rev Esp Enferm Dig, 2015, 107: 745-752.

［3］ Al-Bawardy B, Locke G, Huprich JE, et al. Retained capsule endoscopy in a large tertiary care academic practice and radiologic predictors of retention. Inflamm Bowel Dis, 2015, 21: 2158-2164.

［4］ Koulas SG, Zikos N, Charalampous C, et al. Management of gastrointestinal bezoars: an analysis of 23 cases. Int Surg, 2008, 93: 95-98.

［5］ Narayanan SK, Akbar Sherif VS, Babu PR, et al. Intestinal obstruction secondary to a colonic lithobezoar. J

Pediatr Surg, 2008, 43: e9-e10.

［6］ Singh SK, Marupaka SK. Duodenal date seed bezoar: a very unusual cause of partial gastric outlet obstruction. Australas Radiol, 2007, 51. Spec No.: B126-B129.

［7］ Robles R, Parrilla P, Escamilla C, et al. Gastrointestinal bezoars. Br J Surg, 1994, 81: 1000-1001.

［8］ Zin T, Maw M, Pai DR, et al. Efferent limb of gastrojejunostomy obstruction by a whole okra phytobezoar: Case report and brief review. World J Gastrointest Endosc, 2012, 4: 197-200.

［9］ Lian L, Fazio V, Shen B. Endoscopic treatment for pill bezoars after continent ileostomy. Dig Liver Dis, 2009, 41: e26-e28.

［10］ Wu XR, Mukewar S, Kiran RP, et al. The presence of primary sclerosing cholangitis is protective for ileal pouch from Crohn's disease. Inflamm Bowel Dis, 2013, 19: 1483-1489.

［11］ Harrington S, Mohamed S, Bloch R. Small bowel obstruction by a primary phytobezoar in Crohn's disease. Am Surg, 2009, 75: 93-94.

［12］ Torres J, Mehandru S, Colombel JF, et al. Crohn's disease. Lancet, 2017, 389: 1741-1755.

［13］ Henriksen M, Jahnsen J, Lygren I, et al. Clinical course in Crohn's disease: results of a five-year population-based follow-up study (the IBSEN study). Scand J Gastroenterol, 2007, 42: 602-610.

［14］ Thia KT, Sandborn WJ, Harmsen WS, et al. Risk factors associated with progression to intestinal complications of Crohn's disease in a population-based cohort. Gastroenterology, 2010, 139: 1147-1155.

［15］ Bharadwaj S, Fleshner P, Shen B. Therapeutic Armamentarium for Stricturing Crohn's Disease: Medical Versus Endoscopic Versus Surgical Approaches. Inflamm Bowel Dis, 2015, 21: 2194-2213.

［16］ Sorrentino D. Role of biologics and other therapies in stricturing Crohn's disease: what have we learnt so far? Digestion, 2008, 77: 38-47.

［17］ Condino G, Calabrese E, Zorzi F, et al. Anti-TNF-alpha treatments and obstructive symptoms in Crohn's disease: a prospective study. Dig Liver Dis, 2013, 45: 258-262.

［18］ Lichtenstein GR, Hanauer SB, Sandborn WJ. Management of Crohn's disease in adults. Am J Gastroenterol, 2009, 104: 465-483, quiz 464, 484.

［19］ Wibmer AG, Kroesen AJ, Grone J, et al. Comparison of strictureplasty and endoscopic balloon dilatation for stricturing Crohn's disease-review of the literature. Int J Colorectal Dis, 2010, 25: 1149-1157.

［20］ Lochs H, Mayer M, Fleig WE, et al. Prophylaxis of postoperative relapse in Crohn's disease with mesalamine: European Cooperative Crohn's Disease Study Ⅵ. Gastroenterology, 2000, 118: 264-273.

［21］ Iddan G, Meron G, Glukhovsky A, et al. Wireless capsule endoscopy. Nature, 2000, 405: 417.

［22］ Karagiannis S, Faiss S, Mavrogiannis C. Capsule retention: a feared complication of wireless capsule endoscopy. Scand J Gastroenterol, 2009, 44: 1158-1165.

［23］ Cheon JH, Kim YS, Lee IS, et al. Can we predict spontaneous capsule passage after retention? A nationwide study to evaluate the incidence and clinical outcomes of capsule retention. Endoscopy, 2007, 39: 1046-1052.

［24］ Cave D, Legnani P, de Franchis R, et al. ICCE consensus for capsule retention. Endoscopy, 2005, 37: 1065-1067.

［25］ Ali FE, Al-Busairi WA, Esbaita EY, et al. Chronic perforation of the sigmoid colon by foreign body. Curr Surg 2005, 62: 419-422.

［26］ Um S, Poblete H, Zavotsky J. Small bowel perforation caused by an impacted endocapsule. Endoscopy, 2008,

40 Suppl 2: E122-E123.

［27］ Nabeel-Zafar S, Traverso P, Asare M, et al. Small bowel perforation subsequent to mushroom bezoar as a presentation of Crohn's disease. Am Surg, 2013, 79: E278-E280.

［28］ Magalhaes CMH, Luz MA, Zaltman C. Wireless capsule endoscopy fragmentation in a patient with Crohn's disease. Clin Gastroenterol Hepatol, 2011, 9: e116-e117.

［29］ Rubano JA, Quarrier S, Demuro JP. Complete small bowel obstruction resulting from a mushroom bezoar. Am Surg, 2013, 79: E102-E103.

［30］ Yang JE, Ahn JY, Kim GA, et al. A large-sized phytobezoar located on the rare site of the gastrointestinal tract. Clin Endosc, 2013, 46: 399-402.

［31］ Hoog CM, Bark LA, Arkani J, et al. Capsule retentions and incomplete capsule endoscopy examinations: an analysis of 2300 examinations. Gastroenterol Res Pract, 2012, 2012: 518718.

［32］ Sears DM, Avots-Avotins A, Culp K, et al. Frequency and clinical outcome of capsule retention during capsule endoscopy for GI bleeding of obscure origin. Gastrointest Endosc, 2004, 60: 822-827.

［33］ Li F, Gurudu SR, De Petris G, et al. Retention of the capsule endoscope: a single-center experience of 1000 capsule endoscopy procedures. Gastrointest Endosc, 2008, 68: 174-180.

［34］ Rondonotti E, Herrerias JM, Pennazio M, et al. Complications, limitations, and failures of capsule endoscopy: a review of 733 cases. Gastrointest Endosc, 2005, 62: 712-716, quiz 752, 754.

［35］ Ladas SD, Kamberoglou D, Karamanolis G, et al. Systematic review: Coca-Cola can effectively dissolve gastric phytobezoars as a first-line treatment. Aliment Pharmacol Ther, 2013, 37: 169-173.

［36］ McCloy RF, Greenberg GR, Baron JH. Duodenal pH in health and duodenal ulcer disease: effect of a meal, Coca-Cola, smoking, and cimetidine. Gut, 1984, 25: 386-392.

［37］ Ladas SD, Triantafyllou K, Tzathas C, et al. Gastric phytobezoars may be treated by nasogastric Coca-Cola lavage. Eur J Gastroenterol Hepatol, 2002, 14: 801-803.

［38］ Zarling EJ, Thompson LE. Nonpersimmon gastric phytobezoar. A benign recurrent condition. Arch Intern Med, 1984, 144: 959-961.

［39］ Erzurumlu K, Malazgirt Z, Bektas A, et al. Gastrointestinal bezoars: a retrospective analysis of 34 cases. World J Gastroenterol, 2005, 11: 1813-1817.

［40］ Annese V, Daperno M, Rutter MD, et al. European evidence based consensus for endoscopy in inflammatory bowel disease. J Crohns Colitis, 2013, 7: 982-1018.

［41］ Lee BI, Choi H, Choi KY, et al. Retrieval of a retained capsule endoscope by double-balloon enteroscopy. Gastrointest Endosc, 2005, 62: 463-465.

［42］ Ikenberry SO, Jue TL, Anderson MA, et al. Management of ingested foreign bodies and food impactions. Gastrointest Endosc, 2011, 73: 1085-1091.

［43］ Mitsui K, Fujimori S, Tanaka S, et al. Retrieval of Retained Capsule Endoscopy at Small Bowel Stricture by Double-Balloon Endoscopy Significantly Decreases Surgical Treatment. J Clin Gastroenterol, 2016, 50: 141-146.

［44］ Wang Y, Liao Z, Wang P, et al. Treatment strategy for video capsule retention by double-balloon enteroscopy. Gut, 2017, 66: 754-755.

［45］ Navaneethan U, Lourdusamy V, Njei B, et al. Endoscopic balloon dilation in the management of strictures in

Crohn's disease: a systematic review and meta-analysis of non-randomized trials. Surg Endosc, 2016, 30: 5434-5443.

[46] Lian L, Stocchi L, Remzi FH, et al. Comparison of endoscopic dilation vs surgery for anastomotic stricture in patients with Crohn's disease following ileocolonic resection. Clin Gastroenterol Hepatol, 2016, 15.

[47] Lan N, Shen B. Endoscopic stricturotomy with needle knife in the treatment of strictures from inflammatory bowel disease. Inflamm Bowel Dis, 2017, 23: 502-513.

[48] Chidi V, Oberc A, Shen B. Ileocolonic anastomosis fecalith impaction in a patient with Crohn's disease: needle-knife stricturotomy and stone retrieval. Endoscopy, 2016, 48: E388-E389.

[49] Ma J, Zhang B, Wu XR, et al. Successful endoscopic treatment of fecalith blocking sinus in a patient with ileal pouch-anal anastomosis. J Coloproctol, 2014, 34: 181-184.

第28章　炎症性肠病的粪菌移植疗法

Alison Schneider, Leyla Maric

尽管炎症性肠病(IBD)的确切病因仍不明确,但机体对肠道微生物群的免疫反应失调被认为是遗传易感个体致病的原因。鉴于肠道生态失调可触发 IBD 炎症反应的理论,一种可以调控肠道微生物群的治疗方法引起了人们极大的兴趣。粪便微生物疗法(FMT)是指将健康供者的粪便转输至患特定疾病(该疾病被认为继发于肠道微生物群的改变)的患者肠道内的治疗方法。FMT 治疗可增加肠道微生物的多样性,恢复肠道菌群的健康平衡状态,这一方法用于 IBD 及其他疾病的治疗都被证明是有益的。本章回顾了当前可检索到的有关 FMT 应用于 IBD 治疗的文献,并对 FMT 中的实际问题进行讨论。[①]

一、简　介

炎症性肠病,包括溃疡性结肠炎(UC)和克罗恩病(CD),是一种慢性复发性疾病。目前,美国约有 160 万 IBD 患者,每年新发 IBD 病例多达 7 万[1]。尽管 IBD 的确切病因仍不明确,但该病被认为是遗传、环境和免疫等因素共同作用的结果。宿主肠道微生物群的改变(生态失调)促使遗传易感个体发生了病理性免疫反应[2]。现有药物治疗的目的是使用诸如糖皮质激素、免疫抑制剂、生物制剂等药物来抑制宿主的免疫系统。尽管药物治疗已取得了长足进步,但仍有许多患者处于持续疾病活动状态,从而影响他们的生活质量。

人类肠道中共生的微生物群构成了一个非常复杂的生态系统,它们参与了许多生理功能,包括产生养分、调节代谢,发挥免疫功能。肠道微生态的改变可能促成慢性炎症和自身免疫性疾病的发生。粪便微生物疗法(FMT),也称为粪菌移植疗法,是将健康供者的粪便转输至患病个体的肠道内,以期重建肠道微生态并治愈某种特定的疾病。对于难治性和复发性难辨梭状芽孢杆菌感染(CDI),FMT 是一种安全高效的治疗方法,单次输注治愈率超过 90%[3]。鉴于 FMT 治疗 CDI 的高成功率,学者们对 FMT 治疗其他与肠道生态失调有关的胃肠道疾病,如 IBD,产生了越来越浓厚的研究兴趣。本章将对现有的 FMT 治疗 IBD 患者的临床实践相关文献进行回顾。

---

① 此段为译者加入。

二、人类微生物群与炎症性肠病

人类肠道微生物群由细菌、古细菌、病毒和一些单细胞真核生物在内的微生物构成。有超过 1200 种不同的微生物定植在人类肠道中，在人体中重 $1\sim2kg$ [4,5]。在过去的 20 年中，随着细菌可变区 16srRNA 基因测序技术的发展，人们对人类肠道微生物群的组成、功能、遗传学以及代谢特征有了更深的理解。当前对于微生物群的大部分认知都来源于人类微生物组计划等研究[6,7]。

个体的微生物组成是由外部因素和内部因素共同决定的。这些因素包括宿主的遗传特征、营养和饮食、地理位置和幼年时期的微生物暴露情况[8]。肠道微生物发育的早期影响因素包括出生方式（经阴道分娩还是剖宫产分娩）、饮食（配方奶还是母乳）、药物和生活条件[9]。在健康情况下，肠道微生物的多样性在出生后的前几年中会逐渐增加，成年后保持相对稳定并具有可恢复性。然而，外界环境的扰动会影响肠道微生物群，例如饮食状态改变、使用药物（如抗生素、抑制胃酸的药物、非甾体类药物）和疾病状态（如感染）。老年人肠道微生物组的多样性减少，某些门类细菌的相对比例会发生变化。这可能在某种程度上影响了生理衰老的进程，以及与衰老相关的伴随疾病[10,11]。

肠道中主要的四大门类细菌是脆弱拟杆菌门、厚壁菌门、放线菌门和变形菌门。其中，脆弱拟杆菌门和厚壁菌门是健康宿主肠道内占主导的细菌[12]。肠道菌群在肠道各处的空间分布不尽相同，大多数存在于结肠，该处肠道的细菌最为集中，而且主要为厌氧菌[13,14]。人类肠道微生物群发挥了许多维持生命所必需的功能，如消化食物、合成微生物、贮存脂肪、调节血管生成、促进宿主免疫系统发育，并起到肠上皮屏障的作用。沿肠道上皮定植的微生物似乎对免疫系统的影响较大，而在肠腔内定植的细菌似乎在能量代谢中起重要作用[15,12]。肠道菌群的扰动会导致有害菌和有益菌平衡的失调。这种菌群失衡促进了炎症的发生并可导致 IBD。肠道生态失调与许多慢性炎症性疾病相关，包括 IBD、糖尿病、结直肠癌、动脉粥样硬化和非酒精性脂肪肝。

对 IBD 患者的肠道微生物组进行研究后发现，其微生物的组成较健康人有所改变。IBD 患者肠道菌群的生物多样性减少，例如，具有抗炎作用的脆弱拟杆菌门和厚壁菌门数量减少[16,17]。厚壁菌不仅是具有免疫调节特性的底物短链脂肪酸（SCFA）的主要生产者，还为肠上皮细胞提供能量来源，并在维持肠道稳态中发挥重要作用。更有证据表明，将单一菌种（例如厚壁菌门中的普拉梭菌）去除可导致 IBD 发生[18]。IBD 患者中其他保护性菌种（毛螺菌、双歧杆菌、罗斯氏菌和萨特氏菌）的数量也有所减少[19]，而可能有害菌数量则有所增加，包括变形菌、梭杆菌、活泼瘤胃球菌和脱硫弧菌。侵袭性黏膜黏附菌的数量也可能增加，如可黏附并侵入肠上皮细胞的大肠埃希菌[20-23]。一些研究表明，CD 患者回肠末端的黏附/侵袭性大肠埃希菌数量增加[24]。克雷伯菌可激发中度全结肠炎，而动物双歧杆菌则可导致轻度的远端结肠和十二指肠炎症[23,25]。与 IBD 易感性相关的基因（NOD2/CARD15）可能编码调节微生物群或控制宿主免疫反应（通过 IL-12-IL23R 通路或自噬作用）的蛋白[26,27]。实质上，对于遗传易感宿主，黏膜稳态的紊乱可导致机体对肠道菌群特定成分产生强烈的 T 细胞介导的免疫反应[28,23,29]。另外，已有的数据证实肠道菌群紊乱也可能是一种炎症反应。慢性炎症导致氧浓度增加，从而导致黏膜充血，血管和黏膜通透性增加，电解质平衡紊乱（由 Na^+/H^+ 交换系统发生变化所致），并产生促发兼性厌氧菌呼吸作用的替代电子受体[30-32]。此外，炎症改变了上皮防御屏障、黏液组分及黏稠性,从而引起溃疡等组织损伤,使侵袭性耐氧菌得以进入。这可能是 IBD 患者黏膜中见到大肠杆菌数量增加的原因[33]。潘氏细胞缺陷可能潜在导致抗菌肽的产生,从而导致生态紊乱[34]。相反,IBD 治疗有助于改善微生物多样性,促进保护性菌种数量增加。例如,对 TNF 治疗有应答者比无应答者的普拉梭菌的丰度更高[35,18]。通过对 CD 患者的肠道菌群分析发现,普拉梭菌是一种具有抗炎作用的共生菌。综上所述,越来越多的证据表明 IBD 的发病过程中存在菌群失调。然而,我们仍然不清楚肠道菌群失调到底是炎症发生的因还是果。

三、背　景

　　如前文所述,FMT 指将健康供者的肠道粪便物质转输给肠道菌群改变的患者。尽管 FMT 近年来快速引起了人们的兴趣,但这其实并不是一项新技术。早在 4 世纪的中国,医药学家葛洪就记录了用人的粪便悬液治疗腹泻的方法[36]。16 世纪,李时珍撰写的经典医学纲要《本草纲目》中也描述了一系列使用"发酵粪便溶液、新鲜粪便悬液、干粪便或婴儿粪便有效治疗伴有严重腹泻、发热、腹痛、呕吐和便秘等腹部疾病"的处方[36]。1958 年,Eiseman 等在临床胃肠病杂志 *Journal of Clinical Gastroenterology* 上报道了 4 例伪膜性肠炎患者经粪便灌肠治疗后均获得痊愈的案例。当时这几名患者的病情均十分危重,治疗后 24～48 小时内症状得到了"戏剧般"的改善。在那个时代,人们还不知道伪膜性肠炎是由艰难梭状芽孢杆菌导致的[37]。1983 年,Schwan 等首次使用 FMT 治疗确诊的 CDI,之后又有了一系列个案报道和系列病例报道[38]。在过去的几十年中,FMT 引起了人们相当大的兴趣,不断有报道显示它是治疗复发性 CDI 的有效方法,并且纠正了 CDI 相关的肠道菌群紊乱[39-42]。一项最新的系统回顾发现 FMT 对复发性或难治性 CDI 的治愈率达 91%[43]。在一项关键性的随机临床试验中,VanNood 等比较了 FMT、万古霉素联合肠道灌洗和单用万古霉素治疗 CDI 的疗效。FMT 组总治愈率为 94%(15/16),第一次 FMT 结束后即治愈率为 81%(13/16),而万古霉素 – 肠灌洗组和单一万古霉素组的治愈率仅分别为 23% 和 31%[44]。另一项近期的随机临床试验通过结肠镜输注法比较了万古霉素和 FMT 的有效性。该试验在 1 年中期分析时发现,FMT 组 90% 患者的症状得到缓解,而万古霉素组仅 26% 缓解,于是停止了研究[45]。目前发表的指南推荐 FMT 用于治疗复发性 CDI。欧洲指南推荐在 CDI 第二次复发后采用 FMT 治疗[46],而美国胃肠病学院推荐在 CDI 第三次复发后采用 FMT 治疗,之后进行一次万古霉素脉冲式治疗[47]。

　　FMT 工作组已发布了现行的 FMT 方法学和供者筛选方案(表 28.1)[48]。对 FMT 供者的要求包括知情同意书、详尽的病史、体格检查,以及粪便及血清学检测。上述内容大多数来自 FMT 治疗 CDI 的经验。潜在供者常与患者有较近的亲属关系,之前的报道显示有亲属关系的供者的长期治疗结果更好,但最近更多的报道称未发现这一现象[49]。选择非亲属关系的供者可能更有优势,因为在 IBD 这样的疾病中,遗传可能起了一定的作用。总体而言,供者应该是没有传染性疾病危险因素的健康人,并且没有诸如 IBD、肠易激综合征、慢性便秘和胃肠道恶性肿瘤等消化道合并症。其他排除标准包括自身免疫性疾病病史、代谢综合征、过敏性疾病、恶性肿瘤病史。考虑到传染性致病因子存在的可能性,需要对供者进行多种感染筛查,包括艰难梭菌毒素 A/B 检测,粪便培养检查肠道细菌病原体、虫卵和寄生虫。抽血做甲肝 IgM、乙肝表面抗原、乙肝表面抗体、丙肝抗体、HIV1/2 抗体和梅毒螺旋体筛查(表 28.2)。如果经鼻肠管方式进行 FMT,则建议行幽门螺旋杆菌检查。接下来还可对供者进行问卷调查,类似于现行的献血者筛查问卷[51]。理想情况下,以上检测应在捐献前 4 周内完成。在粪便捐献之前 3 个月内,供者不可服用任何抗生素,因为抗生素可改变肠道菌群。进行 FMT之前 5 天内,供者不可摄取可导致受者过敏的食物。采用新鲜供者粪便进行 FMT(理想状态是排便后 6 小时内的粪便)。捐献前一晚让供者服用温和的缓泻剂可帮助捐献过程顺利进行。在 FMT 治疗CDI 前,受者停止服用所有抗生素(至少在操作前 48 小时停用)。受者将使用 3～4L 聚乙二醇溶液进行肠道灌洗准备。确保肠道准备充分,没有粪便残留是非常重要的。虽然用于 FMT 的粪便量尚无标准,但多数报道描述采用约 50g 粪便与稀释剂(通常是 0.9% 无菌生理盐水,但也有人用酸奶、牛奶等其他容积膨胀剂)混合[52]。粪便样品与非抑菌性生理盐水混合均匀。以上混合操作可通过手动搅拌或借助搅拌机来完成。然后将该混合物进行过滤,去除所有颗粒状物质。在制备 FMT 供者粪便样品时始终采取通用防护措施。可用 60mL 注射器抽取粪便和稀释剂的混合液。FMT 可通过多种途径实施。下消化道途径可通过结肠镜、软性乙状结肠镜或保留灌肠等方式进行。上消化道途径可通过鼻胃管 / 鼻肠管或胃十二指肠镜的方式进行。对于结肠输注法,在盲肠区域输注约 300mL 混合液。对于十二指肠输注法,在十二指肠输注约 60mL 混合液。对经上消化道输注的患者,操作后给予质子泵抑制剂[50,53-55]。一旦经结肠镜完成 FMT,患者需在肠道内保留粪便样品至少 6 小时。为了更好地完成粪便保留,在操作前后可使用洛哌丁胺(最大推荐总量可达 8mg)。如果出现治疗失败,则可重复行 FMT,通常会换用不同供者的粪便。报道显示,经十二指肠途径行 FMT 治疗 CDI 的成功率可达 80%,经结肠镜途径的成功率更是高达 90% 以上[44,56-58]。这种治疗方法不仅有效,而且非常安全[49]。

表 28.1 粪菌移植的供者选择

绝对排除标准	相对排除标准
未能获得知情同意	重大胃肠道手术史
微生物感染	代谢综合征
现症传染性疾病	糖尿病
恶性肿瘤	系统性自身免疫性疾病
胃肠道息肉综合征	慢性疼痛综合征
慢性胃肠道疾病	神经精神性疾病
炎症性肠病	
使用抗生素	
使用免疫抑制剂	
高危生活方式	

表28.2 供者筛查

血液检查	粪便检查
甲、乙、丙型病毒性肝炎 • 甲肝抗体 IgM • 乙肝表面抗原和核心抗体 • 丙肝抗体	肠道病原体，包括耶尔森氏鼠疫杆菌
人类免疫缺陷病毒 1 和 2	艰难梭状芽孢杆菌 PCR
梅毒	寄生虫和虫卵
巨细胞病毒	抗酸染色 孢子虫和等孢子球虫
Epstein–Barr 病毒（EBV）	鞭毛虫抗原
类圆线虫	轮状病毒 EIA
阿米巴	需考虑： • 诺如病毒 • 李斯特菌 • 弧菌 • 耐甲氧西林金黄色葡萄球菌（MRSA），耐万古霉素肠球菌（VRE）

FMT 和使用活的微生物粪便混合物存在一些潜在的安全性问题。内镜途径（如结肠镜）可能带来操作风险，但这些内镜操作通常是可耐受的，并且便于检查结肠黏膜。许多文献均显示与经内镜途径输注的 FMT 相关的不良事件的发生率很低[44,49,59,60]。上消化道输注法的潜在不良事件包括呕吐、误吸和细菌过度生长的可能。更严重的不良事件可包括发生 FMT 前未筛查到的病毒或细菌的传染。其他理论上可能出现的长期不良事件包括发生与肠道菌群改变相关的疾病，如糖尿病、肥胖、非酒精性脂肪肝、肠易激综合征、IBD 复发和哮喘[61]。这是因为 FMT 不仅输送了有抗炎活性的细菌及其产物，还可能传递了其他疾病，包括自身免疫性疾病、代谢综合征和癌症[62]。在原著发表之际，美国食品和药品监督管理局（FDA）将粪便视为一种生物产品，并要求医生获得研究性新药许可证才能开展 FMT 治疗。关于 CDI 和 FMT，FDA 称它们将行使"执法自由裁量权"[63]。FDA 的草案指出，FMT 产品的供者必须是患者认识的人，或是治疗该患者的有执照的保健服务提供者。医生必须取得患者的知情同意，向患者解释所有操作的风险和获益，并提醒注意这是一项研究性的治疗。FDA 对这一问题的态度很可能会随时间进行修改，尤其是当粪便库被批准进行粪菌产品制备并商业化的时候。粪便库的优势在于它们可以降低筛选的成本并提高筛选的效率。

临床实践中按照以上所述进行 FMT 治疗时存在一些局限性，包括合适供者的物色、新鲜粪便标本的制备（可能会艰巨且耗时）以及缺乏标准化的治疗方案。为了克服这些困难，一些新的粪菌输送方法应运而生，包括冰冻粪便标本、冰冻过滤胶囊（即装在缓释胶囊中的粪便冻干粉），以及装入胶囊的芽孢特异性组合物[64,65]。制成冰冻接种物的好处在于可以提前筛查、储存，从而加快 FMT 的过程。有关健康志愿者（与患者无关联的供者）的粪便冰冻标本制备的研究显示，采用冰冻粪便可以获得与新鲜粪便相似的 FMT 成功率。一项纳入了 42 例患者的研究显示，23 例采用冰冻制备技术进行 FMT 的患者与采用新鲜粪便者相比，前者的成功率为 96% 且没有明显副作用。该研究选取了两名健康志愿者作为普通供者。所有患者于 FMT 后随访 1 年，新鲜粪便组和冰冻粪便组的有效应答率均为 88%[66]。Lee 等比较了用自然解冻粪便样品（$n = 114$）和新鲜粪便样品（$n = 118$）进行 FMT 治疗 CDI 的情况，至 13 周时两组无复发临床缓解率，无显著差异[67]。近期的一项开放标签可行性研究观察了使用口服冰冻粪便胶囊（来自无关联供者）治疗 20 例 CDI 患者的疗效。这些复发性 CDI 患者需在 2 天内口服 15 枚胶囊。如果 72 小时后症状仍持续，则将给予再次治疗（6 例患者因此接受了再次治疗）。该研究的总有效率为 90%，而且未报告出现明显并发症（如恶心或误吸）。因此，口服冰冻粪便样品可以作为目前普遍进行的经内镜途径粪菌输注的替代方式[68]。Petrof 等最近从一名曾经成功治疗 2 例难治性 CDI 的供者的粪便中分离得到了 33 种不同的肠道细菌，将其作为粪便的代替物进行研究[69]。未来传统的 FMT 可能会被在实验室条件下制备的限定菌群所代替，这种限定的细菌组合带来的结果可能更有预知性且不良反应更少（减少了病原体传染的风险）。因此，未来很可能会发展这种将人类粪便进行调整后的微生物配制品，并将这种配制品投入大规模生产，而标准粪便的使用甚至可能会被彻底废弃。

四、粪菌移植疗法用于治疗炎症性肠病

基于微生物组的治疗在 IBD 中并不是新的概念，先前已有使用抗生素和益生菌进行治疗，以及对 CD 患者采用粪便分流法进行治疗的报道和文章发表[23, 70-73]，但有关 FMT 用于 IBD 治疗的已发表的研究十分有限。第一篇用 FMT 治疗 IBD 的病例报道发表于 1989 年，作者本人患有药物难治性 UC，他用健康供者的粪便对自己进行了保留灌肠。他的症状在治疗后 6 个月后消失，并且其后的肠镜随访中未再发现活动性炎症[74]。该案例发表之后，早期的一些研究多为小型的病例系列和病例报道，结果虽不尽相同，但不良事件（发热，CRP 升高为最严重的情况）的发生率均很低。Borody 等发表了一篇包含 6 例 UC 患者的病例系列，所有患者在 FMT 治疗后的长达 13 年的随访中维持缓解[75]。Colman 等最近对 18 项研究（1 个随机对照试验，9 个队列研究，8 个病例研究）进行了荟萃分析，这些研究共包含 122 例 IBD 患者，其病情轻重不等，FMT 治疗后的随访中总的完全缓解率达 45%。这些研究剔除了存在 IBD 合并 CDI 等胃肠道感染的病例。亚组分析发现 UC 患者的临床缓解率为 22% [$P = 0.37$; I(2) $= 0\%$]，CD 患者的缓解率为 60.5% [$P = 0.05$; I(2) $= 37\%$]。这些研究存在异质性，包括不同的疾病表型和严重程度、不同的 FMT 输注方法，并缺乏对照组。亚组分析显示合并后的 UC 和 CD 的临床缓解率估计值分别为 22% 和 60.5%。其中 6 个研究为了评估疗效而进行了菌群分析。总体而言，这些研究中没有报告严重不良事件，因而认为 FMT 是一种安全的、具有良好耐受性的治疗方法，但对于 IBD 的疗效在不同研究中存在差异。近期，Sun 等的另一篇系统回顾和荟萃分析专门对 FMT 治疗 UC 患者（2 个随机对照试验，1 个开放标签病例对照研究，8 个队列研究）的有效性和安全性进行了评估，共有 133 例患者纳入分析。合并后的患者临床缓解率为 30.4%，且异质性风险

较低。两种 FMT 输注途径（上消化道途径 vs 下消化道途径）的完全缓解率无显著差异，单次输注和多次输注（＞1）的完全缓解率亦无差异[76]。

到目前为止，已有三个随机对照试验对 FMT 和安慰剂治疗活动性 UC 患者的效果进行了对比。Rossen 等将 50 例轻中度 UC 患者随机分为两组（一组用来自健康供者的粪便进行 FMT，一组用自体粪菌进行 FMT），两组均通过鼻十二指肠途径进行输注，首次输注后间隔 3 周再次输注。研究未能达到复合主要终点（定义为第 12 周达到临床缓解，包括简易临床结肠炎活动性指数评分≤2，且 Mayo 内镜评分降低 1 分以上）。第 12 周时，对 FMT 有应答的患者的获得性肠道菌群与健康供者相似。由于该研究的无效性，数据监测和安全委员会（DSMB）提前将其终止，并且该作者发现两组无论在临床缓解还是在内镜缓解情况上都没有显著的统计学差异[60]。该研究规模较小，很可能所需的支持不够，并且只通过鼻十二指肠途径进行了两次间隔 3 周的 FMT 治疗，如果进行更多次的 FMT，并且采用更有效的输注途径（即保留灌肠和将粪菌直接送到最初发生菌群紊乱的部位），则结果会不会更有效？然而，将两个试验的数据合并后发现，需治数（number needed to treat）为 6，可以与活动性 UC 的其他治疗相媲美[77]。Moayyedi 等的盲法研究中，75 例未合并感染性腹泻的活动性 UC 患者（Mayo 评分≥4，内镜 Mayo 评分≥1）被随机分为 FMT 组和安慰剂组，两组均每周进行一次保留灌肠治疗，疗程共 6 周。灌肠治疗结束后，患者继续进行免疫抑制剂治疗。研究中共有 6 例健康供者，大多数受试患者 FMT 使用的粪便来自其中两位（供者 A 和供者 B）。由于研究的无效性，DSMB 建议提早将其终止。但是，已经入选并被允许完成研究的患者中，有 9 例 FMT 组患者（24%）在第 7 周时获得缓解，而在同一时间节点安慰剂组只有 2 例患者（5%）获得缓解（P = 0.03），并且 FMT 组的这 9 例患者中有 7 例接受了来自同一名供者的粪便[78]。与安慰剂组相比，FMT 组患者较基线时的粪便菌群产生了更显著的多样性变化（P = 0.02）。亚组分析提示，FMT 的疗效可能取决于供者的粪菌表型，在疾病早期进行 FMT 可能获得更高的缓解率（病程不超过 1 年的 4 例患者中有 3 例获得缓解，缓解率为 75%）。从生物学角度似乎可以解释这种结果，即在内生微生物群建立之前行 FMT 可能更有效，但是目前还没有充分的数据来支持这一论点。Paramsothy 等组织了一项迄今最大规模的多中心随机双盲安慰剂对照试验，该试验将取自多名无关联的供者的粪便进行混合后使用。试验将 81 例对标准治疗反应不佳的活动性 UC 患者随机分为 FMT 组和安慰剂组，两组均在第 1 天经结肠镜进行一次输注，然后每周输注 5 天（每天一次），共 8 周。主要终点为第 8 周时达无激素临床缓解及内镜缓解或应答（Mayo 总评分≤2）。次要终点为内镜缓解（UCEIS 评分≤1）。FMT 组的 41 例患者中有 11 人（27%）获得无激素临床缓解和内镜缓解或应答，而安慰剂组的 40 例患者中仅 3 人（8%）达到上述目标（P = 0.02）。FMT 组在盲法治疗期间发生 2 例严重不良事件而导致结肠炎加重，其中一例患者由于出现重症 UC 而需行结肠切除术[79]。

为了确定哪些特定的微生物组在 FMT 治疗 UC 患者的过程中起到了作用，一项研究对 5 例中／重度难治性 UC 患者 FMT 后肠道菌群的组成和时间稳定性进行了观察。结果发现，患者从供者的粪便中获得了大量细菌，但供者菌群的定植效率和稳定性在不同患者中呈现显著差异。只有一例患者在 12 周后获得了菌群的有效扩增，来自供者的表型（包括具有抗炎性和／或产生 SCFA 的普拉梭菌、Roseburafaecis 和卵形拟杆菌）被成功地定植在该患者肠道内。肠杆菌的过量增长和毛螺科菌的减少则是疾病严重的特征[80]。

目前,尚无随机对照试验将 FMT 和安慰剂对 CD 的治疗作用进行比较。数据主要提取自病例报道,因而需考虑发表偏移的情况。基于可获得的数据,CD 对 FMT 的应答情况总体不如 UC,并且绝大多数有应答的 CD 患者也需要多次输注。Kao 等报道,一名 26 岁的男性 CD 患者经结肠镜途径行FMT 后获得了显著的临床和组织学改善。单次 FMT 输注 4 周后,患者的改良 Harvey-Bradshaw 指数降至 0,粪钙卫蛋白水平已正常,且在肠镜复查时确认获得了完全的黏膜愈合。但遗憾的是,该患者的临床应答未能持久[81]。一项病例系列的系统回顾对 4 个研究中的 38 例活动期 CD 患者的 FMT 应答情况进行了合并分析,结果显示合并应答率为 60.5%,但该结果的依据仅为临床应答情况而未进行黏膜愈合评估。CD 患者的 FMT 输注途径较具挑战性,因为 CD 最常见的受累部位为回肠末段,因而保留灌肠途径不太可能起效。而需要多次输注时,经结肠镜途径行 FMT 的可行性也较差。可惜的是,胃十二指肠输注途径的耐受性很差,并且常引发不良事件(发热和 CRP 升高)。而口服粪菌胶囊则存在释放效率的问题,需保证细菌在远端小肠释放。

有关储袋炎患者的研究结果喜忧参半。一项包括 8 例经鼻胃管途径行 FMT 的患者的研究显示,FMT 总体上未能使这些患者获益,尽管在其中 2 例患者的粪便中观察到对环丙沙星敏感的大肠菌群发生了改变,从而提示 FMT 可能可以改变储袋菌群[82]。但是,一项近期的前瞻性研究显示 FMT治疗储袋炎可获得较好的临床疗效,该研究纳入了 9 例急性或慢性储袋炎患者,经储袋内镜途径行FMT 后,其中 7 例完成随访的患者的全身症状改善率为 71%[83]。在另一个病例系列中,5 例慢性储袋炎患者经 FMT 治疗后,其中 3 人获得了持续应答[84]。

IBD 患者中与 FMT 治疗相关的不良事件通常较为轻微,最常见的不良事件包括一过性发热、呕吐、腹泻、便秘和腹胀。有文献报道出现感染性病原体的传播(包括自行实施 FMT 后出现诸如病毒,传播 CMV,一例 UC 患者出现危及生命的李斯特菌感染,以及双侧吸入性肺炎)[85]。有两个案例报道了 FMT 后出现憩室炎和体重增加[86,87]。FMT 后复发的 IBD 患者的最常见表现为发热、炎症指标升高和腹痛。因 CDI 感染而行 FMT 的 IBD 患者中,14% 在 FMT 后出现 IBD 复发,17.9% 在 FMT 3 个月后出现 IBD 病情加重[88]。一篇报道记录了一例 FMT 后的 IBD 复发,一例 78 岁男性患者有 UC 病史(疾病已"静止"20 余年)和复发性 CDI,在 FMT 治疗 CDI 后 9 天出现了一过性的 UC 复发[89]。因此,FMT 用于 IBD 治疗需要额外考虑的问题还应包括对感染、清洁度和致 IBD 加重可能性等因素的充分筛查。

五、总　结

FMT 是一种疗效确切的 IBD 治疗方法,但仍处于早期探索阶段。迄今有限的已发表的有关FMT 治疗 IBD 的随机对照试验的结果不尽相同。目前一些进行中的临床试验正在进一步探索 FMT在 IBD 中的应用。还有很多尚未解答的问题,包括 FMT 重点针对哪些患者,行 FMT 时患者应该处于疾病的何种状态以及允许同时接受哪些治疗,最佳的粪菌输注方式是什么,以及输注过程有哪些细节(包括剂量和频率,诱导 vs 维持)。此外,还需要确定哪些特定的菌株、代谢产物或非细菌成分对取得治疗成功起了重要作用。标准的输注方法可能很快就会被粪便库和粪菌胶囊所取代,以期使肠道菌群的恢复更具有特异性和目的性。为了确定 FMT 治疗 IBD 的短期及长期有效性和安全性,还需要进一步开展随机对照试验。现阶段,还没有足够的数据支持对 IBD 患者常规进行 FMT 治疗。

(张馨梅　译)

参考文献

［1］ Colombel JF, Mahadevan U. Inflammatory bowel disease 2017: innovations and changing paradigms. Gastroenterology, 2017, 152: 309-312.

［2］ Matsuoka K, Kanai T. The gut microbiota and inflammatory bowel disease. Semin Immunopathol, 2015, 37: 47-55.

［3］ Drekonja D, Reich J, Gezahegn S, et al. Fecal microbiota trans- plantation for Clostridium difficile infection. Ann Intern Med, 2015, 162: 630.

［4］ Walker AW, Duncan SH, Louis P, et al. Phylogeny, culturing, and metagenomics of the human gut microbiota. Trends Microbiol, 2014, 22: 267-274.

［5］ Rajilic-Stojanovic M, Smidt H, Vos WM. Diversity of the human gastrointestinal tract microbiota revisited. Environ Microbiol, 2007, 9: 2125-2136.

［6］ Integrative HMP (iHMP) Research Network Consortium. The integrative human microbiome project: dynamic analysis of microbiome-host omics profiles during periods of human health and disease. Cell Host Microbe, 2014, 16: 276-289.

［7］ Huttenhower C, Gevers D, Knight R, et al. Structure, function and diversity of the healthy human microbiome. Nature, 2012, 486: 207-214.

［8］ Faith JJ, Guruge JL, Charbonneau M, et al. The long-term stability of the human gut microbiota. Science, 2013, 341: 1237439.

［9］ Azad MB, Konya T, Maughan H, et al. Gut microbiota of healthy Canadian infants: profiles by mode of delivery and infant diet at 4 months. Can Med Assoc J, 2013, 185: 385-394.

［10］ Yatsunenko T, Rey FE, Manary MJ, et al. Human gut microbiome viewed across age and geography. Nature, 2012, 486: 222-227.

［11］ OToole PW, Jeffery IB. Gut microbiota and aging. Science, 2015, 350: 1214-1215.

［12］ Qin J, Li R, Raes J, et al. A human gut microbial gene catalogue established by metagenomic sequencing. Nature, 2010, 464: 59-65.

［13］ Flores GE, Caporaso JG, Henley JB, et al. Temporal variability is a personalized feature of the human microbiome. Genome Biol, 2014, 15: 531.

［14］ David LA, Maurice CF, Carmody RN, et al. Diet rapidly and reproducibly alters the human gut microbiome.

Nature 2013, 505: 559-563.

［15］ Flint HJ, Scott KP, Duncan SH, et al. Microbial degradation of complex carbohydrates in the gut. Gut Microbes, 2012, 3: 289-306.

［16］ Morgan XC, Tickle TL, Sokol H, et al. Dysfunction of the intestinal microbiome in inflammatory bowel disease and treatment. Genome Biol, 2012, 13: R79.

［17］ Andoh A, Imaeda H, Aomatsu T, et al. Comparison of the fecal microbiota profiles between ulcerative colitis and Crohn's disease using terminal restriction fragment length polymorphism analysis. J Gastroenterol, 2011, 46: 479-486.

［18］ Sokol H, Seksik P, Furet JP, et al. Low counts of Faecalibacterium prausnitzii in colitis microbiota. Inflamm Bowel Dis, 2009, 15: 1183-1189.

［19］ Forbes JD, Domselaar G, Bernstein CN. The gut microbiota in immune-mediated inflammatory diseases. Front Microbiol, 2016, 7: 1081.

［20］ Nagalingam NA, Lynch SV. Role of the microbiota in inflammatory bowel diseases. Inflamm Bowel Dis, 2012, 18: 968-984.

［21］ Becker C, Neurath MF, Wirtz S. The intestinal microbiota in inflammatory bowel disease. ILAR J, 2015, 56: 192-204.

［22］ DuPont AW, DuPont HL. The intestinal microbiota and chronic disorders of the gut. Nat Rev Gastroenterol Hepatol, 2011, 8: 523-531.

［23］ Sartor RB. Microbial influences in inflammatory bowel diseases. Gastroenterology, 2008, 134: 577-594.

［24］ Packey CD, Sartor RB. Commensal bacteria, traditional and opportunistic pathogens, dysbiosis and bacterial killing in inflammatory bowel diseases. Curr Opin Infect Dis, 2009, 22: 292-301.

［25］ Moran JP, Walter J, Tannock GW, et al. Bifidobacterium animalis causes extensive duodenitis and mild colonic inflammation in monoassociated interleukin-10-deficient mice. Inflamm Bowel Dis, 2009, 15: 1022-1031.

［26］ Henderson P, Satsangi J. Genes in inflammatory bowel disease: lessons from complex diseases. Clin Med, 2011, 11: 8-10.

［27］ Stappenbeck TS, Rioux JD, Mizoguchi A, et al. Crohn disease: a current perspective on genetics, autophagy and immunity. Autophagy, 2011, 7: 355-374.

［28］ Sartor RB. Mechanisms of disease: pathogenesis of Crohn's disease and ulcerative colitis. Nat Clin Pr Gastroenterol Hepatol, 2006, 3: 390-407.

［29］ Kullberg MC, Ward JM, Gorelick PL, et al. Helicobacter hepaticus triggers colitis in specific-pathogen-free interleukin-10 (IL-10)-deficient mice through an IL-12- and gamma interferon-dependent mechanism. Infect Immun, 1998, 66: 5157-5166.

［30］ Laubitz D, Harrison CA, Midura-Kiela MT, et al. Reduced epithelial Naþ/Hþ exchange drives gut microbial dysbiosis and promotes inflammatory Response in T cell-mediated murine colitis. PLoS One, 2016, 11: e0152044.

［31］ Albenberg L, Esipova TV, Judge CP, et al. Correlation between intraluminal oxygen gradient and radial partitioning of intestinal microbiota. Gastroenterology, 2014, 147: 1055-1063.

［32］ Winter SE, Lopez CA, Bäumler AJ. The dynamics of gut-associated microbial communities during inflammation. EMBO Rep, 2013, 14: 319-327.

［33］ Liu Y, van Kruiningen HJ, West AB, Cartun RW, et al. Immunocytochemical evidence of Listeria, Escherichia coli, and Streptococcus antigens in Crohn's disease. Gastroenterology, 1995, 108: 1396-1404.

［34］ Gevers D, Kugathasan S, Denson LA, et al. The treatment-naive microbiome in new-onset Crohn's disease. Cell Host Microbe, 2014, 15: 382-392.

［35］ Sokol H, Pigneur B, Watterlot L, et al. Faecalibacterium prausnitzii is an anti-inflammatory commensal bacterium identified by gut microbiota analysis of Crohn disease patients. Proc Natl Acad Sci USA, 2008, 105: 16731-16736.

［36］ Zhang F, Luo W, Shi Y, et al. Should we standardize the 1,700-year-old fecal microbiota transplantation? Am J Gastroenterol, 2012, 107: 1755.

［37］ Eiseman B, Silen W, Bascom GS, et al. Fecal enema as an adjunct in the treatment of pseudomembranous enterocolitis. Surgery, 1958, 44: 854-859.

［38］ Schwan A, Sjölin S, Trottestam U, et al. Relapsing Clostridium difficile enterocolitis cured by rectal infusion of homologous faeces. Lancet (London, England), 1983, 2: 845.

［39］ Yoon SS, Brandt LJ. Treatment of refractory/recurrent C. difficile-associated disease by donated stool transplanted via colonoscopy. J Clin Gastroenterol, 2010, 44: 562-566.

［40］ Tvede M, Rask-Madsen J. Bacteriotherapy for chronic relapsing Clostridium difficile diarrhoea in six patients. Lancet (London, England), 1989, 1: 1156-1160.

［41］ Rohlke F, Surawicz CM, Stollman N. Fecal flora reconstitution for recurrent Clostridium difficile infection: results and methodology. J Clin Gastroenterol, 2010, 44: 567-570.

［42］ MacConnachie AA, Fox R, Kennedy DR, et al. Faecal transplant for recurrent Clostridium difficile-associated diarrhoea: a UK case series. QJM, 2009, 102: 781-784.

［43］ Li YT, Cai HF, Wang ZH, et al. Systematic review with meta-analysis: long-term outcomes of faecal microbiota transplantation for Clostridium difficile infection. Aliment Pharmacol Ther, 2016, 43: 445-457.

［44］ Nood E, Vrieze A, Nieuwdorp M, et al. Duodenal infusion of donor feces for recurrent Clostridium difficile. N Engl J Med, 2013, 368: 407-415.

［45］ Cammarota G, Masucci L, Ianiro G, et al. Randomised clinical trial: faecal microbiota transplantation by colonoscopy vs. vancomycin for the treatment of recurrent Clostridium difficile infection. Aliment Pharmacol Ther, 2015, 41: 835-843.

［46］ Debast SB, Bauer MP, Kuijper EJ. European Society of Clinical Microbiology and Infectious Diseases. European Society of Clinical Microbiology and Infectious Diseases: update of the treatment guidance document for Clostridium difficile infection. Clin Microbiol Infect, 2014, 20: 1-26.

［47］ Surawicz CM, Brandt LJ, Binion DG, et al. Guidelines for diagnosis, treatment, and prevention of Clostridium difficile infections. Am J Gastroenterol, 2013, 108: 478-498. Quiz 499.

［48］ Bakken JS, Borody T, Brandt LJ, et al. Treating Clostridium difficile infection with fecal microbiota transplantation. Clin Gastroenterol Hepatol, 2011, 9: 1044-1049.

［49］ Brandt LJ, Aroniadis OC, Mellow M, et al. Long-term follow-up of colonoscopic fecal microbiota transplant for recurrent Clostridium difficile infection. Am J Gastroenterol, 2012, 107: 1079-1087.

［50］ Kelly CR, Kahn S, Kashyap P, et al. Update on fecal microbiota transplantation 2015: indications, methodologies, mechanisms, and outlook. Gastroenterology, 2015, 149: 223-237.

［51］ Brandt LJ, Aroniadis OC. An overview of fecal microbiota transplantation: techniques, indications, and outcomes. Gastrointest Endosc, 2013, 78: 240-249.

［52］ Gough E, Shaikh H, Manges AR. Systematic review of intestinal microbiota transplantation (fecal bacteriotherapy) for recurrent Clostridium difficile infection. Clin Infect Dis, 2011, 53: 994-1002.

［53］ Aas J, Gessert CE, Bakken JS. Recurrent Clostridium difficile colitis: case series involving 18 patients treated with donor stool administered via a nasogastric tube. Clin Infect Dis, 2003, 36: 580-585.

［54］ Kassam Z, Hundal R, Marshall JK, et al. Fecal transplant via retention enema for refractory or recurrent Clostridium difficile infection. Arch Intern Med, 2012, 172: 191-193.

［55］ Kelly CR, Leon L, Jasutkar N. Fecal microbiota transplantation for relapsing Clostridium difficile infection in 26 patients. J Clin Gastroenterol, 2012, 46: 145-149.

［56］ Brandt LJ, Reddy SS. Fecal microbiota transplantation for recurrent Clostridium difficile infection. J Clin Gastroenterol, 2011, 45: S159-S167.

［57］ Kassam Z, Lee CH, Yuan Y, et al. Fecal microbiota transplantation for Clostridium difficile infection: systematic review and meta-analysis. Am J Gastroenterol, 2013, 108: 500-508.

［58］ Kelly CP, LaMont JT. Clostridium difficile-more difficult than ever. N Engl J Med, 2008, 359: 1932-1940.

［59］ Agrawal M, Aroniadis OC, Brandt LJ, et al. The long-term efficacy and safety of fecal microbiota transplant for recurrent, severe, and complicated Clostridium difficile infection in 146 elderly individuals. J Clin Gastroenterol, 2016, 50: 403-407.

［60］ Rossen NG, Fuentes S, Spek MJ, et al. Findings from a randomized controlled trial of fecal transplantation for patients with ulcerative colitis. Gastroenterology, 2015, 149: 110-118.

［61］ Vrieze A, Nood E, Holleman F, et al. Transfer of intestinal microbiota from lean donors increases insulin sensitivity in individuals with metabolic syndrome. Gastroenterology, 2012, 143: 913-916.

［62］ Reinisch W. Fecal microbiota transplantation in inflammatory bowel disease. Dig Dis, 2017, 35: 123-126.

［63］ Kelly CR, Kunde SS, Khoruts A. Guidance on preparing an investigational new drug application for fecal microbiota transplantation studies. Clin Gastroenterol Hepatol, 2014, 12: 283-288.

［64］ Khanna S, Pardi DS, Kelly CR, et al. A novel microbiome therapeutic increases gut microbial diversity and prevents recurrent Clostridium difficile infection. J Infect Dis, 2016, 214: 173-181.

［65］ Borody T, Peattie D, Mitchell S. Fecal microbiota transplantation: expanding horizons for Clostridium difficile infections and beyond. Antibiotics, 2015, 4: 254-266.

［66］ Satokari R, Mattila E, Kainulainen V, et al. Simple faecal preparation and efficacy of frozen inoculum in faecal microbiota transplantation for recurrent Clostridium difficile infection e an observational cohort study. Aliment Pharmacol Ther, 2015, 41: 46-53.

［67］ Lee CH, Steiner T, Petrof EO, et al. Frozen vs fresh fecal microbiota transplantation and clinical resolution of diarrhea in patients with recurrent Clostridium difficile infection. JAMA, 2016, 315: 142-149.

［68］ Youngster I, Russell GH, Pindar C, et al. Oral, capsulized, frozen fecal microbiota trans- plantation for relapsing Clostridium difficile infection. JAMA, 2014, 312: 1772-1778.

［69］ Petrof EO, Gloor GB, Vanner SJ, et al. Stool substitute transplant therapy for the eradication of Clostridium difficile infection: 'RePOOPulating' the gut. Microbiome, 2013, 1: 3.

［70］ Patel NC, Griesbach CL, DiBaise JK, et al. Fecal microbiota transplant for recurrent Clostridium difficile infection: Mayo clinic in Arizona experience. Mayo Clin Proc, 2013, 88: 799-805.

[71] Damman CJ, Miller SI, Surawicz CM, et al. The microbiome and inflammatory bowel disease: is there a therapeutic role for fecal microbiota transplantation? Am J Gastroenterol, 2012, 107: 1452-1459.

[72] Singh R, Nieuwdorp M, Berge IJM, et al. The potential beneficial role of faecal microbiota transplantation in diseases other than Clostridium difficile infection. Clin Microbiol Infect, 2014, 20: 1119-1125.

[73] Ghouri YA, Richards DM, Rahimi EF, et al. Systematic review of randomized controlled trials of probiotics, prebiotics, and synbiotics in inflammatory bowel disease. Clin Exp Gastroenterol, 2014, 7: 473-487.

[74] Lopez J, Grinspan A. Fecal microbiota transplantation for inflammatory bowel disease. Gastroenterol Hepatol (N Y), 2016, 12: 374-379.

[75] Bennet JD, Brinkman M. Treatment of ulcerative colitis by implantation of normal colonic flora. Lancet (London, England), 1989, 1: 164.

[76] Borody TJ, George L, Andrews P, et al. Bowel-flora alteration: a potential cure for inflammatory bowel disease and irritable bowel syndrome? Med J Aust, 1989, 150: 604.

[77] Colman RJ, Rubin DT. Fecal microbiota transplantation as therapy for inflammatory bowel disease: a systematic review and meta-analysis. J Crohns Colitis, 2014, 8: 1569-1581.

[78] Sun D, Li W, Li S, et al. Fecal microbiota transplantation as a novel therapy for ulcerative colitis: a systematic review and meta-analysis. Medicine (Baltimore), 2016, 95: e3765.

[79] Talley NJ, Abreu MT, Achkar JP, et al. An evidence-based systematic review on medical therapies for inflammatory bowel disease. Am J Gastroenterol, 2011, 106: S2-S25.

[80] Moayyedi P, Surette MG, Kim PT, et al. Fecal microbiota transplantation induces remission in patients with active ulcerative colitis in a randomized controlled trial. Gastroenterology, 2015, 149: 102-109.

[81] Paramsothy S, Kamm MA, Kaakoush NO, et al. Multidonor intensive faecal microbiota transplantation for active ulcerative colitis: a randomised placebo-controlled trial. Lancet, 2017, 389: 1218-1228.

[82] Angelberger S, Reinisch W, Makristathis A, et al. Temporal bacterial community dynamics vary among ulcerative colitis patients after fecal microbiota transplantation. Am J Gastroenterol, 2013, 108: 1620-1630.

[83] Kao D, Hotte N, Gillevet P, et al. Fecal microbiota trans- plantation inducing remission in Crohn's colitis and the associated changes in fecal microbial profile. J Clin Gastroenterol, 2014, 48: 625-628.

[84] Landy J, Al-Hassi HO, Mann ER, et al. Tu1985 a prospective controlled pilot study of fecal microbiota transplantation for chronic refractory pouchitis. Gastroenterology, 2013, 144: S897.

[85] El-Nachef N, Lucey K, Somsouk M, et al. Su1747 fecal microbiota transplant improves symptoms in patients with pouchitis and induces changes in the microbiome: preliminary results of an open label trial. Gastroenterology, 2016, 150: S544.

[86] Stallmach A, Lange K, Buening J, et al. Fecal microbiota transfer in patients with chronic antibiotic-refractory pouchitis. Am J Gastroenterol, 2016, 111: 441-443.

[87] Rao K, Young VB. Fecal microbiota transplantation for the management of Clostridium difficile infection. Infect Dis Clin N Am, 2015, 29: 109-122.

[88] Mandalia A, Kraft CS, Dhere T. Diverticulitis after fecal microbiota transplant for C. difficile infection. Am J Gastroenterol, 2014, 109: 1956-1957.

[89] Alang N, Kelly CR. Weight gain after fecal microbiota transplantation. Open Forum Infect Dis, 2015, 2: ofv004.

［90］ Wang S, Xu M, Wang W, et al. Systematic review: adverse events of fecal microbiota transplantation. PLoS One, 2016, 11: e0161174.

第29章　损伤控制：操作相关性并发症的处理

Bo Shen

　　诊断与治疗性内镜操作均存在并发症风险，在炎症性肠病（IBD）患者的内镜操作中亦然。狭窄与瘘管是克罗恩病（CD）的常见并发症，而炎症性肠病相关性肿瘤是 IBD 相关性结肠炎的一种不良并发症。内镜下球囊扩张术和狭窄切开术是一种 CD 相关狭窄和 IBD 外科术后相关狭窄的有效治疗方法。内镜下治疗术在 CD 相关瘘管中的应用越来越广泛。炎症性肠病相关性肿瘤则可以采取内镜下切除术处理。术前准备包括常规的实验室检查项目、影像学检查、凝血功能检查、肠道准备、合适的镇静处理，以确保舒适和安全的内镜下治疗术。在内镜介入操作时或操作后可发生诸如穿孔、大出血等不良事件。内镜医生应具有良好的技术、谨慎的态度，能够预计可能存在的操作相关并发症，并能执行在初次内镜检查和挽救性内镜操作时的损伤控制操作，同时应具有外科医生的随时协助。①

一、简　介

　　从克罗恩病（CD）的自然史来看，其将在疾病进程中进展为狭窄或瘘管，最终需要手术的干预[1-4]。大约 20%～25%的溃疡性结肠炎（UC）患者由于药物难治性或炎症性肠病相关性肿瘤（CAN）而需要实施结肠切除术。结肠次全切除术和 IPAA 是 UC 患者及家族性腺瘤样息肉病患者的手术方式。对于大多数 CD 和 UC 的患者而言，手术并不是治愈的方式。术后复发与合并症是常见的，包括狭窄、吻合口漏、窦道、瘘管和脓肿。

　　针对狭窄的药物的治疗作用较为有限。药物治疗对于肛瘘可能是有效的，但对于肠肠瘘（EEF）、肠皮瘘（ECF）、直肠阴道瘘（RVF）和储袋阴道瘘（PVF）的作用是很小的。同时，药物治疗对于吻合口狭窄、吻合口漏或窦道的作用都很有限。这使得内镜治疗在 CD 和 UC 患者术前、术后并发症的治疗中具有一定价值。由此，使用内镜来治疗炎症性肠病（IBD）的并发症逐渐发展。在既往的治疗中，内镜治疗已成为除药物治疗和手术治疗外的另一种选择。在机械性并发症如狭窄的处理方面，内镜治疗较药物治疗更为有效，较手术治疗的创伤性更小。内镜治疗可以成为药物治疗与手术治疗之间的桥梁。与诊断性内镜检查相比，IBD 治疗性内镜操作如同消化系统中的其他内镜治疗一样会造成操

---

　　①　此段为译者加入。

作相关性（PAC）并发症风险增加。

有关结肠镜相关性并发症的发生率的研究较多。在一项纳入 21 例研究的荟萃分析中，结肠镜后穿孔率、出血率和死亡率分别为 0.5/1000、2.6/1000 和 2.9/100000。而结肠镜下息肉切除术后穿孔率和出血率分别为 0.8/1000 和 9.8/1000。筛查/监测内镜检查的并发症发生率低于诊断性检查[5]。大致来说诊断性结肠镜的穿孔率为 0.03%～0.8%，而治疗结肠镜的穿孔率为 0.15%～0.3%[6,7]。原著作者等从克利夫兰健康系统中统计 217334 例下消化道内镜检查（IBD 有 9518 例，非 IBD 有 207816 例），提示 IBD 与非 IBD 的穿孔率分别为 18.91/10000 和 2.50/10000。进一步分析危险因素和 84 例 IBD 或非 IBD 患者的结局（结肠镜 70 例、乙状结肠镜 6 例、回结肠镜 6 例、储袋镜 2 例）。IBD 与非 IBD 患者的结肠镜、乙结肠镜、经造口的回肠镜和储袋镜的穿孔率分别为 18.91/10000 和 2.50/10000；4.98/10000 和 2.57/10000；21.61/10000 和 101.69/10000；32.68/10000 和小于 0.1/10000。[8]由此认为，IBD 相关下消化道内镜检查造成的穿孔率较非 IBD 患者高。

出血是另一项常见的内镜操作并发症。然而，一项 2001—2015 年的时间相关性观察研究指出结肠镜后出血率从 6.4/1000 下降至 1.0/1000，与此同时，穿孔率和死亡率却无明显改变[5]。在一项日本国家入院数据中，分析可知 345546 例患者接受内镜治疗术，包括 16812（4.9%）例 ESD，219848（63.6%）例 EMR 和 108886（31.5%）例结肠切除术；出血率，结肠穿孔率、心血管事件、脑血管事件和死亡率分别为 32.5/1000、0.47/1000、0.05/1000、0.88/1000、1.32/1000[9]。目前尚无 IBD 患者经治疗内镜操作后出血和梗阻相关危险因素分析的对照研究报道。

这些 PAC 可以进行观察、保守治疗、内镜或手术治疗。

二、医源性穿孔

在非 IBD 患者中，最常进行的下消化道内镜操作是筛查或监测肠镜检查，同时行活检或息肉摘除术。而对于 IBD 患者所实施的诊断性和治疗性内镜操作则完全不同。IBD 的诊断性内镜操作需要通过活检做初次诊断、疾病监测和异型增生的监测。对于 IBD 患者而言，最常见的治疗性内镜操作并非是息肉摘除术，而是 EBD，其次是 EMR、ESD、ES 和内镜下窦道切开术。对于 IBD 患者而言，内镜操作相关穿孔的危险因素和处理方式与非 IBD 患者存在不同之处。与穿孔部位临近的结肠组织往往不是健康肠道组织，并且有些患者可能还在使用糖皮质激素或免疫抑制剂，因此在穿孔结肠处简单缝合或内镜下夹闭可能并不管用，这种做法可能导致再次发生肠漏（表 29.1）。

表 29.1　IBD 与非 IBD 患者内镜检查比较

内容	IBD	非 IBD
诊断性内镜的常见指征	疾病诊断，随访，以及异型增生监测	通过活检筛查和监测结肠息肉
治疗性内镜的常见指征	内镜下球囊扩张术狭窄切开术，EMR，ESD，窦道切开术，瘘管切开术	息肉切除术

续表

内容	IBD	非 IBD
内镜类型	结肠镜，乙结肠镜，从造口进入的回肠镜检查，从造口进入的结肠镜检查，储袋镜	结肠镜，乙结肠镜
结肠解剖结构	经常因手术而发生变动	通常未发生变动
存在的疾病	克罗恩病，溃疡性结肠炎，回肠储袋疾病	通常肠道未发生疾病
在内镜操作穿孔或出血部位的组织	经常已发生炎症或纤维化	没有或很少存在炎症反应
在内镜操作穿孔或出血部位邻近的组织	经常已发生炎症或纤维化	健康的
肠道准备质量	可能较差，尤其是具有狭窄的患者	很少有较差的肠道准备
免疫抑制剂的现在使用情况	经常	很少
营养状态	经常较差	经常较好

（一）病因、危险因素和机制

穿孔最重要的机制或病因是空气注入、机械性损伤、息肉切除术和热损伤。诊断性结肠镜操作相关穿孔大多是机械性用力所致，由于结肠镜起襻或成角，或者结肠镜顶端所致的气压伤。相反，治疗性内镜操作相关穿孔主要由电凝（如热圈套摘除息肉）、EMR、ESD 和 ES、瘘管切开术或窦道切开术引起，而 EBD 则是一个例外。由于形成机制不同，因此诊断性内镜操作相关穿孔较治疗性内镜相关穿孔所造成的穿孔面积更大。

IBD 患者行 EBD 操作所致穿孔并发症的危险因素包括近期活动性黏膜炎症[8,10,11]，糖皮质激素使用[11]，回肠 - 乙状结肠或回肠 - 直肠吻合口狭窄[12]，疾病所致原发性狭窄[13]。日本一项基于全国345546 例住院患者的多因素分析中指出治疗性结肠镜操作所致结肠穿孔的危险因素包括男性、肾病、ESD、肿瘤大于 2cm 和使用药物如华法林、NSAIDs、激素。[9]而其他类型介入治疗性操作如 IBD 患者的相关危险因素并无报道。原著作者推测重度活动性炎症、吻合口损伤和内镜操作者的临床经验可能起到主要作用。

（二）内镜下穿孔的诊断

大多数情况下医源性穿孔在内镜操作时发生，应可以在内镜室或复苏室被诊断与识别。早诊断与早干预可阻止内镜所致的并发症发生，诸如实施结肠切除术、肠道转流术。相关穿孔的症状与体征有可能发生于：①内镜还处于损伤部位的即刻；②在内镜复苏室；③出院的 24 小时内；④操作的24 小时后。

挽救处理的最佳时间为当诊断穿孔后内镜仍处于受损原位时，但原位诊断穿孔是较为困难的。内镜医生也许会在治疗过程中看到一些不应观察到的结构，例如肌层、固有层、浆膜层或腹盆腔（图29.1）。再次观察治疗区域时应明确穿孔，同时评估拟定内镜治疗的结局。然而，并非需要在内镜下穿越所有狭窄。内镜下球囊扩张术（EBD）所致的深层撕裂（图 29.2）或电切开（图 29.3），即使在没有明显穿孔的情况下，也需要及时使用内镜夹进行预防性治疗。有时，诊断即刻穿孔有赖于以下表现：患者突发腹痛、腹胀、出汗、呼吸困难、心跳加速、血压下降或需要更多氧气和药物支持。球囊功能欠佳可意外造成深层撕裂，因此患者需要接受密切观察（图 29.4）。基于原著作者的临床观察，EBD 治疗具有吻合钉的吻合口狭窄时存在高度穿孔风险，而由外科医生缝合的吻合口狭窄的相对穿孔风险较小。因此，对于前者的术后观察与预警是必需的（图 29.5）。

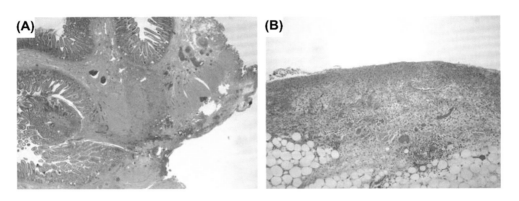

图 29.1　内镜下球囊扩张术后结肠穿孔。A，透壁性撕裂；B，穿孔造成的浆膜炎

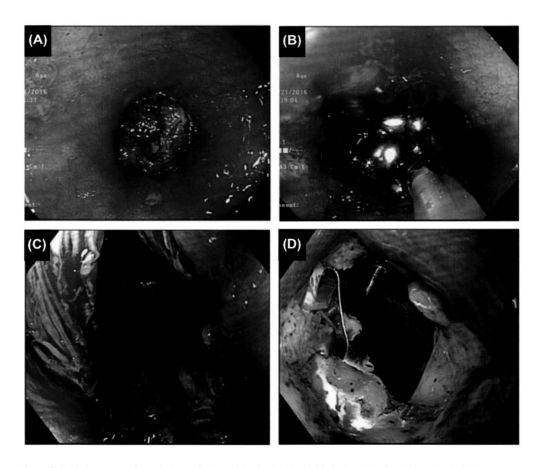

图 29.2　应用球囊扩张处理回直肠吻合口狭窄后引起穿孔并行补救治疗。A，纤维性重度狭窄；B，用 20mm 大小球囊进行扩张术；C，医源性穿孔；D，使用 OTSC 系统夹毕，观察 24 小时

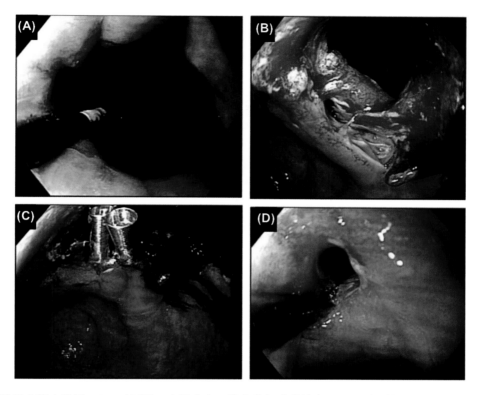

图 29.3　预防性内镜夹放置。A，对回肠 – 直肠吻合口狭窄进行球囊扩张；B，扩张引起的深撕裂伤；C，预防性放置内镜夹以防全层穿孔；D，对 2 周后复发性狭窄使用挽救性内镜下狭窄切术，这种狭窄是应用内镜下球囊再扩张术的相对禁忌证。

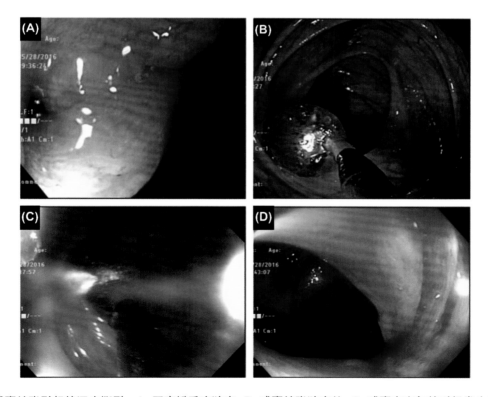

图 29.4　球囊扩张引起的深度撕裂。A，回盲瓣重度狭窄；B，球囊扩张狭窄处；C，球囊在充气的时候发生破裂；D，球囊破裂处的黏膜形成撕裂伤

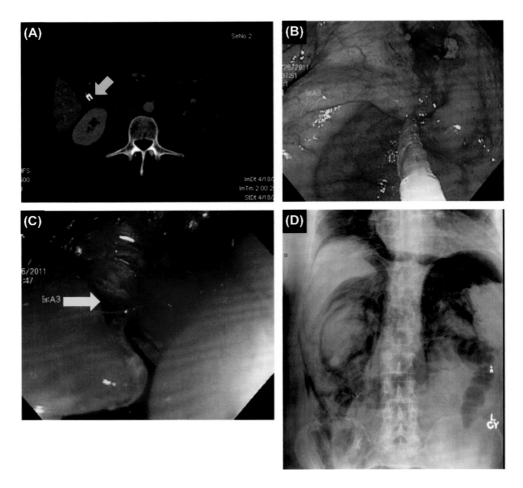

图 29.5　对回结肠具有吻合钉的吻合口处狭窄应用球囊扩张后穿孔。A，具有吻合钉的严重狭窄的吻合口（绿色箭头所示）；B，球囊扩张；C，从内镜下并未观察到明显穿孔的深度撕裂（黄色箭头所示）；D，及时行腹部影像学检查，提示肠道穿孔，后行内镜下内镜夹毕术治疗

　　接下来处理穿孔的最重要时刻是处于内镜复苏室的"30 分钟"。如果患者出现过度疼痛、腹胀、呼吸困难、畏寒，则医生需要提高警惕。此时，腹部影像学检查是必需的，即使患者已经离开内镜中心，也要保持对于并发症的警惕。患者必须密切关注自我症状变化或由家属帮助观察至少 24 小时。建议患者食用不具有特殊颜色的流质饮食，以备需要再次行挽救性内镜检查。迟发性穿孔可以发生在术后 1～4 天，尤其是内镜操作中应用过电凝或电切。因此，建议患者内镜手术后至少 5 天内应该避免服用非甾体抗炎药和力量型运动。术后至少 5 天内患者应避免使用 NSAIDs 或进行力量型运动。

　　腹部 X 光平片检查能通过观察膈下游离气体来快速诊断肠道穿孔。然而，平扫 CT 检查是诊断穿孔最为敏感的方法，CT 检查能观察到在平片上容易遗漏的腹膜后游离气体（图 29.6）。CT 的另一个优点是检测肠系膜鞘穿孔，接受远端大肠手术（如远端直肠或远端回肠袋狭窄、瘘管、窦道治疗）的患者出现胸部疼痛和背部疼痛时，联合胸部和腹盆 CT 能有效判断腹膜后游离气体和纵隔气肿。当然，有时普通的胸部和腹部 X 光平片也是有帮助的。

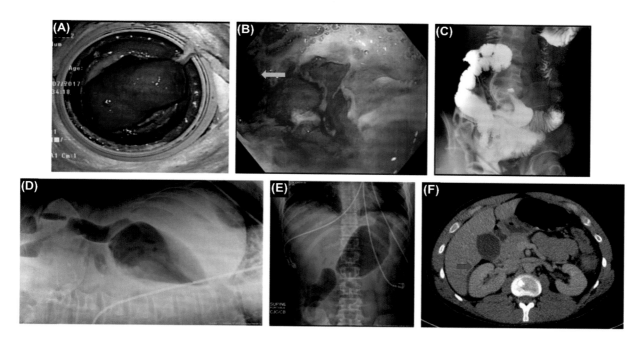

图 29.6　恰当的内镜穿孔诊断。A，患者有 loop 回肠造口；B，从造口进入 10cm 处可见狭窄处，此处是最容易见到瘘管和狭窄的（绿色箭头所示）；C，造口处水溶性造影剂灌肠后显示肠段狭窄；D&E，经球囊扩张后出现腹痛和腹胀，行腹部平片检查未见穿孔；F，CT 示肠腔外少量气体（红色箭头所示）

（三）内镜下穿孔的分类

受复杂解剖结构和不同种类诊断与治疗内镜操作的影响，医源性穿孔可以分为很多类。不同的标准医源性内镜操作相关穿孔的分类见表 29.2。这些标准之间存在一些联系，例如由于内镜顶端气压伤或电切所致的穿孔往往发生在内镜治疗部位；而由于内镜起襻所致的穿孔往往发生在内镜操作部位的远端；球囊扩张引起的穿孔经常发生于操作部位与结肠近端之间。此外，内镜下穿孔原因还有腹部钝伤、非计划地切除、切开和热损伤。

表 29.2　IBD 相关穿孔的分类

标准	分类	亚型	内容
病因	疾病相关	溃疡性结肠炎	爆发性结肠炎
		克罗恩病	脓肿或包裹性穿孔远比游离性"穿孔"多见
		IBD 手术后	J 型储袋顶端自发性漏
	医源性	诊断性内镜检查	诊断性结肠镜、储袋镜或回肠镜造成的内镜损伤
		治疗性内镜检查	球囊扩张、息肉切除术、狭窄切开术、EMR 或 ESD
		手术中肠段切除术	腹腔镜损伤

标准	分类	亚型	内容
现在疾病	溃疡性结肠炎		炎性息肉、异型增生
	克罗恩病		原发性或吻合口狭窄、瘘管、脓肿
	回肠储袋疾病		储袋炎、储袋狭窄、储袋后克罗恩病、储袋阴道瘘
机制	空气	内镜	过度充气尤其是室内空气
	气压伤	内镜	内镜顶端
		设备	球囊顶端、球囊体、导管、注射针、冷圈套器，误放置 OTSC
	热损伤		热圈套器，EMR 或 ESD，电切，电凝
发生	即刻	操作过程中	在操作后再次观察操作部位对及时发现穿孔是非常有帮助的。谨记内镜操作后"30 分钟"观察的窗口期原则
	早发型	操作后的 24 小时内	如果没有腹膜炎、脓肿或败血症，内镜下再次干预则是可以尝试的
	迟发型	操作 24 小时后	通常与热损伤相关，或者与操作中用力过大相关
程度	浆膜下穿孔		浆膜完整，无空气漏
	全层穿孔无渗出物		通常在保守治疗后可自限性恢复
	全层穿孔伴空气、液体和粪质渗出		通常需要外科干预
	全层穿孔伴腹膜炎、脓肿或败血症		需要外科干预并且可能需要造口转流
穿孔大小	≤1cm		挽救性内镜治疗的最佳适应证
	1～2cm		通常需要手术
	≥2cm		通常由内镜顶端气压伤造成，也有可能是食道穿孔、EMR、ESD 操作造成。通常需要外科手术
与肠系膜相关的穿孔	肠系膜部位		肠系膜脓肿，通常需要切除一段结肠
	位于游离缘的肠系膜		游离穿孔，腹膜炎，腹腔内脓肿
位置	不位于内镜操作的部位	非病变部位	通常是乙结肠镜穿孔，可以位于处理部位的近端或者远端。
		病变部位	可以位于处理部位近端或者远端
		手术后结构改变区域（缝线和吻合口处）	可以位于处理部位近端或者远端
	内镜操作区域	息肉或肿块	息肉圈套切除术、热活检术、EMR 或 ESD
		狭窄	球囊扩张术、狭窄切除术、窦道切开术
		瘘管	瘘管切开术
		窦道	窦道切开术

标准	分类	亚型	内容
结局	急性	游离气体	也许可以保守处理，尤其是那些已做过远端旷置、近端造口的患者
		腹膜炎	外科手术干预
		脓肿和败血症	外科手术干预并且转流造口
	慢性	瘘管	在部分患者中可以尝试内镜下瘘管切开术
		窦道	窦道切开术的适应证

结肠镜操作穿孔基于肠漏介质的不同可以被分为息肉切除后综合征、无漏穿孔、空气漏穿孔、液体漏穿孔、粪漏穿孔；基于感染的存在和严重程度不同可以分为穿孔、气腹和腹膜炎；对于息肉切除后综合征、无漏穿孔、空气漏穿孔的患者可以应用内镜夹封闭穿孔和腹部减压方案处理，而空气漏穿孔、液体漏穿孔、粪漏穿孔患者可能需要接受手术治疗。[14]

内镜操作相关穿孔通常可发生于：① 24 小时以内；② 24～48 小时；③操作后 48 小时以上[15]。然而，IBD 相关性治疗内镜操作所致的结肠穿孔（例如 EBD）经常发生，定义为操作内 24 小时发生，迟发性穿孔并不常见。空气或气压伤所致的穿孔往往早于热损伤性穿孔。原著作者将穿孔基于发生时间来分类：①即刻；② 24 小时以内；③ 24 小时以上（表 29.2）。

IBD 患者与非 IBD 患者发生内镜操作相关穿孔的部位是不同的。对于普通人群而言，乙状结肠穿孔是最多见的[15,16]，而 IBD 患者的穿孔部位则较为多变，大多与内镜操作部位、患者病变肠段和外科手术改道过的肠段相关（表 29.2）。

腹膜炎的程度与多因素相关：①肠道准备的质量；②穿孔大小；③穿孔与进行挽救内镜操作或手术的时间间隔；④穿孔大小与深度；⑤原发病的状态（表 29.2）。

IBD 患者的穿孔深度可达浆膜下层[17]，从而造成全层穿孔。全层穿孔可分为无粪质漏全层穿孔、含有脓肿的全层穿孔、伴有腹膜炎的穿孔（表 29.2）。

（四）内镜穿孔后的预后

目前，鲜有关于 IBD 患者行内镜操作后出现穿孔不良结局的相关报道。原著作者团队曾报道过 84 例 IBD 患者接受内镜操作后穿孔结局：4 例患者（6.9%）由于穿孔而死亡；55 例患者（65.5%）出现其他穿孔相关并发症（PAC）：3 例患者（3.5%）行全结肠切除术和回肠造口转流术；28 例患者（33.3%）行结肠肠段切除术、粪便转流、二期吻合；24 例患者（28.6%）行结肠肠段切除术和一期吻合。当患者行下消化道内镜操作的同时接受系统性糖皮质激素治疗时，发生 PAC 的风险会增高 13 倍（95% CI：1.3～1839.7；$P = 0.007$）。由此，内镜操作相关穿孔可造成严重不良预后。[8]

（五）保守观察与治疗

所有接受治疗性内镜操作的患者应当在术后 24 小时内进食透明的液体饮食。对于高度怀疑穿孔或者已明确穿孔的患者应禁食并收治入院（从内镜室或急诊室）或直接进入加强观察室（取决于局部或系统性症状和体征）来进行观察，同时不排除介入干预的可能性。这些患者需要接受吸氧、静脉输液和静脉给予抗生素治疗（例如氨苄青霉素、庆大霉素），并同时密切观察体征变化。医院团队和备用手术团队应即刻重视患者即将入院和手术的可能性。

不论之后是否需要挽救性内镜操作或外科手术，肠道减压处理都是极为必需的。穿孔往往造成明显的腹胀和肠腔外气体积聚。游离腹腔内穿孔可造成大量空气积聚在腹腔内、粪质污染腹腔和限制患者呼吸。小心地插入粗孔针排气可能改善腹胀和腹痛，并减少腹膜炎和脓肿的风险。为缓解肠腔内外的过量气体积聚，置入鼻胃管和肛管用来减压（表 29.7）。

有些研究者认为 24 小时内发生的并已经行完善肠道准备的穿孔患者是可以接受保守非手术治疗的。[16]一项针对 54 例接受诊断性结肠镜操作（34 例）和治疗性结肠镜操作（20 例）患者的回顾性多中心的研究分析中指出，没有进行完善肠道准备的患者穿孔后接受外科手术、造口术、外科性腹膜炎的风险机会增加。[18]因此，降低穿孔相关并发症发生率的最简单的方式就是进行高质量的肠道准备。如果患者具备以下条件，则有可能在穿孔后给予保守治疗或内镜下挽救治疗：穿孔后的一般情况良好；早期诊断的无症状性穿孔；无症状和体征的弥漫性腹膜炎；局限性腹膜炎但临床症状很快得到缓解。

（六）内镜治疗

对于医源性穿孔的治疗策略和模式需结合患者的一般情况、合并症、肠道准备质量、穿孔自然史、临床表现转归和穿孔后并发症的临床表现来综合判断。

一些内镜下治疗设备被应用于医源性穿孔的治疗，包括 TTSC 与 OTSC，内镜圈套器与内镜夹组合[19]以及内镜下支架[20]（表 29.3）。一项来自韩国的针对医源性结肠穿孔的回顾性分析指出在 115285 例诊断性乙状结肠镜／全结肠镜检查中，27 例出现穿孔，其中 16 例在内镜下实施夹闭术，而 3 例夹闭失败，共计 14 例患者接受手术干预。[21]在一项单中心的回顾性研究中分析了 22924 例进行内镜操作后，105 例患者发生医源性穿孔，其中穿孔如发生于治疗结肠镜后，62 例患者（82%）行内镜夹闭后可恢复，而穿孔发生于诊断结肠镜后仅 9 例患者（31%）可通过上述治疗恢复。在行诊断结肠镜穿孔后的患者（4/9；44%）较治疗结肠镜者（7/62；11%）更容易在内镜夹毕治疗后需要进一步的手术治疗。[22]这种现象的解释可能是诊断性内镜操作相关穿孔面积可能比治疗性操作所致的穿孔更大（大多数是息肉切除术）。一项纳入了 32 项研究的系统性综述（19 个病例报道，1 个病例对照研究，3 个前瞻性研究和 9 个回顾性研究）提到了 203 例穿孔患者行内镜夹毕术的成功率为（88±13）%，而经

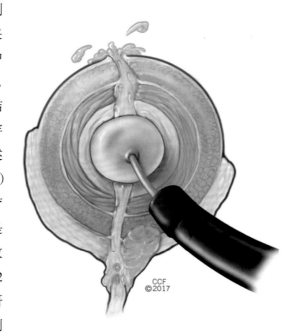

图 29.7　内镜球囊扩张后肠系膜和系膜游离部的示意图

内镜夹毕失败后再手术率为 15%[23]。对于上述研究结论的理解需要谨慎，因可能存在选择和发表偏倚。目前尚无关于结肠镜操作后穿孔的治疗指南，并且也没有关于 IBD 患者内镜操作医源性穿孔的研究数据。原著作者收集了 15 年来处理 IBD 患者的医源性穿孔病例。

表 29.3　医源性穿孔的内镜下治疗设备

治疗	技术难度	内容
TTSC	+	小穿孔
OTSC	++	大穿孔
内镜圈套器和内镜夹结合使用	++	EMR 或 ESD 后较大黏膜和肠壁缺损
内镜支架	+++	可以在远端较大结肠穿孔时尝试

通常来说，在直视下易于观察到小穿孔并缺乏腹膜炎和进展性败血症时，应尝试内镜下使用 TTSC 治疗（表 29.3）或 OTSC（表 29.3）治疗。内镜治疗的最佳挽救时机是识别到穿孔的即刻，这种处理方式有助于减少外科介入和发生穿孔并发症的风险[24]。一项针对 27 例患者的回顾性研究指出，当患者穿孔诊断延迟 24 小时后，则微创操作（定义为使用内镜夹闭术）的成功率显著降低[24]。

内镜夹是治疗肠壁缺损的主要工具，内镜夹系统主要包括 TTSC 和 OTSC。对于 TTSC 来说，因为带法兰的可转弯夹的抓力大，可操作性强，所以应用较多。OTSC 针对不同部位具有不同的尺寸，直视下肠腔穿孔的大小决定了 OTSC 的尺寸。原著作者感觉不论是 TTSC[25] 和 OTSC[26] 对新发穿孔的治疗均有效，并且后者对相对陈旧性的、上皮覆盖的穿孔或瘘管更有效。其他治疗结肠穿孔的设备包括内镜下支架[27,28]、内镜带结扎[29,30] 和金属支架[31]。

需要指出的是，活动期 IBD 患者现在使用免疫抑制剂可能对内镜治疗结肠穿孔造成一定的难度。事实上，活动性疾病和现正使用糖皮质激素被证实与内镜操作相关穿孔和形成穿孔后的并发症密切相关。[32,33] 目前并没有针对关于如何在 IBD 患者中处理内镜操作相关穿孔的文章。然而，基于原著作者个人经验，处理此类患者时内镜医生需留意更多的因素。例如，对于 CAN 的扁平病变，由于肠道黏膜和深层存在炎症与纤维形成，故在 EMR 和 ESD 时不易抬举。EMR 或 ESD 术相关穿孔面积更大，因此内镜夹闭更为困难。另一个例子是 CD 相关狭窄，鉴于 CD 具有节段性和透壁性炎症的特点，CD 患者的结肠经常会成角，并且部分患者会形成多发狭窄。因此，内镜医生很难始终保持镜身直从而能完全掌控内镜顶端传动。内镜取向和顶端的位置问题使内镜医生在内镜下夹闭穿孔很困难。最近发现，活动性 IBD 患者发生医源性穿孔后很容易有瘘管、腹膜炎和脓肿。但无论难易程度如何，IBD 患者发生医源性穿孔后还是应当尝试予以内镜治疗。

EBD 相关穿孔如果通过 TTSC 和 OTSC 成功治疗后，手术也许暂时可以避免。关于发生狭窄时究竟应予 EBD 还是手术治疗，目前仍存在争议[34,35]。原著作者认为如果患者已发生穿孔并通过内镜夹闭术而避免急诊手术，就不应再次使用 EBD 来治疗狭窄了。在大多数情况下，当患者出现肠壁全层狭窄时应选择期手术治疗，而当不完全性全层狭窄患者通过 EBD 治疗能得到症状上的缓解时，内镜狭窄切开术在择期手术干预前仍可以尝试（图 29.3）。

如果内镜夹闭失败且患者的一般情况不稳定时,患者往往就需要接受急诊手术了。

(七) 外科治疗

虽然内镜穿孔时或穿孔后可以立即尝试内镜下治疗,但其中仍有一些情况需要行外科手术。在一项对 37971 例患者行诊断和治疗性结肠镜检查的回顾性研究中,在 43 例发生穿孔的患者中,39 例需行手术治疗,其总体发病率和死亡率分别为 48.7% 和 25.6%,造口率为 38.5%[36]。另一项法国的研究显示,在 17992 例行结肠镜检查的患者中,2375 例(13.2%)为 IBD 患者(其中 CD 患者 1547 例,UC 患者 828 例),4 例(0.168%)IBD 患者发生穿孔。15617 例无对照研究的患者中,16 例发生与操作相关的穿孔。4 例 IBD 患者中 3 例需要手术治疗,16 例非 IBD 患者中有 12 例需手术治疗[37]。

外科手术为内镜下穿孔提供了疗效更确切的治疗方法。一方面,并不是所有与内镜相关的穿孔都需要手术治疗,对那些终究需要手术的患者来说,早期手术的预后更好。上述 54 例结肠镜相关穿孔的多中心研究报告显示,24 小时内行手术治疗的患者的外科性腹膜炎的发生率更低,肠段切除、造口术、手术并发症的风险更低,并且住院时间更短[19]。另一方面,补救性手术与严重并发症的发生率乃至与死亡率均密切相关。据报道,结肠镜穿孔导致的手术治疗与并发症的发生率(36%)以及死亡率(7%)有关。因此,穿孔发生后的第一个 24 小时需对患者进行密切监测,有外科手术时机时需行手术治疗,这点至关重要。生命体征不稳定以及出现腹膜感染和腹膜炎的相关临床表现时需进行急诊外科处理。此外,一些研究者推测腹膜感染,尤其是情况较严重的,是进行转流性造口术的指征[15]。

穿孔的外科手术术式的选择包括缝合、切除以及伴或不伴粪便转流的吻合术(表 29.4)。有报道 14 例结肠镜穿孔的患者中,7 例进行了单纯的外科缝合[38]。然而,对于 IBD 患者有病变肠段的穿孔来说,不推荐简单缝合。最常见的手术方式是伴或不伴远端粪便转流的肠切除术(图 29.8)。

表 29.4. 内镜操作穿孔后挽救性腹腔镜和开腹手术

手术设备	内容
简单缝合	肠道组织健康,小穿孔,肠道准备佳,无腹膜合并症
简单缝合并予以转流造口	肠道组织健康,小穿孔,腹膜合并症,营养情况差,系统性免疫抑制剂使用
肠段切除和吻合术	肠道组织健康,肠道准备佳,营养情况可,未使用免疫抑制剂
肠段切除与吻合术,并予以转流造口	仅具有部分肠道病变的 IBD 患者,合并腹膜疾病
肠段切除,远端旷置,近端造口	广泛肠道病变的 IBD 患者,合并腹膜疾病与其他伴随疾病

开腹手术和腹腔镜手术之前已有所阐述。一项对 43 例结肠镜穿孔患者的回顾性研究显示,有 19 例行腹腔镜手术,23 例行开腹手术。接受开腹手术的患者在行结肠镜和手术间的时间常较长,更易发生粪便污染,但住院时间较短,术后并发症更少。选择腹腔镜还是开腹手术取决于多种因素,包括患者的一般情况、穿孔的性质、基础疾病及其严重性、除穿孔外的其他治疗以及当地的外科处理水平。

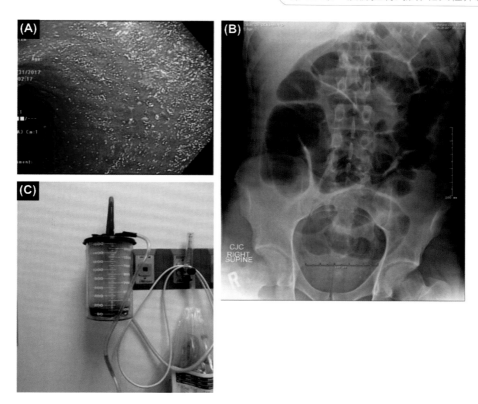

图 29.8. 肠梗阻后常规储袋镜检查。A，储袋镜检查；B，扩张的小肠和储袋的肠襻；C，通过直肠／储袋放置鼻胃管减压

（八）治疗原则

选择观察、内镜还是外科手术治疗，有时并不能直接做出决定，它们各有优缺点，其适应证见表29.5。原著作者针对其诊断和处理提出了自己的原则。内镜检查中和检查后的穿孔处理被分为 3 个阶段：①内镜过程中或刚结束时发生；②内镜检查后第一个 24 小时内发生；③内镜检查后 24 小时后。第一个及第二个阶段能将穿孔及并发症的发生风险降到最低的关键取决于以下主要措施：①及时采取相应措施；②对穿孔保持高度警惕；③密切监测，一旦病情加重，就立即采取相应措施；④随时准备好备份的治疗方案（图 29.9）。

表 29.5 内镜操作相关穿孔可选择的治疗方案

内容	保守观察治疗	内镜治疗	外科治疗
穿孔发生的时间	当即或 24 小时以内	当即或 24 小时以内	24 小时以内或以外
一般情况	稳定	稳定	恶化
在损伤处是否可以将来再次进行内镜治疗	可	否（如果是内镜下狭窄切除术，则可以；如果是由于球囊扩张引起的穿孔，则不可以）	否
穿孔面积	小（≤1cm）	小到中等（＜2cm）	小到大
穿孔数量	单个	单个	多个
穿孔的严重程度	浆膜或全层穿孔无渗出	全层穿孔无腹膜炎，脓肿或败血症	任何种类的穿孔伴有临床情况恶化

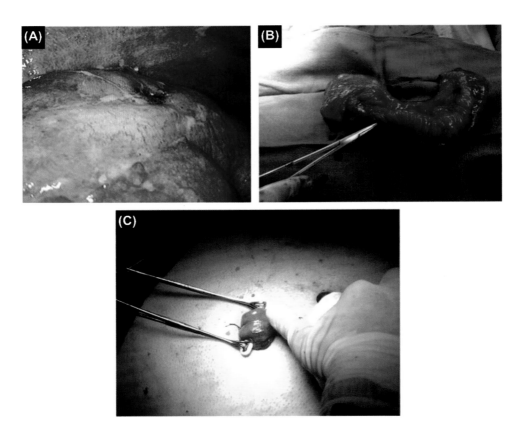

图 29.9　对原发性克罗恩病末端回肠狭窄应用内镜下球囊扩张术后穿孔和外科手术。A，腹腔镜下可见浆膜侧穿孔；B，切除末端回肠；C，预防性造口

三、出　血

IBD 患者进行诊断性内镜检查的出血风险较小，但也有少数例外。例如，对伴或不伴血小板减少和凝血因子缺乏的 PSC 患者进行结肠镜筛查时，有可能会出现大出血。对炎症程度严重的结肠或小肠取活检时也会引起较严重的出血。这在对 IBD 或非 IBD 患者进行小肠移植时尤为如此。一些研究者推荐，对疑有巨细胞病毒（CMV）感染的严重的结肠炎患者，为了诊断更准确，应对溃疡基底部进行活检。但是内镜医生必须时刻牢记有出血或穿孔的风险。

（一）内镜下出血的危险因素

鲜有研究涉及 IBD 患者和非 IBD 患者内镜与非内镜相关的急性消化道出血的危险因素，尤其是对 CD 患者。对 345546 例接受过治疗性结肠镜检查的日本住院患者的多参数分析显示，出血的危险因素有男性、伴随疾病、ESD、肿瘤直径 2cm 以上、服用小剂量的阿司匹林、吡啶类药物、非阿司匹林的抗血小板药物、新型口服抗凝药物、华法林、NSAIDs、皮质类固醇。但是，目前还没有关于 IBD 患者诊断性或治疗性内镜下出血危险因素的研究。原著作者的团队试图探讨 IBD 患者可能的内镜相关出血的危险因素，它们包括：①同时使用抗凝药物，尤其是抗血小板药物；②存在严重的血小板减少和门脉高压；③同时有黏膜炎症；④对电凝术治疗迟发出血和出血当时使用了电切术；⑤有操作相关的出血既往史。与非 IBD 患者相比，IBD 患者进行 EMR 和 ESD 时的出血风险更高。

（二）内镜下出血的诊断

内镜下出血的诊断依靠内镜检查中的直接观察或者对临床表现以及内镜检查后图像的评估。内镜治疗后，患者允许有一定程度的出血，尤其是 EBD。但如果术后持续有鲜红色的血液或血块，以相同的颜色和数量从直肠、储袋或造口流出（如排便次数＞ 3 次），须警惕这可能是正在出血或早期出血的信号。迟发性出血的患者可能前几天会有正常排便，然后才会出现直肠出血。对持续早发性出血或迟发性出血的患者，应结合病史和体格检查、常规实验室检查，包括血型和血交叉试验进行综合评估。

通常需要对出血患者进行二次内镜检查以达到诊断和治疗的目的。如果出血持续不停，行内镜检查无法明确出血来源，则需要进行诊断或治疗性的血管造影术。

（三）内镜下出血的分类

内镜下出血可分为：①当即出血；②早发出血，即操作后 24 小时内出血；③迟发出血，即 24 小时一直到 120 小时后的出血，视出血发生的情况而定。根据其发生的机制，内镜下出血也可分为：①炎症相关性出血；②气压伤相关性出血；③热损伤相关性出血。内镜下出血的程度可分为：①轻度出血；②中度出血，需要输血；③重度出血，需要输血以及根据出血程度进行的干预治疗。内镜下出血也可分为：①病变部位出血；②内镜治疗区的出血（表 29.6）。

表 29.6　IBD 内镜相关性出血分类

标准	分类	描述
发生时间	即刻出血	操作过程中
	早发	操作后 24 小时内
	迟发	操作后 24 ～ 120 小时内
机制	炎症	例如：在诊断性内镜中取活检的部位是炎症或溃疡区域黏膜；内镜经过溃疡黏膜或吻合口
	气压伤	内镜下球囊扩张术
	热损伤	热圈套，电凝，电切
程度	无	无出血
	轻度	血红蛋白下降 2g 以下，血流动力学稳定
	中度	血红蛋白下降 2g 以上或需要输血；血流动力学稳定
	重度	血红蛋白下降 2g 以上和需要输血；血流动力学不稳定
部位	无内镜治疗部位	出血由于内镜经过肠腔或取活检造成
	内镜治疗部位	由于内镜治疗所造成的出血

EBD 如今已发展成为 IBD 原发性或继发性狭窄的常见治疗方法。狭窄处或周围区域可同时合并有炎症、溃疡、炎性息肉。EBD 相关出血常在操作电器件或术后立即发生,迟发性出血并不常见。由 EBD 导致的气压伤可引起喷射状的血管出血或大面积渗血。热损伤引起的出血,如热圈套息肉切除术、ES、EMR、ESD、内镜下瘘管切开术和内镜下窦道切开术,均可发生早发性或迟发性出血。内镜操作后 4~5 天内均需警惕术后出血的发生。

(四)观察性的保守治疗

有近期预计行内镜治疗的 IBD 患者,应在操作前停用所有抗凝药物至少 4 天,操作时及操作后应密切监测患者是否有出血或穿孔的症状和体征。已行任何形式的电凝,包括电切或电烧灼术的患者,操作后 5 天内均需观察是否有迟发性出血。

所有接受治疗性内镜检查的 IBD 患者至少应在 24 小时内进食流质。对于有过电切或电烧灼的患者,饮食限制的时间可能要更长。操作前应向患者告知要注意出血的表现。出院时,应建议患者注意第一次排便的颜色。患者应该明白术后第一次排便可以是带血的,但大便的颜色应逐渐变黄。如果持续便血,则应立即急诊就诊,并视情况进行内镜检查。患者应采用静脉输液来维持血流动力学稳定、禁食、为输血做好血型鉴定和血交叉试验,并常规行腹部 X 线和实验室检查。

如果无气体、液体或粪便外溢,也没有局部或全身感染的症状,大部分浆膜下穿孔或全层穿孔的患者可以选择保守治疗,无须进行内镜下或外科处理。

(五)内镜处理

内镜操作中的出血需要立即进行内镜下处理,大多数在操作后有持续出血表现和症状的患者需行第二次内镜检查以达到诊断和治疗目的。这个操作同时适用于早发性和迟发性出血。充分的肠道清洁准备和稳定的生命体征是成功完成内镜操作的关键。

局部单发的出血易于通过注射肾上腺素或使用 TTSC 控制(图 29.10、图 29.11)。黏膜炎症的弥漫性出血或渗出性出血较难控制。原著作者尝试对出血部位喷洒 50% 的葡萄糖液取得了良好的效果(图 29.12,图 29.13,图 29.14)。可联合应用止血夹和喷洒处理(图 29.15)。因此,建议内镜装备中常规备有 50% 葡萄糖液、肾上腺素和可旋转的止血夹。

内镜下电切术和内镜下电灼术治疗狭窄的优势在于可提高效率和降低操作相关穿孔的风险,但同时也有更高的出血风险。在 EMR 和 ESD 时也有类似情况。电切术和电灼术引起的出血可以是早发性出血,也可以是迟发性出血。但一般来说,早发性出血多见于电切术(可能来自狭窄区的小血管或大血管),迟发性出血多见于电灼术(可能来自治疗形成的溃疡)。在进行内镜治疗时,内镜医生应在精神和体力上做好双重准备,以便在操作时出现出血或穿孔时采取措施。电切术或电灼术导致的早发性或迟发性出血可通过 TTSC 控制,或者注射或喷洒肾上腺素或 50% 葡萄糖(图 29.16,图 29.17)。内镜治疗后充分冲洗和观察是否出血十分重要,并告知患者出院后密切注意粪便的颜色。

内镜下电灼术为常规内镜切开和治疗部位提供了更好的切割和烧灼能力,这已达到更好的治疗效果(如可以将狭窄部位切开得更大),而没有或仅有少量出血。但是,电灼术所致的创面可能比

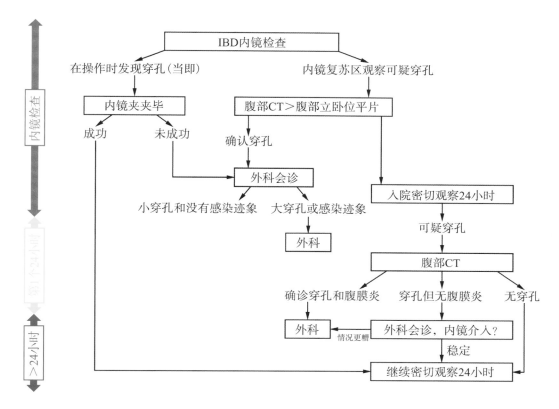

图 29.10　IBD 内镜相关穿孔的诊断和处理策略

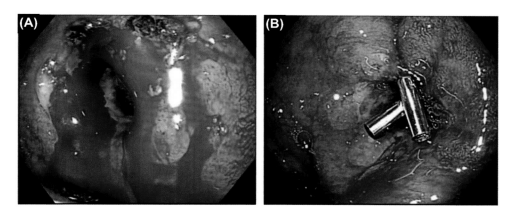

图 29.11　内镜扩张治疗储袋输入袢狭窄后引起出血与控制。A，内镜扩张术后引起出血；B，内镜夹毕后控制出血

EBD 或电切开术的更大。需要着重关注大面积溃疡部位的迟发性出血。出血在术后 5 天内都有可能发生。再次内镜干预时，可在溃疡基底部发现有裸露血管或黑色的溃疡基底。局部注射肾上腺素或50％葡萄糖或 TTSC 可进行止血。如果内镜治疗失败而无法控制出血，则需要介入治疗对出血血管进行栓塞。

内镜下电切术和电灼术用于治疗瘘管（瘘管切开术）和吻合口窦道形成（窦道切开术）。操作过程中常有一定程度的出血。然而，沿经治疗的瘘管或窦多点使用 TTSC 可保持瘘管路径或窦道的开放，TTSC 也可用来止血。内镜下电切术或电灼术治疗瘘管或窦道的出血风险远小于治疗狭窄的风险。

对于非 IBD 患者，对较小的无蒂息肉，冷圈套息肉切除术优于热圈套息肉切除术，因为其发生迟

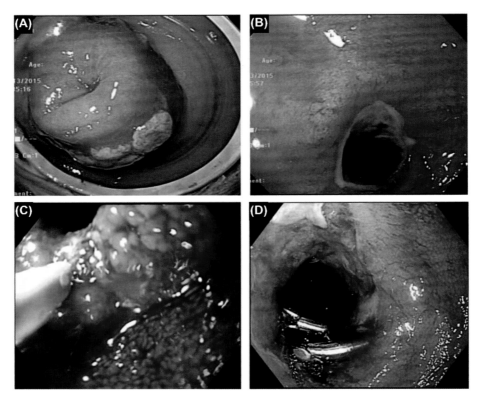

图 29.12 用针刀狭窄切除术治疗具有造口的 CD 患者的狭窄处后引起出血。A，正常造口；B，狭窄位于在筋膜层面的远端回肠，此前已使用球囊扩张术治疗但发生穿孔；C，针刀狭窄切除术；D，应用止血夹控制操作相关出血

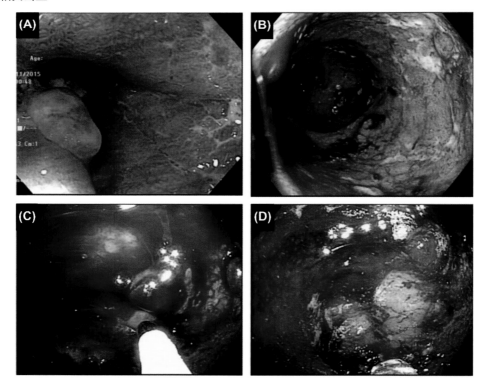

图 29.13 热圈套息肉切除术后引起出血与控制。A，溃疡性结肠炎患者肠道内可见炎性息肉；B，在息肉切除部位可见大量出血；C&D，应用 50% 葡萄糖液喷洒后控制部分出血

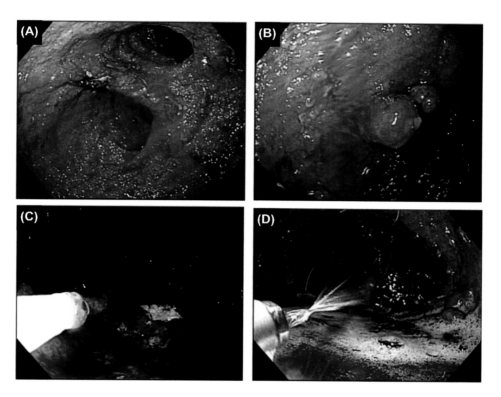

图 29.14　应用内镜下球囊扩张术处理合并有硬化性胆管炎而形成的门脉高压患者的储袋输入袢发生狭窄。A，储袋体部和前肢表现为轻度弥漫性炎症；B，炎性息肉合并有间歇性出血；C，圈套切除息肉后出现出血；D，应用 50% 葡萄糖液喷洒后控制出血

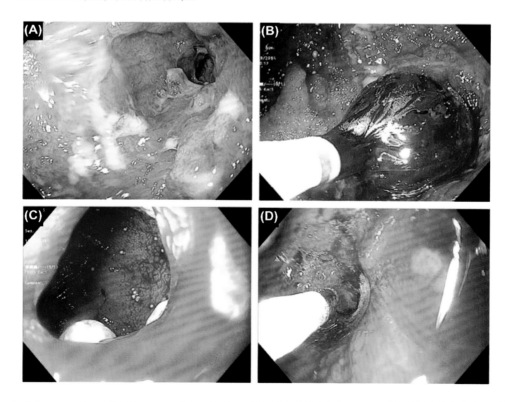

图 29.15　用内镜下球囊扩张术处理储袋输入袢狭窄后引起出血并控制出血。A，可见较长的狭窄合并黏膜炎症反应；B，球囊扩张；C，扩张后出血；D，应用 50% 葡萄糖液喷洒后控制出血

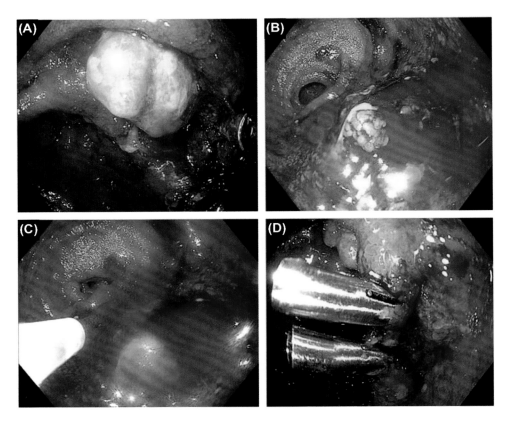

图 29.16 热圈套息肉切除术后引起出血和控制出血。A，在回肠储袋内可见一大块炎性息肉；B，息肉切除术侧发生大量出血；C，应用 50% 葡萄糖液喷洒后控制部分出血；D，应用 TTSC 系统夹毕

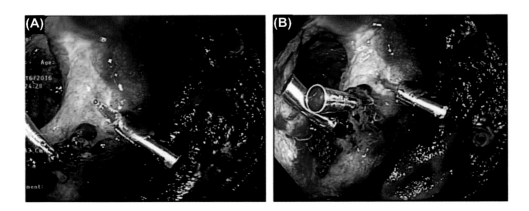

图 29.17 应用电凝进行内镜下狭窄切除术后迟发性出血。A，在狭窄切除术后形成溃疡从而引起 3 天后的迟发性出血；B，使用内镜下进行止血。

发穿孔和出血的风险较低。然而，对于 IBD 患者，冷圈套息肉切除术在切除较大的、多个或有蒂的炎性息肉方面的优势和风险仍有待研究。原著作者在这些患者中通常选择热圈套息肉切除术，并且注意到息肉切除术后当时出血很常见，而迟发性出血则很少，这可能是由于 IBD 患者的本身的高凝状态所致。而且，通过止血夹钳夹、注射或喷洒肾上腺素或 50% 葡萄糖液，热圈套息肉切除术中的出血较易得到控制（图 29.2，图 29.3）。

（六）介入治疗

保守治疗后如果仍有出血，则有必要进行内镜治疗。内镜治疗后仍时有患者有持续性或再次出血。下一步的保守治疗应选择血管介入治疗进行血管栓塞（图 29.18）。

（七）外科治疗

IBD 患者很少需要外科手术来控制与内镜相关的出血，因为患者通常可以自发止血，或者可通过内镜治疗或放射介入治疗来止血。

（八）处理原则

出血的操作中和操作后护理可分为 3 个阶段：①操作中和操作后立即止血（在内镜复苏室）；②操作后第一个 24 小时；③从操作后 24～120 小时。再次内镜干预是治疗内镜下出血的选择。大多数内镜操作中的出血可以在首次内镜检查过程中被发现并及时止血。如果内镜下止血效果不佳，或者患者出现持续出血的症状和体征，则需要放射介入治疗，同时需要持续液体复苏或输血。再次内

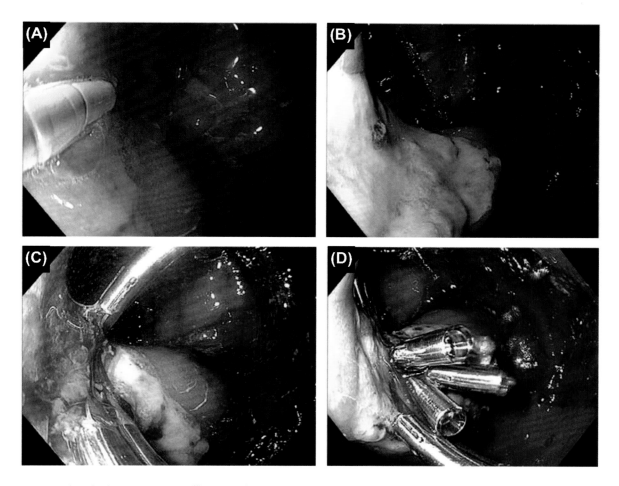

图 29.18　在一例由于远端回肠储袋折叠引起排便困难的患者中进行内镜下针刀隔膜切除术后引起迟发性出血；A，内镜下隔膜切除术；B，2 天后形成巨大溃疡并可见血管裸露从而造成间歇性出血；C&D，应用止血夹止血

镜干预或放射介入治疗后,患者需要住院进行密切监测。如果再次出血,则推荐再次进行内镜下治疗。对于急性出血的患者来说,内镜仍然是在放射介入治疗之前的一线治疗方式(图29.19)。

四、内镜治疗后腹胀与肠梗阻

　　IBD患者内镜后肠梗阻的发生率尚不清楚。治疗性内镜操作通常比诊断性操作花费的时间更长,通常会导致使用更多的镇静剂和不可避免地注入更多的气体。此外,在接受内镜操作的IBD患者中,很大一部分可能进行过某种肠切除术或肠道重建术(如回肠储袋、回肠造口术和狭窄成形术),降低内镜操作时的相对气体容量。最后,在内镜检查过程中的电切术或电灼术会产生额外的气体量(图29.20)。值得注意的是,过多的气体积聚肠腔内可能会导致肠道薄弱点的继发性穿孔,例如回肠造口术环、IPAA的"J"点,以及ICA回结肠侧侧吻合的交叉吻合端。

　　合理使用镇静剂,熟练掌握内镜操作技巧以缩短内镜时间,选择二氧化碳而不是室内空气进行

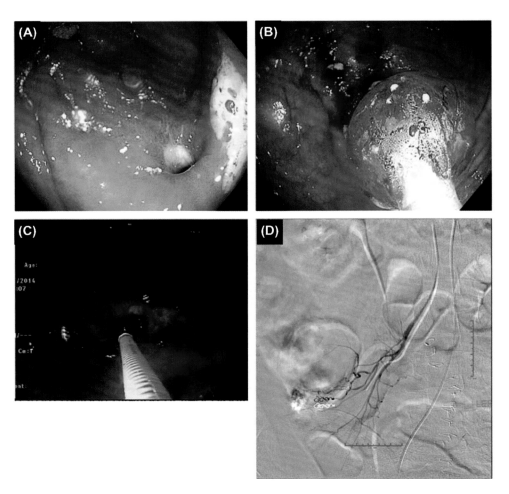

图29.19　内镜下球囊扩张术处理回结肠吻合口狭窄后引起出血,应用放射介入方法治疗出血。A,严重的纤维性狭窄;B,以20mm大小球囊进行扩张;C,随后应用结肠镜检查发现医源性出血,并在内镜下尝试注射肾上腺素止血;D,行血管造影栓塞治疗

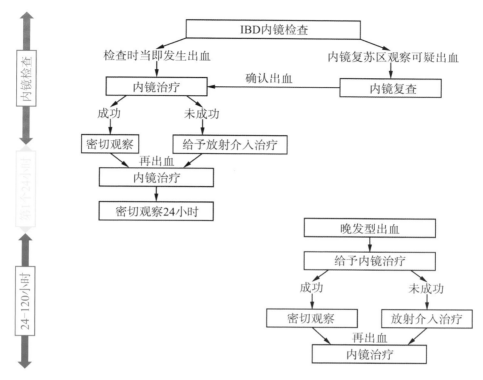

图 29.20　IBD 内镜相关性出血的诊断和治疗策略

充气，以及在操作中经常吸气，都可以降低操作后肠梗阻的风险。如果患者仍感觉腹胀，则可放置鼻胃管（NGT）和/或将 NGT 放置在结肠远端并间歇性抽气，这样有助于减少肠梗阻的发生（图 29.7）。用于治疗操作后肠梗阻的药物有甲基纳他酮（Relistor）和阿维莫潘（Enterg），尚未将周围型阿片类受体阻滞剂用于术后肠梗阻的治疗。

五、内镜治疗导致的狭窄

内镜下的电凝和热损伤，特别是 EMR 或 ESD，可能会导致狭窄形成，即内镜治疗相关狭窄（ETAS）。内镜下狭窄成形术联合电切术或电凝术的目的是治疗狭窄，但理论上可能会加重现有狭窄。ESD 相关性食管狭窄已采用 EBD 治疗，可同时使用或不使用激素、口腔黏膜上皮细胞层移植和生物降解支架内镜下狭窄切开术。外科手术常是最后的手段。

对于 EMR、ESD 和 ES 术后形成的狭窄 IBD 患者可能会面临更多的挑战，因为存在炎症、纤维化以及联合使用免疫抑制剂。目前尚不清楚炎症和纤维化的存在对 ETAS 的形成有多大的影响，以及控制炎症在多大程度上影响内镜和外科手术治疗 ETAS 的结局。

六、总　结

　　与非 IBD 患者诊治 IBD 患者的诊断性内镜相比,内镜下治疗 IBD 患者的并发症风险更大。治疗性内镜操作在认知上和技术上均更具有挑战性。内镜医生在进行方案 A 时,必须在心里始终有方案 B 和方案 C 来进行补救。在进行内镜治疗时,应时刻保持"万一"的心态。内镜治疗应该在正确时机以正确的理由用在正确的患者的适合的病变上。一些 PACs 的后果可以是破坏性的,尤其是对于同时使用全身性激素或其他免疫抑制剂的患者。早期发现和及时干预是改善 PACs 疗效的关键。

　　克利夫兰诊所 IBD 介入治疗中心一直遵循内镜相关穿孔或出血的临床实践模式。进行治疗性内镜的所有 IBD 患者应至少 7 天避免过度的体力活动,并进食流质食物至少 24 小时。在诊断穿孔或出血后,应密切监测患者的生命体征、实验室检查和影像学结果。患者应根据穿孔或出血的发生情况、类型和严重程度进行分类。还专门成立了包括内镜医生、结直肠外科医生和放射介入科医生在内的多学科团队来处理穿孔和大出血。

(顾于蓓　王晓蕾　译)

参考文献

［1］ Thia KT, Sandborn WJ, Harmsen WS, et al. Risk factors associated with progression to intestinal complications of Crohn's disease in a population-based cohort. Gastroenterology, 2010, 139: 1147-1155.

［2］ Tarrant KM, Barclay ML, Frampton CM, et al. Perianal disease predicts changes in Crohn's disease phenotype-results of a population-based study of inflammatory bowel disease phenotype. Am J Gastroenterol, 2008, 103: 3082-3093.

［3］ Louis E, Collard A, Oger AF, et al. Behaviour of Crohn's disease according to the Vienna classification: changing pattern over the course of the disease. Gut, 2001, 49: 777-782.

［4］ Cosnes J, Cattan S, Blain A, et al. Long-term evolution of disease behavior of Crohn's disease. Inflamm Bowel Dis, 2002, 8: 244-250.

［5］ Reumkens A, Rondagh EJ, Bakker CM, et al. Post-colonoscopy complications: a systematic review, time trends, and meta-analysis of population-based studies. Am J Gastroenterol, 2016, 111: 1092-1101.

［6］ Wullstein C, Koppen M, Gross E. Laparoscopic treatment of colonic perforations related to colonoscopy. Surg Endosc, 1999, 13: 484-487.

［7］ Luning TH, Keemers-Gels ME, Barendregt WB, et al. Colonoscopic per-forations: a review of 30,366 patients. Surg Endosc, 2007, 21: 994-997.

［8］ Mukewar S, Costedio M, Wu X, et al. Severe adverse outcomes of endoscopic perforations in patients with and without IBD. Inflamm Bowel Dis, 2014, 20: 2056-2066.

［9］ Niikura R, Yasunaga H, Yamada A, et al. Factors predicting adverse events associated with therapeutic colonoscopy for colorectal neoplasia: a retrospective nation-wide study in Japan. Gastrointest Endosc, 2016, 84: 971-982.

［10］ Singh VV, Draganov P, Valentine J. Efficacy and safety of endoscopic balloon dilation of symptomatic upper and lower gastrointestinal Crohn's disease strictures. J Clin Gastroenterol, 2005, 39: 284-290.

［11］ Navaneethan U, Kochhar G, Phull H, et al. Severe disease on endoscopy and steroid use in- crease the risk for bowel perforation during colonoscopy in inflammatory bowel disease patients. J Crohns Colitis, 2012, 6: 470-475.

［12］ Couckuyt H, Gevers AM, Coremans G, et al. Efficacy and safety of hydrostatic balloon dilatation of ileocolonic Crohn's strictures: a prospective longterm analysis. Gut, 1995, 36: 577-580.

［13］ Nomura E, Takagi S, Kikuchi T, et al. Efficacy and safety of endoscopic balloon dilation for Crohn's strictures. Dis Colon Rectum, 2006, 49: S59-S67.

［14］ Raju GS, Saito Y, Matsuda T, et al. Endoscopic management of colonoscopic perforations (with videos). Gastrointest Endosc, 2011, 74: 1380-1388.

［15］ Teoh AY, Poon CM, Lee JF, et al. Outcomes and predictors of mortality and stoma formation in surgical management of colonoscopic perforations: a multicenter review. Arch Surg, 2009, 144: 9-13.

［16］ Won DY, Lee IK, Lee YS, et al. The indications for nonsurgical management in patients with colo- rectal perforation after colonoscopy. Am Surg, 2012, 78: 550-554.

［17］ Schoepfer A, Bruendler R, Oehen HP, et al. Subserosal bowel perforation during colonoscopy for Crohn's disease. Gastrointest Endosc, 2006, 64: 818-819. discussion 819.

［18］ Castellví J, Pi F, Sueiras A, et al. Colonoscopic perforation: useful parameters for early diagnosis and conservative treatment. Int J Colorectal Dis, 2011, 26: 1183-1190.

［19］ Suzuki H, Oda I, Sekiguchi M, et al. Management and associated factors of delayed perforation after gastric endoscopic submucosal dissection. World J Gastroenterol, 2015, 21: 12635-12643.

［20］ Kantsevoy SV, Bitner M, Hajiyeva G, et al. Endoscopic management of colonic perforations: clips versus sutur- ing closure (with videos). Gastrointest Endosc, 2016, 84: 487-493.

［21］ Kim JS, Kim BW, Kim JI, et al. Endoscopic clip closure versus surgery for the treatment of iatrogenic colon perforations developed during diagnostic colonoscopy: a review of 115,285 patients. Surg Endosc, 2013, 27: 501-504.

［22］ Magdeburg R, Sold M, Post S, et al. Differences in the endoscopic closure of colonic perforation due to diagnostic or therapeutic colonoscopy. Scand J Gastroenterol, 2013, 48: 862-867.

［23］ Hassan MA, Thomsen C, Vilmann P. Endoscopic treatment of colorectal perforations-a systematic review. Dan Med J, 2016, 63. pii: A5220.

［24］ Kim HH, Kye BH, Kim HJ, et al. Prompt management is most important for colonic perforation after colonoscopy. Ann Coloproctol, 2014, 30: 228-231.

［25］ Yılmaz B, Unlu O, Roach EC, et al. Endoscopic clips for the closure of acute iatrogenic perforations: where do we stand? Dig Endosc, 2015, 27: 641-648.

［26］ Kantsevoy SV, Bitner M, Mitrakov AA, et al. Endoscopic suturing closure of large mucosal defects after endoscopic submucosal dissection is technically feasible, fast, and eliminates the need for hospitalization (with videos). Gastrointest Endosc, 2014, 79: 503-507.

［27］ Raju GS, Shibukawa G, Ahmed I, et al. Endoluminal suturing may overcome the limitations of clip closure of a gaping wide colon perforation (with videos). Gastrointest Endosc, 2007, 65: 906-911.

［28］ Han JH, Park S, Youn S. Endoscopic closure of colon perforation with band ligation, salvage technique after endoclip failure. Clin Gastroenterol, 2011, 9: e54-e55.

［29］ Lee TH, Han JH, Jung Y, et al. Comparison of endoscopic band ligation and endoclip closure of colonic perforation: technical feasibility and efficacy in an ex vivo pig model. Dig Endosc, 2014, 26: 659-664.

［30］ Kim SW, Lee WH, Kim JS, et al. Successful management of colonic perforation with a covered metal stent. Korean J Intern Med, 2013, 28: 715-717.

［31］ Navaneethan U, Parasa S, Venkatesh PG, et al. Prevalence and risk factors for colonic perforation during colonoscopy in hospitalized inflammatory bowel disease patients. J Crohns Colitis, 2011, 5: 189-195.

［32］ Lian L, Stocchi L, Remzi FH, et al. Comparison of endoscopic dilation vs. surgery for anastomotic stricture in patients with Crohn's disease following ileocolonic resection. Clin Gastroenterol Hepatol, 2016, 15: 1226-1231.

［33］ Li Y, Stocchi L, Shen B, et al. Salvage surgery after failure of endoscopic balloon dilatation versus surgery first for ileocolonic anastomotic stricture due to recurrent Crohn's disease. Br J Surg, 2015, 102: 1418-1425. discussion 1425.

［34］ Buisson A, Chevaux JB, Hudziak H, et al. Colonoscopic perforations in inflammatory bowel disease: a retrospective study in a French referral centre. Dig Liver Dis, 2013, 45: 569-572.

［35］ Hall C, Dorricott NJ, Donovan IA, et al. Colon perforation during colonoscopy: surgical versus conservative management. Br J Surg, 1991, 78: 542-524.

［36］ Coimbra C, Bouffioux L, Kohnen L, et al. Laparoscopic repair of colonoscopic perforation: a new standard? Surg Endosc, 2011, 25: 1514-1517.

［37］ Kim KJ, Han BJ, Yang SK, et al. Risk factors and outcome of acute severe lower gastro- intestinal bleeding in Crohn's disease. Dig Liver Dis, 2012, 44: 723-728.

［38］ Kawaguchi K, Kurumi H, Takeda Y, et al. Management of strictures after endoscopic submucosal dissection for superficial esophageal cancer. Ann Transl Med, 2017, 5: 184.

缩略词表

英文缩写	英文全称	中文全称
6-MP	6-mercaptopurine	6- 巯基嘌呤
AASLD	The American Association of Study for Liver Disease	美国肝病研究协会
ADA	adalimumab	阿达木单抗
ADC	apparent diffuse coefficient	表观扩散系数
AGA	The American Gastroenterological Association	美国胃肠病学会
AimD	autoimmune disease	自身免疫性疾病
AinD	autoinflammatory disease	自身炎症性疾病
APC	argon plasma coagulation	氩离子凝固术
ASC	adipose-derived stem cells	脂肪来源的干细胞
ASCA	anti-Saccharomyces cerevisiae antibodies	抗酿酒酵母抗体
ASCT	autologous hematopoieticstem celltransplantation	自体造血干细胞移植
ASGE	American Society For Gastrointestinal Endoscopy	美国胃肠内镜协会
AZA	azathioprine	硫唑嘌呤
BAE	balloon-assisted enteroscopy	气囊辅助小肠镜
BCIR	barnett continent intestinal reservoir	出口加强型储袋
CAN	colitis-associated neoplasia	炎症性肠病相关性肿瘤
CARD15	caspase recruitment domain-containing protein 15	募集结构域蛋白 15
CARP	chronic antibiotic-resistant pouchitis	慢性抗生素难治性储袋炎
CC	cholangiocarcinoma	胆管癌
CD	Crohn's disease	克罗恩病
CDAI	The Crohn's Disease Activity Index	克罗恩病活动指数
CDEIS	Crohn's disease endoscopic index of severity	克罗恩病严重程度内镜指数
CDI	clostridium difficile infection	难辨梭状芽孢杆菌感染
CDMI	Crohn's disease mri index	克罗恩病核磁共振指数
CEUS	contrast enhanced ultrasonography	对比增强超声造影

英文缩写	英文全称	中文全称
CI	confidence interval	可信区间
CK	cytokeratin	细胞角蛋白
CMV	cytomegalovirus	巨细胞病毒
CRC	colorectal cancer	结直肠癌
CRP	C reactive protein	C 反应蛋白
CT	computerized tomography	电子计算机断层扫描
CTLA4	cytotoxic T-lymphocyte-associated protein 4	细胞毒性 T 淋巴细胞相关性抗原 4
CVID	common variable immune deficiency	普通变异型免疫缺陷
DAC	diverticular disease-associated colitis	憩室病相关性结肠炎
DAI	disease activity index	疾病活动指数
DALM	dysplasia-associated lesion or mass	异型增生相关性病变或肿物
DBE	double-balloon endoscopy	双气囊小肠镜
DC	direct cholangioscopy	直接胆道镜
DIA	digital image analysis	数字图像分析
DKK-1	dickkopf-homolog-1 dickkopf	相关蛋白
DSMB	Data Monitoring and Safety Committee	数据监测和安全委员会
DWI	diffuse weighted imaging	弥散加权成像
EASL	The European Association for the Study of the Liver	欧洲肝脏研究协会
EBD	endoscopic balloon dilatation	内镜下球囊扩张
ECCO	The European Crohn's and Colitis Organisation	欧洲克罗恩病和结肠炎组织
ECF	enterocutaneous fistula	肠皮瘘
ECM	extracellular matrix	细胞外基质
EEF	entero-enteric fistula	肠肠瘘
EGD	esophagogastroduodenoscopy	食管胃十二指肠镜
EIM	extraintestinal manifestation	肠外表现
ELS	electrolyte lavage solution	电解质溶液
EMR	endoscopic mucosal resection	内镜下黏膜切除术
EMT	epithelial-to-mesenchymal transition	上皮间质转换
ERCP	endoscopic retrograde cholangiopancreatography	内镜下逆行性胰胆管造影
ES	endoscopic stricturotomy	内镜下狭窄切开术

英文缩写	英文全称	中文全称
ESD	endoscopic submucosal dissection	内镜下黏膜剥离术
ESGAR	The European Society of Gastrointestinaland Abdominal Radiology	欧洲胃肠道和腹部放射学会
ESR	erythrocyte sedimentation rate	血沉
ETAS	endoscopy treatmente associated stricture	内镜操作相关性狭窄
EUA	examination under anesthesia	麻醉下检查
EUS	endoscopic sonography	超声内镜
FAP	familial adenomatous polyposis	家族性腺瘤性息肉病
FDA	The Food and Drug Administration	食品药品监督管理局
FISH	fluorescence in situ hybridization	荧光原位杂交
FMF	familial mediterranean fever	家族性地中海热
FMT	fecal microbiota transplantation	粪菌移植
FNA	Fine needle aspiration	细针穿刺
GCE	gastrograffin enema	泛影葡胺灌肠
G-CSF	granulocyte colony-stimulating factor	粒细胞集落刺激因子
GGE	gastrografin Enema	水溶性泛影葡胺灌肠造影
GI	gastrointestinal	消化道
GVHD	graft-versus-host disease	移植物抗宿主病
GWAS	genome-wide association study	全基因组关联分析
HASTE	half-Fourieracquisitionsingle-shotturbospin echo	半傅里叶单次激发快速自旋回波
HDWL	high-definition white light	高分辨率白光
HGD	high grade dysplasia	高级别异型增生
HM	Heineke-Mikulicz	米二氏
IBD	inflammatory bowel disease	炎症性肠病
IBD-U	inflammatory bowel disease unclassified	IBD 类型待定
IBD-V	inflammatory bowel disease-variant	IBD 变异型
IBS	irritable bowel syndrome	肠易激综合征
IC	indeterminate colitis	未定型结肠炎
ICA	ileocolonic anastomosis	回结肠吻合术
ICR	ileocolonic resection	回结肠切除术
ICV	Ileocolonic valve	回盲瓣

续表

英文缩写	英文全称	中文全称
IDUS	Intraductal ultrasound	导管内超声
IFN	Interferon	干扰素
IFX	infliximab	英夫利西单抗
IHC	Immunohistochemistry	免疫组织化学
IL	interleukin	白介素
IPAA	ileal pouch-anal anastomosis	回肠储袋 - 肛管吻合术
IRA	ileorectal anastomosis	回直肠吻合术
ISA	ileosigmoid anastomosis	回肠乙状结肠吻合术
IT	Isolated tip	末端绝缘的
ITB	intestinal tuberculosis	肠结核
IV	Intravenous	静脉注射
IVIG	intravenous immunoglobulin	静脉用免疫球蛋白
LGD	low grade dysplasia	低级别异型增生
LIFT	ligation of the intersphincteric fistula tract	括约肌间瘘管结扎术
MAC	monitored anesthesia care	麻醉监护
MAP	mycobacterium avium paratuberculosis	鸟型副结核分枝杆菌
MaRIA	magnetic resonance index of activity	核磁共振活动指数
MIP	maximum intensity projection	最大强度投影
MMF	mycophenolate mofetil	霉酚酸酯
MMPs	matrix metalloproteinases	基质金属蛋白酶
MMX	multimatrix	多基质系统
MRCP	magnetic resonance cholangiopancreatography	磁共振胆胰管成像
MRE	magnetic resonance enterography	核磁共振小肠造影
MRI	magnetic resonance imaging	磁共振成像
MSC	mesenchymal stem cells	间充质干细胞
MTX	methotrexate	甲氨蝶呤
NOD2/CARD15	nucleotide-binding oligomerization domain-containing protein 2/caspase recruitmentdomain-containing protein 15	核苷酸结合寡聚化结构域蛋白 2/ 凋亡加强结构域蛋白 15
N:C	nucleus:cytoplasm ratio	核浆比
NAID	NOD2-associated autoinflammatory disorders	NOD2 相关性自身炎症性疾病
NBI	narrow band imaging	窄带成像

续表

英文缩写	英文全称	中文全称
NGT	nasogastric tube	鼻胃管
NK	needle knife	针刀
NKSt	needle-knife stricturotomy	针刀狭窄切开术
NNT	number needed to treat	需治疗数
NOD	nucleotide-bindingoligomerizationdomain containing protein	核苷酸结合寡聚化结构域蛋白
NOD2	nucleotide-binding oligomerization domain 2	核苷酸结合寡聚结构域 2
NPV	negative predictive value	阴性预测值
NSAID	nonsteroidal anti-inflammatory drugs	非甾体抗炎药
OCT	optical coherent tomography	光学相干断层扫描
OLT	orthotopic liver transplantation	原位肝移植
OmpC	outer membrane porin	外膜孔蛋白 C
OR	odds ratio	比值比
OTSC	over-the-scope-clip	镜身外内镜夹
PAC	procedure-associated complication	操作相关的并发症
pANCA	perinuclear anti-neutrophil cytoplasmic antibodies	核周抗中性粒细胞胞浆抗体
pCLE	probe-based confocal laser endomicroscopy	基于探针的共聚焦激光显微内镜
PDAI	perianal disease activity index	肛周疾病活动指数
PEG	polyethylene glycol	聚乙二醇
PML	progressive multifocal leukoencephalopathy	进展性多灶性白质脑病
POC	peroral cholangioscopy	经口胆道镜
POCER	postoperative Crohn's endoscopic recurrence	克罗恩病术后内镜复发
PPV	positive predictive value	阳性预测值
PRP	platelet-rich plasma	富含血小板血浆
PSC	primary sclerosing cholangitis	原发性硬化性胆管炎
PTC	percutaneous transhepatic cholangiography	经皮经肝胆道造影
PVF	pouch vaginal fistula	储袋—阴道瘘
RCT	randomized controlled trial	随机对照试验
RVF	recto-vaginal fistula	直肠—阴道瘘
SC	stem cell	干细胞

续表

英文缩写	英文全称	中文全称
SCENIC	International Consensus Statement on Surveillance and Management of Dysplasia in Inflammatory Bowel Disease	炎症性肠病异型增生监测和管理国际专家共识
SDWL	standard-definition white light	标准分辨率白光
SES-CD	simple endoscopic score for Crohn disease	简化的克罗恩病内镜评分
SICUS	small intestine contrast ultrasonography	小肠造影超声
SOC	single operator cholangioscopy	单人操作胆道镜
SRUS	solitary rectal ulcer syndrome	孤立性直肠溃疡综合征
SSFSE	single shot fast spin-echo	单次激发快速自旋回波
SSIS	isoperistaltic strictureplasty	同向蠕动狭窄成形术
SSP/A	sessile serratedpolyp/adenoma	无蒂锯齿状息肉 / 腺瘤
TGF	transforming growth factor	转化生长因子
TI	terminal ileum	回肠末端
TNF	tumor necrosis factor	肿瘤坏死因子
TPMT	thiopurine methyltransferase	硫嘌呤 S- 甲基转移酶
TT	triangle tip	末端呈三角形的
TTS	through-the-scope	通过内镜
UC	Ulcerative Colitis	溃疡性结肠炎
UCEIS	Ulcerative Colitis Endoscopic Index of Severity	溃疡性结肠炎内镜严重度指数
US	ultrasonography	超声波检测法
VCE	video capsule endoscopy	胶囊内镜

图书在版编目（CIP）数据

炎症性肠病介入治疗学 /（美）沈博著；陈焰等主译. — 杭州：浙江大学出版社，2019.9

书名原文：Interventional Inflammatory Bowel Disease: Endoscopic Management and Treatment of Complications

ISBN 978-7-308-19021-3

Ⅰ. ①炎… Ⅱ. ①沈… ②陈… Ⅲ. ①肠炎—介入性治疗 Ⅳ. ①R516.105

中国版本图书馆CIP数据核字（2019）第045925号

浙江省版权局著作合同登记图字：11-2019-34号

炎症性肠病介入治疗学

原著作者　Bo Shen（沈博）

陈　焰　吴　东　李　玥　顾于蓓　主译

策划编辑	张　鸽
责任编辑	金　蕾（jinlei1215@zju.edu.cn）
责任校对	王安安　李卫云
封面设计	黄晓意
出版发行	浙江大学出版社
	（杭州市天目山路148号　邮政编码310007）
	（网址：http://www.zjupress.com）
排　版	杭州兴邦电子印务有限公司
印　刷	浙江省邮电印刷股份有限公司
开　本	889mm×1194mm　1/16
印　张	29.5
字　数	731千
版 印 次	2019年9月第1版　2019年9月第1次印刷
书　号	ISBN 978-7-308-19021-3
定　价	320.00元

爱在延长炎症性肠病基金会介绍

爱在延长炎症性肠病基金会（the China Crohn's & Colitis Foundation，CCCF）正式注册成立于 2016 年 8 月 17 日，是中国第一个关于炎症性肠病（Inflammatory bowel disease，IBD）的民间公益组织，为炎症性肠病患者和相关医护人员提供与 IBD 相关的教育培训、普及推广、学术交流、国际合作、防治研究等活动。

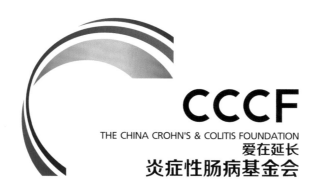

CCCF 的使命：优化 IBD 患者的医疗条件和生活质量。
CCCF 的愿景：寻求、凝聚和协同社会有效资源来创建可持续发展的 IBD 公益基金会。
CCCF 的理念：教育是最好的药物；助人自助。

"爱在延长炎症性肠病基金会"微信平台介绍

爱在延长，意取"炎症性肠病"（包括克罗恩病和溃疡性结肠炎）中的"炎"和"肠"的谐音。其宗旨是为 IBD 患者提供更好的健康教育服务，同时为 IBD 专科医师提供相互学习的平台。让我们携手共进，精彩生活永相伴。

扫描二维码了解更多基金会项目，学习更多 IBD 专业知识。